U0890865

“十三五”江苏省高等学校重点教材（编号：2019-2-204）

RENTI JINENGXUE

人体机能学

主　编　李月英　李永金

副主编　贾俊海　车力龙　蒋　璐　徐　金

编　委　（以姓氏笔画为序）

丁红群　王　瑛　车力龙　许　潇

许　燕　李　静　李月英　李永金

吴　燕　张　芸　张维宁　金　雯

封　云　贾俊海　徐　金　徐　霞

郭　齐　陶　燕　桑建荣　蒋　璐

江苏大学出版社

JIANGSU UNIVERSITY PRESS

镇　江

图书在版编目(CIP)数据

人体机能学 / 李月英，李永金主编. — 镇江 ：江苏大学出版社，2020.12
ISBN 978-7-5684-1145-5

Ⅰ. ①人… Ⅱ. ①李… ②李… Ⅲ. ①人体生理学 Ⅳ. ①R33

中国版本图书馆 CIP 数据核字(2020)第 254802 号

人体机能学
Renti Jinengxue

主　　编/李月英　李永金
责任编辑/王　晶　仲　蕙
出版发行/江苏大学出版社
地　　址/江苏省镇江市梦溪园巷 30 号(邮编：212003)
电　　话/0511-84446464(传真)
网　　址/http://press.ujs.edu.cn
排　　版/镇江市江东印刷有限责任公司
印　　刷/江苏凤凰数码印务有限公司
开　　本/889 mm×1 194 mm　1/16
印　　张/23
字　　数/651 千字
版　　次/2020 年 12 月第 1 版
印　　次/2020 年 12 月第 1 次印刷
书　　号/ISBN 978-7-5684-1145-5
定　　价/68.00 元

前言

Preface

自2016年以来，在学院领导的高度重视和老师的不断努力下，基础医学课程整合经过多年的精心建设取得了很好的成效。把教学成果应用到教学实践之中，理论联系实际，在体系设计和内容编排上进行了积极大胆的创新，打破原有学科框架组织教学，并自编教材，全面提高教学质量。

《人体机能学》是一本整合课程教材，由生理学、病理生理学、药理学三门课程的教材内容组成。这三门课程同属机能学范畴，都是重要的基础医学课程，是临床医学专业的主干课程，是医学检验技术、影像医学、护理学、药学、卫生防疫、公共事业管理（医疗保险）等专业的必修课程，在医学学科及人才培养中具有重要的地位和作用。

随着医学教学改革的不断深化，各个专业的教学计划都进行了不同程度的修订，理论课时大幅减少，传统的这三门课程及其教材内容多而深奥，对于非临床医学专业的学生已不太适用。由于这三门课程的内容是相互关联、相互渗透的，因此，将这三门学科糅合在一起的"人体机能学"应运而生，针对这门新课程有必要开发具有其自身特点、反映专业特色的新教材，编写一本"少而精、精而全"的《人体机能学》教材就十分必要和迫切。

本教材编写的原则：科学整合课程，实现整体优化；淡化学科意识，注重系统科学，突出专业特色。在不断总结实践中经验教训的基础上，形成自己的鲜明特色。

1. 本教材体系新颖、视角独到、内容编排有新意。在体系结构方面，将生理学、病理生理学、药理学三门机能学课程的内容有机结合在一起，形成一门综合性、研究性课程，且兼顾科学性、专业性和通用性的特点，避免了这三门课程的过多交叉、重复讲解，符合当下给学生减负、以学生为中心的教学理念，让学生能够把所学知识有机融合、活学活用，培养应用型人才。

2. 本教材注重系统性、适度性和实用性，在内容的深度和广度上符合非临床医学专业本科层次的教学要求，适合组织教学。该教材以器官、系统为中心，将原本三门课程的知识点有机融合，形成包含该系统的生理学特征、病理生理学改变和药物治疗在内的系统化、整体化的一本基础医学综合课程教材。

教材内容贯彻教学计划和教学大纲，基本体现教学研究与改革的成果，章节安排较合理，论证配合较恰当，层次较分明，条理较清楚，逻辑性较强。内容详略得当，符合非临床医学专业的大纲要求，以"必需、够用"为原则，简化部分理论，侧重实践与应用，紧密围绕后续课程和工作岗位需求，突出针对性。

3. 本教材与医学检验技术等专业课程建设紧密结合，形成了一套独具特色的立体化教学资源。本教材配套有线上课程，线上课程包括课外阅读、作业习题集、案例分析、实验指导等，将传统教材与辅助数字化资源集成于一体，促进学生自主性学习。

4. 本教材与实验教学相配套，实用性强。人体机能学实验课程已开设多年，但因涉及跨越多个传统学科，工作量较大，对教材建设要求较高，理论教学上一直没能做到真正的融合。只有理论教学建设好了，才能提高实验水平，开设设计性实验，激发学生对相关理论的学习兴趣。

5. 本教材不涉及政治性或政策性问题，贯彻"三基（基本理论、基本知识、基本技能）、五性（思想性、科学性、先进性、启发性和适用性）"的教材编写宗旨，以保证教材质量并符合人才培养的目标要求。

本教材主要由江苏大学医学院生理学、病理生理学和药理学三个教研室的老师合作完成。感谢编者们的大力支持和通力合作。其中血液生理、循环生理和部分病理生理学内容由贾俊海老师主编，神经生理、内分泌生理由车力龙老师主编，消化生理、泌尿生理由蒋璐主审，细胞生理由金雯老师主编，药理学部分由李永金老师主编，相关的解剖学内容由徐金老师审核，其余部分由李月英、李永金主编审核。

此外，还要感谢南京师范大学张朝和胡志刚教授、南京体育学院孙飙教授、苏州大学张慧灵教授、中国药科大学洪浩教授和江苏大学龚爱华教授对本教材的支持、帮助和审定。本教材编写过程中，还得到了江苏大学医学院领导和江苏大学出版社的大力支持，在此致以诚挚的谢意。

由于我们的学术水平、编写经验有限，本教材难免存在疏漏与不当之处，恳请广大师生和读者不吝批评指正。

李月英

目　录

第一章

绪　论

第一节　概　述

一、概念及其研究任务

人体生理学(human physiology)是研究正常人体功能活动(诸如呼吸、循环、消化、泌尿、生殖、行为、思维等)规律和机制的科学,简称生理学。

病理生理学(pathophysiology)是研究疾病发生、发展过程中功能和代谢改变的规律及其机制的学科。其主要任务是揭示疾病的本质。

药理学(pharmacology)是研究药物的学科之一,主要研究药物与机体(包括病原体)相互作用的规律和机制。药理学一方面研究药物对机体的作用及其机制,即在药物的作用下,机体生理功能及细胞代谢活动的变化规律;另一方面研究机体对药物的作用,即药物在体内的吸收、分布、代谢、排泄及血浆药物浓度动态变化的规律。前者称为药物效应动力学(pharmacodynamics),简称药效学;后者称为药物代谢动力学(pharmacokinetics),简称药动学。

人体机能学是将生理学、病理生理学、药理学三门课程的内容有机结合在一起形成的一门综合性、研究性课程,从不同角度研究人体的功能变化,探讨机体的各种正常活动、异常变化,以及药物与机体之间相互作用的规律和机制。以器官和系统为中心,形成一门包括各系统生理学特征、病理生理学改变和药物治疗在内的系统化、整体化的基础医学整合课程,力求提高学生知识结构的重组能力和分析问题、解决问题的能力。

人体机能学是通过医学实践和对人体、动物的实验研究,逐渐形成了人和动物机体功能的系统性理论,因此,人体机能学的理论均来自实践或实验;同时,医学实践又检验其理论的正确性,并不断以新的内容和新的成果丰富理论知识。

人体机能学是一门非常重要的医学基础学科,是临床医学的桥梁学科。医学生只有在了解正常人体结构、功能的基础上,学习病理生理学,熟悉疾病或一些特定病理过程的发生发展规律及其内在调控机制,进一步学习药理学,充分认识和理解药物的作用机制,才能提高药物疗效,减轻不良反应,达到合理用药的目的。人体机能学是各临床学科开展预防、诊断、治疗、康复和临床科学研究的重要基石,并可为学好后期临床医学课程和临床实践奠定坚实的基础。

二、研究水平

对人体机能学的研究必须从人体不同的结构水平出发,采用多层次、多种类手段。

笔记

1．整体水平的研究

以完整的机体为对象，观察和分析人体在不同条件下，各器官和系统的功能互相协调、影响和调节的规律。

2．器官和系统水平的研究

以一个器官或系统为对象，研究它们在不同条件下，功能活动的规律和调控机制及对整体功能的影响。

3．细胞和分子水平研究

以某种细胞或构成细胞的生物大分子或基因为对象，研究它们的功能活动规律和物理化学变化过程。

三、研究方法

人体机能学是一门实验性科学，其理论都来自对生命现象的客观观察和实践，包括生活实践、实验研究和临床观察。

1．人体实验

人体实验是在不伤害人体健康的自然生活条件下进行的。由于受到伦理学的限制，只能对人体进行某些实地观察、人群资料调查和分析功能活动的客观表现。

2．动物实验

人与动物（尤其是高等动物）有许多相似的结构和功能，利用动物实验来研究人体机能学这是很自然的，所选用的动物越接近于人，则越能反映人体的功能活动规律。当然仍要考虑人与动物的差别，不能把动物实验的结果简单地套用于人体。动物实验包括：

（1）急性实验　必须在符合人道的、麻醉的条件下，对动物某些器官进行实验观察。优点是方法简便，易于控制条件；缺点是实验时间受限，实验后动物不能存活。急性实验又可分为在体（in vivo）实验与离体（in vitro）实验两种。

（2）慢性实验　是指在一段时间内，在同一清醒动物身上多次、重复地观察完整的机体内某器官的功能变化。通常需要在麻醉、无菌条件下对健康动物进行手术。该方法的优点是动物存活时间长，便于研究某一器官正常情况下的功能活动及其在整体功能活动中的作用；缺点是所需时间长、实验要求高、影响因素多、结果不易分析等。

3．临床观察

在不对患者产生损伤的前提下，进行细致的临床观察和一些必要的临床实验研究，有时需要对患者进行长期随访来探讨疾病动态发展的规律。

4．疾病的流行病学调查

该调查包括传染病和非传染病群体流行病学调查和分子流行病学调查，以探讨疾病发生的原因和疾病发生发展的规律。

第二节　机体的内环境和稳态

一、体液及其组成

笔记

体液（body fluid）是指体内的水分及溶解于其中的溶质的总称。体液约占成人体重的60%，按其分布可分为细胞内液和细胞外液。

1．细胞内液

细胞内液指分布于细胞内的体液，占体液的2/3（约占体重的40%）。

2．细胞外液

细胞外液指分布于细胞外的体液，占体液的1/3（约占体重的20%），包括：

（1）血浆 占细胞外液的1/4，约占体重的5%。

（2）组织液 占细胞外液的3/4，约占体重的15%，包括组织间液、脑脊液、房水、胸膜腔液和腹膜腔液等。

二、机体的内环境

机体直接接触的外界环境称为外环境（external environment），它是不断变化着的。而人体内的大多数细胞并不与外界环境相接触，它们直接浸浴于机体内部的细胞外液（血液、淋巴、组织液）之中，因此，细胞外液是细胞直接接触和赖以生存的环境。

机体的**内环境**（internal environment），即细胞外液，是细胞直接生存的体内液体环境，区别于整个机体所生存的外环境。

机体的内环境最重要的特征是它们的理化性质（如温度、pH、渗透压、各种离子成分等）能保持相对稳定，从而为机体细胞的活动提供必要的基本条件，确保各种酶促反应和生理功能的正常进行，同时内环境又能为细胞提供营养物质，并接收和清除来自细胞的代谢产物。所以，机体各种活动的目的，就是使内、外环境之间相协调，维持内环境的稳定，进而保证身体处于健康状态。

三、内环境的稳态

1．稳态是生理学中最重要的基本概念之一

机体内环境的构成和理化性质保持相对稳定的平衡状态，称为**稳态**（homeostasis）。稳态是细胞生存和维持机体正常生命活动的必要条件。因为机体的一切活动就是在于维持内环境的稳态，内环境的各种成分和理化性质只在很小的范围内变动（例如体温、体液的pH、渗透压、离子浓度等），一旦偏离了这个范围，内环境的稳态就不能维持，机体的生命活动就会发生异常。

2．稳态是一种复杂的动态平衡过程

内环境的理化性质不是绝对静止的。一方面机体的代谢过程使稳态不断地受到破坏；而另一方面机体又通过各种调节机制使其不断地恢复动态平衡。总之，整个机体的生命活动过程，正是稳态不断地受到影响，而又不断地得到维持的过程，这也使生命活动得以顺利进行。所以，稳态的维持是机体自我调节的结果，它需要全身各系统和器官的共同参与和相互协调。

3．稳态是通过机体的调节过程实现的

稳态具有十分重要的生理意义。细胞不断进行着的新陈代谢和外环境的经常变动，均可影响内环境的稳态。机体的一切调节活动的最终生物学意义在于维持内环境的稳态。它一旦被破坏，新陈代谢将不能正常进行，机体的生命活动将会受到威胁。在临床上，如果某些生化检查指标在较长时间内明显偏离正常值，即表明稳态已受到破坏，提示机体可能已患某些疾病。

4．稳态概念的扩展

目前稳态的概念已经被大大扩展。在生理学中，稳态的概念不再局限于内环境的理化性

笔记

质，而是扩大到泛指体内从细胞和分子水平、器官和系统水平到整体水平的各种生理功能活动在神经、体液等因素调节下，保持相对稳定的状态。维持各种生理功能活动的稳态主要依靠体内的负反馈控制系统。

第三节 人体功能活动的调节

当机体所处的内、外环境发生改变时，总会不断地干扰和影响内环境的稳态，此时机体必须不断地对一些器官和组织的功能活动进行调节，使机体内环境得以恢复，内环境的稳态重新得到维持，以适应变化了的内、外环境，这种过程称为调节。

一、神经调节

神经调节(neuroregulation)是人体生理功能活动的最重要的调节方式。它是指通过神经系统的活动，对机体各组织、器官、系统进行的调节。它是通过反射的方式来完成的。

反射(reflex)是机体在中枢神经系统的参与下，对内、外环境的刺激发生的规律性、适应性反应。反射是神经调节的基本形式，完成反射的结构基础是反射弧。反射弧由感受器、传入神经纤维、反射中枢、传出神经纤维和效应器等五个基本环节组成。神经调节是人体生命活动的自动控制机制的重要调控环节之一。

神经调节的特点是反应迅速，起效快，历时短暂，作用准确、局限。反射分为非条件反射和条件反射两大类型。

二、体液调节

体液调节(humoral regulation)是指由机体某一器官或组织分泌的某些特殊的化学物质，经体液的运输，到达并作用于全身各器官、组织的靶细胞上相应的受体，调节这一器官组织的活动。许多内分泌细胞所分泌的各种激素(hormone)，如甲状腺素、胰岛素、糖皮质激素，可通过血液或淋巴循环运输到全身各处靶细胞上相应的受体，以调节各器官、组织或细胞的生理活动，通常称为全身性体液调节；有些组织细胞所产生的某些特殊的化学物质(如组胺、缓激肽、5-羟色胺、细胞因子等)或代谢产物(如CO_2、乳酸等)，不通过血液循环的运输，而是通过周围组织液的扩散，作用于邻近的细胞后，在局部发挥特定的生理作用，故可看作是局部性体液调节。

大多数内分泌腺或内分泌细胞是直接或间接受中枢神经系统控制的，在这种情况下，体液调节就成为神经调节的一个环节，相当于传出通路的延伸部分，因此称为神经-体液调节(neurohumoral regulation)。

体液调节的特点是作用缓慢，历时持久，影响广泛，精确度差。

三、自身调节

自身调节(autoregulation)指某些器官或组织细胞在内、外环境变化时，可以不依赖于神经或体液调节，而由自身活动的改变所产生的适应性反应。例如，肾血流量在血压于80~180 mmHg变动时保持相对稳定，不随全身血压变化而波动；脑血流量在全身血压于60~140 mmHg变动时仍然可以维持恒定。

自身调节是一种局部调节，其主要特点是调节强度弱、影响范围小、灵敏度较低，常局限在

笔记

某些器官或组织细胞内，其调节准确、稳定，对于该器官或组织细胞的生理活动的功能调节有一定意义。

由此可见，神经调节、体液调节和自身调节是人体生理功能调节过程中相辅相成、不可缺少的三个环节。

四、人体内的自动控制系统

机器的自动控制或动物（包括人）体内的各种功能调节，均可看成是其内部各组成部分之间的信息传送过程。运用数学和物理学的原理和方法，分析研究机器和动物（包括人）体内的控制和通信的一般规律的学科，称为控制论。

反馈控制系统

在这类控制系统中，控制部分发出指令，控制受控部分的活动，而控制部分自身的活动又受到来自受控部分返回信息的影响。受控部分（如效应器、靶器官、靶细胞）发出的信息反过来影响控制部分（神经中枢、内分泌细胞）的活动，称为反馈（feedback）（图 1-3-1）。受控部分不断有反馈信息（称为输出变量）返回到控制系统，纠正或调整控制系统对受控系统的影响，从而实现自动而精确的调节过程。

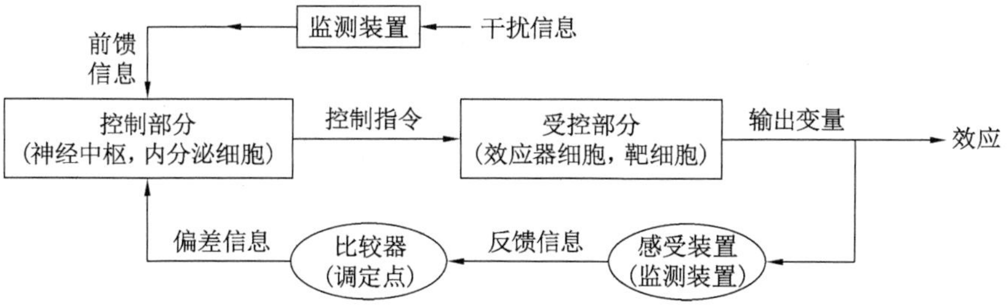

图 1-3-1 反馈控制系统示意图

上述的这种调节方式称为反馈调节（feedback regulation），即在控制系统与受控系统之间存在着往返双向的联系，从而形成了一个闭合回路，具有自动控制的能力。

根据反馈信息的作用效果，可将反馈分为负反馈和正反馈两种形式。

1．负反馈控制系统

负反馈（negative feedback）指反馈信息的作用与控制信息的作用相反，从而减弱或抑制控制系统的活动。在正常的生理情况下，人体内的控制系统绝大部分属于负反馈控制系统。该系统在维持内环境稳态中起着非常重要的作用。例如，人体正常血压水平的维持，就是负反馈调控的结果。

体内许多负反馈通常都设定一个调定点（set point），控制系统对受控系统活动的调节以这个调定点为基准，即规定受控系统的活动只能在接近调定点的一个狭小范围内变动。然而，在不同的条件下，调定点是可以发生变动的。将调定点发生变动的过程，称为重调定（resetting）。

2．正反馈控制系统

正反馈（positive feedback）是指反馈信息的作用与控制信息的作用相同，从而可加强控制系统的活动。正反馈往往是不可逆的，不可能维持系统的稳态或平衡，最适于那些需要迅速发起并尽快终结的生理过程，它具有不断增强的特点。在正常人体内，这类反馈并不多见，例如排尿反射、分娩、血液凝固过程及动作电位的形成等属于正反馈，这些过程一旦发动，就会逐步加强、加速，直至完成。

笔 记

3. 前馈控制系统

负反馈控制系统是维持机体内环境稳态的重要方式，但是它有一定的缺陷，因为它只有在输出变量（即反馈信息）出现偏差后，才能通过反馈调节来加以纠正，因此，这种负反馈调节总要滞后一段时间才能发生，并且在纠正偏差的过程中易于矫枉过正。

实际上，外界多种干扰信息可以通过有关的监测装置作用于控制系统，使其在受控系统的活动偏离正常范围之前，快速地发出指令，及时地调整受控系统的活动，从而使整个动作快捷、准确，更富有预见性和适应性，而不至于出现较大波动和滞后的现象。这种控制系统在反馈信息尚未到达前，已受到纠正信息（即前馈信息）的影响，及时纠正其指令可能出现的偏差，这种自动控制形式称为**前馈**（feedforward）。因此，前馈控制系统是对反馈控制系统的补充，使机体的活动更为快捷和准确。

条件反射就是一种前馈调节。

第四节 疾病概论

一、疾病的相关概念

1. 疾病

疾病（disease）是对应于健康的一种异常生命状态。一般认为疾病是在一定病因作用下，机体内稳态调节紊乱而导致的异常生命活动过程。在疾病过程中，躯体、精神及社会适应上的完好状态被破坏，机体进入内环境稳态失衡、与环境或社会不相适应的状态。临床出现许多不同的症状与体征。

2. 健康

健康（health）不仅是没有疾病或病痛，而且是躯体上、精神上和社会适应上的一种完好状态。

3. 亚健康

介于健康与疾病之间的一种生理功能低下状态被称为**亚健康**（subhealth）。亚健康状态者约占人群总数的75%。

亚健康的主要表现形式为：① 躯体性亚健康状态：主要表现为疲乏无力，精神不振，适应能力和工作效率降低，免疫力差等。② 心理性亚健康状态：主要表现为焦虑、烦躁、易怒、注意力不集中、失眠多梦等，严重时可伴有胃痛、心悸等表现。这些问题的持续存在可诱发心血管疾病及肿瘤等的发生。③ 社会性亚健康状态：主要表现为与社会成员的关系不和谐，心理距离变大，产生被社会抛弃和遗忘的孤独感。若上述表现持续一定时间，经医院检查排除疾病后可诊断为亚健康。

引起亚健康的原因很复杂，如学习、工作负荷过重，环境、食物和噪音污染均可导致人体抵抗力下降，个人生活及工作方式不科学（如吸烟、酗酒、缺乏体力活动、作息时间不规律等）破坏人体正常的平衡，家庭、社会及个人的不顺心事过多致人焦虑或恐惧也可导致亚健康。此外，自然老化及某些遗传因素也可能在亚健康的发生发展中发挥作用。

亚健康状态处于动态变化之中，可向疾病转化，也可向健康转化，应予以重视。

二、病因学

笔记

病因学（etiology）是研究疾病发生的原因和条件的科学。

(一)疾病发生的原因

疾病发生的**原因**简称病因,又称致病因素,是指作用于机体的众多因素中,能引起疾病并决定疾病特异性的因素。病因在一定的条件下发挥致病作用。病因的种类很多,一般分为:① 生物性因素;② 理化性因素;③ 机体必需物质的缺乏或过多;④ 遗传性因素;⑤ 先天性因素;⑥ 免疫因素;⑦ 精神、心理和社会因素。

(二)疾病发生的条件

疾病发生的**条件**是指那些能够影响(促进或减缓)疾病发生的各种机体内、外因素。它们本身虽然不能引起疾病,但可以左右病因对机体的影响或者直接作用于机体,促进或阻碍疾病的发生。

疾病的条件中能够加强病因作用或促进疾病发生的因素称为**诱因**。

(三)病因与条件的相互关系

① 在病因学中病因是引起疾病不可缺少的、决定疾病特异性的因素,而条件是在病因作用的前提下影响疾病发生的因素。

② 原因和条件是相对的,同一因素可以是一种疾病的原因,也可以是另一种疾病的条件。

③ 一种疾病引起的机体的某些变化,可以成为另一种疾病发生的条件。

④ 但有些疾病(如创伤)只有原因,无需条件便可发病。

三、发病学

发病学(pathogenesis)主要研究疾病发生、发展过程中的一般规律和共同机制。

(一)疾病发生发展的一般规律

1. 损伤与抗损伤规律

① 损伤与抗损伤的斗争贯穿于疾病的始终,两者相互联系又相互斗争,是构成疾病各种临床表现、推动疾病发展的基本动力。

② 损伤与抗损伤反应之间的力量对比常影响着疾病的发展方向和转归。

③ 损伤与抗损伤之间无严格的界限,彼此间可以相互转化。

④ 抗损伤反应包括各种防御适应反应和代偿措施,不同的损伤所发生的抗损伤反应是不同的,这就构成了各种疾病不同的特征。

2. 因果交替规律

在疾病发生发展过程中,原始致病因素作用于机体后产生一定的变化,在一定的条件下又会引起另一些新的变化,也就是说,由原始致病因素引起的结果,可以在一定的条件下转化为另一些变化的原因。原因和结果不断转换,形成一个链式发展过程,从而推动疾病不断发展。在某些疾病因果交替的发展过程中,某几种变化互为因果,构成一个环式运动。每一次都使病情不断加重的循环,称恶性循环。疾病经恰当的治疗,在康复的过程中也可形成良性循环。

3. 局部与整体的辩证关系

任何疾病基本上都有局部表现和全身反应。局部病变可以通过神经和体液的途径影响全身,而全身功能状态也可以通过神经和体液途径影响局部病变的发展。因此,孤立地看待局部变化与整体反应都是错误的。

(二)疾病发生的基本机制

1. 神经机制

病因通过神经机制引起疾病,主要有以下方式:①直接损害或作用神经系统,如流行性乙型

笔 记

脑炎。②通过神经反射引起疾病，如失血性休克。③通过阻断或干扰正常递质的作用引起疾病，如重症肌无力、假性神经递质引起的肝性脑病等。

2．体液机制

该机制主要指致病因素引起体液质和量的变化及体液调节的障碍，导致内环境紊乱以致疾病发生，如水、电解质紊乱和酸碱紊乱等。体液调节障碍常由全身性和局部性的体液因子及细胞因子的数量或活性变化引起，如休克、应急等。

3．组织细胞机制

致病因素可以直接或间接作用于组织细胞，造成某些细胞功能代谢障碍，以致疾病发生。致病因素引起的细胞损伤除直接的破坏外，主要表现为细胞膜功能障碍和细胞器功能障碍。前者主要是各种离子泵（如钠泵、钙泵）功能障碍，后者以线粒体功能障碍最重要。

4．分子机制

分子病是由遗传物质或基因（包括 DNA 或 RNA）的变异引起的一类以蛋白质异常为特征的疾病，大体分四类：① 酶蛋白缺陷所致的疾病，如 G-6-PD 基因缺陷所致的溶血性疾病。② 血浆蛋白和细胞蛋白缺陷所致的疾病，如镰状细胞贫血。③ 受体病，即由于受体基因突变使受体蛋白缺失、减少或结构异常而致的疾病，如家族性高胆固醇血症。④ 特异性载体蛋白缺陷导致膜转运障碍所致的疾病，如胱氨酸尿症。

四、疾病的经过和转归

疾病的经过一般分为四期。

1．潜伏期

潜伏期主要是指病因入侵到该病症状出现的一段时间。

2．前趋期

前趋期是指潜伏期后到开始出现明显症状前的一段时期。此期主要出现一些非特异性症状。

3．临床症状明显期

这是出现该病特征性临床表现的时期，此期的特殊症状和体征往往是疾病诊断的重要依据。

4．转归期

疾病的转归包括康复和死亡。

（1）康复（rehabilitation） ① 完全康复：是指疾病时发生的损伤性变化完全消失，机体的自稳调节恢复正常。② 不完全康复：是指疾病时的损伤性变化得到控制，但基本病理变化尚未完全消失，经机体代偿后功能代谢恢复，主要症状消失，有时可留后遗症。

（2）死亡（death） 死亡是生命活动的终结。目前以脑死亡作为人类个体死亡的判断标准。脑死亡是指全脑功能不可逆的永久性丧失以及机体作为一个整体功能的永久性停止。

判断脑死亡的标准：① 不可逆的昏迷和大脑无反应。② 自主呼吸停止。③ 脑干神经反射消失。④ 瞳孔散大或固定。⑤ 脑电波消失。⑥ 脑血管造影证明脑血循环完全停止。

第五节 药物代谢动力学

笔记

药物代谢动力学（pharmacokinetics）简称药动学，是研究药物的吸收（absorption）、分布（distribution)、代谢(metabolism)和排泄(excretion)等体内过程(简称 ADME),并运用数学原理和方法阐释药物在机体内的动态规律。利用这种规律制订合理的给药方案,并可通过血药浓度监测加以调整,以确保临床用药安全有效。

一、药物跨膜转运方式

(一)简单扩散

药物利用生物膜的脂溶性,顺浓度差的跨膜转运称简单扩散(simple diffusion)。这种转运不消耗能量,是一种被动转运方式,为大多数药物的主要转运机制。相对分子质量小(200 以下)、脂溶性大、非离子型(极性小)药物容易跨膜。大多数药物为有机酸或有机碱等,在体液中以两种形式存在,即离子型和非离子型。非离子型药物极性小、脂溶性大,容易通过细胞膜扩散。离子型则相反,不易通过细胞膜,而被限制在膜的一侧,称离子障。弱酸性或弱碱性有机化合物的离子化程度受其解离常数的负对数(pK_a)及其所在溶液的 pH 影响,按 Henderson-Hasselbalch 公式表示为:

弱酸性药物:$10^{pH-pK_a}=[A^-]$(离子型)/[HA](非离子型)

弱碱性药物:$10^{pK_a-pH}=[BH^+]$(离子型)/[B](非离子型)

式中,pK_a 是解离常数 K_a 的负对数,是药物 50% 解离时溶液的 pH 值。药物的 pK_a 是不变的,pH 的变化明显影响药物的解离,弱酸性药物在酸性环境中,解离少,易吸收;弱酸性药物在碱性环境中,解离多,难吸收。临床上弱酸性的巴比妥类药物中毒时,服用 $NaHCO_3$ 碱化血液和尿液,能促使药物由脑向血液转运,由血液向尿转运而排出体外解毒。

(二)载体转运

载体转运(carrier transport)是指当药物与细胞膜上的载体结合后,才能转运到膜的另一侧的跨膜转运。载体转运包括主动转运和易化扩散。载体转运具有化学结构特异性、饱和性和竞争性抑制等共同特征。凡能逆浓度梯度或逆电化学梯度进行的载体转运,称为主动转运(active transport),需要消耗能量;而顺浓度梯度进行的载体转运,称为易化扩散(facilitated diffusion),无须耗能。

(三)其他转运方式

1. 滤过

滤过是指在流体静压或渗透压作用下,相对分子质量小、直径小于膜孔的水溶性药物随体液通过细胞膜的水性通道而进行的跨膜转运,如水、乙醇、尿素等。

2. 胞饮

胞饮是指一些大分子的肽类药物(如胰岛素)通过膜的内陷形成小泡而进入细胞。

3. 胞吐

胞吐又称胞裂外排或出胞,指胞质内大分子物质以外泌囊泡的形式排出细胞的过程。如递质的释放。

二、药物的体内过程

(一)吸收

吸收是指药物由给药部位进入血液循环的过程。除血管内给药外,其他给药途径都存在药物的吸收过程。吸收程度反映药物进入体循环的量,以生物利用度表示。

笔记

1．口服

口服给药，具有方便、安全、经济等优点。小肠是口服药物的主要吸收场所。影响口服吸收的因素包括：服药时饮水量、是否空腹、胃肠蠕动度、胃肠道 pH 值、药物颗粒大小、药物与胃肠道内容物的相互作用等。由胃和小肠吸收的药物都要经过门静脉进入肝脏再进入全身循环，某些药物在通过胃肠壁和肝脏时可被酶代谢而失活，使进入体循环的药物量减少，称为首过消除或首关效应。舌下和直肠给药可避免首过消除。

2．舌下给药

舌下黏膜渗透能力强，药物吸收迅速，起效快，流经舌下黏膜的血液直接进入全身循环，无首过消除。

3．直肠给药

当患者处于非清醒状态，或出现呕吐，尤其儿童不宜口服时可考虑直肠给药。栓剂或溶液剂经直肠给药后由直肠黏膜吸收。虽然直肠吸收面积不大，但血流丰富，药物吸收较快，大部分药不经过肝门静脉，进入全身循环，避免了一些药物的首过消除。

4．注射给药

静脉内给药（推注或滴注），药物直接进入体循环，无吸收过程。药物肌内注射（intramuscularly，i. m.）或皮下注射（subcutaneously，s. c.）时，主要经毛细血管以简单扩散和滤过方式吸收，吸收速率受注射部位血流量和药物剂型的影响。

5．吸入

挥发性或气体性药物通过肺上皮细胞或气管黏膜吸收。因吸收速度快、吸收面积大，一些吸入性麻醉剂或某些治疗哮喘的药物采用吸入给药方式，可避免首过消除，达到局部治疗目的。这种给药方式的缺点是剂量难以控制，而且药物可能对肺上皮有一定的刺激。

6．局部用药

局部用药是指在皮肤、眼、鼻、咽喉和阴道等部位用药，不仅产生局部作用，有时亦可发挥全身作用。

（二）分布

分布是指药物吸收后从血液循环到达机体各个器官和组织的过程。药物的分布与药物的理化性质（分子大小、脂溶性、pK_a 等）、血浆蛋白结合率、组织器官的血流量、药物与组织的亲和力、局部 pH 值及一些特殊屏障有关。

1．血浆蛋白结合率

大多数药物在血浆中均可与血浆蛋白不同程度地结合而形成结合型药物，与游离型药物同时存在于血液中，二者处于动态平衡。游离型药物有药理活性。

2．组织器官的血流量

药物由血液向组织器官的分布速度主要取决于该组织器官的血流量和膜的通透性，如在脑、肝、肾、肺等血流丰富的器官，药物分布较快，随后还可再分布。

3．药物与组织细胞的结合

药物与组织细胞的结合是由于药物与某些组织细胞成分具有特殊的亲和力，使这些组织中的药物浓度高于血浆游离浓度，使药物的分布具有一定的选择性。如碘集中分布于甲状腺组织，钙沉积于骨骼。

笔记

4．体液的 pH 和药物的解离度

在生理情况下，细胞内液 pH 值为 7.0，细胞外液 pH 值约为 7.4。因而弱酸性药在细胞外液浓度略高，弱碱性药物在细胞内液浓度略高。升高血液 pH 值可使弱酸性药物由细胞内向细胞外转运，降低 pH 值可使弱酸性药物向细胞内转移。弱碱性药物则相反。

5．特殊屏障

(1) 血脑屏障　是血液与脑组织、血液与脑脊液、脑脊液与脑组织 3 种屏障的总称，脑毛细血管内皮细胞间连接紧密，阻碍许多大分子、水溶性或解离型药物通过，只有脂溶性高的药物才可以通过被动转运进入脑组织。

(2) 胎盘屏障　是指胎盘绒毛与子宫血窦间的屏障。事实上，胎盘对药物的转运并无屏障作用，几乎所有药物均能透过胎盘进入胎儿体内，仅快慢和程度不同。

(3) 血眼屏障　是血液与视网膜、血液与房水、血液与玻璃体屏障的总称。一般给药眼内难以达到有效浓度，往往通过局部滴眼和眼周给药。

(三) 代谢

药物进入机体后，发生化学结构的改变称为生物转化或转化，形成新的物质称为代谢产物。药物在体内发生转化的器官主要是肝脏，肠、肾、肺和脑等器官也参与部分药物的代谢。

1．药物代谢的意义

药物代谢的目的主要是降低药物的脂溶性，提高水溶性，减少表观分布容积和肾小管的再吸收，加速排泄。大多数药物经代谢后活性减弱（或消失），称为灭活，少数药物被活化后，可以呈现药理活性。

2．药物代谢的时相

药物代谢通常分为 2 个时相，Ⅰ相包括氧化、还原、水解，在药物分子结构中引入极性基团。Ⅱ相为结合反应，药物分子结构中的极性基团与体内的葡萄糖醛酸、甘氨酸、谷胱甘肽等，经共价键结合，生成极性大、易溶于水的结合物排出体外。

3．药物代谢的酶

催化药物转化的酶，统称为药物代谢酶，简称药酶。肝脏药酶种类最多，含量丰富，所以往往将肝脏药酶看成药酶的代称。按照药酶在细胞内的存在部位，分为微粒体酶系和非微粒体酶系。前者氧化药物的酶称微粒体混合功能氧化酶系统，其中最关键的酶为细胞色素 P_{450}（cytochrome P－450），因与一氧化碳结合后，其吸收主峰在 450 nm，简称 CYP；非微粒体酶系存在于细胞胞质和线粒体中，参与药物的催化反应。

肝药酶的主要特性有：① 选择性低，能催化多种药物；② 个体差异大；③ 酶的活性有限，在药物间易发生竞争性抑制；④ 酶活性易受外界因素影响而表现出增强或者减弱。长期应用某些药物可使酶的活性增强，这类药物称为酶诱导药，而能减弱酶的活性的药物称为酶抑制药。

(四) 排泄

排泄是药物或代谢物经机体的排泄器官或分泌器官排出体外的过程。肾脏是药物排泄的主要脏器，其他还有胆道、肠道、唾液腺、乳腺、汗腺、肺、皮肤等。

1．肾脏排泄

药物及代谢物排泄有 3 种方式：肾小球滤过、肾小管主动分泌和肾小管重吸收。

2．胆汁和粪便排泄

口服未吸收的药物可随粪便排泄。有的药物在肝细胞内与葡萄糖醛酸结合后分泌到胆汁中，到小肠中被水解，其游离药物可经肠黏膜上皮细胞吸收，经门静脉重新进入体循环，称为肝肠循环。肝肠循环可使药物作用时间延长。

3．其他排泄途径

许多药物还可通过唾液、乳汁、汗液和泪液排泄。某些挥发性药物如乙醇可经肺排泄。唾液中的

笔记

药物浓度与一些药物的血浆浓度有良好的相关性，临床以唾液代替血液样本，进行血药浓度监测。

三、药物代谢动力学基本概念及参数

（一）房室模型

1．一室模型

给药后，体内药物瞬时在各部位达到平衡，可将机体看成一个均匀的整体，称为一室模型。血浆中药物浓度的变化能够反映组织中药物浓度的变化。

2．二室模型

药物在不同组织中的分布存在差异，给药后，血流丰富的组织，如血液、脑、肝、肾等中的药物分布快，而血流贫乏的组织，如脂肪、皮肤等中的药物分布慢，药物先进入的分布速率大的组织称为中央室，后进入的分布速率小的组织为周边室。按此假设的房室模型称为二室模型。若转运到周边的速率过程仍有较明显的快慢之分，就称为三室模型。

（二）时量关系

体内药量随时间变化的关系即时量关系（time-concentration relationship）。图1-5-1给出了药效和血药浓度随时间变化的时效关系和时量关系。按一室模型理解，曲线上升段主要是吸收过程（此时消除过程已经开始）。曲线在峰值浓度（peak concentration，C_{max}）时吸收速度与消除速度相等。从给药时至峰值浓度的时间称为达峰时间（peak time，t_{peak}），曲线下降段主要是药物的消除过程。血药浓度在最小有效浓度和最小中毒浓度之间所占的时间称为有效期（effective peroid）。曲线下面积（area under the curve，AUC）与吸收入体循环的药量成比例，反映进入体循环药物的相对量。

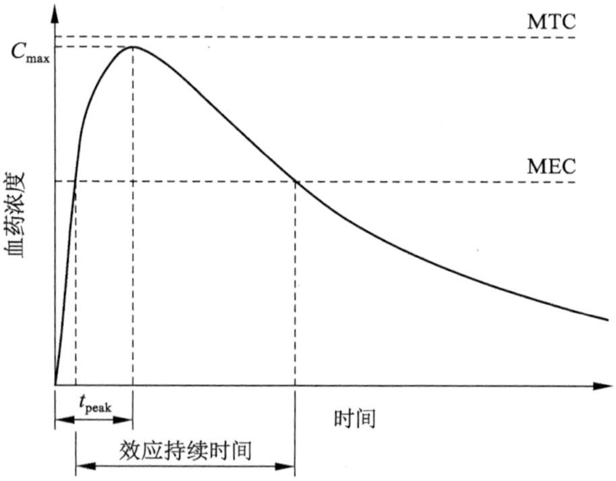

MTC—最小中毒浓度；MEC—最小有效浓度

图1-5-1 典型时量曲线

（三）药物的消除动力学

体内药物主要通过代谢和排泄两条途径消除。按一室模型，药物浓度在体内随时间的变化可用以下基本通式表达：

$$dC/dt = -kC_n \quad (1\text{-}5\text{-}1)$$

式中，C为血药浓度，k为常数，t为时间。$n=0$时为零级动力学，$n=1$时为一级动力学。

1．一级消除动力学

一级消除动力学是体内药物按恒定的比例消除，在单位时间内消除量与血浆药物浓度成正比。大多数药物在体内按一级动力学消除。可用数学式表示为

$$-dC/dt = k_e C \quad (1\text{-}5\text{-}2)$$

式中，k_e表示消除速率常数。

式（1-5-2）积分、移项，可得在t时的药量C_t与初始药量（$t=0$时）C_0的关系：

$$C_t = C_0 e^{-k_e t} \quad (1\text{-}5\text{-}3)$$

式（1-5-3）以常用对数表示，则为

笔记

$$\log C_t = \log C_0 - k_e t/2.303$$

一级消除动力学有下列特点：① 药物转运或消除速率与当时药量或浓度的一次方成正比；② 血药浓度与时间的关系曲线，普通坐标图上为曲线，半对数坐标图上为直线（又称线性动力学）；③ 药物的半衰期恒定，与剂量无关；④ 血药浓度与时间的关系曲线下面积（AUC）与给药剂量成正比；⑤ 多剂量给药，经过约 5 个半衰期后，血药浓度达到稳态；⑥ 单次给药药物体内的消除分数取决于半衰期，经过 5 个半衰期，约 97% 药物从体内消除。

2．零级动力学

零级动力学指药物在体内以恒定的速率消除，即不论血浆药物浓度高低，单位时间内消除的药量不变，机体消除某恒定量药物，又称恒量消除。通常是由药物在体内的消除能力达到饱和所致。其微分方程式为

$$dC/dt = -k_0 \tag{1-5-4}$$

积分方程式为

$$C_t = -k_0 t + C_0 \tag{1-5-5}$$

当部分药物在体内的药量超过机体代谢能力时则为零级动力学消除，降至最大消除能力以下时，则转化为一级动力学消除。

零级动力学特点为：① 恒速消除（最大清除力与血药浓度无关）；② 血浆半衰期不恒定（随血药浓度变化）；③ 易蓄积中毒；④ 血药浓度与时间的关系曲线，普通坐标图上为直线，半对数坐标图上为曲线（又称非线性动力学）。

3．混合消除动力学

混合消除动力学即在低浓度或低剂量时，按一级动力学消除，达到一定高浓度或高剂量时，因消除能力饱和，单位时间内消除的药物量不再改变，按零级动力学消除，如苯妥英钠、水杨酸、乙醇等。混合消除动力学可用米－曼（Michaelis-Menten）方程表示，即

$$\frac{dC}{dt} = -\frac{V_{max} \cdot C}{K_m + C} \tag{1-5-6}$$

式中，V_{max}为最大消除速率；K_m为米－曼常数，是 50% 最大消除速率时的药物浓度。

当 $K_m >> C$ 时，即体内药物消除能力远大于药物量时，C 可忽略不计，为一级动力学消除过程。

当 $C >> K_m$时，即体内药物量超过了机体的代谢能力，K_m可忽略不计，为零级动力学消除过程。

（四）药物代谢动力学参数

1．消除半衰期

消除半衰期（half-life time，$t_{1/2}$）是指血浆药物浓度下降一半所需要的时间，反映药物在体内的消除速度。大多数药物按一级动力学消除，$t_{1/2} = 0.693/k_e$，其血浆半衰期是一恒定值，与药物的消除速率常数成反比，而与药物的剂量和浓度无关。

2．清除率

清除率（clearance，CL）是指单位时间内，从体内被清除的血浆中药物体积量。总清除率为各器官清除率之和。一般情况下，器官清除率主要指肝清除率和肾清除率。对于静脉给药，总清除率可通过给药剂量和 AUC 的比值求得，即 $CL = D/AUC$，其单位为 mL/min。

3．表观分布容积

表观分布容积（apparent volume of distribution，V_d）是指当血浆和组织内药物分布达到平衡后，体内药物按此时的血药浓度在体内分布时所需要的体液容积。V_d值并不代表真正的生理溶

笔记

液空间，故加了“表观”两字。

$$V_d = A/C_0 \tag{1-5-7}$$

对于静注给药，C_0 是理论上给药剂量 A 在体内分布平衡时的血药浓度，是时量曲线的消除相延伸与 Y 轴的交点。

根据 V_d 值的大小可以推测药物在体内的分布情况。V_d 值大表示药物分布广或组织摄取多；V_d 值小，则提示组织内药量少。V_d 也是确定临床给药剂量的重要参数。V_d，$t_{1/2}$，CL 间存在下列关系

$$CL = V_d \times 0.693/t_{1/2} \tag{1-5-8}$$

4．生物利用度

生物利用度（bioavailability，F）是指药物经血管外给药后，药物被吸收进入血液循环的相对量。

$$F = A/D \times 100\% \tag{1-5-9}$$

式中，A 为体内药物总量；D 为用药剂量。

生物利用度可分为绝对生物利用度和相对生物利用度。生物利用度是通过比较药物在体内的量来计算的。药物在体内的量可以用 AUC 表示。因静脉注射时的生物利用度应为 100%，因此如以生物利用度给药（如口服）的 AUC 和静脉注射的 AUC 进行比较，则可得该药的绝对生物利用度 F：

$$\text{绝对生物利用度 } F = \text{口服等量药后的 } AUC/\text{静注等量药后的 } AUC \times 100\% \tag{1-5-10}$$

如对同一血管外给药途径的某一种药物制剂（如不同剂型、不同药厂生产的相同剂型、同一药厂生产的同一品种的不同批号等）的 AUC 与相同标准制剂进行比较，则可得相对生物利用度：

$$\text{相对生物利用度 } F = \text{受试制剂的 } AUC / \text{标准制剂的 } AUC \times 100\% \tag{1-5-11}$$

绝对生物利用度表明药物的吸收程度，同时用于药动学计算；相对生物利用度是评价药物制剂质量的指标。

如果药品含有同一有效成分，而且剂量、剂型和给药途径相同，则其在药动方面应是等同的。两个药动学等同的药品，若其含有效成分的生物利用度无显著差别，则认为生物等效（bioequivalence）。生物利用度是含量相同的不同制剂能否产生相同的治疗效应，亦即是否具有生物等效性的依据。

（五）多次用药的时量关系

1．稳态血药浓度

按一级动力学消除的药物，其体内药物总量因不断给药而逐步增多，随着给药次数的增加，血药浓度递增速率逐渐减慢，当给药量等于消除量时，体内药物总量不再增加而达到稳定状态，此时的血浆药物浓度称为稳态血药浓度（steady-state concentration，C_{ss}）。在 C_{ss} 时，血药浓度可以波动，波动最高值称峰浓度（$C_{ss.max}$），最低值称谷浓度（$C_{ss.min}$）（图 1-5-2）。达到稳态所需时间与给药频率无关，仅取决于药物的半衰期。不论何种给药途径，凡以恒定的间隔给予相同剂量的药物，血浆药物均需经 5 个半衰期达到稳态血药浓度。

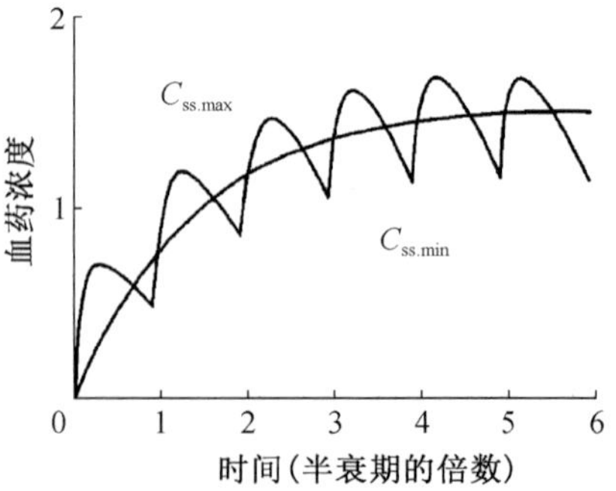

$C_{ss.max}$—稳态时峰浓度；$C_{ss.min}$—稳态时谷浓度

图 1-5-2 多次间歇给药的时量曲线

2．临床常用的多次给药的方法

（1）等剂量等间隔给药　这是临床常用的常规给药方法。给药剂量与稳态血药浓度成正比。不改变给药间隔，稳态血药浓度随每次给药剂量

笔记

增加而提高，而达到稳态血药浓度的时间不变。波动度不变，波动范围改变。

(2) 间隔给药　当给药剂量不变，给药间隔大于 $t_{1/2}$，药物时量曲线呈脉冲式变化，药物浓度无累积现象。如糖皮质激素采用隔日疗法，可减少其不良反应。

(3) 负荷量与维持量给药　为了满足临床治疗的迅速达到疗效需要，可采用负荷量的给药方法，即首次剂量加倍。对于半衰期长的一些药物，要迅速达到稳态血药浓度，常采用负荷量的给药方法，让稳态血药浓度提前达到，随后改用维持量（图 1-5-3）。

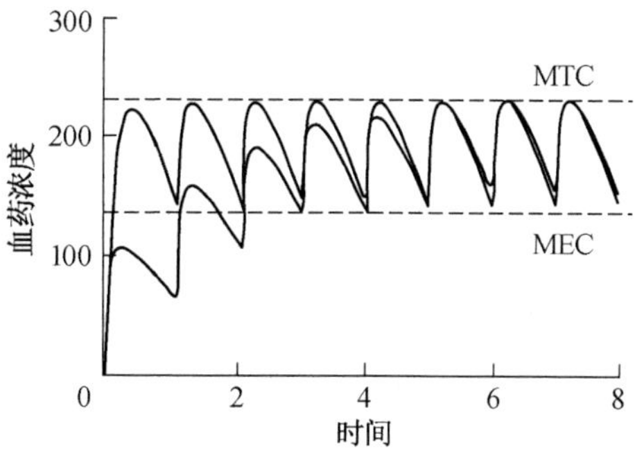

MEC—最小有效浓度；MTC—最小中毒浓度

图 1-5-3　负荷量给药对稳态血药浓度的影响

此外，在静脉滴注开始时，如按照第一个半衰期内静滴药量的 1.44 倍的剂量推注，然后开始恒速静滴，可即刻达到稳态血药浓度。

第六节　药物效应动力学

一、药物的基本作用

（一）药物作用性质和方式

药物作用是指药物与机体生物大分子相互作用所引起的初始作用，是动因，有特异性。药理效应是机体反应的具体表现，是药物作用的结果。如去甲肾上腺素与血管平滑肌细胞的 α 受体结合，引起的血管收缩、血压上升，前者属去甲肾上腺素的药物作用，后者为其药理效应。

药物在治疗剂量时，对某些器官和组织或病原体产生明显作用，而对其他组织或器官不发生作用或作用不明显，称为药物作用的选择性。选择性高的药物与组织亲和力大，组织细胞对其反应性高；药物作用的特异性与药理效应的选择性不一定一致。

药物作用一般分为局部作用和全身作用。局部作用指在用药部位发挥作用，全身作用又称吸收作用，指药物经吸收进入血液，分布到机体有关部位后再发挥作用。

（二）药物的治疗作用

药物的治疗作用是指患者用药后所引起的符合用药目的的作用，有利于改变患者的生理、生化功能或病理过程，使患病的机体恢复正常。根据药物所达到的治疗效果，可将治疗作用分为对因治疗和对症治疗。

(1) 对因治疗　用药后消除了原发致病因子，彻底治愈疾病。

(2) 对症治疗　用药后改善了患者的症状。

祖国医学提倡“急则治其标，缓则治其本”，有时应“标本兼治”，这些是临床实践应遵循的原则。

（三）药物的不良反应

凡是不符合用药目的并给患者带来不适或痛苦的反应统称为药物不良反应（adverse drug reaction，ADR）。多数药物不良反应是可以预知的，但不一定是可以避免的。少数严重的不良反应较难恢复，称为药源性疾病。

根据治疗目的、用药剂量大小或不良反应严重程度，药物不良反应可分为以下几类。

笔记

(1) 副作用(side reaction) 指在药物治疗剂量时,出现的与治疗目的无关的不适反应。副作用是由于药物的选择性低、作用广泛引起的,一般反应较轻微,多数可以恢复。

(2) 毒性反应(toxic reaction) 指在药物剂量过大或体内蓄积过多时发生的危害机体的反应,一般较为严重。毒性反应可分为急性毒性反应和慢性毒性反应。某些药物可能有致突变、致癌、致畸胎作用,称为药物的三致作用,它属于慢性毒性反应中的特殊毒性范畴。

(3) 变态反应(allergic reaction) 指机体受药物刺激所发生的异常免疫反应,引起机体生理功能障碍或组织损伤,又称为过敏反应。

(4) 后遗效应(post effect) 指在停药后血药浓度已降低至最低有效浓度以下时仍残存的药理效应。后遗效应可为短暂的或是持久的。

(5) 停药反应(withdrawal reaction) 指长期服用某些药物,突然停药后原有疾病加剧,又称反跳反应。

(6) 特异质反应(idiosyncratic reaction) 指某些药物可使少数患者出现特异性的不良反应,反应性质可能与常人不同,但与药物固有药理作用基本一致,反应程度与剂量成比例,药理拮抗剂治疗有效。

二、药物剂量与效应关系

药物剂量与效应关系 (dose-effect relationship)简称量-效关系,指在一定剂量范围内,同一药物的剂量(或浓度)增加或减少时,其效应随之增强或减弱,两者间有相关性。量-效关系可用量-效曲线(dose-effect curve)或浓度-效应曲线 (concentration-effect curve)表示,定量地反映药物作用特点,为临床用药提供参考。

(一) 剂量-效应曲线

药物量效之间的函数关系可用曲线来表示。常以药理效应强度(E)为纵坐标,药物剂量或浓度(c)为横坐标,进行作图,得到直方双曲线。将药物浓度或剂量改用对数值作图,则呈现典型的 S 形曲线,即量效曲线(图 1-6-1)。

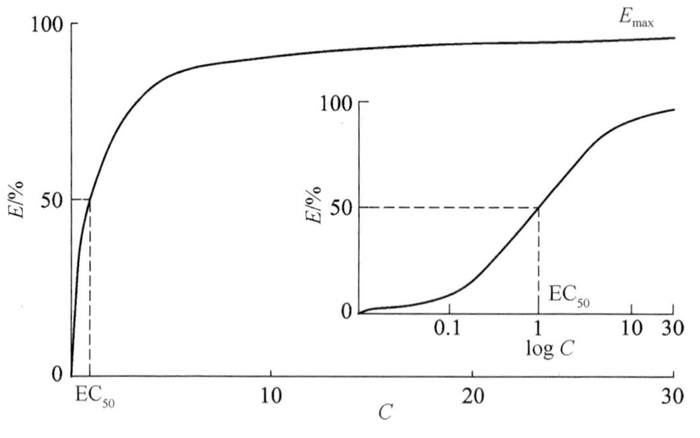

图 1-6-1 药物作用的量-效关系曲线

药理效应按性质可分为量反应和质反应。药理效应强弱呈连续性量的变化,可用数量和最大反应的百分率表示,称其为量反应。如果药理效应不是随着药物剂量或浓度的增减呈连续性量的变化,而为反应的性质变化,则称之为质反应,一般以阳性或阴性、全或无的方式表示,研究对象为一个群体。如果用累加阳性率与对数剂量(浓度)作图,亦呈 S 形量效曲线(图 1-6-2)。

从量反应和质反应的两种量效曲线衍生出一些药理学基本概念,其在临床中有重要意义。

(1) 最小有效量 指引起药物效应的最小药量,也称阈剂量;同样,最小有效浓度是指引起

笔记

药物效应的最低药物浓度，亦称阈浓度。

（2）半数有效量（ED_{50}） 指引起50%阳性反应（质反应）或50%最大效应（量反应）的浓度或剂量，分别用半数有效浓度（EC_{50}）及半数有效剂量（ED_{50}）表示。如效应指标为死亡，则称为半数致死量（LD_{50}）。

（3）最大效应或效能（efficacy） 指在一定范围内，增加药物剂量或浓度，其效应强度随之增加，但效应增至最大时，继续增加剂量或浓度，效应不能再上升，此效应为一极限，称为最大效应，也称效能。效能反映了药物的内在活性。

（4）效价强度（potency） 用于作用性质相同的药物之间的等效剂量的比较，是指能引起等效反应（一般采用50%效应量）的相对剂量或浓度。一般反映药物与受体的亲和力，其值越小则药物作用强度越大，即用药量越大者效价强度越小。图1-6-3为各种利尿药的效价强度与最大效应比较。

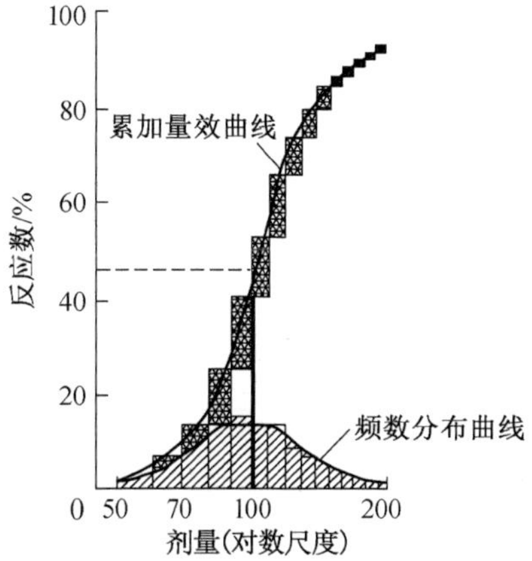

图1-6-2 质反应的频数分布曲线和累加量效曲线

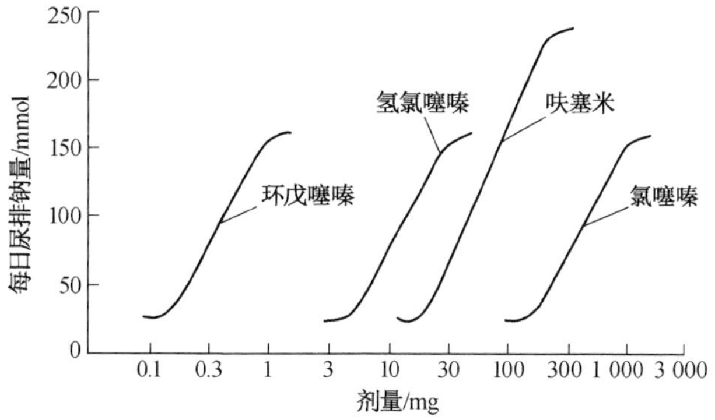

图1-6-3 各种利尿药的效价强度及最大效应比较

（5）斜率（slope） 大多数药物量-效曲线的不同节段斜率不同，一般在中央段的斜率最大。对于量反应药物，斜率大的一般作用较激烈，药量微小的变化即可引起效应的明显改变；反之亦然。对于质反应药物，斜率大说明药物作用对象的个体差异小。

（二）药物安全评价

药物的安全性一般与其LD_{50}的大小成正比，与ED_{50}成反比。故常以药物LD_{50}与ED_{50}的比值表示药物的安全性，称为治疗指数（therapeutic index，TI），此数值越大越安全。用治疗指数表示药物的安全性不太合理，因为没有考虑药物在最大有效量时的毒性。对于量-效曲线斜率不同的药物而言，虽然治疗指数较大，但量-效曲线与毒性曲线的首尾仍可能出现重叠，即ED_{95}可能大于LD_5。这就不能认为治疗指数大的药物就一定安全，因为在没有获得充分疗效时就有少数动物中毒，例如A、B两药的量-效曲线斜率不同，A药在95%和99%有效量时，即A药在ED_{95}和ED_{99}时没有动物死亡，而B药在ED_{95}和ED_{99}时，则分别有10%和20%死亡，说明A药比B药安全（图1-6-4）。如果将

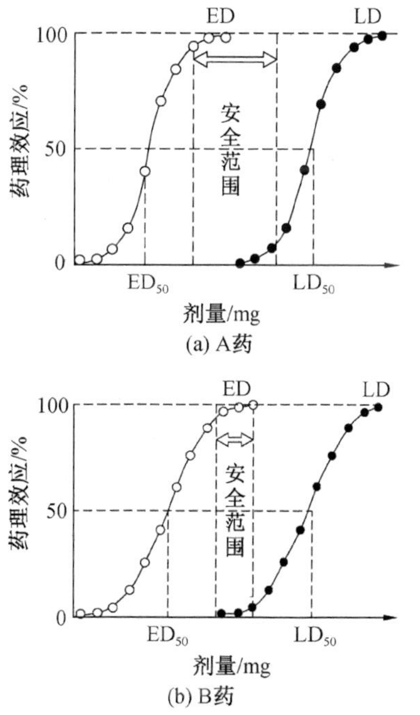

图1-6-4 药物的治疗指数和安全范围

注：A药物的治疗指数与B药相同，但A药的安全范围比B药大。

笔记

ED 与 LD 两条曲线同时画出并加以比较，则更加清楚。较好的药物安全指标是 LD_5 与 ED_{95} 或 LD_1 与 ED_{99} 之间的距离，称为药物安全范围，其值越大越安全。

三、药物与受体

药物与机体结合的部位就是药物作用的靶点。已知药物作用机制涉及的靶点有受体、酶、离子通道、核酸转运体、基因等，这里重点介绍药物作用的受体机制。

（一）受体的概念和特性

受体（receptor）是一类介导细胞信号转导的功能蛋白质，能识别周围环境中的某些微量化学物质，首先与之结合，并通过中介的信息放大系统，触发后续的药理效应或生理反应。能与受体特异性结合的物质称为配体（ligand）。体内存在许多能与受体结合的生理功能调节物质，称之为内源性配体。

1. 特异性

特定的受体只能与其特定的配体结合。同一化合物的不同光学异构体与受体的亲和力相差很大。

2. 饱和性

受体数目是一定的，其能结合的配体量也是有限的，因此受体具有饱和性，在药物的作用上反映为最大效应。当药物达到一定浓度后，其效应不会随其浓度增加而继续增加。作用同一受体的配体间有竞争性。

3. 可逆性

配体与受体的结合一般是可逆的，配体可以从配体-受体复合物中解离，得到的仍是配体本身。

4. 灵敏性

灵敏性指只需要很低浓度的配体就能与受体结合而产生显著的效应。

5. 多样性

多样性指同一受体可广泛分布于不同组织或同一组织的不同区域，受体密度不同。

（二）受体的类型

根据受体蛋白结构、信息转导过程、信号转导通路、受体蛋白位置及效应器性质等特点，受体大致可分为以下 4 种。

① G 蛋白偶联受体（G-protein coupled receptors）：主要特点是在受体与激动剂结合后，只有经过 G 蛋白的转导，才能将信号传递至效应器。

② 配体门控的离子通道受体：配体门控离子通道由离子通道和受体构成。

③ 具有酪氨酸激酶活性的受体：当酪氨酸激酶与其酪氨酸激酶受体结合后，受体变构，使效应器蛋白的酪氨酸碱基磷酸化，激活酪氨酸蛋白激酶，引起一系列细胞内信息传递。

④ 细胞内受体。

（三）药物与受体相互作用

药物与受体的相互作用，包括两个密切相关的过程，即药物（配体）与受体结合及药物（配体）与受体相互作用。

（1）药物与受体的结合　绝大多数配体与受体结合是通过分子间的吸引力如范德华力、离子键、氢键等形式结合，是可逆的；少数是通过共价键结合，后者的结合难以逆转。药物与受体的结合形式取决于药物的化学结构和由此产生的对受体的亲和力，即药物与受体的结合能力，

笔记

它与药物效价强度有关。常用亲和力常数 pD_2 表示其大小，$pD_2 = -\log K_D$（K_D 为 50% 受体结合时药物的剂量，即产生 50% 最大效应时的剂量），亲和力与 pD_2 成正比。

（2）药物-受体相互作用的学说 包括：① 占领学说；② 速率学说；③ 二态模型学说。目前认为药物与受体结合后产生效应，除取决于药物与受体的亲和力外，还需要有内在活性，它表示药物与受体结合后产生效应的能力，以 α 表示，$0 \leqslant \alpha \leqslant 1$。内在活性与药物的效能有关。当药物的亲和力相等时，其最大效应取决于内在活性的大小；当内在活性相等时，药物的效价强度取决于亲和力。

（四）激动药与拮抗药

根据与受体作用的情况，可将药物分为激动药和拮抗药。

1. 激动药

将既有亲和力又有内在活性的药物称为激动药（agonist），它们能与受体结合并激活受体而产生效应。根据亲和力和内在活性，激动药又分为完全激动药（full agonist）和部分激动药（partial agonist）。前者对受体有很高的亲和力和内在活性（$\alpha = 1$）；后者对受体有很高的亲和力，但内在活性不强（$\alpha < 1$），其与激动药并用时还可拮抗激动药的部分生理效应。

2. 拮抗药

拮抗药（antagonist）虽具有较强的亲和力，但缺乏内在活性（$\alpha = 0$），故不能产生效应，但由于其占据了一定数量的受体，反而可拮抗激动药的作用。

拮抗药分为竞争性拮抗药（competitive antagonist）和非竞争性拮抗药（non-competitive antagonist）两种。由于激动药与受体的结合是可逆的，竞争性拮抗药可与激动药互相竞争受体，产生竞争性抑制作用，可通过增加激动药的浓度使其效应恢复到单用激动药时的水平，使激动药的量-效曲线平行右移，但其最大效应不变，这是竞争性抑制的重要特征（图 1-6-5a）。竞争性拮抗药的作用强度可用拮抗参数（pA_2）表示，其含义是，在拮抗药存在时，若 2 倍浓度的激动药所产生的效应恰好等于未加入拮抗药时激动药所引起的效应，则所加入的拮抗药的摩尔浓度的负对数即为 pA_2。pA_2 值的大小反映竞争性拮抗药对其激动药的拮抗强度。药物的 pA_2 值越大，其拮抗作用越强。非竞争性拮抗药与受体形成比较牢固的结合，因而解离速度慢，或者与受体形成不可逆的结合而引起受体构型的改变，阻止激动药与受体正常结合。因此，增加激动药的剂量也不能使量-效曲线的最大强度达到原来水平，使 E_{max} 下降（图 1-6-5b）。

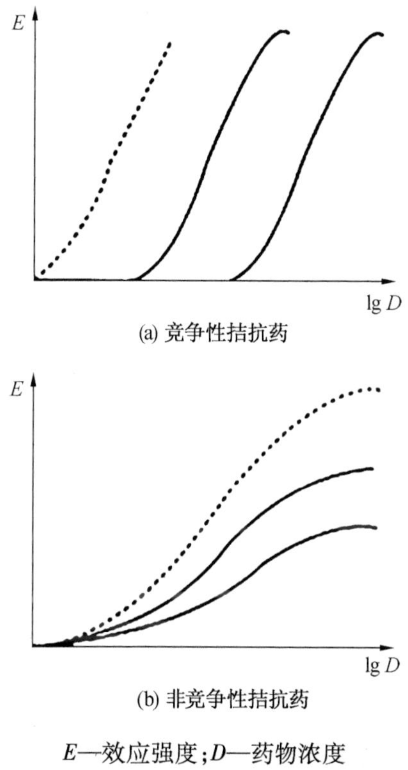

E—效应强度；D—药物浓度

图 1-6-5 竞争性拮抗药和非竞争性拮抗药的量-效关系曲线

注：图中虚线表示激动药的量-效关系曲线，实线为加入不同剂量拮抗药后激动药的量-效关系曲线。

（五）受体的调节

受体虽是遗传获得的蛋白，但并不是固定不变的，而是经常代谢更新处于动态平衡状态，受体数量、亲和力、效应力都受到生理及药物因素的影响。

受体的调节是维持机体内环境稳定的一个重要因素，其调节方式有脱敏和增敏两种类型。

笔 记

1. 受体脱敏

受体脱敏是指在长期使用一种激动药后，受体对激动药的敏感性和反应性下降的现象。

2. 受体增敏

受体增敏是与受体脱敏相反的一种现象，可因长期应用拮抗药引起。

若受体脱敏或增敏仅涉及受体数量或密度的变化，则分别称为受体下调或上调。

笔记

第二章

细　胞

第一节　细胞膜的基本结构及其跨膜转运功能

一、细胞膜的结构与成分

细胞膜的化学组成主要是脂质、蛋白质、少量的糖类。有关细胞膜分子结构的学说是液态镶嵌模型(fluid mosaic model)学说。这一学说的基本内容是,膜是以液态的脂质双分子层为基架,其中镶嵌着具有不同分子结构和生理功能的蛋白质,糖类分子与脂质、蛋白质结合后附在膜的外表面(图 2-1-1)。

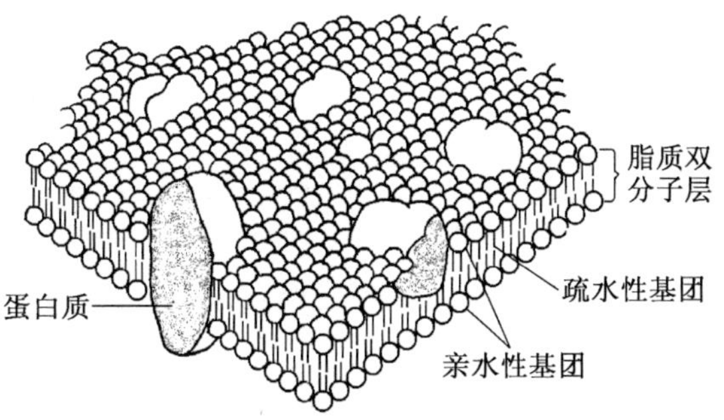

图 2-1-1　单位膜的液态镶嵌模型示意图

(一) 细胞膜的脂质双分子层

构成细胞膜的脂质中,以磷脂为主,约占脂质总量的 70% 以上。其次是胆固醇,一般低于 30%,糖脂不超过 10%。所有的膜脂质都是双嗜性分子。在正常体温条件下,脂质分子一般呈流体状态,因而使膜具有柔软性和一定的流动性,使嵌入的蛋白质可以在脂质双分子层中做横向运动。脂质双分子层的这种稳定性和流动性,使细胞在承受相当大的压力和外形改变时不致破裂,即使发生较小的破裂,也能很快自动融合修复。脂质结构的膜对多数水溶性物质,如离子、葡萄糖等不通透,而对脂溶性物质如 O_2,CO_2 和乙醇等的通透性较大。

(二) 细胞膜的蛋白质

细胞膜上的蛋白质以 α-螺旋或球形结构分散地镶嵌在膜的脂质双分子层中。根据膜蛋白在膜上的存在方式,可将它分为表面蛋白和整合蛋白两大类。细胞膜上的蛋白质有多种功能:① 跨膜转运各种物质,如以载体、通道、离子泵等方式;② 辨认和接收特异性的化学信号,如以受体的方式;③ 具有酶的活性,催化细胞内、外的化学反应;④ 在细胞表面起标志作用,如作为表面特异性抗原,供免疫系统辨认等。

(三) 细胞膜的糖类

细胞膜所含糖类很少,主要是以共价键的形式与膜蛋白或膜脂质结合形成的糖蛋白或糖脂。裸露在膜的外表面的糖链可作为细胞的标记,其中有的可作为膜受体的可识别部分,能特异地与神经递质、激素或其他化学信号分子相结合,而发挥重要的生理作用;有的糖链可以作为抗原决定簇,如在人红细胞 ABO 血型系统中,红细胞的不同抗原特性就是由结合在膜脂质上的

笔　记

寡糖链所决定的。

二、细胞膜的跨膜物质转运功能

细胞膜脂质双层是一个天然屏障,各种离子和水溶性分子都很难穿过细胞膜脂质双层的疏水区,从而使胞质中溶质的成分和浓度与细胞外液显著不同。然而,由于新陈代谢的需要,细胞总是要从外界摄取 O_2 和营养物质,同时排出其代谢产物,这些物质的进入和排出都要经过细胞膜转运。对于理化性质不同的溶质,细胞膜具有不同的转运机制。

(一)单纯扩散

在生物体系中,物质顺浓度梯度(或电位梯度),由膜的高浓度(高电位)一侧向膜的低浓度(低电位)一侧的跨膜转运的过程,称为**单纯扩散**(simple diffusion)。

由于膜基架是由脂质双分子层组成,故只有脂溶性强的小分子物质才能靠单纯扩散形式通过细胞膜,如 O_2,CO_2,N_2,NH_3 和尿素、乙醇类固醇激素等物质。单纯扩散的特点是不需要外力帮助,细胞也不消耗能量。

(二)易化扩散

物质通过膜上特殊蛋白质(包括载体、通道)的帮助,顺浓度梯度和(或)电位梯度的跨膜转运过程,称为**易化扩散**(facilitated diffusion),其转运主要有两种方式:经载体的易化扩散、经通道的易化扩散。

1. 经载体的易化扩散

许多具有重要生理功能的营养物质,如葡萄糖、氨基酸、核苷酸等,都是以经载体的易化扩散方式进行的,又称载体转运(carrier transport)。

研究发现,细胞膜上有许多功能专一的载体蛋白质,简称载体,系贯穿于脂质双分子层的整合蛋白,它们具有与被转运物质特异性结合的位点,在物质浓度较高的一侧与物质结合,通过其本身构型的变化或转动,将该物质摆渡到膜的低浓度一侧,再与该物质分离(图 2-1-2)。经载体的易化扩散有以下一些特点:

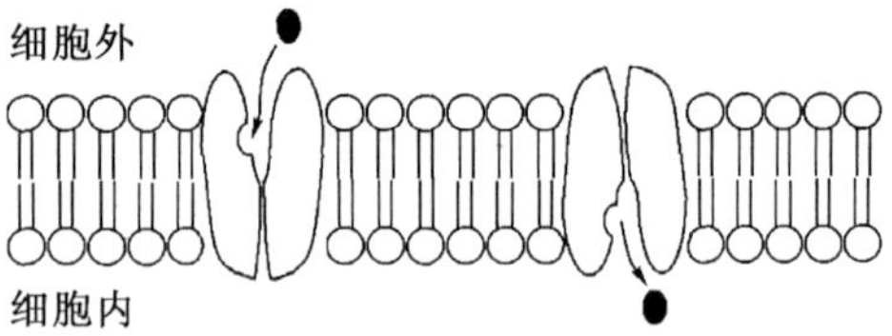

图 2-1-2 经载体的易化扩散模式图

(1)较高的结构特异性 膜的各种载体上的结合位点与它所转运物质的结合具有化学结构的特异性,即每一种载体只能转运具有某种特定结构的物质。

(2)饱和性 载体的饱和性是指当膜一侧物质浓度增加到某一限度时,转运量就不再增加。这是由于膜结构中的载体数量是有限的,即每一载体上能与该物质结合的位点数是有限的,这就使载体对该物质的转运能力有一极限,超过了这个极限,再增加被转运物质的浓度,并不能使转运量增加。

(3)竞争性抑制 如果某一载体对 A 和 B 两种结构类似的物质都有转运能力,那么在环境中预先加入 B 物质,将会减弱载体对 A 物质的转运,这是因为载体上一定数量的结合位点竞争性地被 B 物质所占据,这种现象称为竞争性抑制。

2. 经离子通道的易化扩散

经离子通道的易化扩散又称通道转运,是指一些带电离子,如 Na^+,K^+,Ca^{2+},Cl^- 等在通道蛋白的帮助下,顺着浓度梯度或电位梯度进行的跨膜转运过程。介导这一过程的膜蛋白称为离子通道,它是一类贯穿于脂质双分子层的、中心具有亲水性孔道的膜蛋白。当孔道开放时,离子可经孔道跨膜流动而不需与脂质双分子层相接触,从而使通透性很低的带电离子能以极快的速

笔记

度跨越细胞膜(图 2-1-3)。离子通道具有以下特点:

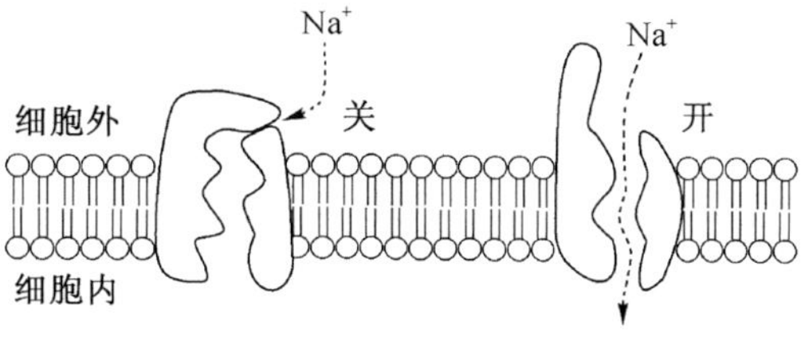

图 2-1-3 经通道的易化扩散模式图

(1) 通道具有离子选择性　每种通道都对一种或几种离子具有较高的通透能力,其他的离子则不易或不能通过。故可将通道分为钠通道、钾通道、钙通道、氯通道等。因此,将不同的离子通道对所通透的离子具有不同程度的选择性,称为通道的离子选择性。

(2) 通道的转运速度快　通道转运离子的速度每秒钟可达 $10^6 \sim 10^8$ 个,远大于载体的转运速度。

(3) 通道具有"闸门"调控性　闸门调控着通道的开放或关闭,蛋白质分子构型改变是闸门门控的物质基础。根据通道门控不同的控制因素,门控通道主要有三类:电压门控离子通道、化学门控离子通道、机械门控离子通道。离子通道可被某种化学物质或药物所阻断,这些物质称为通道阻断剂,如河豚毒素可阻断钠通道,四乙胺可阻断钾通道。

单纯扩散和易化扩散都属于被动转运(passive transport),被动转运的主要特点是,转运过程不消耗能量,需要或不需要在细胞膜上特殊蛋白质的"帮助"下,顺着浓度梯度或电位梯度进行跨膜转运,是一个"被动"的过程。

(三) 主动转运

主动转运(active transport)是指细胞通过本身的耗能过程,在细胞膜上特殊蛋白质的协助下,将某些物质逆电-化学梯度进行跨膜转运的过程。

主动转运依据其利用能量的来源不同,分为以下 2 种:

1. 原发性主动转运

原发性主动转运(primary active transport)是指直接利用 ATP 分解提供的能量,通过膜上的离子泵,逆电-化学梯度将某些物质分子或离子进行主动转运的过程。离子泵分解 ATP 为 ADP,利用高能磷酸键储存的能量,完成细胞跨膜转运。因为离子泵具有分解 ATP 的能力,所以又称为 ATP 酶。

(1) 钠泵的本质　在原发性主动转运中,研究得最充分的是 Na^+-K^+-ATP 酶,又称为钠-钾泵,简称钠泵,广泛存在于各种细胞膜上。

钠泵是镶嵌在膜脂质双分子层中的一种特殊的蛋白质分子,具有 ATP 酶的活性,能分解 ATP 释放能量,并用此能量进行 Na^+ 和 K^+ 的主动转运(图 2-1-4),因此,钠泵也可以称为 Na^+-K^+ 依赖式 ATP 酶(Na^+-K^+-ATPase)。其上有 2 个 K^+ 结合点和 3 个 Na^+ 结合点。当细胞外 K^+ 和细胞内 Na^+ 浓度升高时,这两种离子可与钠泵上各自特定的结合点结合,激活 ATP 酶,分解 ATP 供能,将胞内 Na^+ 移出,同时将胞外 K^+ 移入。

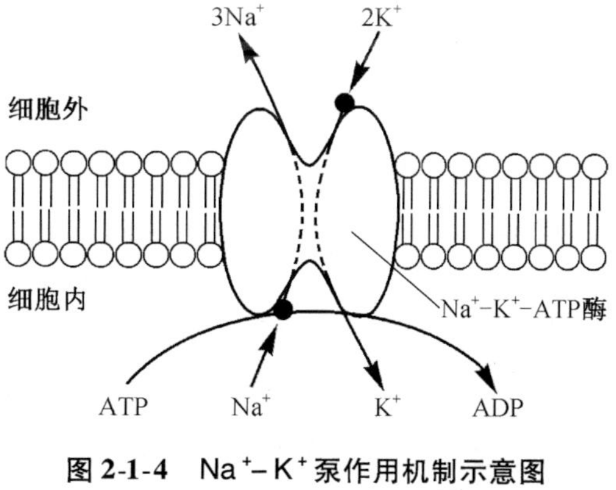

图 2-1-4 Na^+-K^+ 泵作用机制示意图

很早就已发现,细胞内液和细胞外液中的 Na^+ 和 K^+ 浓度有很大的不同,形成这种浓度差异,完全依赖于膜上的钠泵,它能逆着浓度梯度或电位梯度把细胞内的 Na^+ 移出膜外,同时把细胞外的 K^+ 移入膜内,从而维持膜内高 K^+ 和膜外高 Na^+ 的不均衡分布。据估计,机体的能量代谢中所释放的能量,20%~30% 用于钠泵的运转。低温、缺 O_2 或一些代谢抑制剂的使用,均可引

笔 记

起细胞内外 Na^+、K^+浓度差异减小，而在细胞恢复正常代谢活动后，浓度差异又随之恢复。

（2）*钠泵活动的特点* ①钠泵的活动依赖于膜内的 Na^+浓度增加和膜外的 K^+浓度增加，在其活动时，还要有 Mg^{2+}的参与；②钠泵泵出 Na^+和泵入 K^+的过程是耦联的；③耦联性 Na^+-K^+主动转运的直接能源是 ATP，每水解 1 个 ATP 分子，可供泵出 3 个 Na^+，泵入 2 个 K^+，并不伴有其他离子的出入。由于 Na^+和 K^+移动的不平衡，水解 1 个 ATP 便多一个 Na^+移出。这是一个产生电流的过程，因此，钠泵也被称为生电性泵。哇巴因可抑制钠泵的活动。

（3）*钠泵活动的生理意义* ①维持膜内高 K^+和膜外高 Na^+的不均衡分布，从而在细胞内外建立了 Na^+、K^+的势能储备，这是可兴奋细胞具有兴奋性的基础，也是许多细胞进行正常代谢活动的必需条件。②维持细胞正常的形态。如果细胞允许大量细胞外 Na^+进入膜，由于渗透压的关系，也会导致过多水分进入膜内，因而将引起细胞肿胀，进而使结构破坏。③建立 Na^+浓度势能储备，这也是肠道和肾小管上皮细胞对一些营养物质（如葡萄糖、氨基酸）继发性主动转运的能量来源。

原发性主动转运是人体最重要的物质转运形式，除上述的钠泵外，还有钙泵或称 Ca^{2+}-ATP 酶、H^+泵或称质子泵、碘泵等。这些泵蛋白都以直接分解 ATP 为能源，对相应离子进行主动转运。

2. 继发性主动转运

继发性主动转运（secondary active transport）是指物质逆着电-化学梯度转运时，所需的能量不是直接来自 ATP 的分解，而是来自钠泵活动所造成的膜外 Na^+的势能储备。Na^+顺浓度差跨膜转运时所释放出来的势能，可用于其他物质逆浓度差的跨膜转运。这种物质转运的过程，又称联合转运。继发性主动转运通常由膜上存在的、被称为转运体（transporter）的膜蛋白完成。如果被转运的物质与 Na^+转运的方向相同，称为同向转运；如果被转运的物质与 Na^+转运的方向相反，称为反向转运或交换（图 2-1-5）。继发性主动转运见于一些营养物质，如肠道和肾小管上皮细胞对葡萄糖和氨基酸的主动吸收，就依赖于钠泵在膜外建立的 Na^+势能储备（膜外 Na^+浓度大于膜内）。这里，葡萄糖或氨基酸主动转运所需的能量不是直接来自 ATP 的分解，而是来自膜外 Na^+的高势能。但这种高势能是钠泵活动造成的，钠泵活动是需要分解 ATP 的，因而葡萄糖或氨基酸的主动转运所需的能量最终还是来自 ATP 的分解。

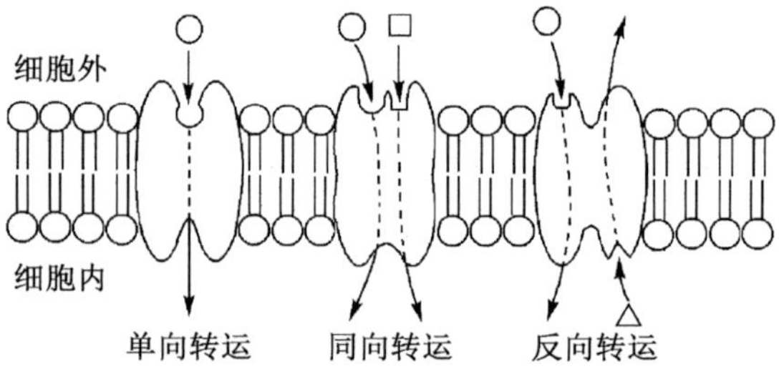

图 2-1-5 葡萄糖和氨基酸的继发性主动转运示意图

（四）出胞和入胞

生物细胞对于一些大分子物质或固态、液态物质团块，还可以通过膜的更为复杂的结构和功能的改变，使之进出细胞，分别称为出胞和入胞。出胞和入胞作用均是消耗能量的复杂过程，其能量主要来自细胞内线粒体氧化过程中形成的 ATP。

1. 出胞

出胞指细胞把大分子内容物排出细胞的过程，又称胞吐作用。出胞主要见于神经末梢的递质释放和细胞的分泌活动中（包括内分泌细胞分泌的激素和外分泌腺分泌的酶原颗粒等）。

2. 入胞

入胞指细胞外某些物质团块（如蛋白质、脂肪颗粒、老化的红细胞、侵入体内的细菌或异物等）进入细胞的过程。如果进入的是固体物质，此过程称为吞噬；如为液体，则称为吞饮。

笔记

第二节 细胞的生物电活动

一切活的细胞和组织不论在安静时还是活动时，均表现有电的活动，称为生物电活动。临床上广泛应用的心电图（ECG）、脑电图（EEG）、肌电图（EMG）、胃电图（EGG）等，就是心脏、大脑皮层、骨骼肌、胃平滑肌活动时，通过特殊的仪器装置记录下来的生物电活动的图形。因此研究生物电活动对了解基本的生命活动，尤其是一些特殊的组织（如神经系统、肌肉等）的机能活动具有重要的意义。通常所说的生物电是指位于细胞膜两侧（内外）的电位差，即跨膜电位（transmembrane potential）。

一、静息电位

（一）细胞的静息电位

静息电位（resting potential，RP）指细胞在静息状态下存在于细胞膜两侧的电位差，也称为跨膜静息电位，简称膜电位（membrane potential，MP）。在生理学上通常设定膜外电位为 0 mV，膜内电位则为负值，即细胞在静息状态下，膜外电位为正，膜内电位为负。膜电位的绝对值代表电位差的大小，而膜电位的符号说明了膜内电位与膜外电位的关系，静息电位负值即膜内电位低于膜外电位的数值。如果静息电位减小（绝对值减小），即表明膜内、外电位差变小；反之，如果静息电位变大（绝对值变大），则表明膜内、外电位差变大。

经测定，大多数细胞的静息电位都在 -10 ～ -100 mV。例如，枪乌贼巨大神经轴突和蛙骨骼肌的静息电位为 -50 ～ -70 mV；哺乳类动物的神经、肌肉的静息电位为 -70 ～ -90 mV；人的红细胞为 -6 ～ -10 mV 等。

通常，只要细胞没有受到外来刺激并保持正常的代谢，神经和肌肉细胞的静息电位可以长时间保持在一个恒定值上。因此，常把静息状态下膜两侧所保持的内负外正状态称为膜的**极化**（polarization）；当静息电位的数值向膜内负值减小（绝对值减小）的方向变化时，称为**去极化**（depolarization）；当膜内电位高于膜外电位时，称为**反极化**（reverse polarization）；当静息电位的负值加大（绝对值加大），称为膜的**超极化**（hyperpolarization）；细胞在去极化、反极化后向静息电位方向恢复的过程，则称为**复极化**（repolarization）。

（二）静息电位形成机制

1. 静息电位形成的离子基础

在静息状态下，细胞膜两侧某些带电离子的不均衡分布，以及细胞膜对离子具有选择通透性，是静息电位形成的离子基础。

现已知道，神经和肌肉细胞内 K^+ 浓度比细胞外高约 30 倍，细胞外 Na^+ 浓度比细胞内高约 12 倍，细胞外 Cl^- 浓度则比细胞内高约 30 倍，而细胞内绝大部分负离子是大的蛋白质离子（A^-）。当细胞处于静息状态时，细胞膜对 K^+ 的通透性大，对 Na^+ 的通透性很小，而对 A^- 则几乎没有通透性。所以，细胞处于静息时，发生的离子流动主要是 K^+ 的外流。K^+ 的外流必然有正电荷的向外转移，结果引起细胞内正电荷的减少，而细胞外正电荷的增多，形成细胞膜外侧电位高而细胞膜内侧电位低的电位差。可见，K^+ 的外流是静息电位形成的离子基础，推动 K^+ 外流的动力是膜内外的 K^+ 浓度差。

2. 静息电位值接近 K^+ 平衡电位

在静息时，膜内 K^+ 可顺着浓度梯度扩散至膜外，但这种扩散并不能无限地进行下去，这是

笔记

因为转移到膜外的 K^+ 所造成的外正内负的电场力，对 K^+ 的继续外移起阻碍作用，而且 K^+ 移出的越多，这种电场力也会越大。随着 K^+ 扩散的进行，当阻碍 K^+ 继续外流的电场力与促使 K^+ 外流的浓度梯度作用力达到平衡时，K^+ 跨膜的净移动就会等于零，不再出现 K^+ 的净外流，而膜电位也将维持在这一平衡状态。此时的跨膜电位（静息电位）亦称 K^+ 平衡电位（K^+ equilibrium potential，E_K）。因此，通常静息电位又被称为 K^+ 的平衡电位。

K^+ 平衡电位的大小主要是由膜两侧的 K^+ 浓度差决定的，这可用 Nernst 公式进行计算，加以证实。

$$E_K = \frac{RT}{ZF} \cdot \ln \frac{[K^+]_o}{[K^+]_i} \qquad (2\text{-}2\text{-}1)$$

式中，E_K 为 K^+ 平衡电位；R 是通用气体常数；T 为绝对温度；Z 是离子价（K^+ 为 1）；F 为 Faraday 常数；$[K^+]_o$ 和 $[K^+]_i$ 分别代表膜外和膜内的 K^+ 浓度。计算所得到的 K^+ 平衡电位值为 −87 mV，而直接测定的静息电位值为 −77 mV，静息电位的实测值略小于 K^+ 平衡电位，这是因为安静时细胞膜对 Na^+ 也有一定的通透性（为 K^+ 通透性的 1/100 ~ 1/50）。

以上的结果表明，细胞内的高 K^+ 浓度和安静时膜对 K^+ 具有通透性，是大多数细胞产生和维持静息电位的主要原因，Na^+ 内流、钠泵的活动也起了一定的作用。

二、动作电位

（一）细胞动作电位的发生过程

动作电位（action potential，AP）是指可兴奋细胞受到有效的刺激时，在静息电位的基础上，发生的一次膜电位快速而短暂的逆转，并且可以扩布的电位变化。动作电位的产生标志着细胞的兴奋。动作电位的形成过程中，先是细胞膜迅速去极化，膜内电位迅速减小，直到零电位；继而膜内正电位增加，成为内正外负，这一极化状态的倒转称为反极化。从 0 mV 到 +20 ~ +40 mV 这一部分反极化电位，称为**超射**（overshoot），这一数值称为超射值。但是刺激所引起的电位逆转是非常短暂的，很快就出现复极化过程，膜内电位正值减小、负值增加，直到恢复至刺激前原有膜内为负、膜外为正的极化状态，这一过程称为复极化。动作电位的幅度为静息电位加上超射部分，一般为 90 ~ 130 mV。

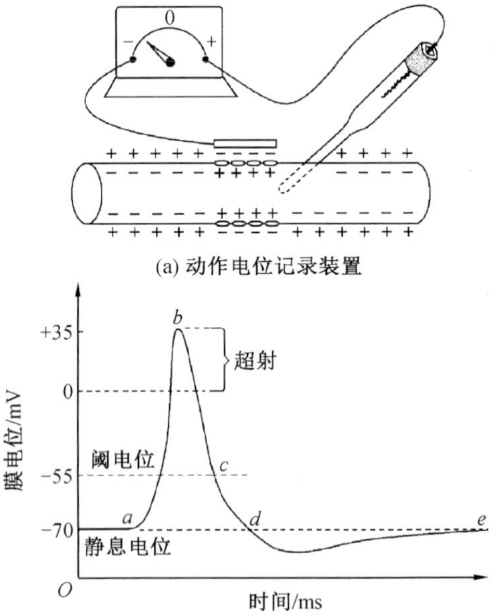

(a) 动作电位记录装置

(b) 动作电位

ab—动作电位上升支；*be*—动作电位下降支；*abc*—锋电位；*cd*—去极化后电位；*de*—超级化后电位

图 2-2-1 神经纤维动作电位模式图

（二）细胞动作电位的波形

在神经纤维上记录到的动作电位的波形是由锋电位和后电位两部分组成的，即包括上升支（去极相）和下降支（复极相）两个时相（图 2-2-1）。

锋电位（spike potential）：细胞接收刺激后，在静息电位的基础上爆发一次快速上升又快速下降的电位变化，进展极为迅速，其上升支和下降支的前半段形似尖耸的刀锋，一般历时不超过 2.0 ms，故称为锋电位。通常可以把锋电位作为动作电位的同义词，是细胞兴奋的标志。

后电位：锋电位在恢复到静息电位水平之前，膜两侧电位要经历一段小而较缓慢的电位波

笔 记

动，称为后电位（after-potential），其包括：去极化后电位或称负后电位（指锋电位之后到静息电位水平的时期）和超极化后电位或称正后电位（指去极化后电位之后电位大于静息电位水平，最后才恢复到静息电位水平的时期）。

（三）细胞动作电位的特点

1. 全或无现象

动作电位一旦爆发就会达到最大值，其变化幅度不会随刺激强度的增加而增大，即动作电位要么不产生（无），一旦产生幅度就达到最大（全），这就是全或无（all or none）现象。

2. 不衰减性扩布

动作电位一旦爆发，它就会立即向整个细胞膜扩布，它的幅度和速度不会因为扩布距离的延长而减小，这就是不衰减性扩布。

3. 脉冲式发放

连续刺激所产生的各个动作电位不会发生融和，它们之间总有一定的间隔，呈现一个分离的脉冲式波形。

（四）细胞动作电位的产生机制

1. 动作电位的上升支

当膜受到一次有效刺激时，使静息时只对 K^+ 有通透性变为主要对 Na^+ 具有通透性，首先是膜上的少量 Na^+ 通道被"激活"开放，对 Na^+ 的通透性开始增大，少量 Na^+ 便顺其电-化学梯度快速内流，使膜去极化；膜的去极化会使较多的 Na^+ 通道开放，导致膜进一步去极化；而去极化的增大，又促进更多的 Na^+ 通道开放，膜对 Na^+ 的通透性进一步增加，如此反复促进 Na^+ 内流，称为 Na^+ 内流的再生性循环（regenerative circulation）（图 2-2-2）。这种正反馈作用使膜以极大的速率去极化，Na^+ 以很强的电-化学驱动力快速内流而产生强大的内向电流，使细胞内正电荷迅速增加，导致膜内负电位迅速减小，直至膜内变为正电位，电位急剧上升，快速去极化与反极化，达到超射值，这就形成了动作电位的上升支（去极相）。

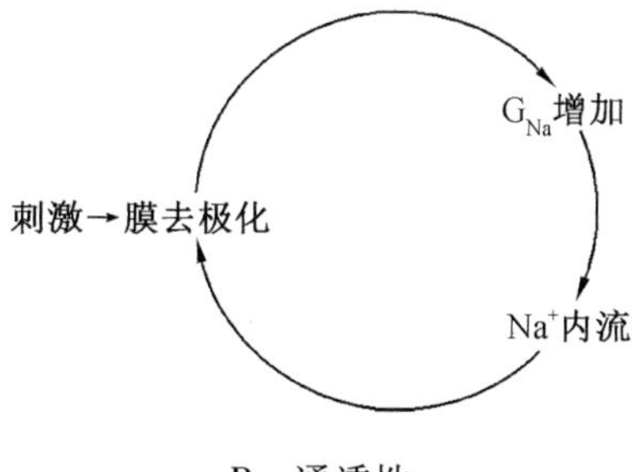

图 2-2-2　Na^+ 内流的再生性循环过程示意图

注：钠电导（G_{Na}）与膜去极化形成正反馈。

用特异性 Na^+ 通道阻断剂河豚毒素（tetrodotoxin，TTX）可以阻断动作电位的发生。动作电位的大小接近 Na^+ 平衡电位（Na^+ equilibrium potential，E_{Na}），也可以根据 Nernst 公式计算出来。

2. 动作电位的下降支

在动作电位的过程中，膜对 Na^+ 通透性的增加是一过性的，所经历的时间非常短暂，Na^+ 通道很快"失活"。接着膜表现出因 K^+ 通道开放对 K^+ 的通透性，K^+ 电导增加，使膜电位又向着内负外正的静息电位水平恢复，形成动作电位的下降支（复极相）。实验中，如果使用 K^+ 通道阻断剂四乙胺（tetraethylammonium，TEA），对动作电位的上升支没有影响，而使其复极过程大大延缓。从而可以证明 K^+ 的外流形成动作电位的下降支。

3. Na^+ 泵在复极后的作用

上述膜电位虽然已恢复到原先的静息电位，实际上膜两侧原有的离子浓度尚未恢复。Na^+ 泵对膜内 Na^+、膜外 K^+ 的增多很敏感，在每次兴奋的恢复时期内，Na^+ 泵就开始转运，将进入膜内的 Na^+ 泵出，同时泵回流出的 K^+，以恢复并维持兴奋前的离子不均衡分布状态。

笔记

（五）动作电位过程中膜电导的变化和离子通道的开放与关闭

1. 动作电位过程中膜电导的变化

膜电导（membrane conduction）是用来衡量膜对各种离子的通透性的指标。所谓膜对某种离子通透性加大，就是膜中与该离子有关的通道开放数目增多，则携带着电荷的离子通过量增加，这就意味着跨膜离子电流的加大，也表明该离子通过细胞膜时膜电阻的减小，或者说是膜电导的增大（膜电导与膜电阻互为倒数）。

膜电导的变化实质是膜离子通道的开放或关闭的变化。膜电导就相当于膜对离子的通透性，膜对某种离子电导的大小，决定着该离子跨膜转运的难易程度和携带电流的多少。在细胞膜受到有效刺激产生动作电位的过程中，Na^+电导随着膜的去极化的幅度增大而一过性增大（可增大 1000 倍），即 Na^+ 通道被“激活”，膜对 Na^+通透性增加，Na^+内流增多，同时携带着正电荷进入膜内，这一方向的离子电流称为内向电流（inward current），使膜快速去极化，形成动作电位上升支；随后，Na^+电导迅速减小，Na^+通道“失活”，Na^+内流停止，同时伴有 K^+电导和膜对 K^+通透性逐渐增加，K^+外流增加，同时携带着正电荷也流向膜外，这一方向的离子电流称为外向电流（outward current），使膜复极化，形成动作电位下降支（图 2-2-3）。由此可见，膜电导或膜通透性的快速变化，是发生动作电位上升支（去极相）和下降支（复极相）的关键。

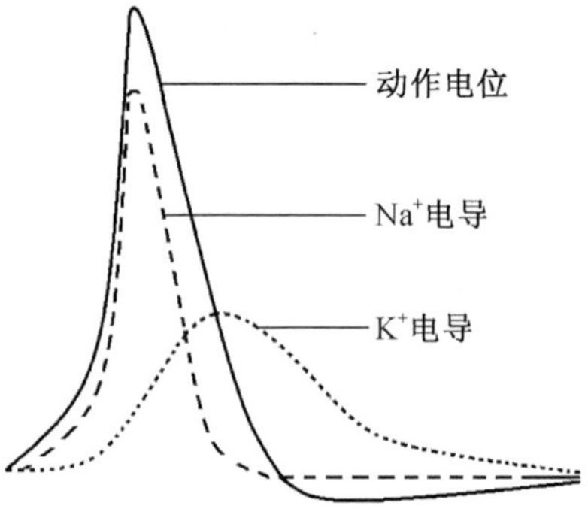

图 2-2-3 动作电位期间 Na^+，K^+ 电导的变化

2. 离子通道的功能状态

通道的结构和功能受到细胞内、外各种理化因素（如膜电位、化学信号、各种刺激）的影响，表现出通道激活（开放）、失活、关闭（备用）三种状态，以控制不同离子的跨膜转运。这三种状态的形成与分子内部存在的门控机制有关。在 Na^+通道的内口有 m 门（激活门）和 h 门（失活门）。膜静息时，m 门关闭，h 门开放，此时不会产生 Na^+内流；当膜去极化时，m 门开放，Na^+电导突然增大，Na^+快速内流，产生锋电位；接着 h 门迅即关闭，Na^+内流停止；往后 m 门重新关闭和 h 门再次开放，恢复到备用状态（图 2-2-4）。

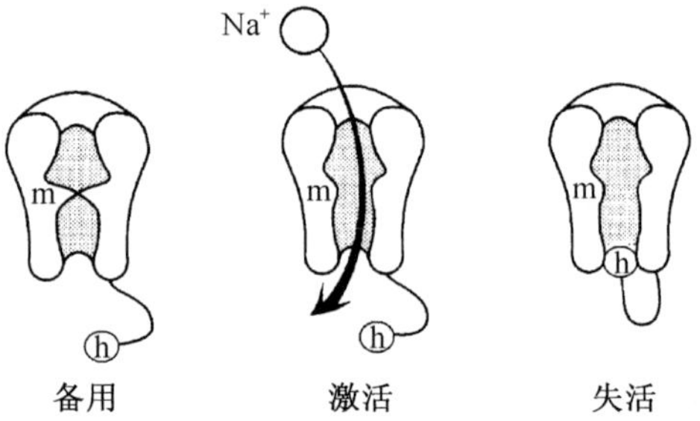

图 2-2-4 Na^+通道门控示意图

总的说来，Na^+通道的两种门有三种状态：m 门关闭和 h 门开放为备用状态；m 门和 h 门都开放为激活状态；h 门关闭为失活状态。

K^+通道只有一个激活门（n 门），没有失活门，故有关闭和开放两种状态。

（六）产生动作电位的条件

1. 刺激引起细胞产生动作电位的条件

所谓刺激（stimulus）泛指引起细胞发生反应的环境变化，如化学、机械、温度、光和电等不同种类的环境变化。任何刺激要引起细胞产生动作电位（即兴奋），其刺激强度、刺激强度对时间的变化率及刺激持续时间必须达到有效值，并且这三个参数是互相影响的，当其中一个值变化时，其余的值也会发生相应的变化。在实验中经常使用的电刺激，其刺激强度对时间的变化率是固定的，所以这里主要讨论能使细胞发生兴奋所需的刺激强度和刺激持续时间。

（1）*刺激强度* 要引起组织兴奋，刺激应有一定的强度。在刺激的持续时间及刺激强度对

笔 记

时间的变化率不变的情况下，刚能引起细胞兴奋（或产生动作电位）的最小刺激强度，称为**阈强度**，简称**阈值**（threshold）。等于阈值的刺激称为**阈刺激**，大于阈值的刺激称为**阈上刺激**；小于阈值的刺激称为**阈下刺激**。

对于一个细胞来说，所谓有效刺激，指的就是能使细胞产生动作电位的阈刺激或阈上刺激。

（2）刺激持续时间 刺激需要一定的作用时间。如刺激持续时间太短，则不会引起细胞产生动作电位。

2. 阈电位

在有效刺激的作用下，使膜去极化达到某一临界值时，爆发一次动作电位，这个临界膜电位的数值，称为**阈电位**（threshold potential）。对于神经细胞和骨骼肌细胞来说，就是使细胞膜上 Na^+ 通道大量开放，引起 Na^+ 快速内流，爆发动作电位的临界膜电位数值。一般可兴奋细胞的阈电位，比静息电位的绝对值小 10 ~ 20 mV，神经和骨骼肌细胞的阈电位值一般为 −50 ~ −70 mV。

引起细胞产生动作电位的关键在于：能否使静息电位减小到阈电位水平，而与导致静息电位减小的手段或刺激方式无关。阈电位对动作电位的发生起一种触发作用，静息电位一旦达到阈电位水平，此时的去极化就不再依赖于刺激强度，静息电位的变化成为一种“自动”过程，直至动作电位结束。阈刺激和阈上刺激能使静息电位去极化到阈电位水平，因此能引起细胞兴奋；而一次阈下刺激不能使静息电位减小到阈电位水平，因而不能使细胞兴奋（即不能产生动作电位）。

三、局部电位

（一）概念

一次刺激必须达到阈值才能引起细胞兴奋，如果给予一次阈下刺激，细胞就不能爆发动作电位，但可以使局部受刺激的细胞膜的 Na^+ 通道少量被激活，膜对 Na^+ 的通透性轻度增加，少量 Na^+ 内流而使静息电位有所减小，使膜轻微地去极化，但没有达到阈电位水平，此时的膜电位的变化称为局部电位（local potential），也称为局部兴奋（local excitation）。此外，细胞膜受到刺激形成的超极化，也是局部电位。

（二）局部电位的特点

1. 不具有“全或无”现象

局部电位的幅度与刺激强度呈正相关，膜的去极化幅度可随阈下刺激的增强而增大，呈现一种等级性反应，不具有动作电位“全或无”的特征。

2. 衰减性传导

局部电位不能像动作电位那样向远距离不衰减性扩步，它是以电紧张的方式使邻近部位的细胞膜发生去极化反应，随传播距离的延长而衰减，传导范围一般不超过 1 mm 半径。

3. 具有总和效应

先后连续多次或细胞膜相邻多处给予阈下刺激所引起的局部反应可以叠加总和，分别称为时间性总和与空间性总和，当叠加后的去极化电位达到阈电位时，即可产生一次动作电位。

局部电位是体内除动作电位之外的另一类与信息传递和处理有关的重要电信号。局部电位不仅发生在可兴奋细胞，也可见于其他不能产生动作电位的细胞，如感受器细胞。

笔 记

四、兴奋和兴奋性

（一）相关概念

1. 兴奋和兴奋性

广义地说，**兴奋**(excitation)是指活的组织或细胞对外界刺激发生反应的过程。表现为在有效的刺激作用下，活的组织或细胞的功能由相对静止开始活动，或由活动较弱变为活动较强的过程，如骨骼肌开始收缩、心率的加快、腺体分泌增加等。而在现代生理学中，对于大多数细胞来说，兴奋是指活的细胞在有效的刺激作用下，产生动作电位的过程。**兴奋性**(excitability)是指可兴奋细胞具有对刺激产生动作电位的能力或特性。

衡量兴奋性最常用的指标是阈刺激或阈强度，也称为阈值。对不同的组织或细胞来说，阈强度大表明需要更大的刺激强度才能引起兴奋，即其阈值较高，意味着其兴奋性低；反之则意味着兴奋性高。即阈值、阈强度或阈刺激的大小与组织、细胞的兴奋性高低呈反变的关系。

2. 可兴奋细胞

一般来说，活的细胞都是可兴奋细胞。在生理学中，可兴奋细胞(excitable cell)是指那些受到有效刺激后，能产生动作电位的神经细胞、肌细胞和部分腺细胞。在这些细胞膜上都具有电压门控钠通道或钙通道，受刺激后这些离子通道被激活而产生动作电位。

可兴奋细胞对刺激发生反应时，其表现形式有两种——兴奋(excitation)和抑制(inhibition)。但都有一个共同的特征：首先产生电变化，即产生动作电位，然后才出现肉眼可见的机械变化，如肌肉收缩、腺体分泌等；对于神经元来讲，动作电位则是它们主要的活动形式，其通过产生、传导动作电位进行信息处理，完成对生理功能的调节。

（二）细胞兴奋后兴奋性的变化

可兴奋细胞在接受一次有效刺激发生兴奋的过程中，由于膜上离子通道状态的改变，其兴奋性将发生一系列有规律的阶段性变化，然后才恢复正常水平。

其兴奋性的阶段性变化可依次分为以下几个时期（图 2-2-5）：

（1）绝对不应期　指在细胞受到一次有效的刺激而发生兴奋的最初一段时间，对继之而来的无论多么强大的刺激，都不能使细胞再次兴奋的时期。即在此期间，因为 Na^+ 通道完全处于激活状态或已进入失活状态，刺激强度虽然无限大，也不能发生新的兴奋，此时细胞的兴奋性可以看作为零。在神经纤维，绝对不应期大约相当于锋电位发生的时间，即从去极化开始到复极化达 -55 mV 的这段时间。

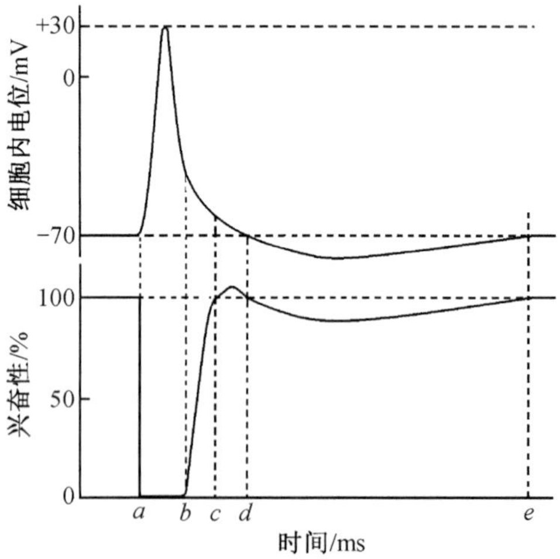

ab—锋电位，绝对不应期；*bc*—去极化后电位的前半期，相对不应期；*cd*—去极化后电位的后半期，超常期；*de*—超极化后电位，低常期

图 2-2-5　兴奋性变化与动作电位的时间关系示意图

绝对不应期的存在具有重要的生理意义，即细胞在受到连续刺激时，不可能连续发生兴奋，落入绝对不应期的刺激是无效的，所以锋电位不会发生叠加，而且产生锋电位的最高频率也受到绝对不应期的限制。细胞能发生兴奋的最大频率是绝对不应期的倒数，如蛙的有髓神经

笔 记

纤维的绝对不应期为 2 ms(即 0.002 s),因此,其每秒产生的动作电位数在理论上不可能超过 500 次。

(2)相对不应期 指绝对不应期之后的一段时间内,必须用阈上刺激才能引起细胞发生兴奋。在时间上,它相当于去极化后电位的前半期,在此期,Na^+通道处于部分失活、部分复活(少)的状态。因此要引起细胞兴奋,就需要更强的刺激。

(3)超常期 指在相对不应期之后,细胞的兴奋性稍高于正常的段时,用略低于阈值的刺激即可引起新的兴奋。在时间上,此期相当于去极化后电位的后半期,此时 Na^+通道基本上恢复到静息状态,膜电位距离阈电位较近,易于达到阈电位的水平,故其兴奋性高于正常。

(4)低常期 指在超常期之后,细胞的兴奋性稍低于正常的一段时期,此期相当于超极化后电位的时期,此时膜电位距离阈电位较远,需要较大的刺激强度才能引起细胞的兴奋。

五、兴奋在同一细胞上的传导

所谓兴奋的传导,实质上就是动作电位在细胞膜上的扩布。当细胞膜某处受到刺激产生动作电位后,它可以迅速沿细胞膜向周围扩布,使整个细胞膜都发生一次动作电位。动作电位在同一细胞上的扩布过程,称为传导;如果发生在神经纤维上,传导的动作电位又称为**神经冲动**(nerve impulse)。

(一)兴奋在无髓神经纤维上的传导

当一条无髓的神经纤维的一端受到有效刺激而产生动作电位时,该处的膜两侧出现了电位的暂时倒转,即兴奋部位膜电位为内正外负,而邻近未兴奋膜仍处于内负外正的极化状态。由于膜两侧的细胞外液和细胞内液都是导电的,于是在神经纤维的兴奋段与未兴奋段之间出现了电位差,从而产生由正到负的电流流动。其流动的方向是,在膜外侧,电流由未兴奋区流向兴奋区;在膜内侧,电流则由兴奋区流向未兴奋区,这种局部流动的电流称为局部电流(local current)。局部电流流动的结果,造成与兴奋区相邻的未兴奋区膜内侧电位上升,膜外侧电位下降,即产生去极化。当这种去极化达到阈电位时,则触发相邻的未兴奋区爆发动作电位,使它转变为新的兴奋点。就这样,兴奋膜与相邻的未兴奋膜之间,产生的局部电流不断地向前移动(图 2-2-6a),使在原兴奋点产生的动作电位,迅速地传播出去,直到整个细胞膜都发生动作电位。可见,动作电位的传导是局部电流作用的结果。

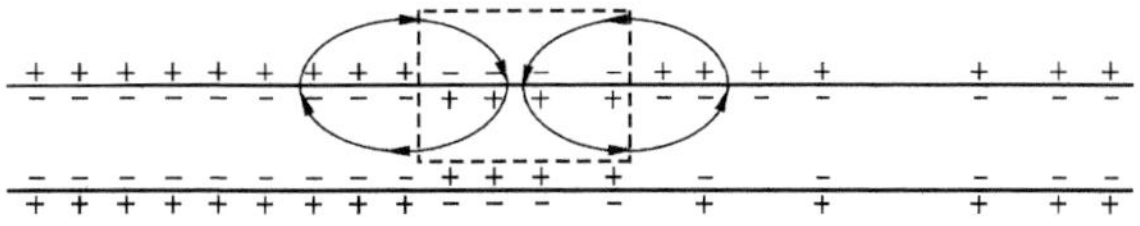
(a) 兴奋在无髓神经纤维上的传导

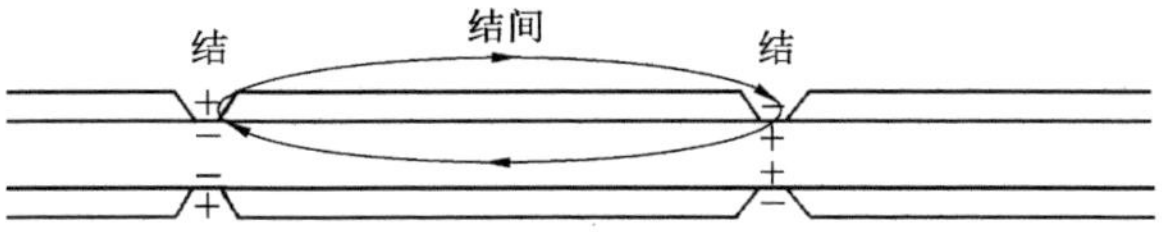

(b) 兴奋在有髓神经纤维上的传导

图 2-2-6 兴奋在神经纤维上的传导示意图

(二)兴奋在有髓神经纤维上的传导

有髓的神经纤维在轴突外面包有相当厚的髓鞘,髓鞘阻抗很大,局部电流或刺激很难通过它而使细胞兴奋。因此只有在髓鞘暂时中断的郎飞结处,阻抗较小而电流易于通过,兴奋才能发生。所以在有髓神经纤维,局部电流是由一个郎飞结跳跃到邻近的一个郎飞结(图 2-2-6b),为跳跃式传导,传导速度比无髓神经纤维快得多,且耗能少。

笔记

第三节 骨骼肌的兴奋和收缩

骨骼肌是体内最多的组织,约占体重的40%。在大多数肌肉中,肌束和肌纤维都呈平行排列,它们两端都和由结缔组织构成的肌腱相融合,后者附着在骨骼上。机体内的每根骨骼肌纤维均接受一个运动神经末梢支配,只有在支配它们的神经纤维有神经冲动传来时,才能进行收缩。

一、神经-肌接头处的兴奋传递

神经-肌接头(neuro-muscular junction)是运动神经末梢与其所支配的骨骼肌细胞之间的特化结构。由神经传来的兴奋就是通过这个接头部位而传向肌肉的。

(一)神经-肌接头结构

神经-肌接头处是由接头前膜、接头间隙和接头后膜(终板膜)三部分组成(图2-3-1)。

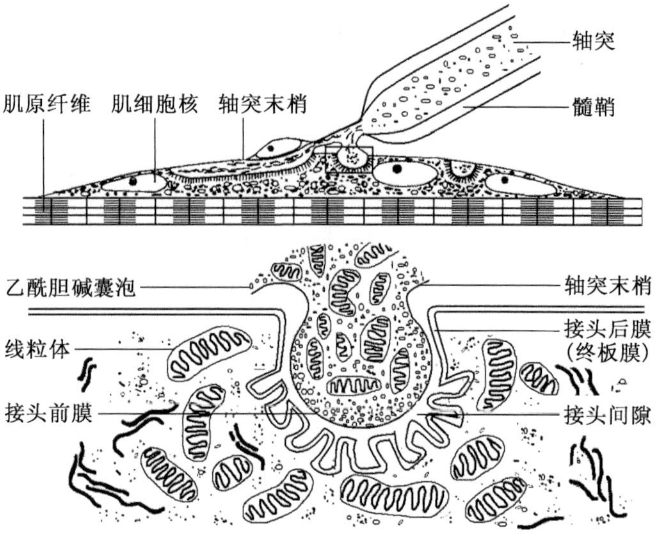

图2-3-1 神经-肌接头处的超微结构示意图

1. **接头前膜**

运动神经纤维末梢失去髓鞘,以裸露的小分支末梢嵌入肌细胞凹陷中,但它并不与其直接接触。这样,运动神经轴突末梢膜的一部分即为接头前膜。在接头前膜内的轴浆中含有许多线粒体,并有大量直径约为50 nm的突触囊泡,囊泡内贮存乙酰胆碱分子,当需要时,乙酰胆碱以囊泡为单位,成批地向接头间隙释放,称为量子释放;在前膜上还分布有电压门控Ca^{2+}通道。

2. **接头间隙**

在接头前膜与接头后膜之间有一宽20~50 nm的接头间隙,间隙内充满细胞外液,主要含有Na^{+},Ca^{2+},Cl^{-},Mg^{2+},K^{+}等。

3. **接头后膜**

与接头前膜相对应的特化的肌细胞膜称为接头后膜或称终板膜(end plate membrane)。与一般肌细胞膜相比,终板膜的特征如下:

笔记

① 终板膜为特化了的肌膜,它与普通肌膜相连,但比普通肌膜厚,并形成许多有凹陷的皱褶

以增加其表面积。

② 终板膜的皱褶上存在大量乙酰胆碱(ACh)受体,即 N_2 型 ACh 受体(N_2-ACh-R)离子通道,能与乙酰胆碱发生特异性结合,进而引起生理效应。

③ 终板膜表面存在大量乙酰胆碱酯酶,可使乙酰胆碱及时水解失活。

(二)神经-肌接头处兴奋的传递过程

1. 乙酰胆碱的释放

当运动神经元处于安静状态时,神经末梢只有少量囊泡随机地、自发性释放乙酰胆碱,使终板膜产生微小的去极化,不能对肌细胞产生明显影响。

当运动神经元兴奋时,神经冲动传至神经末梢,接头前膜去极化,膜上的电压门控 Ca^{2+} 通道开放,细胞外液中 Ca^{2+} 顺着浓度梯度流至接头前膜内(细胞外液中 Ca^{2+} 浓度比前膜内高 2 万倍),Ca^{2+} 的内流触发轴浆中的囊泡向接头前膜内壁移动,囊泡膜和接头前膜接触而发生融合、破裂,以胞吐的方式使贮存在囊泡中的乙酰胆碱分子"倾囊"式释放(以一个囊泡作为一个释放单位,就是一个量子)进入接头间隙,递质的这种释放方式称为量子释放。

2. 终板电位的形成

乙酰胆碱释放后,大约经过 10 μs 即可通过接头间隙到达接头后膜,与该处的化学门控通道 N_2 型 ACh 受体(N_2-ACh-R)结合,使通道开放,导致 Na^+,K^+ 等离子产生跨膜移动(以 Na^+ 内流为主),使流入接头后膜(终板膜)的 Na^+ 多于 K^+ 外流,结果使终板膜发生去极化,产生终板电位(end plate potential,EPP)(图 2-3-2)。

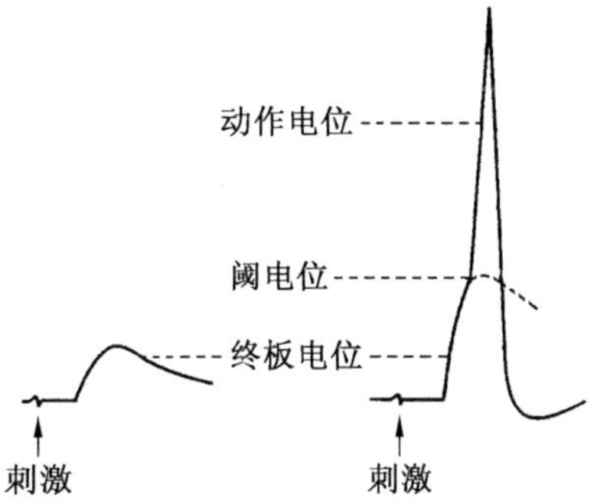

图 2-3-2 终板电位和动作电位的比较示意图

在人类,每个终板膜含 1 500 万 ~4 000 万个乙酰胆碱受体,每个动作电位约触发 60 个囊泡释放乙酰胆碱,一个囊泡约含 10 000 个乙酰胆碱分子。

终板膜本身没有电压门控 Na^+ 通道,不会产生动作电位。因此,终板电位是一种局部电位,它具有局部电位的一般特征,可通过电紧张性传导刺激周围肌膜上的电压门控 Na^+ 通道,使之产生动作电位,并传播至整个肌细胞膜。

由上述可知,所谓终板电位就是接头前膜释放的乙酰胆碱和终板膜上相应受体结合后,在终板膜产生的一种去极化型的局部电位。终板电位幅度可达 50 ~ 70 mV,大大超过相邻肌细胞膜的阈电位,很容易引起邻近肌细胞膜爆发动作电位,发生一次收缩。所以神经-肌接头的兴奋传递通常是 1 对 1 的,即一次神经兴奋保证能引起肌细胞的一次兴奋。

3. 乙酰胆碱的降解

接头前膜释放到接头间隙的乙酰胆碱,并没有进入肌细胞内,它只起到传递信息的作用,很快即被存在于接头间隙中及后膜上的乙酰胆碱酯酶水解为胆碱和乙酸而失效。如果这种降解作用受到抑制或破坏,则会因乙酰胆碱的积聚而引起受支配的骨骼肌的持续兴奋和收缩。

综上所述,神经-肌接头处的兴奋传递的过程是,神经纤维动作电位→接头前膜去极化→电压门控钙通道开放→Ca^{2+} 进入前膜→前膜释放 ACh→ACh 激活后膜 ACh 受体,通道开放→终板膜对 Na^+,K^+ 的通透性增高→Na^+ 内流(占主要)和 K^+ 外流→终板膜去极化,产生终板电位→电紧张性扩布至邻近肌膜→达阈电位→动作电位。

4. 神经-肌接头处兴奋传递的特征

兴奋在神经-肌接头处的化学传递与在神经纤维上的传导不同,在本质上属于电—化学—电的传递,即神经末梢的动作电位引发化学物质乙酰胆碱的释放,进而触发骨骼肌细胞爆发动作电位。此处兴奋传递的特征如下:

笔 记

(1) 单向性传递　兴奋只能从接头前膜传向接头后膜,而不能逆传。这是因为乙酰胆碱是存在于接头前膜的囊泡中,只能从接头前膜释放,而乙酰胆碱受体仅存在于接头后膜。

(2) 时间延搁　每次兴奋通过神经-肌接头,需要 0.5～1.0 ms,这个时间包括递质分子通过接头间隙的扩散和相应受体作用的时间,前者所占时间很短,后者为主要的延搁时间。

(3) 易受环境变化和药物的影响　细胞外液的 pH、温度等改变和药物或其他体液因素的作用等,均可影响其兴奋的传递。如使用 Ca^{2+} 能促进乙酰胆碱的释放;筒箭毒、α-银环蛇毒能与乙酰胆碱竞争受体通道,抑制肌细胞兴奋而使肌肉松弛;有机磷类能抑制胆碱酯酶的活性,造成乙酰胆碱在神经-肌接头大量积聚,出现肌肉的震颤,是一系列胆碱功能亢进的症状之一;新斯的明等乙酰胆碱酯酶抑制剂可抑制乙酰胆碱酯酶的活性,增加 ACh 在接头间隙内的浓度,因而可改善肌无力患者的症状。

二、骨骼肌细胞的结构特点

骨骼肌由大量呈束状的肌纤维组成,每条肌纤维就是一个肌细胞,其直径约 60 μm,长度为数毫米到数十厘米。与一般细胞相比,骨骼肌细胞在结构上最突出的特点是,它们含有大量的肌原纤维和丰富的肌管系统,且这些结构在排列上是高度规则有序的。

(一) 肌小节

1. 肌原纤维的结构特点

每个肌细胞含有大量直径 1～2 μm 的纤维状结构,称为肌原纤维,它们沿肌细胞的长轴平行排列,纵贯细胞全长,在一个细胞中可达上千条之多。光镜下可见每一条肌原纤维全长都呈现有规则的明、暗交替,分别称为明带和暗带。因而整个肌细胞也呈现明、暗交替的横纹。暗带的长度比较固定,由粗肌丝组成。在暗带中央有一段相对透明的区域称 H 带,其宽度随细肌丝的伸入而变窄。在 H 带中央有一条横向的暗线,称 M 线,它把成束的粗肌丝固定在一定的位置上。明带的长度是可变的,在一定范围内可因肌肉被动牵拉而变长,也可因肌肉缩短而变短。明带由细肌丝组成,中央也有一条横向的暗线 ,称为 Z 线,将明带一分为二,静息状态时每侧长度都是 1.0 μm。

2. 肌小节的组成

相邻两 Z 线间的区域,是肌肉收缩和舒张的最基本单位 ,它包含一个位于中间部分的暗带和两侧各 1/2 的明带,称为肌小节(图 2-3-3)。骨骼肌安静时,肌小节长度通常为 2.0～2.2 μm。细肌丝由 Z 线向两侧明带伸出,游离端有一段伸入至暗带,直到 H 带边缘,和粗肌丝处于交错的重叠状态。如果由两侧 Z 线伸入暗带的细肌丝未能相遇而隔开一段距离,这就形成了较透明的 H 带。肌肉被动拉长时,肌纤维长度增大,这时细肌丝由暗带重叠区拉出,使明带长度增大,H 带也相应增长;而在肌肉缩短时明带和 H 带同时变短。

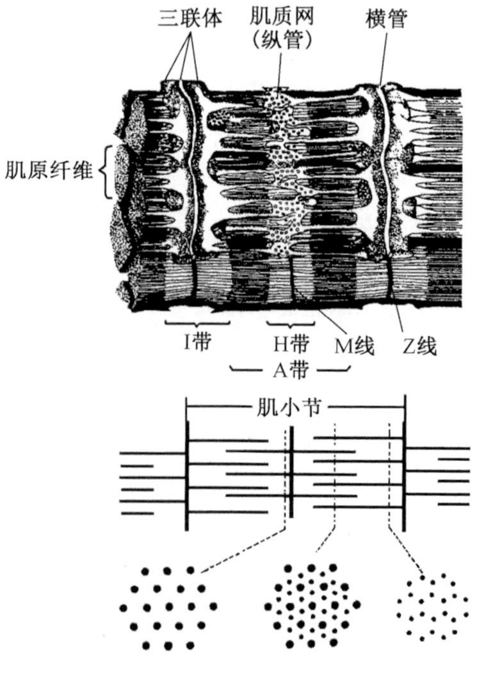

图 2-3-3　骨骼肌的肌原纤维和肌管系统示意图

粗、细肌丝相互重叠时,在空间上是呈严格规则排列的。图 2-3-3 下方表示在肌小节的不同位置将肌原纤维横切时,横断面上看到的粗、细

笔记

两种肌丝的分布情况。通常，明带的横断面上只有细肌丝，它们所在的位置相当于一个正六边形的各顶点；在通过H带的横断面上只有粗肌丝，它们都处于正三角形的各顶点上；在H带两侧的暗带的横断面上，可看到粗、细肌丝交错存在的情况，每一个粗肌丝正好处于以6条细肌丝为顶点的正六边形的中央，这就为收缩时粗、细肌丝之间的相互作用准备了条件。

（二）肌管系统

骨骼肌细胞肌管系统是指包绕在每一条肌原纤维周围的膜性囊管状结构。它实际上是由两组独立的管道系统，即横管系统和纵管系统所组成。

1. 横管系统

横管系统简称T管（T tubule），是肌细胞膜从表面横向内陷并伸入肌纤维内部的膜性管道，走行方向与肌原纤维相垂直。其在相当于Z线水平或明带和暗带交界面的位置由表面凹陷进入细胞内部，伸入到每一肌原纤维之间，反复分支，相互交通，呈盲管状，管腔通过肌膜凹入处的小孔与细胞外液相通。横管的作用是将肌细胞兴奋时出现在肌膜上的电变化传到肌细胞内部。

2. 纵管系统

纵管系统即肌质网，简称L管（L tubule）。它们的走行方向和肌原纤维平行。肌质网紧靠横管处形成特殊的膨大，称为终末池，它使纵管以较大的面积和横管相接近。肌质网内的Ca^{2+}浓度大大高于肌质的Ca^{2+}浓度。在肌质网膜上存在着L型Ca^{2+}通道，当它开放时，肌质网内的Ca^{2+}顺浓度梯度流至肌质。另外，在肌质网膜上还存在着一种Ca^{2+}-Mg^{2+}依赖式ATP酶（Ca^{2+}泵），在Ca^{2+}和Mg^{2+}存在的情况下，分解ATP以获得能量，将Ca^{2+}从肌质逆浓度差转运到肌质网内。纵管系统的作用是，通过对Ca^{2+}的贮存、释放和再摄取，触发肌小节的收缩和舒张。

3. 三联体

肌质网的终末池与横管之间存在着特殊的空间关系。每一个横管和来自两侧的终末池构成的复合体，称三联体结构（图2-3-3），也称三联管。三联体是把横管膜上的电变化和细胞内收缩过程耦联起来的关键部位。

三、骨骼肌细胞的兴奋-收缩耦联——实现骨骼肌收缩的关键

肌纤维的收缩总是在动作电位发生数秒后才开始出现。肌膜上的兴奋过程（即产生的动作电位）必须通过某种中介环节，才能引起以肌丝滑行为基础的肌肉收缩。把肌膜以动作电位，为特征的兴奋和以肌丝滑行为特征的收缩联系起来的中介过程，称为**兴奋-收缩耦联**（excitation-contraction coupling）。Ca^{2+}在耦联过程中起了关键性作用。一般认为，兴奋-收缩耦联过程包括以下3个主要步骤：

（1）*兴奋向肌细胞深部的传递*　当肌细胞膜产生动作电位时，这一电位变化可通过陷入细胞内部的横管膜传递并激活T管膜和终末池上的L型Ca^{2+}通道。

（2）*Ca^{2+}的释放*　被激活的终末池上的L型Ca^{2+}通道开放，Ca^{2+}顺浓度梯度从肌质网内向肌质内扩散，使安静时的肌质中的Ca^{2+}浓度由10^{-7} mol/L，迅速升高到10^{-5}mol/L水平，亦即增高100倍之多。当Ca^{2+}到达粗、细肌丝交错区时，即触发肌丝滑行。

（3）*Ca^{2+}的回摄*　当肌质内的Ca^{2+}浓度升高的同时，也激活了肌质网膜上的Ca^{2+}泵，它是一种Ca^{2+}-Mg^{2+}依赖式ATP酶。在Mg^{2+}存在时，它可以分解ATP以获得能量，逆浓度差把Ca^{2+}由肌质转运回肌质网内。这样就使肌质中Ca^{2+}浓度降低，引起肌肉舒张。

综上所述可知，引起兴奋-收缩耦联的结构基础是三联体（在心肌是二联体），其耦联因子是Ca^{2+}。

笔记

四、骨骼肌收缩的机制

滑行学说(sliding theory)认为:肌肉的缩短是由于肌小节中细肌丝在粗肌丝之间滑行,即当肌肉收缩时,由 Z 线发出的细肌丝在横桥的作用下,向暗带中央滑动,结果相邻的 Z 线互相靠近,肌小节长度变短,从而导致肌丝以至整条肌纤维和整块肌肉缩短。

(一)肌丝的分子组成

1. 粗肌丝

粗肌丝主要由肌凝蛋白(亦称肌球蛋白)组成(图 2-3-4)。

每个肌凝蛋白分子呈长杆状,分为头部和尾部,各尾部朝向 M 线聚合成束,形成粗肌丝的主干;头部有规则地裸露在 M 线两侧的粗肌丝主干的表面,形成横桥(cross bridge),是肌凝蛋白分子的活性部分。在肌肉安静时,横桥与主干的方向相垂直,每隔 14.3 nm 的距离伸出一对,但与上一对形成 60° 夹角,每一横桥正好有一条细肌丝与之相对,所以每一条粗肌丝周围有 6 条细肌丝相对(图 2-3-5)。

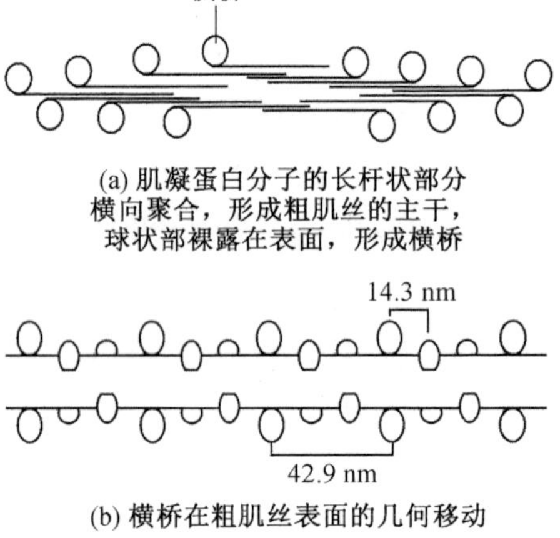

图 2-3-4 粗肌丝中肌凝蛋白分子的排列示意图

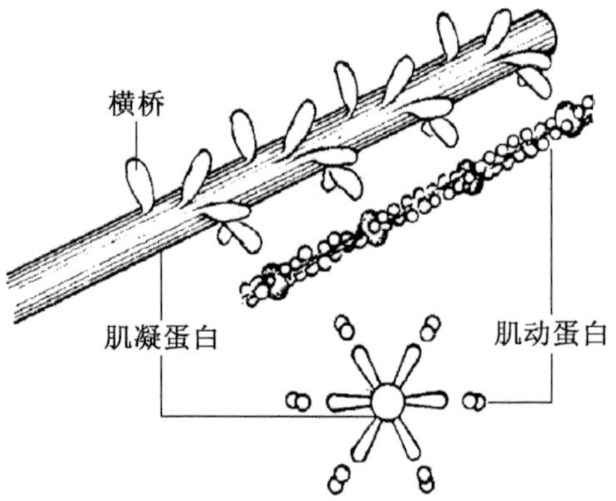

图 2-3-5 粗、细肌丝相互关系模式图

2. 细肌丝

细肌丝由肌动蛋白(亦称肌纤蛋白)、原肌凝蛋白(亦称原肌球蛋白)和肌钙蛋白组成(图 2-3-6)。

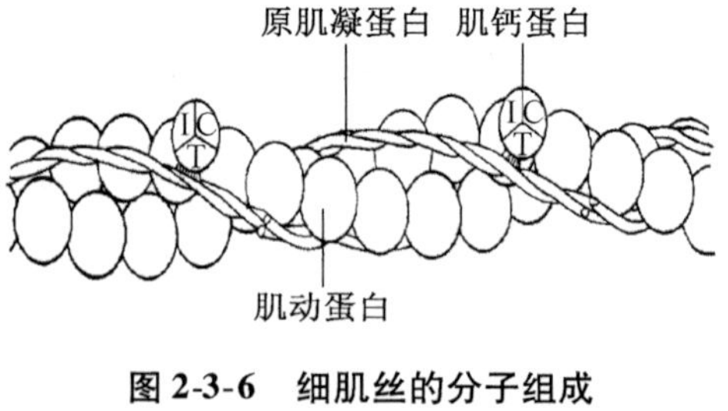

图 2-3-6 细肌丝的分子组成

注:I,T,C 分别代表肌钙蛋白的三个亚单位。

(1)肌动蛋白 细肌丝中肌动蛋白的含量最多,它与肌丝滑行有直接关系。肌动蛋白分子单体呈球状,这些单体聚合成两串并行的念珠状,在细肌丝中拧成双股。

(2)原肌凝蛋白 也呈双股螺旋结构,缠绕在肌动蛋白双螺旋的“沟壁”上,并与之平行。在肌肉安静时,其位置正好在肌动蛋白与横桥之间,阻碍横桥与肌动蛋白的结合。

(3)肌钙蛋白 肌钙蛋白分子呈球形,由 C,T,I 三个亚单位组成:C 亚单位中含有 Ca^{2+} 的结合位点,对 Ca^{2+} 有很大的亲和力;T 亚单位的作用是把整个肌钙蛋白分子结合于原肌凝蛋白上;I 亚单位的作用是在 C 亚单位与 Ca^{2+} 结合时,把信息传给原肌凝蛋白,引起后者分子构象改变,解除它对肌动蛋白和横桥相互结合的阻碍作用。

笔记

由上述可知，肌凝蛋白、肌动蛋白与肌肉的收缩过程直接有关，故合称为肌细胞的收缩蛋白质；原肌凝蛋白和肌钙蛋白不直接参与肌丝间的相互作用，只影响和控制收缩蛋白质之间的相互作用，故合称为调节蛋白质。

（二）肌肉收缩的基本过程

在肌肉安静时，肌质中的 Ca^{2+} 浓度低于 10^{-7} mol/L。当躯体运动神经冲动到达神经末梢，末梢释放乙酰胆碱引起肌细胞膜兴奋，通过兴奋-收缩耦联过程，引起肌质网内 Ca^{2+} 的释放。肌质中的 Ca^{2+} 浓度瞬时升高至 10^{-5} mol/L，启动了横桥与肌动蛋白结合、扭动、复位的过程，则称为一个横桥周期。

肌肉收缩的基本过程（图 2-3-7）包括：

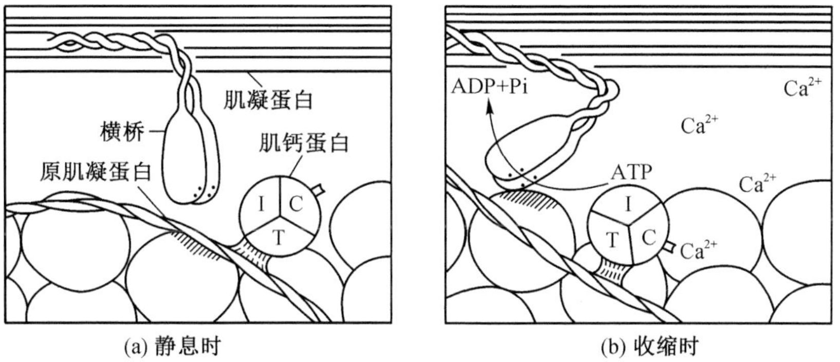

图 2-3-7 骨骼肌静息时及收缩时粗、细肌丝相互作用位置图

1. 肌肉处于舒张状态时，横桥处于高势能状态

肌肉处于舒张时，横桥结合 ATP 并将其分解，释放的能量用于竖起横桥，使横桥保持与细肌丝垂直的位置。此时的横桥则处于高势能状态，即与细肌丝的肌动蛋白的亲和力高。此时，ATP 分解产生的 ADP 和无机磷酸仍结合在横桥上。

2. 横桥与肌动蛋白结合

当胞质内 Ca^{2+} 浓度升高，细肌丝中的肌钙蛋白 C 亚单位与 Ca^{2+} 结合（一个分子可结合 4 个 Ca^{2+}），引起整个肌钙蛋白分子变构，进而导致原肌凝蛋白分子变构，使原肌凝蛋白的双螺旋结构发生扭转和移位，暴露了肌动蛋白分子上的活性位点，横桥与肌动蛋白结合。

3. 横桥拖动细肌丝向肌小节中央的方向滑行

横桥与肌动蛋白的结合导致横桥构象发生改变，其头部向桥臂方向（M 线方向）扭动 45°，拖动细肌丝向肌小节中央的方向滑行，使肌小节长度缩短。与此同时，横桥与 ADP 和无机磷酸解离。

4. 横桥头部结合一个 ATP 分子，并与肌动蛋白解离

在 ADP 解离的位点，横桥头部结合一个 ATP 分子，与肌动蛋白的亲和力降低，并与之解离。随后，分解 ATP 释放的能量使横桥重新竖起，回到高能状态。横桥再以同一方式与细肌丝另一作用点结合，出现新的横桥扭动，使细肌丝继续向肌小节中央滑动。横桥在肌动蛋白上作一次扭动，可将单个肌小节缩短约 10 nm，从而使整个肌细胞和整块肌肉缩短。

（三）肌肉的舒张

当 Ca^{2+} 泵把 Ca^{2+} 泵入肌质网腔后，此时肌质中 Ca^{2+} 浓度降低（低于 10^{-7} mol/L），则 Ca^{2+} 与肌钙蛋白 C 亚单位分离，肌钙蛋白和原肌凝蛋白恢复原来的构型，原肌凝蛋白再次掩盖肌动蛋白上的活性位点，阻止横桥与肌动蛋白的相互作用，细肌丝回到肌肉收缩前的位置，出现肌肉舒张。

笔记

五、骨骼肌收缩的形式及其影响因素

骨骼肌的收缩可表现为肌肉的长度或张力的机械变化，其收缩形式取决于外加刺激的条件和收缩时所遇到的负荷大小，以及肌肉本身的功能状态。

肌肉在体内或实验条件下可能遇到的负荷有前负荷和后负荷两种。**前负荷**是指肌肉收缩前所承受的负荷，这样导致肌肉在收缩前就处于某种被拉长的状态，使它在具有一定初长度的情况下发生收缩。**后负荷**是指肌肉开始收缩时才遇到的负荷或阻力，它不改变肌肉收缩前的初长度，但它是肌肉缩短的阻力。

（一）骨骼肌收缩的基本形式

1. 等长收缩和等张收缩

（1）等长收缩　指当肌肉收缩时，仅产生张力的增加而长度不变的收缩形式。在整体情况下，试图移动一个超过肌肉收缩所能产生的最大张力的后负荷时，肌肉即产生此种形式的收缩。因为其收缩无位移，所以肌肉没有做功。

（2）等张收缩　指当肌肉收缩时张力基本不变，仅长度缩短的收缩形式。肌肉在开始缩短前，先有肌张力的增加，当张力超过后负荷时，才表现为肌肉的缩短，从肌肉开始缩短直至收缩结束，张力不再变化而保持恒定。肌肉作等张收缩形式的收缩时，出现了长度的缩短，故可完成一定的机械外功；外功的大小等于位移与所移动负荷质量的乘积。

2. 单收缩和强直收缩

（1）单收缩　指肌肉（单个细胞或整块肌肉）受到一次短促的有效刺激而产生的一次收缩（图 2-3-8）。其全过程可分为 3 个时期：潜伏期、收缩期、舒张期。

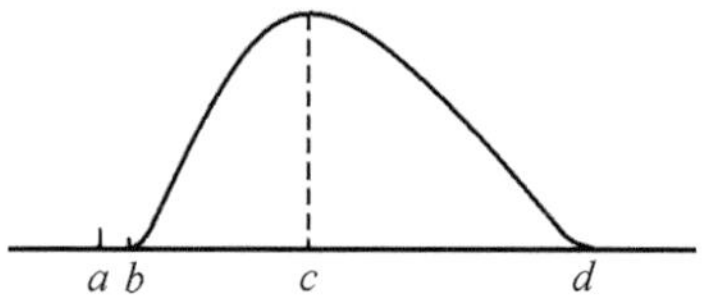

a—给予刺激；*ab*—潜伏期
bc—缩短期；*cd*—舒张期

图 2-3-8　骨骼肌单收缩示意图

（2）强直收缩　指因连续刺激而引起肌肉持续缩短的状态。肌肉的收缩形式与刺激频率有一定的关系。强直收缩又可分成两种形式：

① 不完全强直收缩：当连续刺激间隔时间很短，前一刺激引起肌肉收缩的舒张过程尚未结束，后一刺激落在其舒张期，从而引起新的收缩。其特点是每次新的收缩都出现在前次收缩的舒张期过程中，在描记曲线上形成锯齿状的波形，这种收缩形式，称为**不完全强直收缩**。

② 完全强直收缩：如果刺激频率继续增大，后一刺激落在前一刺激所引起收缩的收缩期内，收缩期还未结束又接受了新的刺激，于是在原先收缩的基础上再次产生新的收缩，使收缩波完全融合，肌肉处于持续缩短状态，描记曲线上的锯齿形消失，这种收缩形式称为**完全强直收缩**（图 2-3-9）。

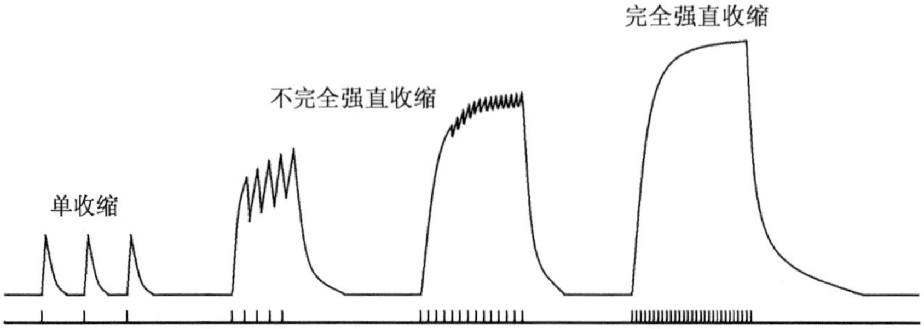

图 2-3-9　骨骼肌的单收缩、不完全强直收缩、完全强直收缩示意图

注：图下方线条代表不同的刺激频率。

笔记

正常人体内由运动神经传到骨骼肌的兴奋都是连续的，所以体内骨骼肌收缩都属于完全强直收缩。完全强直收缩产生的张力比单收缩大 4 倍左右，这是因为肌肉在接受连续刺激时，可使肌质中的 Ca^{2+} 浓度维持在一个较高的水平。因此，强直收缩可以产生更大的收缩效果。

应当指出，收缩过程中单个肌纤维的电活动和机械活动有一重要区别，即机械收缩过程并不表现不应期，故强直收缩时所记录的收缩波可以完全融合；但动作电位由于有不应期，故无论频率多高，也绝不可能产生融合现象。

（二）影响骨骼肌收缩效能的因素

1. 前负荷或初长度对骨骼肌收缩的影响

前负荷是指肌肉在收缩前所承受的负荷。前负荷决定肌肉收缩前的长度，即初长度。

由图 2-3-10 所示的长度-张力关系曲线可知，在一定范围内，肌肉收缩产生的张力与初长度成正比关系。肌肉的初长度随前负荷增大而增加，肌肉张力也随着增大。当达到某一前负荷时，肌肉张力将达到最大，将此时的前负荷称为最适前负荷，此时的初长度称为最适初长度。如果再增加前负荷，就引起肌肉最大张力减小。

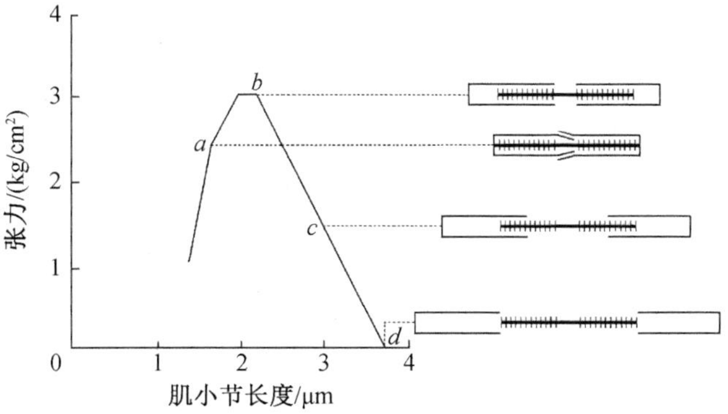

图 2-3-10 肌小节的长度和张力关系示意图

骨骼肌在体内所处的自然长度，即肌小节的静息长度 2.0～2.2 μm，大致相当于它们的最适初长度。此时，粗、细肌丝处于最理想的重叠状态，使肌肉收缩时，每一横桥附近都有能与之起作用的细肌丝存在，因此可产生最佳的收缩效果；肌小节静息长度小于 2.0 μm，此时细肌丝过多地深入暗带，将在 M 线附近蜷曲或穿过 M 线进入对侧，起作用的横桥数减少，使收缩效果降低；肌小节静息长度大于 2.2 μm，使细肌丝有一段从粗肌丝间拉出，H 带变宽，使靠近暗带中央的一些横桥没有细肌丝与之作用，致使收缩相应减弱；肌小节静息长度大于 3.5 μm，细肌丝则全部脱离暗带，横桥与细肌丝之间不能发生相互作用，即使受刺激也不能产生任何张力或缩短的变化。

2. 后负荷对骨骼肌收缩的影响

后负荷是指肌肉在收缩后所承受的负荷。由于肌肉在等张收缩时产生的收缩张力与后负荷大小相等，方向相反，故在数值上可用后负荷反映收缩张力的大小。通过测定不同后负荷（张力）时肌肉缩短的速度，可得到张力—速度关系曲线（图 2-3-11）。

从该曲线可知，随着后负荷的增加，肌肉产生的张力增大，但相应的缩短速度变小，两者之间不呈直线关系而呈曲线形。这说明：① 在一定后负荷范围内，肌肉收缩产生的张力与缩短初速度大致呈反变关系；② 当后负荷增加到某一数值时，肌肉产生的张力可能达到它的最大限度，而不出现肌肉缩短，此时缩短初速度即为零，在

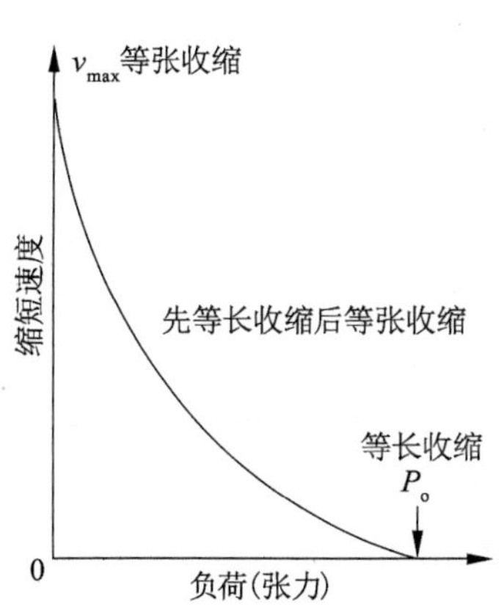

图 2-3-11 肌肉的张力-速度关系曲线

笔 记

图 2-3-11 中就是曲线与横坐标相交的 P_0处。P_0为骨骼肌收缩的最大张力，此时，肌肉的收缩形式仅表现为等长收缩；在 P_0位置左侧的曲线上，随着后负荷的减小，等张收缩的张力愈来愈小，而缩短速度则愈来愈快。因此在理论上，后负荷为零时，缩短速度达到最大值，这称为骨骼肌的最大缩短速度。

3. 肌肉本身收缩能力的改变对肌肉收缩的影响

通常把能够影响肌肉收缩效果的肌肉内部功能状态，称为**肌肉收缩能力**(contractility)，它与前负荷和后负荷无关。从肌肉收缩的机制分析，决定肌肉收缩的内在因素主要有兴奋-收缩耦联过程、胞质内 Ca^{2+} 浓度、肌肉内蛋白和横桥的功能特性等。缺氧、酸中毒、肌肉中能源物质缺乏等可以通过影响这些内在因素，改变收缩能力，降低肌肉的收缩效果；而 Ca^{2+}、咖啡因、肾上腺素等体液因素则可能通过影响肌肉的收缩机制而提高肌肉的收缩效果。机体的神经和体液调节系统、一些致病因素和治疗药物也可以影响肌肉内在特性，调节肌肉收缩能力。

第四节　传出神经系统药理

神经系统由中枢部分及外周部分所组成。外周神经包括 12 对脑神经和 31 对脊神经，分为传入神经(感觉神经)和传出神经，传出神经将中枢发出的指令向周围的靶组织传递。传出神经根据其末梢释放的递质不同，可分为以乙酰胆碱为递质的胆碱能神经和以去甲肾上腺素为递质的去甲肾上腺素能神经。影响神经系统的药物通过影响神经系统的电传递(如局麻药)或化学传递(大多数药物)产生效应。

一、传出神经的递质和受体

(一) 递质的合成、贮存、释放和作用消失

1. 乙酰胆碱

乙酰胆碱(acetylcholine，ACh)主要在胆碱能神经末梢合成，少量在胞体合成。以胆碱和乙酰辅酶 A 为原料，在胆碱乙酰化酶的催化下生成 ACh。ACh 合成后，依靠囊泡 ACh 转运体转运进囊泡，与 ATP 和囊泡蛋白共存。神经冲动传导到末梢时，突触前膜释放 ACh。进入突触间隙的 ACh 一方面作用于相应的受体，另一方面被突触间隙的乙酰胆碱酯酶水解。

2. 去甲肾上腺素

血液中的酪氨酸经钠依赖性转运体进入去甲肾上腺能神经胞液，经酪氨酸羟化酶催化生成多巴，多巴经多巴脱羧酶催化生成多巴胺，多巴胺经囊泡壁上对儿茶酚胺类物质有高亲和力的转运体进入囊泡，经多巴胺羟化酶催化生成去甲肾上腺素(noradrenaline，NA 或 norepinephrine，NE)。酪氨酸羟化酶是整个合成过程的限速酶。NA 形成后，与 ATP 和嗜铬颗粒蛋白结合贮存于囊泡中。在肾上腺髓质嗜铬细胞中，NA 在苯乙醇胺 - *N* - 甲基转移酶催化下，进一步生成肾上腺素。

神经冲动传导到末梢时，突触前膜将 NA 排出至突触间隙。进入突触间隙的 NA 作用于相应的受体后，通过摄取和降解两种方式失活。

(二) 传出神经系统受体

笔记

受体的命名常根据能与之选择性地相结合的递质或药物而定。与 ACh，NA 和多巴胺相对应，传出神经系统的受体有胆碱受体、肾上腺素受体和多巴胺受体。

1．受体的分类和分布

（1）*胆碱受体* 根据对激动剂选择性的不同，胆碱受体又分为主要对毒蕈碱（muscarine）敏感的 M 型受体和对烟碱（nicotine）敏感的 N 型受体。

M 型受体都属于 G 蛋白偶联型受体，分布于胆碱能神经节后纤维所支配的效应器，如心肌、平滑肌、腺体。分子克隆技术发现了 5 种不同基因编码的 M 受体亚型。

N 型受体都属于配体门控的离子通道受体。根据分布不同，可分为神经节 N_1 受体（N_N 受体），特异性阻断剂六甲双胺，神经肌肉接头处 N_2 受体（N_M 受体），筒箭毒碱为其竞争性阻断剂。

（2）*肾上腺素受体* 肾上腺素受体分为 α 和 β 受体亚型，都属于 G 蛋白偶联型受体。

α 受体又分为 α_1 和 α_2 受体。α_1 受体主要分布于血管平滑肌、瞳孔开大肌、心脏及肝脏，可被去氧肾上腺素激动，被哌唑嗪阻断。α_2 受体主要存在于去甲肾上腺素能神经末梢突触前膜，负反馈抑制 NA 的释放。α_2 受体存在于血管平滑肌、肝细胞、脂肪细胞、血小板上。

β 受体分为 β_1，β_2，β_3 受体，都能兴奋腺苷酸环化酶。β_1 受体主要分布于心脏、肾小球旁器。心脏 β_1 受体占心脏总 β 受体的 80%。β_2 受体分布于平滑肌、骨骼肌、突触前膜、心脏。突触前膜 β_2 受体激动后正反馈促进递质释放。β_3 受体主要分布于脂肪细胞、心脏。

2．受体的效应

传出神经对效应器的支配是通过释放递质激动效应器上的受体实现的，因此受体激动的效应和神经兴奋效应是相似或者一致的。机体的多数器官接受去甲肾上腺素能和胆碱能神经的双重支配，在同一器官这两类神经兴奋的效应往往相互拮抗，但在中枢神经系统的调节下，他们的功能既是对立的，又是统一的，保证内脏活动的协调性。当两类神经同时兴奋时，则占优势的神经效应通常会显现出来。去甲肾上腺素能神经（交感节后纤维）兴奋时，可见瞳孔扩大、心脏兴奋、皮肤黏膜和内脏血管收缩，血压升高，支气管扩张、胃肠道平滑肌抑制，这些功能变化有利于机体适应环境的急骤变化。胆碱能神经兴奋时，自主神经节前纤维（交感和副交感）和节后纤维（副交感节后）的功能有所不同。节后纤维兴奋时，基本上表现为与交感相反的作用，有利于机体进行修整和积蓄能量。节前纤维兴奋时，可引起神经节兴奋和肾上腺髓质分泌的增加。运动神经兴奋时，骨骼肌收缩（表 2-4-1）。

表 2-4-1 传出神经系统主要受体及其效应

效应器			去甲肾上腺素能神经兴奋		胆碱能神经兴奋	
			受体	效应	受体	效应
心脏	心肌		β_1，β_2	**收缩增强**	M_2	收缩减弱
	窦房结			心率增快		**心率减慢**
	传导系统			传导加速		**传导减慢**
平滑肌	血管	皮肤、黏膜	α	收缩		
		腹腔内脏	β_2，α_1	舒张，**收缩**		
		骨骼肌	β_2，α	**舒张**，收缩	M_2	舒张（交感神经）
		冠状动脉	β_2，α	**舒张**，收缩		
	血管内皮				M_3	释放内皮细胞舒血管因子
	气管支气管		β_2	舒张	M_3	收缩
	胃肠	胃肠壁	β_2	舒张	M_3	**收缩**
		括约肌	α_1	收缩	M_3	舒张
	胆囊和胆道		β_2	舒张	M	收缩
	膀胱	逼尿肌	β_2	舒张	M_3	**收缩**
		括约肌	α_1	收缩	M_3	舒张

笔 记

续表

效应器			去甲肾上腺素能神经兴奋		胆碱能神经兴奋	
			受体	效应	受体	效应
平滑肌	子宫	妊娠	β_2,α	舒张,收缩		未定
		未妊娠			M_3	收缩
	眼睛	虹膜括约肌			M_3	**收缩**
		虹膜辐射肌	α_1	收缩		
		睫状肌	β_2	舒张	M_3	**收缩**
腺体	汗腺		α	手心、脚心、大汗腺分泌	M	**全身分泌**(交感神经)
	唾液腺		α	分泌 K^+ 及水	M_1	**分泌 K^+ 及水**
			β	分泌淀粉酶		
	胃肠道腺体		α	分泌减少	M	分泌
	呼吸道腺体		α_1,β_2	分泌减少,分泌增加	M_3	分泌增加
代谢	肝糖原分解及异生		α,β_2	增强		
	肌糖原分解		β_2	肌糖原分解		
	脂肪分解		β_3	脂肪分解		
	肾脏		β_1	肾素释放		
神经节					N_1	兴奋
肾上腺髓质					N_1	分泌
骨骼肌					N_2	收缩(运动神经)

注:黑体表示占优势。

二、传出神经系统药物的作用方式

1. 直接作用于受体

许多传出神经系统药物可直接与胆碱受体或肾上腺素受体结合,如结合后所产生的效应与神经末梢释放的递质效应相似,称为受体激动药或者递质拟似药。如结合后不产生效应或较少产生拟似递质的作用,并妨碍递质与受体结合,产生与递质相反的作用,就称为阻断药或者递质拮抗药。

2. 影响递质

(1) 影响递质的生物合成　密胆碱抑制 ACh 的生物合成,但目前无临床应用价值,仅作为药理学研究的工具药。

(2) 影响递质贮存　利血平抑制囊泡摄取 NA 而使囊泡内 NA 耗竭,去甲丙咪嗪和可卡因抑制 NA 的神经细胞再摄取。

(3) 影响递质释放　麻黄碱、间羟胺可促进 NA 释放,卡巴胆碱可促进 ACh 释放。

(4) 影响递质转化　胆碱酯酶抑制药可抑制 ACh 的水解,使突触间隙的 ACh 浓度增加。

三、传出神经系统药物分类

根据药物的作用方式和受体选择性,可将传出神经系统药物分类, 见表 2-4-2。

笔记

表 2-4-2　常用传出神经药物的分类

拟胆碱药、抗胆碱药	拟肾上腺素药、抗肾上腺素药
一、拟胆碱药 1. 胆碱受体激动药 (1) M、N 受体激动药(卡巴胆碱) (2) M 受体激动药(毛果芸香碱) (3) N 受体激动药(烟碱) 2. 胆碱酯酶抑制药 (新斯的明) 二、抗胆碱药 1. 胆碱受体阻断药 (1) M 受体阻断药(阿托品) ① M_1 受体阻断药(哌仑西平) ② M_3 受体阻断药(达非那新) (2) N 受体阻断药 ① N_1 受体阻断药(美卡拉明) ② N_2 受体阻断药(维库溴铵、琥珀胆碱) 2. 胆碱酯酶复活药(碘解磷定)	一、肾上腺素受体激动药 1. α、β 受体激动药(肾上腺素) 2. α 受体激动药(去甲肾上腺素) (1) α_1 受体激动药(去氧肾上腺素) (2) α_2 受体激动药(可乐定) 3. β 受体激动药(异丙肾上腺素) (1) β_1 受体激动药(多巴酚丁胺) (2) β_2 受体激动药(沙丁胺醇) 二、抗肾上腺素药 1. 肾上腺素受体阻断药 (1) α、β 受体阻断药(拉贝洛尔) (2) α 受体阻断药(酚妥拉明) ① α_1 受体阻断药(哌唑嗪) ② α_2 受体阻断药(育亨宾) (3) β 受体阻断药(普萘洛尔) ① β_1 受体阻断药(阿替洛尔) ② β_2 受体阻断药(布他沙明) 2. 抑制囊泡转运体药(利血平)

(一) 拟胆碱药

拟胆碱药(cholinomimetic)的药理作用与胆碱能神经递质 ACh 相似,按其作用方式分为胆碱受体激动药和胆碱酯酶抑制药。

1. 胆碱受体激动药

胆碱受体激动药直接激动胆碱受体产生拟胆碱作用。根据对胆碱受体的选择性分为① M、N 受体激动药,如 ACh 和氨甲酰胆碱;② M 受体激动药也称为节后拟胆碱药,如毛果芸香碱;③ N 受体激动药,如烟碱。

毛果芸香碱

毛果芸香碱(pilocarpine)又名匹鲁卡品,是从毛果芸香属植物中提取的生物碱,为叔胺类化合物,其水溶液性质稳定,易于保存,也能人工合成。

【药理作用】　能选择性地激动 M 受体,对眼睛和腺体作用最明显。

(1) 眼　滴眼后能引起缩瞳、降低眼内压、调节痉挛等作用。

① 缩瞳:虹膜内有两种平滑肌,一种是虹膜括约肌,受动眼神经的副交感节后纤维(胆碱能神经)支配,兴奋时虹膜括约肌收缩,瞳孔缩小。另一种是虹膜辐射肌,受去甲肾上腺素能神经支配,兴奋时虹膜辐射肌向外周收缩,瞳孔扩大。毛果芸香碱激动虹膜括约肌的 M 受体,瞳孔缩小。

② 降低眼内压:房水使眼球有一定的压力。房水由睫状体上皮细胞分泌及血管渗出产生,经瞳孔流入前房,在前房角间隙,经小梁网(滤帘)流入巩膜静脉窦,最后流入血液。毛果芸香碱通过缩瞳使虹膜面积变大,厚度变薄,从而使处于虹膜周围的前房角间隙扩大,房水易于经滤帘进入巩膜静脉窦,结果使眼内压下降(图 2-4-1)。

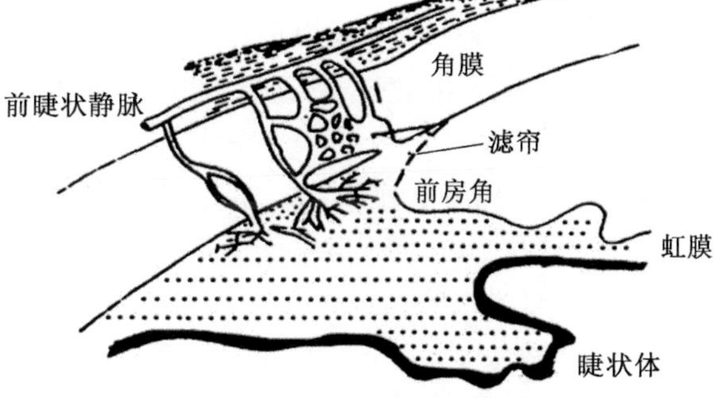

图 2-4-1　房水循环示意图

笔记

③ 调节痉挛：晶状体囊富有弹性，晶状体焦距随着其变凸或扁平改变。晶状体焦距的改变由睫状肌通过悬韧带控制。睫状肌由环状和辐射状两种平滑肌纤维组成，以动眼神经支配的环状肌纤维为主。动眼神经兴奋时或毛果芸香碱激动环状肌上的M受体后，环状肌向瞳孔中心方向收缩，导致悬韧带放松，晶状体因自身弹性变凸，焦距变小，此时近物能成像于视网膜，而远物不能成像于视网膜（成像于视网膜前），故视近物清楚而视远物模糊，毛果芸香碱的这种作用称为调节痉挛。

（2）腺体　激动腺体上的M受体，使汗腺、唾液腺、泪腺、胃腺、小肠腺体、呼吸道黏膜分泌增加。汗腺、唾液腺分泌增加最明显。

给药后也可产生与胆碱能神经节后纤维兴奋相似的效应及中枢作用。

【临床应用】

① 青光眼：眼内压增高是青光眼的主要特征，可引起眼胀、头痛、视神经乳头萎缩、视力减退、视野缺损，严重者可导致失明。按病理类型不同，青光眼分为闭角型青光眼和开角型青光眼。闭角型青光眼有前房角狭窄，妨碍房水回流使眼内压升高，毛果芸香碱对此型疗效好。开角型青光眼无前房角狭窄，其发病是由于小梁网和巩膜静脉窦发生变性或硬化，毛果芸香碱对此型疗效差。低浓度的毛果芸香碱（2%以下）降低眼压，高浓度加重症状。毛果芸香碱易透过角膜进入眼房，用药后10 min起效，30 min达高峰，降眼压作用可维持4～8 h，调节痉挛作用2 h左右消失。

② 虹膜睫状体炎：与扩瞳药交替使用，防止虹膜长时间停留在同一位置，不致使虹膜与晶状体发生粘连。

③ 其他：适用于口腔黏膜干燥症、抗胆碱药阿托品中毒解救。

【不良反应】　视物发暗、模糊。过量出现M胆碱受体过度兴奋的症状，可用阿托品对症处理。滴眼时压迫内眦，避免药物流入鼻腔而引起副作用。

2．胆碱酯酶抑制药

胆碱酯酶有两种，一种是乙酰胆碱酯酶（acetylcholinesterase，AChE），也称真性胆碱酯酶；另一种是丁酰胆碱酯酶（butyrylcholinesterase，BChE），也称假性胆碱酯酶。胆碱酯酶抑制药分为两类：① 易逆性胆碱酯酶抑制药，以类似ACh的方式竞争性和胆碱酯酶结合并被水解，结合较牢固但仍然不稳定，被结合的酶暂时失去活性，药物水解完成酶恢复游离状态时活性恢复。② 难逆性胆碱酯酶抑制药，主要为有机磷酯类，和酶结合牢固，持久抑制酶的活性。本节主要介绍前者。

（1）易逆性胆碱酯酶抑制药

新斯的明

新斯的明（neostigmine）是人工合成的二甲氨基甲酸酯类药物。

【药理作用】

① 兴奋骨骼肌：最强，主要是通过抑制神经-肌接头处AChE活性，亦有一定的直接激动骨骼肌运动终板上N_2受体及促进运动神经末梢释放ACh的作用；对骨骼肌神经-肌接头处具有双重作用。治疗量时，通过抑制AChE和直接激动N_2受体，使骨骼肌收缩增强。尤其对竞争型肌松药和重症肌无力作用明显。剂量过大时，ACh大量堆积，导致肌束颤动，并可导致肌无力，其作用与琥珀胆碱相似。

② 兴奋胃肠道、泌尿道平滑肌：促进胃的收缩，当支配胃的双侧迷走神经被切断后，该作用被减弱。增加食管张力，促进其蠕动。促进小肠、大肠活动，促进肠内容物排出。泌尿道平滑蠕动增加，膀胱逼尿肌收缩。

③ 其他：抑制心脏，心率减慢，传导减慢，心输出量下降。促进腺体分泌如汗腺、唾液腺、泪腺、支气管腺体、胃腺、小肠腺、胰腺等，兴奋支气管平滑肌。对中枢和眼睛作用弱。

笔记

【临床应用】

① 重症肌无力：一种自身免疫性疾病，机体主要针对肌肉终板 N_2 受体产生抗体，N_2 受体数量减少，引起神经冲动向肌肉传递发生障碍。临床表现为受累骨骼肌极易疲劳无力，休息时减轻，运动时加重。任何骨骼肌均可受累，最常见为头、颈部、四肢肌肉，表现为眼睑下垂，复视，说话、吞咽困难及肢体无力，严重者累及所有肌肉包括呼吸肌。一般采用口服给药，严重和紧急情况下，皮下或肌内给药。使用中要防止新斯的明剂量过大，终板附近堆积过多 ACh，导致持久去极化，加重神经-肌肉传递障碍，引起"胆碱能危象"，反使肌无力症状加剧。

② 腹气胀及尿潴留：新斯的明兴奋胃肠道和泌尿道平滑肌，促进排气和排尿，用于术后腹气胀与尿潴留，效果良好。

③ 阵发性室上性心动过速：在压迫眼球或颈动脉窦等兴奋迷走神经措施无效时，可用新斯的明使心室率减慢。

④ 非去极化型肌松药过量中毒：用于非去极化型（竞争型）肌松药如筒箭毒碱的中毒解救，但禁用于去极化型（非竞争型）肌松药过量中毒解救。

【不良反应】 治疗量时副作用小。过量可产生恶心、呕吐、腹痛、出汗、心动过缓、肌肉震颤。其中 M 样作用可用阿托品对抗。禁用于机械性肠梗阻、尿路梗阻和支气管哮喘患者。

（2）难逆性胆碱酯酶抑制药——有机磷酸酯类

有机磷酸酯类主要用作农业及环境卫生杀虫剂，根据毒性大小可分为：① 低毒类如敌百虫（dipterex）、马拉硫磷（malathion）、乐果（rogor）。② 强毒类如敌敌畏（dichlorvos，DDVP）。③ 剧毒类如内吸磷（demeton 1059）、对硫磷（parathion 1605）、甲拌磷（phorate 3911）。有些则用作神经毒气，如沙林（sarin）、梭曼（soman）和塔崩（tabun）等。有机磷酸酯类对人畜均有极大毒性，临床用药价值不大，主要具有毒理学意义。

【中毒机制】 有机磷酸酯能与胆碱酯酶牢固结合，持久抑制酶的活性，使体内的 ACh 大量堆积而产生毒性。有机磷酸酯的磷原子与胆碱酯酶的酯解部位的丝氨酸羟基氧共价结合，形成磷酰化胆碱酯酶复合物，该复合物不能自行水解，但 AChE 复活药能使 AChE 活性恢复。中毒后若抢救不及时，在几分钟或几小时内，磷酰化胆碱酯酶磷酰基团上的一个烷氧基断裂，形成更稳定的单烷氧基磷酰化胆碱酯酶，此时 AChE 复活药不能再恢复其活性，这一过程称为酶的"老化"，一旦酶老化，必须待新的胆碱酯酶形成才能重新获得水解 ACh 的能力，此恢复过程需要 15～30 天。

【中毒症状】 急性中毒：由于 ACh 作用极其广泛，故中毒症状复杂多样。可归纳为外周神经系统 M 样、N 样症状及中枢神经系统症状。

① 急性中毒：

a. M 样症状

眼睛：多数有瞳孔缩小，但中毒早期可能不明显，此外有视物模糊、眼睛疼痛、结膜充血等。

腺体：分泌增加，流涎，出汗，中毒严重时可口吐白沫，大汗淋漓。

呼吸系统：支气管腺体分泌增加，支气管痉挛，引起呼吸困难，严重时出现肺水肿。

胃肠道：胃肠道平滑肌兴奋及毒物直接刺激可引起恶心、呕吐、腹痛、腹泻、大便失禁。

泌尿系统：膀胱逼尿肌兴奋引起小便失禁。

心血管：M 样作用引起心动过缓、血压下降。由于 N 样作用，有时可出现心率加快、血压升高。

b. N 样症状 激动 N_2 受体，出现肌肉震颤、抽搐，严重者出现肌无力甚至呼吸肌麻痹；激动 N_1 受体，引起交感副交感神经同时兴奋。

c. 中枢神经系统症状 中枢神经系统中毒的表现为先兴奋、不安、震颤、惊厥，后可转为抑制，出现意识模糊、谵妄、昏迷等，严重中毒时出现呼吸中枢、心血管中枢抑制。

笔记

中毒症状出现的先后与染毒途径有关。经皮肤吸收中毒时,可见吸收部位最邻近区域出汗、肌束颤动。经胃肠道摄入时则肠道症状首先出现。轻度中毒以M样症状为主,中度中毒可同时有M,N样症状,严重中毒者除M,N样症状外,还有中枢神经系统症状。急性有机磷酸酯类中毒死亡可发生在5 min至24 h,死亡原因主要是呼吸中枢麻痹引起的呼吸停止及循环衰竭。

② 慢性中毒:多发生于长期接触农药的人员。突出表现为血中胆碱酯酶活性显著而持久地下降。其临床症状不显著,主要表现为头痛、头晕、失眠、乏力等神经衰弱症状,偶有肌束震颤、瞳孔缩小、多发性神经炎等。

③ 迟发性神经损害:部分严重有机磷酸酯类中毒患者,在急性中毒症状消失数周乃至月余,又可出现进行性上肢或下肢麻痹,此种症状起因于神经轴突的脱髓鞘变性,其发生机理与抗胆碱酯酶作用无关,可能是磷酸酯类抑制神经毒性酯酶活性的结果。

【中毒诊断与防治】

① 诊断:主要依据毒物接触史、临床症状和体征、红细胞和血浆胆碱酯酶的活性诊断。尽管胆碱酯酶在正常人群中的个体差异极大,但中毒者在症状出现前,其胆碱酯酶活性已经明显降至正常人群的水平之下。

② 预防:严格执行有机磷酸酯类农药管理制度,加强生产和使用过程中的保护措施及安全知识教育。

③ 急性中毒的治疗:

a. 消除毒物　一旦发现急性中毒,立即把患者移出现场,去除污染衣物。对皮肤吸收中毒者,应用大量温水和肥皂清洗皮肤,必要时洗头,切勿使用热水,避免皮肤血管扩张后加速毒物吸收。经口中毒者,应首先抽出胃液和毒物,并用微温的2%碳酸氢钠溶液或1%氯化钠溶液反复洗胃,直至洗出液中不含农药味,然后给予硫酸镁导泻。因敌百虫在碱性溶液中可转化为毒性更强的敌敌畏,故其中毒时不能用碱性溶液洗胃;对硫磷在高锰酸钾溶液中可氧化为毒性更强的对氧磷,故其中毒时不能用高锰酸钾溶液洗胃。眼部染毒者,可用2%碳酸氢钠溶液或0.9%生理盐水反复冲洗数分钟。

b. 特殊治疗　有机磷酸酯类中毒的特效解毒药物为阿托品和AChE复活药。解毒药物的应用原则为及早、足量、联合、反复应用。

c. 对症治疗　抢救有机磷酸酯类中毒时对症治疗也很重要,不可忽视。如缺氧时给氧、维持气道通畅、纠正电解质紊乱、控制持续惊厥、抗休克、输液促进毒物排泄,如呼吸停止应立即人工呼吸等。

④ 慢性中毒和迟发性神经损害的治疗:两者目前都缺乏有效的治疗方法,使用阿托品和AChE复活药疗效不佳。农药生产工人或长期接触者,发现胆碱酯酶活性下降至50%以下时,不待症状出现,即应彻底脱离现场,以免中毒加深。迟发性神经损害通过物理治疗,部分患者可望于1~2年内逐渐恢复。

(二)抗胆碱药

1. 胆碱酯酶复活药

该类药物常用的有碘解磷定和氯磷定,它们都是肟类化合物。临床用于有机磷酸酯类中毒解毒。

【药理作用】

① 加速磷酰化胆碱酯酶脱磷酸化,恢复AChE活性:与磷酰化胆碱酯酶结合成复合物,复合物再裂解成磷酰化解磷定和游离胆碱酯酶。对神经-肌接头处胆碱酯酶活性恢复最好,能迅速制止肌束颤动;对植物神经系统的AChE活性恢复效果较差;因不易透过血脑屏障,对中枢的AChE活性恢复效果更差。解磷定不能与老化的磷酰化胆碱酯酶结合恢复其活性。

笔记

② 直接解毒：直接与游离的有机磷酸酯类结合，形成无毒的磷酰化解磷定，阻止剩余的有机磷酸酯类与胆碱酯酶继续结合。

③ 直接与胆碱酯酶结合，减少有机磷酸酯与酶结合，使酶免受毒害。

【临床应用】 AChE 复活药主要用于中度和重度有机磷酸酯类中毒的解救。对改善骨骼肌症状疗效最好，其次是改善 M 样中毒症状，对中枢症状改善较差，对老化酶无效。AChE 复活药解毒作用与有机磷化学结构有关，对不同的有机磷酸酯类中毒的解毒效果不同。对内吸磷、对硫磷等疗效较好，对敌百虫、敌敌畏效果较差，对乐果无效。因乐果与 AChE 形成的复合物几乎不可逆，乐果乳剂含有苯，可能同时苯中毒。

一旦确诊有机磷农药中毒，必须及早足量应用，防止酶老化及减少 ACh 的堆积，AChE 复活药足量的指标是 N 样中毒症状消失，全血或红细胞胆碱酯酶活性分别恢复到 50%～60% 或 30% 以上。AChE 复活药对体内堆积的 ACh 无直接对抗作用，故必须与阿托品合用。

氯磷定

氯磷定（pralidoxime chloride）溶解度大，溶液稳定，无刺激性，可肌内或静脉注射，使用方便。肌内注射 1～2 min 即见效，肾排泄快，$t_{1/2}$ 为 1.5 h，疗效与静注相似，尤其适用于农村基层紧急情况。不良反应较少，静脉注射过快（>500 mg/min）可出现恶心、呕吐、头痛、眩晕、乏力、视物模糊、心动过速等。剂量过大（>8 g/24 h）时本身也可抑制 AChE，引起肌内抽搐、呼吸抑制。因在碱性溶液中形成氰化物，忌与碱性药物配伍。

2．M 胆碱受体阻断药

阿托品

【体内过程】 阿托品（atropine）为叔胺类生物碱，易通过生物膜。口服易吸收，血药浓度约 1 h 达峰值，生物利用度为 50%。肌注后血药浓度 15～20 min 达峰值。可以通过血脑屏障、胎盘屏障、角膜，广泛分布于全身组织。阿托品半衰期为 2 h，作用时间约持续 4 h，因房水循环慢，对眼的作用可持续 72 h。进入体内的药物 50%～60% 以原形从肾排泄，其余经肝代谢成水解物，以及与葡萄糖醛酸结合从尿排出，仅少量从各种分泌物及粪便中排泄。

【药理作用】 阿托品选择性地阻断 M 胆碱受体，竞争性拮抗 ACh 或拟胆碱药对该受体的激动作用。阿托品对 M 受体的各亚型选择性低，都可以阻断。大剂量时也可阻断神经节 N_1 受体。由于 M 受体广泛地分布在胆碱能神经节后纤维所支配的效应器细胞膜，阿托品在体内分布广，故阿托品作用十分广泛，但各效应器对阿托品敏感性不同。最敏感的组织为唾液腺、支气管腺体和汗腺，内脏平滑肌和心肌对阿托品的敏感性为中等，胃壁细胞敏感性较低。

（1）松弛内脏平滑肌 阿托品阻断内脏平滑肌上的 M 受体，对平滑肌有显著的松弛作用，使肌肉的张力、蠕动的幅度和频率降低。尤其是对过度活动或痉挛收缩的内脏平滑肌，松弛作用更明显。对不同部位的平滑肌，阿托品的作用强度不同，从强到弱依次为胃肠道平滑肌、膀胱逼尿肌、输尿管、胆管、支气管及子宫平滑肌。对括约肌的作用常取决于给药时的功能状态，如当胃幽门括约肌痉挛时，阿托品具有一定的松弛作用，但作用弱而不恒定。

（2）抑制腺体分泌 阿托品阻断腺体上的 M 胆碱受体，使腺体分泌减少。在所有腺体中对唾液腺与汗腺的抑制最明显，其次为泪腺及呼吸道腺体。阿托品对胃液、肠液、胰液、胆汁的分泌影响小。

（3）眼睛 阿托品阻断眼睛的 M 受体，表现为扩瞳，眼内压升高，调节麻痹、畏光等和毛果芸香碱相反的作用，无论局部滴眼或全身给药时均可发生。

① 扩瞳：阿托品阻断虹膜括约肌上的 M 受体，引起括约肌松弛，使去甲肾上腺素能神经支配的虹膜辐射肌功能占优势，结果引起瞳孔扩大。

② 升高眼内压：由于扩瞳作用，虹膜退向周围边缘，厚度增加，前房角间隙变窄，阻碍房水回流，造成眼内压升高。因此阿托品禁用于青光眼患者。

笔 记

③ 调节麻痹:阿托品阻断睫状肌、环状肌纤维 M 受体,环状肌松弛退向外缘,悬韧带拉紧,晶状体变扁平,屈光度降低,此时只能将远物成像于视网膜,不能将近物成像于视网膜上(成像于视网膜后),故看远物清楚而看近物模糊,这种作用称为调节麻痹。

(4) 心脏

① 心率:治疗量阿托品(0.5 mg)可使部分患者的心率轻度短暂的减慢,一般每分钟减少4~8 次,这是由于副交感节后纤维和心肌细胞构成的突触,其前膜的 M_1受体被阻断,减弱了该受体负反馈地抑制 ACh 释放的作用。较大剂量(1~2 mg)阿托品阻断窦房结 M_2受体,解除迷走神经对心脏的抑制作用,使心率加快,加快程度取决于迷走神经控制心脏的张力,如在迷走张力较高的青壮年,心率增快显著,肌内注射 2 mg 阿托品,心率可增加 35~40 次/min,对老年人和婴幼儿则影响小。

② 房室传导:阿托品阻断心房传导系统和房室结上的 M 受体,拮抗迷走神经过度兴奋所致的心房、房室交界区的传导阻滞,由于希蒲氏系统极少受迷走神经影响,阿托品对心室影响小。

(5) 血管与血压　治疗量阿托品对血管与血压无明显影响,主要原因为多数血管床缺乏胆碱能神经支配。大剂量时可引起皮肤血管扩张,尤其是脸部血管扩张,引起颜面潮红,此作用机制不明,但与 M 受体阻断无关。

(6) 中枢神经系统　治疗量对中枢神经系统作用不明显,较大剂量(1~2 mg)可兴奋延髓和大脑,5 mg 时中枢兴奋明显增强,表现为烦躁不安、精神亢奋、多言、谵妄、呼吸兴奋等;中毒剂量(10 mg 以上)则产生幻觉、定向障碍、共济失调、抽搐和惊厥,严重中毒时由兴奋转入抑制,出现昏迷和延髓麻痹。

【临床应用】

(1) 解除平滑肌痉挛　缓解各种内脏绞痛。对胃肠道绞痛,膀胱刺激症状如尿频、尿急等疗效较好,对幽门梗阻疗效较差;对胆绞痛及肾绞痛疗效也较差,常需与阿片类镇痛药合用。

(2) 抑制腺体分泌　可用于治疗严重盗汗和流涎症。全身麻醉时可用阿托品抑制呼吸道腺体和唾液腺分泌,防止分泌物阻塞呼吸道或发生吸入性肺炎。

(3) 眼科应用

① 虹膜睫状体炎:阿托品溶液滴眼,松弛虹膜括约肌和睫状肌,解除睫状肌痉挛,缓解疼痛,有利于炎症消退。与缩瞳药交替使用可预防虹膜与晶状体粘连或发生瞳孔闭锁。

② 眼底检查:阿托品溶液滴眼扩瞳,用于眼科检查,但扩瞳作用可维持 1~2 周,调节麻痹也可维持 2~3 日,视力恢复慢,因此临床常用其合成代用品,如后马托品。

③ 验光配镜:阿托品使睫状肌充分松弛,晶状体固定,有利于较好测定晶状体的屈光度。但由于作用时间长,现已少用。儿童的睫状肌调节功能较强,须用阿托品充分发挥调节麻痹作用。

(4) 缓慢型心律失常　用于治疗迷走神经功能过高引起的窦性心动过缓,窦房传导阻滞、房室阻滞等缓慢型心律失常,也用于治疗继发于窦房结功能低下心室脱抑制而出现的室性异位节律。但阿托品的剂量需要谨慎调节,剂量过低加重心动过缓。治疗缺血性心脏病患者的心动过缓时,剂量过大引起心率增快,增加心肌缺氧,则有引起室颤的危险。

(5) 抗休克　大剂量阿托品解除血管痉挛,舒张外周血管,改善微循环障碍及组织缺氧状态。对休克早期疗效较好。主要用于感染性休克,如暴发性流行性脑脊髓膜炎、中毒性肺炎和中毒性痢疾等引起的休克。对休克伴有心动过速或高热者,不宜应用。

(6) 解救有机磷中毒　阿托品阻断 M 受体,能迅速对抗体内堆积的 ACh 的 M 样作用,表现为抑制多种腺体分泌、扩瞳、松弛平滑肌、加快心率等,从而减轻或消除有机磷酸酯类中毒引起的流涎、出汗、肺水肿、呼吸困难、瞳孔缩小、大小便失禁、心率减慢、血压下降等症状。大剂量阿托品还能阻断神经 N_1受体,拮抗有机磷酸酯类中毒的神经节兴奋。阿托品不能阻断 N_2受体,对肌束颤动无效,对中枢兴奋症状对抗作用差。因阿托品不能使磷酰化 AChE 恢复活性,对中度和

笔记

重度中毒患者必须与 AChE 复活药合用。阿托品足量的指标是 M 样中毒症状迅速消失或出现“阿托品化”，即瞳孔不再缩小，开始扩大，皮肤干燥，颜面潮红，肺部啰音显著减少或消失，意识障碍减轻或昏迷患者开始苏醒。

【不良反应与中毒】 阿托品作用广泛，临床上应用某一作用时，其他作用则成为不良反应，严重程度大多与药物剂量有关，具体见表 2-4-3。

表 2-4-3 不同剂量阿托品引起的不良反应

剂量/mg	阿托品不良反应
0.5	轻微减慢心率、略有口干、乏汗
1.0	口干、皮肤干燥、心率加快，瞳孔轻度扩大
2.0	显著口干、心悸、瞳孔扩大、视近物略模糊
5.0	上述症状加重，皮肤干热潮红，肠蠕动减少、便秘，小便困难，语言紊乱不清、烦躁不安、吞咽困难
10.0	上述症状更重，脉速而弱，中枢兴奋严重，呼吸加深加快，出现幻觉、谵妄、惊厥、运动失调，严重中毒时由中枢兴奋转为抑制，出现昏迷，甚至延髓麻痹等

误服颠茄、曼陀罗、洋金花和莨菪根茎也可出现上述中毒症状。阿托品的最低致死量成人为 80 ~ 120 mg，儿童约为 10 mg。

阿托品中毒的解救包括去除毒物、使用药理拮抗药和对症处理。洗胃、导泄促进消化道内毒物排出，输液利尿促进毒物排泄。注射新斯的明、毒扁豆碱或毛果芸香碱等拟胆碱药拮抗阿托品的作用，但用阿托品解除有机磷酸酯类中毒而过量时，则不能用新斯的明、毒扁豆碱等胆碱酯酶抑制药。由于拟胆碱药与阿托品都兴奋中枢，故中枢兴奋、惊厥时用地西泮或巴比妥类镇静药或抗惊厥药对抗，同时用拟胆碱药拮抗其外周作用。呼吸抑制可采用人工呼吸和吸氧，维持呼吸功能、循环功能。体温过高可用物理降温处理。

【禁忌证】 青光眼、幽门梗阻、前列腺肥大。

山莨菪碱

山莨菪碱(anisodamine)是我国学者从茄科植物唐古特莨菪中提取的生物碱，为左旋品，简称 654，人工合成的为消旋品，简称 654-2。山莨菪碱阻断 M 胆碱受体，具有明显的外周抗胆碱作用，解除血管痉挛和微循环障碍作用较强，解除平滑肌痉挛和心脏抑制作用与阿托品相似。其抑制唾液分泌、扩瞳作用弱，为阿托品的 1/20 ~ 1/10，不易透过血脑屏障，中枢作用弱。主要用于治疗各种感染中毒性休克，也用于治疗内脏平滑肌绞痛。不良反应和禁忌证与阿托品相似，但毒性较低。

(三) 肾上腺素受体激动药

肾上腺素受体激动药是一类化学结构及药理作用和肾上腺素、去甲肾上腺素相似的药物，与肾上腺素受体结合并激动受体，产生肾上腺素样作用，又称拟肾上腺素药。它们都是胺类，作用亦与兴奋交感神经的效应相似，故又称拟交感胺类。

肾上腺素

肾上腺素(adrenaline, epinephrine)是肾上腺髓质的主要激素，化学性质不稳定，见光易失效；在中性，尤其是碱性溶液中，易氧化变色失去活性。

【药理作用与作用机制】 肾上腺素主要激动 α 和 β 受体。作用与机体的生理病理状态、靶器官中肾上腺素受体亚型的分布、整体的反射作用和神经末梢突触间隙的反馈调节等因素有关。

(1) 心脏 作用于心肌、传导系统和窦房结的 β_1 和 β_2 受体，加强心肌收缩性，加速传导，加快心率，提高心肌的兴奋性。肾上腺素舒张冠状血管，改善心肌的血液供应，且作用迅速。肾上腺素兴奋心脏，提高心肌代谢，使心肌耗氧量增加，剂量过大或静脉注射过快，可引起心律失常，

笔记

出现期前收缩，甚至引起心室纤颤。

（2）血管　激动血管平滑肌上的 α 受体，血管收缩；激动 $β_2$受体，血管舒张。体内各部位血管的肾上腺素受体的种类和密度各不相同，所以肾上腺素对血管的作用取决于各器官血管平滑肌上 α 及 $β_2$受体的分布密度及给药剂量的大小。小动脉及毛细血管前括约肌血管壁的肾上腺素受体密度高，血管收缩较明显；皮肤、黏膜、肾和胃肠道等器官的血管平滑肌 α 受体在数量上占优势，故以皮肤、黏膜血管收缩最强烈；内脏血管，尤其是肾血管，也显著收缩；对脑和肺血管收缩作用十分微弱，有时由于血压升高而被动地舒张；而静脉和大动脉的肾上腺素受体密度低，故收缩作用较弱。而在骨骼肌和肝脏的血管平滑肌上，$β_2$受体占优势，故小剂量的肾上腺素往往使这些血管舒张。肾上腺素也能舒张冠状血管。

（3）血压　在皮下注射治疗量肾上腺素或低浓度静脉滴注时，由于心脏兴奋，皮肤、黏膜血管收缩，使收缩压和舒张压升高；由于骨骼肌血管的舒张作用，抵消或超过了皮肤、黏膜血管收缩作用的影响，故舒张压不变或下降；此时脉压加大，身体各部位血液重新分配，有利于紧急状态下机体能量供应的需要。较大剂量静脉注射时，由于缩血管反应使收缩压和舒张压均升高。肾上腺素的典型血压改变多为双相反应，即给药后迅速出现明显的升压作用，而后出现微弱的降压反应，后者持续作用时间较长。如预给 α 受体阻断药，肾上腺素的升压作用可被翻转，呈现明显的降压反应，表现出肾上腺素对血管 $β_2$受体的激动作用。

（4）平滑肌　肾上腺素对平滑肌的作用主要取决于器官组织上的肾上腺素受体的类型。肾上腺素激动支气管平滑肌的 $β_2$受体，发挥强大的舒张支气管作用，并能抑制肥大细胞释放组胺等过敏性物质；激动支气管黏膜血管的 α 受体，使其收缩，降低毛细血管的通透性，有利于消除支气管黏膜水肿；使 $β_1$受体占优势的胃肠平滑肌张力降低、自发性收缩频率和幅度减少；对子宫平滑肌的作用与性周期、充盈状态和给药剂量有关，妊娠末期能抑制子宫张力和收缩。肾上腺素的 β 受体激动作用可使膀胱逼尿肌舒张，α 受体激动作用使三角肌和括约肌收缩，由此引起排尿困难和尿潴留。

（5）代谢　肾上腺素能提高机体代谢，治疗剂量下，可使耗氧量升高 20%～30%。在人体，由于 α 受体和 $β_2$受体的激动都可能致肝糖原分解，而肾上腺素兼具 α，β 作用，故其升高血糖作用较去甲肾上腺素显著。此外，肾上腺素降低外周组织对葡萄糖的摄取，部分原因与抑制胰岛素的释放有关。肾上腺素激活甘油三酯酶加速脂肪分解，使血液中游离脂肪酸升高，可能与激动 $β_1$，$β_3$受体有关。

（6）中枢神经系统　肾上腺素不易透过血脑屏障，治疗量时一般无明显中枢兴奋现象，大剂量时出现中枢兴奋症状，如激动、呕吐、肌强直，甚至惊厥等。

【临床应用】

（1）心搏骤停　用于溺水、麻醉和手术过程中的意外、药物中毒、传染病和心搏传导阻滞等所致的心脏骤停，可用肾上腺素做心室内注射，使心脏重新起搏，同时进行心脏按摩、人工呼吸和纠正酸中毒等措施。对电击所致的心搏骤停用肾上腺素配合心脏除颤器或利多卡因等除颤。

（2）过敏性疾病

① 过敏性休克：肾上腺素激动 α 受体，收缩小动脉和毛细血管前括约肌，降低毛细血管的通透性；激动 β 受体可改善心功能，缓解支气管痉挛；减少过敏介质释放，扩张冠状动脉，可迅速缓解过敏性休克的临床症状，挽救患者的生命，为治疗过敏性休克的首选药。应用时一般肌内或皮下注射给药，严重病例亦可用生理盐水稀释 10 倍后缓慢静脉注射，但必须控制注射速度和用量，以免引起血压骤升及心律失常等不良反应。

② 支气管哮喘：本品由于不良反应严重，仅用于急性发作者。

③ 血管神经性水肿及血清病：肾上腺素可迅速缓解血管神经性水肿、血清病、荨麻疹、花粉症等变态反应性疾病的症状。

笔记

（3）*局部应用*　肾上腺素与局麻药配伍，可延缓局麻药的吸收，延长局麻药作用时间。将浸有肾上腺素的纱布或棉球（0.1%）用于鼻黏膜和齿龈表面，可使微血管收缩，用于局部止血。

（4）*治疗青光眼*　通过促进房水流出及使β受体介导的眼内反应脱敏感化，降低眼内压。

【不良反应】　主要不良反应为心悸、烦躁、头痛和血压升高等。剂量过大时，α受体过度兴奋使血压骤升，有发生脑出血的危险，故老年人慎用。当β受体兴奋过强时，可使心肌耗氧量增加，引起心肌缺血和心律失常，甚至心室纤颤，故应严格掌握剂量。禁用于高血压、脑动脉硬化、器质性心脏病、糖尿病和甲状腺功能亢进症等。

（四）肾上腺素受体阻断药

肾上腺素受体阻断药能阻断肾上腺素受体，从而拮抗去甲肾上腺素能神经递质或肾上腺素受体激动药的作用。

1．α肾上腺素受体阻断药

α受体阻断药能选择性地与α肾上腺素受体结合，其本身不激动或较弱激动肾上腺素受体，却能阻碍去甲肾上腺素能神经递质及肾上腺素受体激动药与α受体结合，从而产生抗肾上腺素作用。α受体阻断药能将肾上腺素的升压作用翻转为降压作用，这个现象称为“肾上腺素作用的翻转”。这可解释为α受体阻断药选择性地阻断了与血管收缩有关的α受体，与血管舒张有关的β受体未被阻断，所以肾上腺素的血管收缩作用被取消，而血管舒张作用得以充分地表现出来。对于主要作用于血管α受体的去甲肾上腺素，阻断药只取消或减弱其升压效应而无“翻转作用”。对于主要作用于β受体的异丙肾上腺素的降压作用则无影响（图2-4-2）。

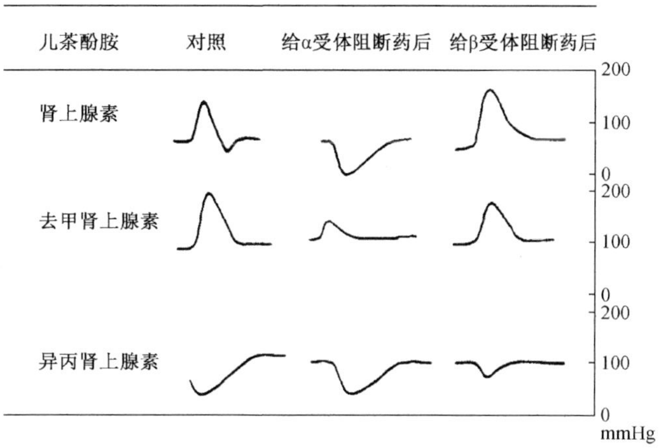

图2-4-2　给肾上腺素受体阻断药前后，儿茶酚胺对犬血压的作用

酚妥拉明

【药理作用】　酚妥拉明（phentolamine）与α受体以氢键、离子键结合，较为疏松，易于解离，故能竞争性地阻断α受体，对α_1，α_2受体具有相似的亲和力，可拮抗肾上腺素的α型作用，使激动药的量-效曲线平行右移，但增加激动药的剂量仍可达到最大效应。

（1）*血管*　酚妥拉明具有阻断血管平滑肌α_1受体和直接扩张血管作用。静脉注射能使血管舒张，血压下降，静脉和小静脉扩张明显，舒张小动脉使肺动脉压下降，外周血管阻力降低。

（2）*心脏*　酚妥拉明可兴奋心脏，使心肌收缩力增强，心率加快，心输出量增加。这种兴奋作用部分由血管舒张、血压下降，反射性兴奋交感神经引起；部分是阻断神经末梢突触前膜α_2受体，从而促进去甲肾上腺素释放，激动心脏β_1受体的结果。偶致心律失常。此外，酚妥拉明尚具有阻断K^+通道的作用。

（3）*其他*　本药也能阻断5-羟色胺（5-HT）受体，激动M胆碱受体和H_1，H_2受体，促进肥大细胞释放组胺。其兴奋胃肠道平滑肌的作用可被阿托品拮抗。酚妥拉明可引起皮肤潮红等。

【临床应用】

（1）*治疗外周血管痉挛性疾病*　如肢端动脉痉挛的雷诺综合征、血栓闭塞性脉管炎及冻伤后遗症。

（2）*去甲肾上腺素滴注外漏*　长期过量静脉滴注去甲肾上腺素或静脉滴注去甲肾上腺素

笔记

外漏时，可致皮肤缺血、苍白和剧烈疼痛，甚至坏死，此时可用酚妥拉明 10 mg 溶于 10 ~ 20 mL 生理盐水中做皮下浸润注射。

(3) *治疗顽固性充血性心力衰竭和急性心肌梗死* 应用酚妥拉明可扩张血管、降低外周阻力，使心脏后负荷明显降低、左室舒张末压与肺动脉压下降、心输出量增加，心力衰竭得以减轻。用酚妥拉明等血管扩张药治疗其他药物无效的急性心肌梗死及充血性心脏病所致的心力衰竭。

(4) *抗休克* 酚妥拉明舒张血管，降低外周阻力，使心输出量增加，并能降低肺循环阻力，防止肺水肿的发生，从而改善休克状态时的内脏血液灌注，解除微循环障碍。尤其对休克症状改善不佳而左室充盈压增高者疗效好。适用于感染性、心源性和神经源性休克。但给药前必须补足血容量。

(5) *肾上腺嗜铬细胞瘤* 酚妥拉明可降低嗜铬细胞瘤所致的高血压，用于肾上腺嗜铬细胞瘤的鉴别诊断、骤发高血压危象及手术前的准备。做鉴别诊断试验时，可引起严重低血压，曾有致死的报道，故应特别慎重。

(6) *药物引起的高血压* 用于肾上腺素等拟交感胺药物过量所致的高血压。亦可用于突然停用可乐定或应用单胺氧化酶抑制药患者食用富含酪胺食物后出现的高血压危象。

(7) *其他* 酚妥拉明口服或直接阴茎海绵体内注射用于诊断或治疗阳痿。

【不良反应】 常见的不良反应有低血压，胃肠平滑肌兴奋所致的腹痛、腹泻、呕吐和诱发溃疡病。静脉给药可能引起严重的心律失常和心绞痛，因此需缓慢注射或滴注。胃炎、胃十二指肠溃疡病、冠心病患者慎用。

2．β 肾上腺素受体阻断药

β 肾上腺素受体阻断药（β-adrenoceptor blockers，β-adrenoceptor antagonists）能与去甲肾上腺素能神经递质或肾上腺素受体激动药竞争 β 受体，从而拮抗其 β 型拟肾上腺素作用。它们与激动药呈典型的竞争性拮抗。β 肾上腺素受体阻断药可分为非选择性的（β_1，β_2受体阻断药）和选择性的（β_1受体阻断药）两类。在 β 受体阻断药物中，部分具有内在拟交感活性，因此本类药物又可分为有内在拟交感活性及无内在拟交感活性两类。

【药理作用】

(1) *β 受体阻断作用*

① 心血管系统：在整体实验中，β 受体阻断药的作用取决于机体去甲肾上腺素能神经张力及药物对 β 受体亚型的选择性，例如，它对正常人休息时心脏的作用较弱，当心脏交感神经张力增高时（运动或病理状态），对心脏的抑制作用明显，主要表现为心率减慢，心肌收缩力减弱，心输出量减少，心肌耗氧量下降，血压略降。β 受体阻断药还能延缓心房和房室结的传导，延长心电图的 P-R 间期（房室传导时间）。应用 β 受体阻断药普萘洛尔引起肝、肾和骨骼肌等血流量减少，一方面来自其对血管 β_2受体的阻断作用，另一方面与其抑制心脏功能，反射性兴奋交感神经，使血管收缩、外周阻力增加有关。β 受体阻断药对正常人血压影响不明显，而对高血压患者具有降压作用。本类药物用于治疗高血压，疗效可靠，但其降压机制复杂，可能涉及药物对多种系统 β 受体阻断的结果。

② 支气管平滑肌：非选择性的 β 受体阻断药阻断支气管平滑肌的 β_2受体，收缩支气管平滑肌而增加呼吸道阻力。但这种作用较弱，对正常人影响较小，只有在支气管哮喘或慢性阻塞性肺疾病的患者，有时可诱发或加重哮喘。选择性 β_1受体阻断药的此作用较弱。

③ 代谢：β 受体阻断药可减少游离脂肪酸从脂肪组织的释放；与 α 受体阻断药合用还可拮抗肾上腺素升高血糖的作用。甲状腺功能亢进时，β 受体阻断药不仅能对抗机体对儿茶酚胺的敏感性增高，而且也可抑制甲状腺素（T_4）转变为三碘甲状腺原氨酸（T_3）的过程，有效控制甲亢的症状。

笔记

④ 肾素：β 受体阻断药通过阻断肾小球旁器细胞的 β_1受体而抑制肾素的释放，这可能是其

降血压作用的原因之一。

(2) 内在拟交感活性 有些β肾上腺素受体阻断药除能阻断β受体外,对β受体亦具有部分激动作用,也称内在拟交感活性(intrinsic sympathomimetic activity,ISA)。由于这种作用较弱,通常被其β受体阻断作用所掩盖。若对实验动物预先给予利血平以耗竭体内儿茶酚胺,使药物的β阻断作用无从发挥,这时再用具有ISA的β受体阻断药,其激动β受体的作用即可表现出来,引起心率加快、心输出量增加等。ISA较强的药物在临床应用时,其抑制心肌收缩力、减慢心率和收缩支气管作用较不具ISA的药物为弱。

(3) 膜稳定作用 实验证明,有些β受体阻断药具有局部麻醉作用(local anesthetic action)和奎尼丁样作用,这两种作用都是由其降低细胞膜对离子的通透性所致,故称为膜稳定作用。对人离体心肌细胞的膜稳定作用仅在高于临床有效血浓度几十倍时发生。此外,无膜稳定作用的β受体阻断药对心律失常仍然有效。因此认为这一作用在常用量时与其治疗作用无明显相关。

(4) 眼 降低眼内压,治疗青光眼,其作用机制可能是通过阻断睫状体的β受体,减少环磷酸腺苷(cAMP)生成,进而减少房水产生。

【临床应用】

(1) 心律失常 对多种原因引起的快速型心律失常有效,尤其对运动或情绪紧张、激动所致心律失常或因心肌缺血、强心苷中毒引起的心律失常疗效好。

(2) 心绞痛和心肌梗死 对心绞痛有良好的疗效。早期应用普萘洛尔、美托洛尔和噻吗洛尔等均可降低心肌梗死患者的复发和猝死率。

(3) 高血压 β受体阻断药是治疗高血压的基础药物。

(4) 充血性心力衰竭 β受体阻断药对扩张型心肌病的心衰治疗作用明显,现认为与以下几方面因素有关:① 改善心脏舒张功能;② 缓解由儿茶酚胺引起的心脏损害;③ 抑制前列腺素或肾素所致的缩血管作用;④ 使β受体上调,恢复心肌对内源性儿茶酚胺的敏感性。

(5) 甲状腺功能亢进 近年将普萘洛尔用于治疗甲状腺功能亢进(甲亢)。甲亢时儿茶酚胺的过度作用,引起的多种症状与β受体兴奋有关,特别是心脏和代谢方面的异常,因此应用β受体阻断药治疗效果明显。

(6) 其他 噻吗洛尔局部应用可减少房水形成,降低眼内压,用于治疗原发性开角型青光眼。新开发的治疗青光眼的β受体阻断药有左布诺洛尔(levobunolol)、美替洛尔(metipranolol)等。另外,β受体阻断药还可用于偏头痛、减轻肌肉震颤及酒精中毒等。

【不良反应与禁忌证】 一般不良反应有恶心、呕吐、轻度腹泻等消化道症状,偶见过敏性皮疹和血小板减少等。严重的不良反应常与应用不当有关,可导致严重后果,主要包括:

(1) 心血管反应 由于对心脏β_1受体的阻断作用,出现心脏功能抑制,特别是心功能不全、窦性心动过缓和房室传导阻滞的患者,由于其心脏活动中交感神经占优势,故对本类药物敏感性提高,加重病情,甚至引起重度心功能不全、肺水肿、房室传导完全阻滞以致心搏骤停等严重后果。具有ISA的β受体阻断药较少出现心动过缓、负性肌力等心功能抑制现象。同时服用维拉帕米或用于抗心律失常时应特别注意缓慢性心律失常。对血管平滑肌β_2受体的阻断作用,可使外周血管收缩甚至痉挛,导致四肢发冷、皮肤苍白或发绀,出现雷诺症状或间歇跛行,甚至可引起脚趾溃烂和坏死。

(2) 诱发或加重支气管哮喘 由于对支气管平滑肌β_2受体的阻断作用,非选择性β受体阻断药可使呼吸道阻力增加,诱发或加剧哮喘,选择性β_1受体阻断药及具有内在拟交感活性的药物,一般不引起上述的不良反应,但这类药物的选择性往往是相对的,故对哮喘患者仍应慎重。

(3) 反跳现象 长期应用β受体阻断药时如突然停药,可引起原来病情加重,如血压上升、严重心律失常或心绞痛发作次数增加,甚至产生急性心肌梗死或猝死,此种现象称为停药反跳。

笔记

其机制与受体向上调节有关。因此在病情控制后应逐渐减量直至停药。

(4) 其他　偶见眼、皮肤黏膜综合征,个别患者有幻觉、失眠和抑郁症状。少数人可出现低血糖及加强降血糖药的降血糖作用,掩盖低血糖时出汗和心悸的症状而出现严重后果,此时,可慎重选用具有 β_1受体选择性的药物。

禁忌证:禁用于严重左室心功能不全、窦性心动过缓、重度房室传导阻滞和支气管哮喘的患者。心肌梗死患者及肝功能不良者应慎用。

普萘洛尔

普萘洛尔(propranolol,心得安)具有较强的 β 受体阻断作用,对 β_1和 β_2受体的选择性很低,无内在拟交感活性。用药后心率减慢,心肌收缩力和心输出量降低,冠脉血流量下降,心肌耗氧量明显减少,对高血压患者可使其血压下降,支气管阻力也有一定程度的增高。用于治疗心律失常、心绞痛、高血压、甲状腺功能亢进等。

阿替洛尔和美托洛尔

阿替洛尔(atenolol,氨酰心安)和美托洛尔(metoprolol)对 β_1受体有选择性阻断作用,缺乏内在拟交感活性,对 β_2受体作用较弱,故增加呼吸道阻力作用较弱,但对哮喘患者仍需慎用。临床试验证明,阿替洛尔每天 75 ~ 600 mg 的降压效果较普萘洛尔每天 60 ~ 480 mg 为佳。阿替洛尔的 $t_{1/2}$和作用维持时间均较普萘洛尔和美托洛尔长,临床应用时每天口服一次即可,而普萘洛尔和美托洛尔则需每天 2 ~ 3 次。

笔　记

第三章

血　液

血液(blood)是一种存在于心血管系统内的流体组织,在心脏的推动下不断循环流动。作为循环系统的组成部分,血液主要起运输物质的作用。血液将从肺吸入的氧气及由消化道吸收的营养物质运送到全身各组织,将内分泌产生的激素输送到达相应的靶器官;另一方面,又将组织代谢产生的二氧化碳与其他废物运输到肺、肾等处排泄,从而保证身体正常代谢的进行。由于血液不断循环及其与各部分体液之间广泛沟通,故对体内水和电解质的平衡、酸碱平衡及体温的恒定等都起决定性的作用。血液还具有免疫和止血等功能,参与机体的生理性止血,抵抗细菌、病毒等微生物引起的感染和各种免疫反应。

第一节　血液的组成和理化特性

一、血液的组成

血液由血浆(plasma)和悬浮于其中的血细胞(blood cell)组成,血液的液体成分是血浆,血细胞是血液的有形成分。

血浆的基本成分为晶体溶液,1L 血浆中含有 900~930 g 水(90%~93%),65~85 g 蛋白质(6.5%~8.5%)和 20 g 低分子物质(2%)。低分子物质中有多种电解质和小分子有机化合物,如代谢产物和其他某些激素等,表 3-1-1 列出了人体各部分体液中的电解质含量。

表 3-1-1　人体各部分体液中的电解质含量　　mmol/L

正离子	血浆	组织液	细胞内液	负离子	血浆	组织液	细胞内液
Na^+	142	145	12	HCO_3^-	24	27	12
K^+	4.3	4.4	139	Cl^-	104	117	4
Ca^{2+}	2.5	2.4	<0.001(游离)	蛋白质	14	0.4	54
Mg^{2+}	1.1	1.1	1.6(游离)	其他	7.9	8.5	82.6
总计	149.9	152.9	152.6	总计	149.9	152.9	152.6

血浆与组织液成分的主要区别是血浆含有较多的血浆蛋白。用盐析法将血浆蛋白分为白蛋白、球蛋白与纤维蛋白原三大类,用电泳法又可将球蛋白区分为 α_1-,α_2-,β-,γ- 球蛋白等。正常成人血浆蛋白的含量是 65~85 g/L,其中白蛋白 40~48 g/L,球蛋白 15~30 g/L,白蛋白与球蛋白的浓度比值(A/G)是 1.5~2.5,除 γ-球蛋白来自于浆细胞外,其他血浆蛋白主要由肝脏产生。肝病时常引起 A/G 下降。

血浆蛋白的生理机能主要有营养功能、运输功能、缓冲功能、形成胶体渗透压、参与机体的免疫功能及参与凝血和抗凝血功能。

血细胞分为红细胞、白细胞和血小板三种。其中红细胞数量最多,约占血细胞总数的 99%,

笔记

白细胞最少。血细胞在全血中所占的容积百分比称为**血细胞比容**(haematocrit)。正常成年男性的血细胞比容是40%~50%,成年女性的血细胞比容是37%~48%,由于白细胞和血小板仅占血液总容积的0.15%~1%,故血细胞比容很接近血液中的红细胞比容。

二、血液的理化特性

(一)血液的比重

血液的比重为1.050~1.060,血浆的比重为1.025~1.030。血液中红细胞数愈多则血液比重愈大,血浆中蛋白质含量愈多则血浆比重愈大。红细胞比重为1.090~1.092,利用红细胞和血浆比重的差异,可进行血细胞比容和红细胞沉降率等的测定。

(二)血液的黏度

液体的黏度源于液体内部分子或颗粒间的摩擦,即内摩擦。血液的相对黏度为4~5,血浆为1.6~2.4。全血的黏度主要取决于所含的红细胞数,血浆的黏度主要取决于血浆蛋白质的含量。血液的黏度是形成血流阻力的重要因素之一。

(三)血浆渗透压

溶液渗透压的高低取决于溶液中溶质颗粒(分子或离子)数目的多少,而与溶质的种类和颗粒的大小无关。血浆渗透压约为300 mOsm/(kg·H_2O),相当于770 kPa或5 790 mmHg。血浆的渗透压主要来自溶解于其中的晶体物质,特别是电解质,称为晶体渗透压。由于血浆与组织液中晶体物质的浓度几乎相等,所以它们的晶体渗透压也基本相等。由于血浆和组织液的绝大部分晶体物质不易透过细胞膜,所以细胞外液的晶体渗透压的相对稳定,对于保持细胞内、外的水平衡和细胞的正常体积极为重要。

血浆中虽然含有许多蛋白质,但是蛋白质的分子质量大,所产生的渗透压很小,不超过1.3 mOsm/(kg·H_2O),约相当于3.3 kPa或25 mmHg,称为胶体渗透压。由于组织液中蛋白质很少,所以血浆的胶体渗透压高于组织液。在血浆蛋白中,白蛋白的分子质量远小于球蛋白,故血浆胶体渗透压主要来自白蛋白。血浆蛋白一般不能透过毛细血管壁,所以血浆胶体渗透压虽小,但在调节血管内、外的水平衡和维持正常的血浆容量中起重要作用。当肝、肾疾病或营养不良导致血浆蛋白含量降低时,可因血浆胶体渗透压降低,导致毛细血管滤出液体增多而出现组织水肿。

(四)血浆的酸碱度

正常人的血浆pH值为7.35~7.45。血浆pH值主要决定于血浆中的缓冲物质,主要有$NaHCO_3/H_2CO_3$,通常$NaHCO_3$与H_2CO_3的比值为20。此外,血浆中还有蛋白质钠盐/蛋白质、Na_2HPO_4/NaH_2PO_4,在红细胞内尚有血红蛋白钾盐/血红蛋白等缓冲对,由于这些缓冲系统的作用,特别是在肺和肾不断的排出体内过多的酸或碱的情况下,通常血浆pH值的波动范围极小。

第二节 血细胞及其功能

一、血细胞生成部位和一般过程

(一)骨髓是成人血细胞生成的部位

笔记

各类血细胞均起源于造血干细胞。在个体发育过程中,造血器官有一个变迁的过程。在胚胎发育的早期,是在卵黄囊造血,从胚胎第二个月开始,由肝、脾造血;胚胎发育到第五个月以后，肝、脾的造血活动逐渐减少，骨髓开始造血并逐渐增强；到婴儿出生时，几乎完全依靠骨髓造血。

（二）血细胞生成的过程可分为三个阶段

造血过程，也就是各类血细胞的发育、成熟的过程，是一个连续而又区分为阶段的过程（图 3-2-1）。首先是造血干细胞（hemopoietic stem cells）阶段，处于这一阶段的造血细胞为干细胞，它们既能通过自我复制和自我维持以保持自身细胞数量的稳定，又能分化形成各系定向祖细胞。第二个阶段是定向祖细胞阶段，处于这个阶段的造血细胞，进一步分化方向已经限定，它们可以区分为：红系祖细胞，即红系集落形成细胞（CFU-E），粒-单核系祖细胞（CFU-GM），巨核系祖细胞（CFU-MK）和淋巴系祖细胞（CFU-L）。第三个阶段是形态可辨认的前体细胞阶段，此时的造血细胞已经发育成为形态上可以辨认的各系幼稚细胞，这些细胞进一步分别成熟为具有特殊细胞功能的各类终末血细胞，然后释放进入血液循环。

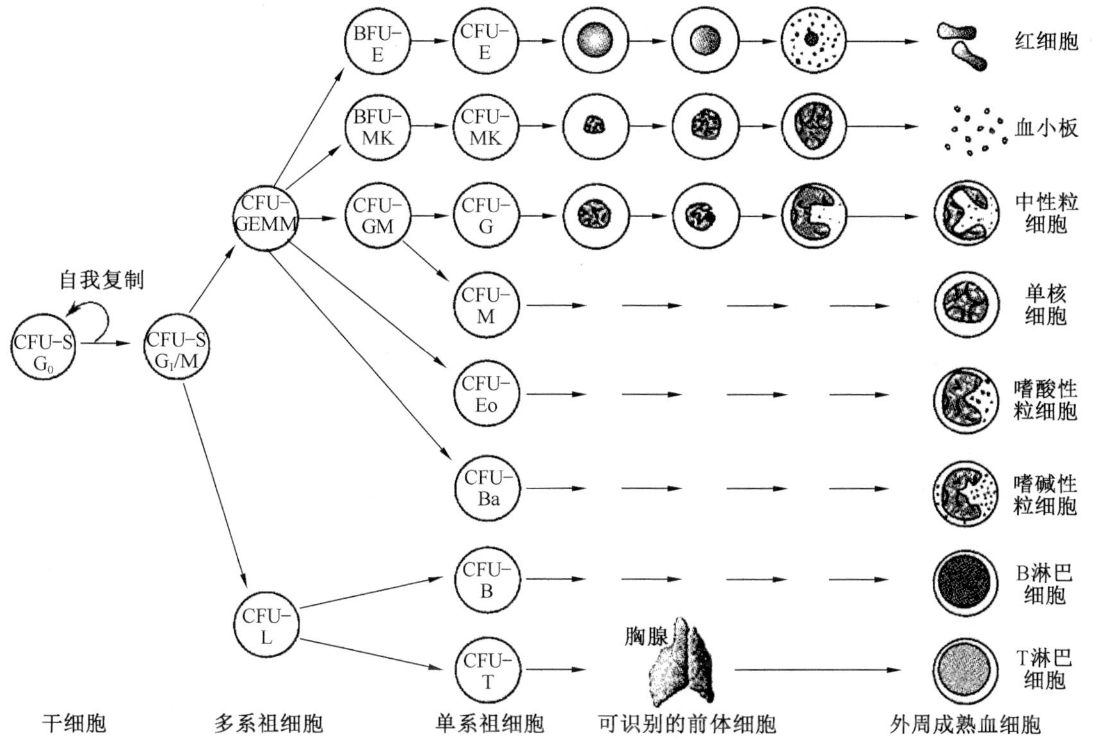

图 3-2-1 造血细胞生成模式图

二、红细胞生理

（一）红细胞的数量和形态

红细胞（erythrocyte）是血液中数量最多的一种血细胞，正常男性红细胞数量为（4.0～5.5）×10^{12}/L，女性为（3.5～5.0）×10^{12}/L。红细胞含有血红蛋白（hemoglobin，Hb），因而使血液呈红色。正常成年男性血红蛋白浓度为 120～160 g/L，成年女性为 110～150 g/L，若血液中红细胞数量、血红蛋白浓度低于正常，称为贫血（anemia）。

正常成熟红细胞无核，呈双凹圆碟形，直径约 8 μm，周边稍厚约 2.5 μm，中央最薄处约 1 μm。红细胞保持正常双凹圆碟形需要消耗能量。红细胞消耗葡萄糖，主要是通过糖酵解和磷酸戊糖旁路，所产生的能量主要是用于供应细胞膜上 Na^+ 泵的活动，用于保持低铁血红蛋白不致被氧化，也用于保持红细胞膜的完整性和细胞的双凹圆碟形。

笔记

（二）红细胞的生理特性

1．红细胞的可塑变形性

可塑变形性（plastic deformation）是指正常红细胞在外力作用下具有变形的能力。红细胞在全身血管中循环运行，常要挤过口径比它小的毛细血管和血窦间隙，这时红细胞将发生卷曲变形，在通过后又恢复原状，这种变形称为可塑性变形。表面积与体积的比值愈大，变形能力愈大，故双凹圆碟形红细胞的变形能力远大于异常情况下可能出现的球形红细胞。双凹圆碟形的红细胞表面积与体积之比最大，而且由细胞中心到大部分表面的距离较短，因此气体进出红细胞的扩散距离也较短，利于气体交换。此外，红细胞的可塑变形性还与红细胞内的黏度、红细胞膜的弹性有关。

2．红细胞的悬浮稳定性

悬浮稳定性（suspension stability）是指红细胞在血浆中保持悬浮状态而不易下沉的特性。将与抗凝剂混匀的血液置于血沉管中，垂直静置，红细胞由于比重大，将逐渐下沉，在单位时间内（1 h）红细胞沉降的距离，称为**红细胞沉降率**（erythrocyte sedimentation rate，**ESR**），简称血沉，以血沉的快慢衡量红细胞悬浮稳定性的大小。红细胞下降缓慢，说明它有一定的悬浮稳定性；红细胞沉降率愈小，表示悬浮稳定性愈大。正常成年男性血沉为 0～15 mm/h，成年女性为 0～20 mm/h。在妊娠期，以及患活动性肺结核、风湿热及恶性肿瘤时，血沉加快。

红细胞在血浆中下沉时，红细胞与血浆之间的摩擦力阻碍其下沉，特别是双凹圆碟形的红细胞，表面积与容积之比较大，因而所产生的摩擦也较大，故下沉缓慢。ESR 在某些疾病时（如活动性肺结核、风湿热等）加快，这主要是由于许多红细胞能较快地互相以凹面相贴，形成一叠红细胞，称为叠连；红细胞叠连起来，其外表面积与容积之比减小，因而摩擦力减小，下沉加快。叠连形成的快慢主要取决于血浆的性质，而不在于红细胞自身。一般血浆中白蛋白增多可使红细胞沉降减速；而球蛋白与纤维蛋白原增多时，红细胞沉降加速。

3．红细胞的渗透脆性

在临床或生理实验使用的各种溶液中，其渗透压与血浆渗透压相等的称为等渗溶液（如 0.9% NaCl 溶液），高于或低于血浆渗透压的则相应地称为高渗或低渗溶液。正常状态下红细胞内的渗透压与血浆渗透压大致相等，这对保持红细胞的形态极为重要。将机体红细胞置于等渗溶液中，它能保持正常的大小和形态。但如果把红细胞置于高渗 NaCl 溶液中，水分将逸出胞外，红细胞将因失水而皱缩。相反，若将红细胞置于低渗 NaCl 溶液中，水分进入细胞，红细胞膨胀变成球形，可至膨胀而破裂，在渗透压递减的一系列溶液中，红细胞逐步胀大并双侧凸起，当体积增加 30% 时成为球形；体积增加 45%～60% 则细胞膜损伤而发生溶血。红细胞在低渗溶液中发生膨胀和破裂的特性，称为**红细胞的渗透脆性**（osmotic fragility of red blood cell），简称脆性。正常人的红细胞一般在 0.42% NaCl 溶液中时开始出现溶血，在 0.28%～0.30% NaCl 溶液中时完全溶血。在某些溶血性疾病中，患者的红细胞开始溶血及完全溶血的 NaCl 溶液浓度均比正常人高，即红细胞的渗透抵抗性减小了，渗透脆性增加了。

（三）红细胞的主要功能是运输氧气和二氧化碳

红细胞在血液的气体运输中有极重要的作用。在血液中由红细胞运输的氧约为溶解于血浆的 65 倍；在红细胞参与下，血浆运输二氧化碳的量约为直接溶解于血浆的 18 倍（详见第五章呼吸系统）。此外，红细胞还参与对血液的酸、碱物质的缓冲及免疫复合物的清除。

（四）红细胞合成所需的物质

笔 记

红细胞合成过程中，需要有足够的蛋白质、铁、叶酸和维生素 B_{12} 等的供应。

在合成血红蛋白时必须有铁作为原料，每毫升红细胞需要 1 mg 铁，每天需要 20～30 mg 铁用于红细胞生成，但人每天只需从食物中吸收 1 mg（约 5%）以补充排泄的铁，其余 95% 均来自人体铁的再利用。

在幼红细胞的发育成熟过程中，细胞核的存在对于细胞分裂和合成血红蛋白有着重要的作用。在这些阶段，合成细胞核中的 DNA 必须要有维生素 B_{12} 和叶酸作为辅酶。

维生素 B_{12} 是含钴的有机化合物，多存在于动物性食品中。机体对维生素 B_{12} 的吸收必须要有内因子（intrinsic factor）参与。内因子是由胃腺的壁细胞所分泌的一种糖蛋白，其上有两个活性部位，一个部位可与维生素 B_{12} 结合，另一个部位则可与回肠上皮细胞膜上的特异受体结合。在正常情况下，内因子-维生素 B_{12} 复合物在小肠上段可保护维生素 B_{12} 不受小肠内蛋白水解酶的破坏。当复合物运行至回肠段，便与回肠黏膜受体结合而被吸收进入门脉系统血流。当胃的大部分被切除或胃腺细胞受损伤，机体缺乏内因子，或体内产生抗内因子的抗体时，即可发生维生素 B_{12} 吸收障碍，影响幼红细胞的分裂，出现巨幼红细胞贫血。

叶酸是以蝶酰单谷氨酸的形式吸收的，吸收之后，在双氢叶酸还原酶的催化下，形成四氢叶酸，才能参与 DNA 的合成。叶酸的转化需要维生素 B_{12} 的参与。故叶酸缺乏时也引起与维生素 B_{12} 缺乏时相似的巨幼红细胞贫血。只是在维生素 B_{12} 缺乏时，还可伴有神经系统和消化道症状。

（五）红细胞生成的调节

红系祖细胞可以分为两个不同发育阶段的亚群，一是早期红系祖细胞，称为爆式红系集落形成单位（BFU-E）；二是晚期红系祖细胞，称为红系集落形成单位（CFU-E）。它们在体外培养中只能形成较小的集落。晚期红系祖细胞主要接受促红细胞生成素（erythropoietin，EPO）的调节，而早期红系祖细胞因 EPO 受体稀疏较少受 EPO 影响。近年来有迹象提示人类的某些血液病，如再生障碍性贫血是红系祖细胞 EPO 受体缺陷所致。

EPO 主要由肾组织产生，肝脏也有少量生成。生理情况下，血浆中有一定量的 EPO，可维持正常的红细胞生成。当其完全缺乏时，骨髓中几乎没有红细胞生成。任何引起肾氧供应不足的因素，如贫血、缺氧或肾血流量减少，均可促进 EPO 的合成与分泌，使其在血浆中的含量增加。严重肾功能不全的患者常因 EPO 缺乏，而发生肾性贫血。EPO 对红细胞生成的反馈调节见图 3-2-2。血浆中 EPO 水平和红细胞数量呈负相关，严重贫血时 EPO 浓度可增高 1 000 倍左右。

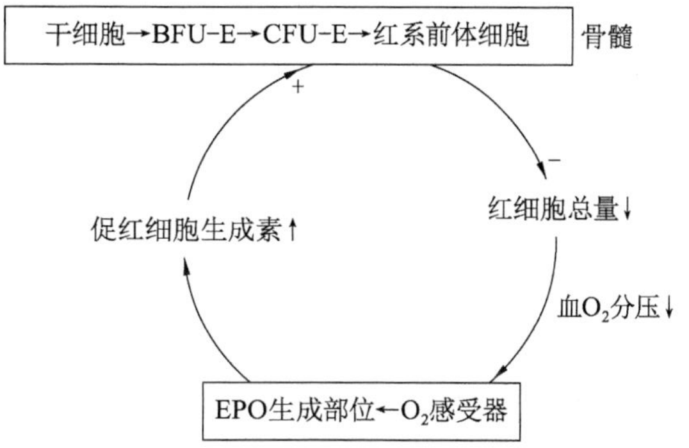

图 3-2-2　EPO 调节红细胞生成的反馈环

其他一些激素，包括雄激素、甲状腺激素和生长激素，都可增强促红细胞生成素的作用。

（六）红细胞的破坏

红细胞的平均寿命约为 120 天。90% 的衰老红细胞被巨噬细胞吞噬。

三、白细胞生理

（一）白细胞的分类和数量

白细胞（leukocyte 或 while blood cell，WBC）是一类有核的血细胞。正常成年人白细胞总数是（4.0～10.0）$\times 10^9$/L。根据白细胞形态、功能和来源可分为粒细胞（granulocyte）、单核细胞（monocyte）和淋巴细胞（lymphocyte）三大类。根据粒细胞胞质颗粒的嗜色性不同，粒细胞可分为中性粒细胞（neutrophil）、嗜酸性粒细胞（eosinophil）和嗜碱性粒细胞（basophil）。正常情况下，不

笔　记

同类型的白细胞在血液中数量是不同的，其中中性粒细胞占白细胞总数的 50%～70%，嗜酸性粒细胞占 0.5%～5%，嗜碱性粒细胞占 0～1%，单核细胞占 3%～8%，淋巴细胞占 20%～40%。白细胞数量男女无明显差异。

（二）白细胞的生理特性和功能

各类白细胞均参与机体的防御功能。白细胞所具有的变形、游走、趋化、吞噬等特性，是执行防御功能的生理基础。除淋巴细胞外，所有的白细胞都能伸出伪足做变形运动，凭借这种运动白细胞得以穿过血管壁，这一过程称作**白细胞渗出**（diapedesis）。白细胞具有趋向某些化学物质游走的特性，称为**趋化性**（chemotaxis）。体内具有趋化作用的物质包括：细菌毒素、细菌或人体细胞的降解产物，以及抗原-抗体复合物等。白细胞按照这些物质的浓度梯度游走到这些物质的周围，把异物包围起来并吞入胞质内，这称为**吞噬**。每类白细胞都具有某些酶类，如蛋白酶、多肽酶、淀粉酶、脂肪酶和脱氧核糖核酸酶等。在白细胞总数中，有一半以上存在于血管外的细胞间隙内，有 30% 以上贮存在骨髓内，其余的才是在血管中流动的。

1．中性粒细胞

粒细胞中多数属中性粒细胞，其变形游走能力和吞噬活性均较强。当机体发生炎症时，中性粒细胞可被趋化、变形游走到炎症部位，吞噬细菌。由于其细胞内含有大量溶酶体酶，因此能将吞噬入细胞内的细菌和组织碎片分解，这样，入侵的细菌被包围在一个局部，防止病原微生物在体内扩散。当中性粒细胞本身解体时，释出各种溶酶体酶，可溶解周围组织而形成脓肿。

中性粒细胞的细胞膜能释放出一种不饱和脂肪酸——花生四烯酸，在酶的作用下，由它再进一步生成一组旁分泌激素物质，如血栓素和前列腺素等，这类物质对调节血管口径和通透性有明显的作用，还能引起炎症反应和疼痛，并影响血液凝固。

2．嗜碱性粒细胞

嗜碱性粒细胞的胞质中存在碱性染色颗粒，颗粒内含有肝素、组织胺、嗜酸性粒细胞趋化因子 A 和过敏性慢反应物质等多种生物活性物质。嗜碱性粒细胞释放的组胺和过敏性慢反应物质可使毛细血管壁通透性增加，局部充血、水肿，并可使支气管平滑肌收缩，从而引起哮喘、荨麻疹等过敏反应症状。嗜碱性粒细胞所释放的肝素具有抗凝血作用。故嗜碱性粒细胞的主要作用是参与人体的变态反应，与速发型过敏反应密切相关。

3．嗜酸性粒细胞

胞质内含有较大的、椭圆形的嗜酸性颗粒，其中含有过氧化物酶和碱性蛋白，无溶菌酶。血液中嗜酸性粒细胞的数目有明显的昼夜周期性波动，清晨较少，午夜增多，这种变化与肾上腺皮质释放糖皮质激素量的昼夜波动有关。当血液中糖皮质激素浓度增高时，嗜酸性粒细胞数减少。

嗜酸性粒细胞在体内的作用：① 限制嗜碱性粒细胞和肥大细胞在速发型过敏反应中的作用。当嗜碱性粒细胞被激活时，释放出趋化因子，使嗜酸性粒细胞聚集到同一局部，从三个方面限制嗜碱性粒细胞的活性：一是嗜酸性粒细胞可产生前列腺素 E，使嗜碱性粒细胞合成释放生物活性物质的过程受到抑制；二是嗜酸性粒细胞可吞噬嗜碱性粒细胞所排出的颗粒，使其中含有的生物活性物质不能发挥作用；三是嗜酸性粒细胞能释放组胺酶等酶类，破坏嗜碱性粒细胞所释放的组胺等活性物质。② 参与对蠕虫的免疫反应。在特异性免疫球蛋白 IgE 抗体和补体 C_3 的作用下，嗜酸性粒细胞可通过其细胞表面的 Fc 受体和 C_3 受体黏着于蠕虫上，释放颗粒内所含的碱性蛋白和过氧化物酶等，损伤蠕虫体。在有寄生虫感染、过敏反应等情况时，常伴有嗜酸性粒细胞增多。

笔记

4．单核细胞

单核细胞胞体较大，胞质内没有颗粒。在血液中停留 2～3 天后迁移到周围组织（如肝、脾及淋巴结等部位)，体积继续增大，胞内所含的溶酶体颗粒和线粒体的数目也增多，分化成巨噬细胞，具有比中性粒细胞更强的吞噬能力。被激活的单核细胞和巨噬细胞能生成并释放多种细胞毒素、干扰素和白细胞介素，参与机体防卫机制。还参与被激活的淋巴细胞的特异性免疫功能，识别和杀伤肿瘤细胞。

5．淋巴细胞

淋巴细胞是特异性的免疫细胞，在免疫应答反应中起核心作用。根据细胞成长发育的过程和功能的不同，淋巴细胞分成T淋巴细胞、B淋巴细胞和自然杀伤细胞(NK细胞)三大类。T细胞主要与细胞免疫有关，B细胞主要与体液免疫有关，而NK细胞则是机体固有免疫的重要执行者，能够直接杀伤被病毒感染的自身细胞或者肿瘤细胞。

四、血小板生理

(一) 血小板

血小板(platelet, thrombocyte)是从骨髓成熟的巨核细胞胞质裂解脱落下来的小块胞质，是最小的血细胞。巨核细胞虽然在骨髓的造血细胞中为数最少，仅占骨髓有核细胞总数的0.05%，但其产生的血小板却对机体的止血功能极为重要。每个巨核细胞均可产生1 000～6 000个血小板。正常成年人的血小板数量是100 000～300 000/μL[(100～300)×10^9/L]。

(二) 血小板的生理特性

1．血小板的黏附

血管损伤后，流经此血管的血小板被血管内皮下组织表面激活，立即黏附于损伤处暴露的胶原纤维上。参与血小板黏附过程的主要因素包括血小板膜糖蛋白Ⅰ(GPI)、vonWillebrand因子(vW因子)和内皮下组织中的胶原。

2．血小板的释放

血小板受刺激后将储存在致密体、α-颗粒或溶酶体内的物质排出的现象，称为血小板释放。从致密体释放的物质主要有ADP、ATP、5-羟色胺(5-HT)、Ca^{2+}；从α-颗粒释放的物质主要有β-血小板球蛋白、血小板因子4(PF_4)、vWF、纤维蛋白原、凝血因子Ⅴ(FⅤ)、凝血酶敏感蛋白、PDGF等。此外，被释放的物质除来自于血小板颗粒外，也来自于临时合成并即时释放的物质，如血栓素A_2(thromboxane A_2，TXA_2)。血小板的黏附、聚集与释放几乎同时发生。临床上也可通过测定血浆β-血小板球蛋白和PF_4的含量来了解体内血小板的活化情况。

3．血小板的聚集

黏附是一种表面现象，黏附一旦发生，血小板的聚集过程也随即发生。聚集是指一些血小板相互粘连在一起的过程。聚集开始时，血小板伸出伪足；同时血小板释放活性物质。

(1) *ADP的作用* ADP是使血小板聚集最重要的物质。ADP引起血小板聚集，还必须有Ca^{2+}和纤维蛋白原存在，而且要消耗能量。一般能引起血小板聚集的物质均可使血小板内cAMP减少，而抑制血小板聚集的则使cAMP增多。目前认为，可能是cAMP减少引起血小板内Ca^{2+}增加，促使内源性ADP释放。

(2) *血小板前列腺素类物质的作用* 血小板质膜的磷脂中含有花生四烯酸，血小板细胞内有磷脂酸A_2。在血小板被表面激活时，磷脂酶A_2也被激活。在磷脂酶A_2的催化作用下，花生四烯酸从质膜的磷脂中分离出来。花生四烯酸在血小板的环氧化酶作用下，产生前列腺素G_2和H_2(PGG_2，PGH_2)。它们都是环内过氧化物，有很强的引起血小板聚集的作用。PGH_2可以在血栓素合成酶的催化作用下，形成大量血栓素A_2(TXA_2)(图3-2-3)。TXA_2使血小板内cAMP

笔记

减少，因而有很强的聚集血小板的作用，也有很强的收缩血管的作用。

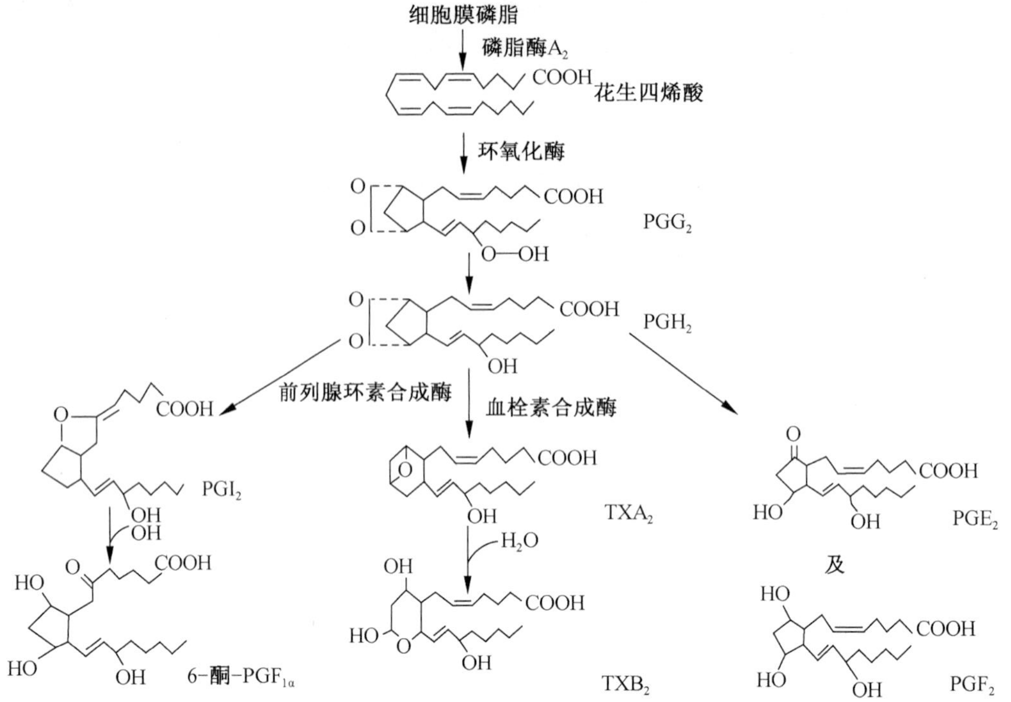

图 3-2-3 血小板前列腺素与血栓素的合成

4．血小板的收缩

血小板具有收缩能力。在血小板中存在着类似肌肉的收缩蛋白系统，包括肌动蛋白、肌球蛋白、微管和各种相关蛋白。血小板活化后，胞质内 Ca^{2+} 浓度升高，通过类似于肌肉收缩的机制引起血小板收缩反应。

5．血小板的吸附

血小板表面可吸附血浆中多种凝血因子，如纤维蛋白原、因子Ⅴ、因子Ⅺ、因子ⅩⅢ等。如果内皮细胞受损，随着血小板黏附和聚集于破损的局部，可使局部凝血因子浓度升高，有利于血液凝固和生理性止血。

（三）血小板的功能

血小板有维护血管壁完整性的功能。当血小板数减少到 50×10^9/L 以下时，微小创伤或仅血压增高也使皮肤和黏膜下出现血瘀点，甚至出现大块紫癜。可能由于血小板能随时沉着于血管壁以填充内皮细胞脱落留下的空隙，对保持内皮细胞完整或对内皮细胞修复有重要作用。当血小板太少时，这些功能就难以完成而产生出血倾向。

当血管受损伤时，通过表面接触和某些凝血因子的作用，血小板转入激活状态。激活了的血小板能释放一系列止血过程必需的物质，血小板也参与凝血。

（四）血小板的生成

生成血小板的巨核细胞也是从骨髓中的造血干细胞分化发展来的。巨核细胞增殖、分化的调节机制类似于红细胞系生成的调节，至少有两种调节因子分别对两个分化阶段进行调节。这两种调节因子是巨核系集落刺激因子（MK-CSF）和促血小板生成素（thrombopoietin，TPO）。

（五）血小板的破坏

笔记

血小板进入血液后，平均寿命为 7～14 天。但只在最初两天具有生理功能，衰老的血小板是在脾、肝和肺组织中被吞噬的。

第三节 生理性止血

当血管破损引起出血时,局部出现包括血管收缩、血小板血栓形成和血液凝固三个过程的生理性止血,这是机体的重要保护机制之一。凝血系统激活的同时,抗凝系统和纤溶系统也被激活,使止血反应限制在局部,以保持全身血液的流体状态。正常机体的凝血、抗凝和纤溶系统之间处于动态平衡。各种凝血因子、抗凝因子和纤溶因子的数量变化或功能障碍,可使凝血与抗凝血平衡发生紊乱,导致出血或血栓形成性疾病。

一、生理性止血的基本过程

小血管损伤后血液将从血管流出,但在正常人,数分钟后出血将自行停止,称为生理性止血(hemostasis)。用一个小撞针或注射针刺破耳垂或指尖使血液流出,然后测定出血延续的时间,这一段时间称为出血时间(bleeding time)。出血时间的长短可以反映生理止血功能的状态。正常出血时间为 1 ~ 3 min。血小板减少或凝血因子缺乏等,出血时间会相应延长或出血不止。

生理止血过程包括三部分。① 血管收缩。小血管受伤后立即收缩,若破损不大即可使血管封闭;主要是由损伤刺激引起的局部缩血管反应,但持续时间很短。② 血小板血栓形成。血管内膜损伤,内膜下组织暴露,可以激活血小板黏附于内膜下组织并聚集成团,形成一个松软的止血栓以填塞伤口。③ 血液凝固。血管受损也可启动凝血系统,在局部迅速发生血液凝固,使血浆中可溶的纤维蛋白原转变成不溶的纤维蛋白分子多聚体,并形成了由血纤维与血小板共同构成的牢固的止血栓,有效地制止出血。与此同时,血浆中也出现了生理的抗凝血活动与纤维蛋白溶解活性,以防止血凝块不断增大和凝血过程漫延到这一局部以外。显然,生理止血主要由血小板和某些血浆成分共同完成。

二、凝血、抗凝与纤溶系统

血液由流动的溶胶状态变成不能流动的凝胶状态,这一过程称为**血液凝固**(blood coagulation)或**血凝**。在凝血过程中,血浆中的纤维蛋白原转变为不溶的血纤维。血纤维交织成网,将很多血细胞网罗在内,形成血凝块。血液凝固后 1 ~ 2 h,血凝块又发生回缩,并释出淡黄色的液体,称为血清。血清与血浆的区别,在于前者缺乏纤维蛋白原和少量参与血凝的其他血浆蛋白质,但又增添了少量血凝时由血小板释放出来的物质。

血浆内具备了发生凝血的各种物质,所以将血液抽出放置于玻璃管内即可凝血。血浆内又有防止血液凝固的物质,称为抗凝物质(anticoagulant)。血管内还存在一些物质可使血纤维再分解,这些物质构成纤维蛋白溶解系统(简称纤溶系统)(fibrinolytic system)。

在生理止血中,血凝、抗凝与纤溶各系统相互配合,既有效地防止了失血,又保持了血管内血流畅通。

(一)血液凝固

血浆与组织中直接参与凝血的物质,统称为凝血因子(blood clotting factors),其中已按国际命名法用罗马数字编号的有 12 种(表 3-3-1)。此外,还有前激肽释放酶、高分子激肽原及来自血小板的磷脂等直接参与凝血过程。除因子Ⅳ与磷脂外,其余已知的凝血因子都是蛋白质,而且因子Ⅱ,Ⅶ,Ⅸ,Ⅹ,Ⅺ,Ⅻ及前激肽释放酶都是蛋白酶。通常在血液中,蛋白酶是以无活性的酶原形式存在,被激活后的酶才有活性,称为这些因子的"活性型",习惯上于该因子代号的右下

笔记

角加一“a”来表示。

表 3-3-1 按国际命名法编号的凝血因子

编号	同义名
因子Ⅰ	纤维蛋白原(fibrinogen)
因子Ⅱ	凝血酶原(prothrombin)
因子Ⅲ	组织凝血激酶(tissue thromboplastin)
因子Ⅳ	Ca^{2+}
因子Ⅴ	前加速素(proaccelerin)
因子Ⅶ	前转变素(proconvertin)
因子Ⅷ	抗血友病因子(antihemophilic factor, AHF)
因子Ⅸ	血浆凝血激酶(plasma thromboplastin component, PTC)
因子Ⅹ	Stuart-Prower 因子
因子Ⅺ	血浆凝血激酶前质(plasma thromboplastin antecedent, PTA)
因子Ⅻ	接触因子(contact factor)
因子ⅩⅢ	纤维蛋白稳定因子(fibrin-stabilizing factor)

凝血过程基本上是一系列蛋白质有限水解的过程,凝血过程一旦开始,各个凝血因子便一个激活另一个,形成一个“瀑布”样的反应链直至血液凝固。凝血过程大体上可分为三个阶段(图 3-3-1):即因子Ⅹ激活成Ⅹa;因子Ⅱ(凝血酶原)激活成Ⅱa(凝血酶);因子Ⅰ(纤维蛋白原)转变成Ⅰa(纤维蛋白)。

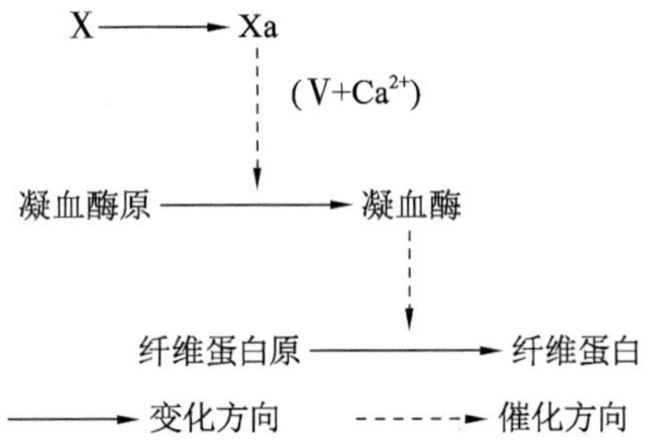

图 3-3-1 凝血过程的三个阶段简图

因子Ⅹ的激活可以通过两种途径。如果只是损伤血管内膜或抽出血液置于玻璃管内,完全依靠血浆内的凝血因子逐步使因子Ⅹ激活从而发生凝血的,称为**内源性激活途径**(intrinsic route);如果是依靠血管外组织释放的因子Ⅲ来参与因子Ⅹ的激活的,称为**外源性激活途径**(extrinsic route),如创伤出血后发生凝血的情况。

凝血详细过程如图 3-3-2 所示。

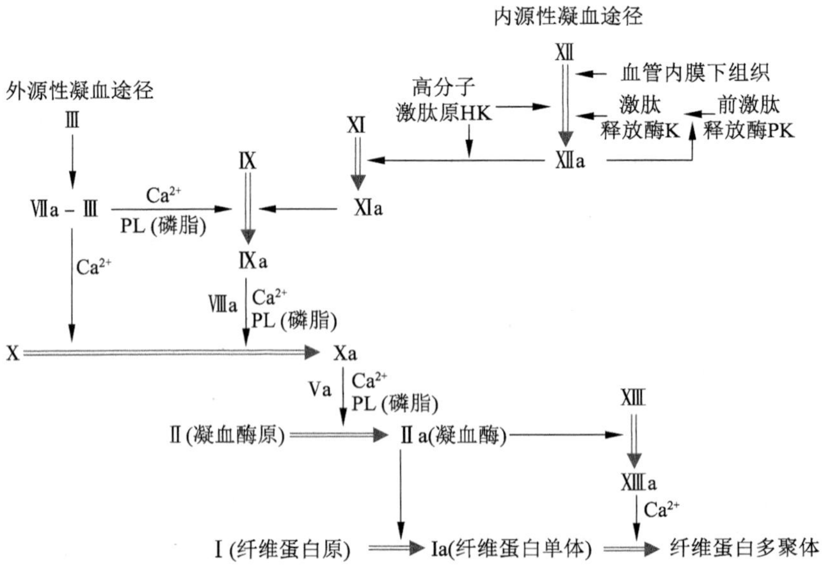

图 3-3-2 凝血过程示意图

笔 记

（1）内源性途径　一般从因子Ⅻ的激活开始。血管内膜下组织，特别是胶原纤维，与因子Ⅻ接触，可使因子Ⅻ激活成Ⅻa。Ⅻa 可激活前激肽释放酶使之成为激肽释放酶；后者反过来又能激活因子Ⅻ，这是一种正反馈，可使因子Ⅻa 大量生成。Ⅻa 又激活因子Ⅺ成为Ⅺa。由因子Ⅻ激活到Ⅺa 形成的步骤，称为表面激活。表面激活所形成的Ⅺa 再激活因子Ⅸ生成Ⅸa，这一步需要有 Ca^{2+}（即因子Ⅳ）存在。Ⅸa 再与因子Ⅷ、血小板 3 因子（PF3）及 Ca^{2+} 组成因子Ⅷ复合物，即可激活因子 X 生成 Xa。血小板 3 因子可能是血小板膜上的磷脂，它的作用主要是提供一个磷脂的吸附表面。因子Ⅸa 和因子 X 分别通过 Ca^{2+} 而同时连接于这个磷脂表面，这样，因子Ⅸa 即可使因子 X 发生有限水解而激活成为 Xa。但这一激活过程进行得很缓慢，除非是有因子Ⅷ参与。因子Ⅷ本身，不能激活因子 X，但能使Ⅸa 激活因子 X 的作用增强几百倍。所以因子Ⅷ虽是一种辅助因子，但是十分重要。遗传性缺乏因子Ⅷ将发生甲型血友病（hemophilia A），这时凝血过程非常慢，甚至微小的创伤也出血不止。先天性缺乏因子Ⅸ时，内源性途径激活因子 X 的反应受阻，血液也就不易凝固，这种凝血缺陷称为 B 型血友病（hemophilia B）。

（2）外源性途径　由因子Ⅶ与因子Ⅲ组成复合物，在有 Ca^{2+} 存在的情况下，激活因子 X 生成 Xa。因子Ⅲ，又名组织凝血激酶，广泛存在于血管外组织中，且在脑、肺和胎盘组织中特别丰富。因子Ⅲ为磷脂蛋白质。Ca^{2+} 的作用就是将因子Ⅶ与因子 X 都结合于因子Ⅲ所提供的磷脂上，以便因子Ⅶ催化因子 X 的有限水解，形成 Xa。

Xa 又与因子Ⅴ，PL 和 Ca^{2+} 形成凝血酶原酶复合物，激活凝血酶原（因子Ⅱ）生成凝血酶（Ⅱa）。因子 X 与凝血酶原的激活，都是在 PF3 提供的磷脂表面上进行的，可以将这两个步骤总称为磷脂表面阶段。在这一阶段中，因子Ⅱ（凝血酶原）、因子Ⅶ、因子Ⅸ和因子 X，都必须通过 Ca^{2+} 连接于磷脂表面。这些因子在肝细胞的核糖体处合成肽链后，还需依靠维生素 K 的参与。

凝血酶（thrombin）的主要作用是催化纤维蛋白原的分解，使每一分子纤维蛋白原从 N-端脱下四段小肽，转变成为纤维蛋白单体（fibrin monomer，FM）；凝血酶又能激活因子ⅩⅢ生成ⅩⅢa；在ⅩⅢa 的作用下纤维蛋白单体形成牢固的纤维蛋白多聚体（fibrin polymers），即不溶于水的血纤维。

一般来说，通过外源性途径凝血较快，内源性途径较慢，但在实际情况中，单纯由一种途径引起凝血的情况不多。

（二）生理性抗凝物质

在生理止血时，凝血只限于某一小段血管，说明正常人血浆中有抗凝物质。现在已经查明，血浆中最重要的抗凝物质是抗凝血酶（antithrombin）和肝素，它们的作用约占 75%。

1．抗凝血酶

抗凝血酶是血浆中一种丝氨酸蛋白酶抑制物。因子 Ⅱa，Ⅶ，Ⅸa，Xa，Ⅻa 的活性中心均含有丝氨酸残基，都属于丝氨酸蛋白酶。抗凝血酶Ⅲ分子上的精氨酸残基，可以与这些酶活性中心的丝氨酸残基结合，这样就“封闭”了这些酶的活性中心而使之失活。在血液中，每一分子抗凝血酶，可以与一分子凝血酶结合形成复合物，从而使凝血酶失活。

2．肝素

肝素是一种酸性黏多糖，主要由肥大细胞和嗜碱性粒细胞产生，存在于大多数组织中，在肝、肺、心和肌组织中更为丰富。肝素在体内和体外都具有抗凝作用，主要是通过增强抗凝血酶的活性而间接发挥抗凝作用；还可刺激血管内皮细胞释放组织因子途径抑制物（TFPI）而抑制凝血过程。

3．蛋白质 C

蛋白质 C（protein C）是近年来引起注意的另一种具有抗凝作用的血浆蛋白，分子量为 62 000，它由肝合成，并有赖于维生素 K 的存在。激活的蛋白质 C 具有多方面的抗凝血、抗血栓

笔 记

功能，主要的作用包括：① 灭活凝血因子Ⅴ和Ⅷ；② 限制因子Ⅹa与血小板结合；③ 增强纤维蛋白的溶解。

4．组织因子途径抑制物(TFPI)

TFPI是一种糖蛋白，主要由血管内皮细胞产生，是体内主要的生理性抗凝物质。TFPI先与FXa结合而抑制FXa的催化活性，同时TFPI发生变构；在Ca^{2+}作用下进一步与FⅦa组织因子(FⅢ)复合物结合，形成FⅢ-FⅦa-TFPI-FXa四合体，从而灭活FⅦa-FⅢ复合物，负反馈地抑制外源性凝血途径。

（三）纤维蛋白溶解

在生理止血过程中，小血管内的血凝块常可成为血栓，填塞了这一段血管。出血停止、血管创伤愈合后，构成血栓的血纤维可逐渐溶解，先形成一些穿过血栓的通道，最后可以达到基本畅通。血纤维溶解的过程，称为**纤维蛋白溶解**(fibrinolysis)，简称**纤溶**。

纤维蛋白溶解(纤溶)系统包括四类成分，即纤维蛋白溶解酶原(纤溶酶原)、纤维蛋白溶解酶(纤溶酶)、纤溶酶原激活物与纤溶抑制物。纤溶的基本过程可分两个阶段，即纤溶酶原的激活与纤维蛋白(或纤维蛋白原)的降解(图3-3-3)。

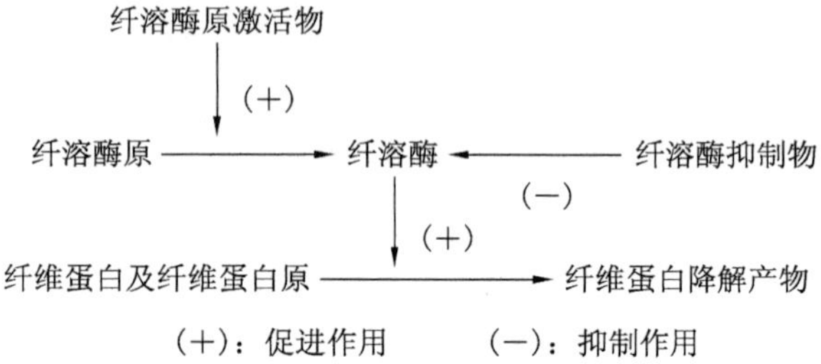

图3-3-3 纤维蛋白溶解系统

1．纤溶酶原激活

纤溶酶原的激活也是有限水解的过程，在激活物的作用下，脱下一段肽链成为纤溶酶。纤溶酶原激活物分布广而种类多，主要有三类：第一类为血管激活物，在小血管内皮细胞中合成后释放于血中。血管内出现血纤维凝块时，可使内皮细胞释放大量激活物，所释放的激活物大都吸附于血纤维凝块上。肌肉运动、静脉阻断、儿茶酚胺与组胺等可使血管内皮细胞合成和释放的激活物增多。第二类为组织激活物，存在于很多组织中，主要是在组织修复、伤口愈合等情况下，在血管外促进纤溶。肾合成与分泌的尿激酶就属于这一类激活物，活性很强，有助于防止肾小管中纤维蛋白沉着。第三类为依赖于因子Ⅻ的激活物，例如前激肽释放酶被Ⅻa激活后，所生成的激肽释放酶即可激活纤溶酶原。这一类激活物可使血凝与纤溶互相配合并保持平衡。

2．纤维蛋白(与纤维蛋白原)的降解

纤维蛋白的降解是指纤溶酶通过水解作用逐步将整个纤维蛋白或纤维蛋白原分割成很多可溶的小肽。纤维蛋白降解产物一般不能再出现凝固，而且其中一部分有抗血凝的作用。

纤溶酶是血浆中活性最强的蛋白酶，但特异性较小，可以水解凝血酶、因子Ⅴ、因子Ⅷ、激活因子Ⅻa；促使血小板聚集和释放5-羟色胺、ADP等；还能激活血浆中的补体系统；但它的主要作用是水解纤维蛋白原和纤维蛋白。血管内出现血栓时，纤溶主要局限于血栓。正常情况下，血管内膜表面经常有低水平的纤溶活动，很可能血管内也经常有低水平的凝血过程，两者处于平衡状态。

3．抑制物及其作用

血液中存在的纤溶抑制物主要是抗纤溶酶(antiplasmin)，但其特异性不大，例如，α_2-抗纤溶酶(α_2-AP)能普遍抑制各种内切酶，包括纤溶酶、胰蛋白酶、凝血酶、激肽释放酶等。

另外，体外延缓或阻止血液凝固的因素：① 降低温度，使参与凝血过程的酶的活性下降；② 光滑的表面，也称不湿表面，可减少血小板的聚集和解体，减弱对凝血过程的触发；③ 去Ca^{2+}，如加入枸橼酸钠、草酸铵、草酸钾和螯合剂乙二胺四乙酸(EDTA)等抗凝剂。

笔记

第四节　弥散性血管内凝血

弥散性血管内凝血(disseminated or diffuse intravascular coagulation，DIC)是指在某些致病因子作用下，大量促凝物质入血，凝血因子和血小板被激活，凝血酶增加，微循环中形成广泛的微血栓(高凝状态)，继而因凝血因子和血小板大量消耗，引起继发性纤溶亢进(低凝状态)，机体以止血、凝血功能障碍为特征，出现出血、休克、多器官功能障碍和溶血性贫血等病理过程，是一种危重的综合征。

一、DIC 的常见病因

DIC 的病因是指容易引起 DIC 的一些基础性疾病。其中感染性疾病占 31%～43%，恶性肿瘤占 24%～34%，产科意外占 4%～12%，创伤及手术占 1%～5%。

病因类型及主要疾病：

(1) *感染性疾病*　革兰阴性或阳性菌感染、病毒性肝炎、流行性出血热、病毒性心肌炎等。

(2) *肿瘤性疾病*　转移性癌、肉瘤、恶性淋巴瘤等。

(3) *妇产科疾病*　流产、死胎滞留、妊娠毒血症、羊水栓塞、胎盘早剥等。

(4) *创伤及手术*　严重软组织损伤、挤压综合征、大面积烧伤、大手术等。

此外，在疾病过程中某些因素也能触发凝血系统和促进 DIC 发生、发展，例如：缺氧、酸中毒，抗原-抗体复合物、自由脂肪酸与脂类物质，以及相继激活、触发的纤维蛋白溶解系统、激肽系统、补体系统等称为 DIC 的触发因素。

二、DIC 的发病机制

DIC 发生、发展的机制十分复杂，可归纳为以下四个方面：

(一) 组织严重损伤

临床上严重创伤和烧伤、外科手术、产科意外、病变器官组织的大量坏死、癌组织坏死或广泛血性转移等因素，都可促使 TF(组织因子/凝血因子Ⅲ)大量释放入血，导致 DIC 发生。当组织、血管受到损伤时，TF 从损伤的细胞中释放入血，与 Ca^{2+} 结合，再与因子Ⅶ通过 Ca^{2+} 结合形成复合物(Ⅶa－TF)，Ⅶa－TF 使大量因子Ⅹ激活(传统通路，classical pathway)，从而形成因子Ⅹa－Ⅴa－Ca^{2+}－PL 复合物；也可通过因子Ⅸ激活(选择通路，alternative pathway)形成因子Ⅸa－Ⅷa－Ca^{2+}－PL 复合物。两者继而产生凝血酶原激活物，导致凝血酶生成，从而加速凝血反应及血小板活化、聚集过程，在微血管内形成大量微血栓。

(二) 血管内皮细胞(VEC)损伤

细菌、病毒、内毒素、抗原-抗体复合物、持续性缺氧、酸中毒、颗粒或胶体物质进入体内时，都会损伤 VEC，尤其是微血管的 VEC。

① 损伤的 VEC 表达、释放大量 TF 并激活凝血系统，导致 DIC 的发生；

② 损伤暴露的内膜下胶原等组织可以直接激活因子Ⅻ或因子Ⅺ，启动内源性凝血系统；

③ 触发血小板活化，产生黏附、聚集和释放反应，加剧微血栓形成。

(三) 血细胞大量破坏，血小板被激活

① 异型输血、恶性疟疾、输入过量库存血等因素造成红细胞大量被破坏时，可以释放出大量

笔记

ADP 和红细胞素。ADP 具有激活血小板作用，导致血凝；红细胞素具有 TF 样作用，激活凝血系统。

② 白细胞被大量破坏时，可释出大量活性较高的促凝物质（表达 TF 和释放溶酶体酶）。例如，内毒素、IL-1、TNF-α 可以诱导中性粒细胞表达 TF，促进 DIC 发生。

③ 血小板的激活。在 DIC 的发生发展中，血小板多为继发性作用，只有在少数情况下，如血栓性血小板减少性紫癜时，血小板起原发性作用。

（四）促凝物质进入血液

① 急性出血性胰腺炎时，胰蛋白酶大量入血，直接激活凝血酶原，导致大量微血栓形成。

② 蜂毒、蛇毒是一种外源性促凝血物质，它们能直接激活因子Ⅹ、凝血酶原或直接使纤维蛋白原（fibrinogen，Fbg）转变为纤维蛋白单体（FM）。

③ 某些肿瘤细胞能分泌特有的促凝血蛋白（CP），可直接激活因子Ⅹ，激活凝血系统。

三、影响 DIC 发生发展的因素

（一）单核-巨噬细胞系统功能受损

当单核-巨噬细胞系统功能严重障碍（如长期大量应用糖皮质激素、严重肝脏疾病）或由于过量吞噬（如细菌、内毒素、脂质、坏死组织）导致细胞功能受封闭时，单核-巨噬细胞对血液中促凝物质清除减少，大量促凝物质堆积，极易诱发 DIC。

（二）严重肝功能障碍

① 肝脏合成抗凝物质减少：抗凝血物质抗凝血酶（AT）、蛋白质 C（PC）、纤溶酶原等是由肝脏合成的。

② 肝脏灭活活化凝血因子减少：在凝血系统激活过程中，活化的凝血因子Ⅸa、因子Ⅺa、因子Ⅹa 均在肝脏内被清除和灭活。

③ 急性肝坏死时可大量释放 TF。

④ 肝功能障碍的某些病因（病毒、某些药物）激活凝血因子。

这些因素在 DIC 的发生、发展中均有一定的作用。

（三）血液的高凝状态

血液的高凝状态是指在某些生理或病理条件下，血液凝固性增高，有利于血栓形成的一种状态。继发性高凝状态见于各种血液和非血液疾病，如肾病综合征、恶性肿瘤、白血病、妊娠中毒等。

（四）微循环障碍

休克导致的严重微循环障碍，微循环内血流缓慢，出现血液涡流或淤滞，血细胞聚集，促使 DIC 形成。

（五）纤溶系统功能受抑制

临床上不恰当地应用纤溶系统功能的抑制剂如 6-氨基己酸（6-aminocaproic acid，EACA）或对羧基苄胺（*p*-aminomethyl benzoic acid，PAMBA）等，在过度抑制机体纤溶功能的情况下，若一旦发生感染、创伤等事件，容易引起 DIC。

四、弥漫性血管内凝血的分期和分型

（一）DIC 的分期

DIC 是一个病理过程，根据它的病理生理特点及发展过程，典型者一般可经过三期：

笔 记

（1）高凝期　由于凝血系统被激活，所以多数患者血中凝血酶含量增多，导致微血栓的形成，此时的表现以血液高凝状态为主。

（2）消耗性低凝期　由于凝血系统被激活和微血栓的形成，凝血因子、血小板因消耗而减少，此时常伴有继发纤溶。所以有出血的表现。

（3）继发性纤溶亢进期　在凝血酶及Ⅻa 的作用下，纤溶酶原激活物被激活，从而使大量纤溶酶原转变成纤溶酶；此时又有纤维蛋白降解产物（FDP）的形成，它们均有很强的纤溶和/或抗凝作用，所以此期出血十分明显。

（二）DIC 分型

① 按 DIC 发生快慢分型：急性型、慢性型、亚急性型。

② 按 DIC 的代偿情况分型：失代偿型、代偿型、过度代偿型。

五、DIC 的功能代谢变化

（一）出血

DIC 出血症状主要是由抗凝血酶和纤溶酶产生过多造成的。

（二）休克

急性 DIC 常伴有休克发生；慢性、亚急性 DIC 可有休克，也可无休克。DIC 与休克之间是互为因果，可以形成恶性循环。DIC 引起的休克常有以下特点：① 突然出现或与病情不符；② 伴有严重广泛的出血及四肢末梢的发绀；③ 有多器官功能不全综合征出现；④ 对休克的综合治疗缺乏反应，病死率高。

（三）多系统器官功能障碍

DIC 时的多系统器官功能障碍主要是由于微血管内广泛的微血栓形成，阻塞微血管，引起不同脏器不同的部位组织细胞缺血缺氧，从而发生代谢、功能障碍或缺血坏死，严重者可导致脏器功能不全甚至衰竭，是 DIC 引起患者死亡的重要原因。

（四）贫血

DIC 患者可伴有一种特殊类型的贫血，即微血管病性溶血性贫血。其特征是，外周血涂片中可见一些带刺的收缩红细胞，可见新月体、盔甲形等形态各异的红细胞碎片，称为裂体细胞。由于裂体细胞脆性高，很容易发生溶血。

第五节　作用于血液及造血器官的药物

生理状态下，机体内血液凝固、抗凝和纤维蛋白溶解过程维持动态平衡，一旦这种平衡被打破，就会出现血栓性或出血性疾病。此外，各类血细胞数量或功能出现改变可导致血液系统功能障碍，如贫血、粒细胞减少、再生障碍性贫血等。

一、抗凝血药

抗凝血药是指能通过干扰机体生理性凝血的某些环节而阻止血液凝固的药物，临床主要用于血栓栓塞性疾病的预防和治疗。

笔记

(一) 凝血酶间接抑制药

肝素

肝素(heparin)是一种硫酸化的葡萄糖胺聚糖(glycosaminoglycan,GAGs)的混合物,相对分子质量为5~30 kD,平均分子质量是12 kD。因与大量硫酸基和羧基共价结合,而带有大量负电荷,呈酸性。药用肝素是从猪肠黏膜或牛肺脏中获得。

【药理作用与作用机制】 肝素在体内、体外均有强大的抗凝作用。静脉注射后,抗凝作用立即发生。肝素的药理作用有以下几个方面:① 增强抗凝血酶Ⅲ活性;② 抑制血小板聚集。

【临床应用】

① 血栓栓塞性疾病,主要用于防止血栓形成和扩大。

② 弥散性血管内凝血(DIC)。

③ 心血管手术、心导管检查、血液透析及体外循环等体外抗凝。

【不良反应】 出血;血小板减少症;其他,如可引起皮疹、发热等过敏反应。

【禁忌证】 孕妇,产妇,对肝素过敏,有血友病、出血倾向、血小板功能不全和血小板减少症、紫癜、严重高血压、细菌性心内膜炎、肝肾功能不全、消化性溃疡、颅内出血、活动性肺结核、先兆性流产、内脏肿瘤、外伤及术后等患者禁用。

低分子量肝素

从普通肝素中分离或由普通肝素降解后再分离而得的低分子量肝素(low molecular weight heparin, LMWH)是相对分子质量小于7 kD的肝素。由于其药理学和药动学的特性优于普通肝素,近年来发展很快,如依诺肝素。与普通肝素比较,LMWH具有以下特点:① LMWH具有选择性抗凝血因子Xa活性,而对凝血酶及其他凝血因子影响较小。这样就使抗血栓作用与出血作用分离,保持了肝素的抗血栓作用而降低了出血的危险。② 个体差异小,血管外给药生物利用度高,半衰期较长,体内不易被消除。③ LMWH由于相对分子质量小,较少受血小板因子4(PF_4)的抑制,不易引起血小板减少。LMWH将逐渐取代普通肝素用于临床,但各制剂选用时仍应注意出血的不良反应。

(二) 凝血因子合成抑制剂——维生素K拮抗药

香豆素(coumarin)类为口服抗凝血药,常用的有华法林(苄丙酮香豆素,warfarin)、双香豆素(dicoumarol)、苯丙香豆素(phenprocoumon)、醋硝香豆素(新抗凝,acenocoumarol)等。

华法林

【药理作用与作用机制】 香豆素类是维生素K的拮抗剂,抑制维生素K在肝脏由环氧型向氢醌型转化,从而阻止维生素K的反复利用。华法林抑制了凝血因子Ⅱ,Ⅶ,Ⅸ,Ⅹ等的活化,使这些因子处于无凝血活性的前体阶段,从而产生抗凝作用。

【临床应用】

① 心房纤颤和心脏瓣膜病所致血栓栓塞。

② 髋关节手术患者,可降低静脉血栓形成发病率。

③ 预防复发性血栓栓塞性疾病。

【不良反应】 主要是出血。可致畸胎,孕妇禁用。

二、抗血小板药

血小板在血栓栓塞性疾病,特别是动脉血栓疾病的形成中具有重要病理生理学意义。抗血小板药是指对血小板功能有抑制作用的药物,阿司匹林和噻氯匹定在临床较常用。

笔记

(一) 血小板代谢酶调控药

阿司匹林

【药理作用】 阿司匹林抑制血小板聚集,抗血栓形成。血栓形成与血小板聚集有关。血小板产生的血栓素 A_2(TXA_2)是强大的血小板释放及聚集的诱导物,它可直接诱发血小板释放 ADP,进一步加速血小板的聚集过程。阿司匹林可抑制 TXA_2 的合成,影响血小板聚集,引起凝血功能障碍,延长出血时间。临床试验证明,小剂量阿司匹林(每天 50 ~ 100 mg)即可最大限度地抑制血小板聚集,作用持续 2 ~ 3 天。因此每天给予小剂量阿司匹林可防治血栓性疾病。

【临床应用】 常用于冠状动脉硬化性疾病、心肌梗死、脑梗死、深静脉血栓形成和肺梗死等,作为溶栓疗法的辅助抗栓药物,能减少缺血性心脏病发作和复发的危险,也可使一过性脑缺血发作患者的中风发生率和病死率降低。此外,小剂量阿司匹林可预防慢性稳定性心绞痛、心肌梗死、脑梗死、脑卒中或短暂性脑缺血发作后脑梗死,以及瓣膜修补术或冠脉搭桥术后的血栓形成。

(二) 血小板活化抑制药

噻氯匹定

【药理作用与作用机制】 噻氯匹定(ticlopidine)是噻烯吡啶类药物。比阿司匹林抗血小板作用更特异。本品对 ADP 介导的血小板活化具有特异的、不可逆的和强大的抑制作用。

【临床应用】 用于血栓栓塞性疾病,如可使脑血管病、心肌梗死的病死率降低;也用于外周血管闭塞性疾病及糖尿病性视网膜病。国内常规剂量每天 250 mg,可达到最大治疗效果,如再增加剂量可引起出血倾向。

(三) 血小板糖蛋白 $Ⅱ_b/Ⅲ_a$ 受体阻断药

ADP、凝血酶、TXA_2 等血小板聚集诱导药引起血小板聚集最终的共同通路都是暴露血小板膜表面的糖蛋白(GP) $Ⅱ_b/Ⅲ_a$ 受体。GP $Ⅱ_b/Ⅲ_a$ 受体单克隆抗体抑制血小板聚集,主要药物有阿昔单抗、拉米非班等。

三、纤维蛋白溶解药

当机体的生理性或病理因素引起小血管内形成血凝块时,将由纤维蛋白溶解(简称纤溶)系统使之溶解,以防止血栓形成,保证血流畅通。当某些病理因素导致机体形成血栓时,则需要给予外源性的纤维蛋白溶解剂(fibrinolytics),又称溶栓药,是在内源性或外源性纤溶酶原激活剂参与下,使纤溶酶原转为纤溶酶,纤溶酶通过降解纤维蛋白和纤维蛋白原而限制血栓增大和溶解血栓。

链激酶

链激酶(streptokinase,SK)为天然的第一代溶栓药,是从 β-溶血性链球菌培养液中提取的一种非酶性单链蛋白,相对分子质量为 47 kD。现用基因工程技术制成重组链激酶(recombinant streptokinase, rSK)。链激酶激活纤溶酶原为纤溶酶的作用是间接的,即链激酶先与纤溶酶原形成SK-纤溶酶原复合物,使其中的纤溶酶原转为纤溶酶,溶解血栓。主要用于血栓栓塞性疾病,如急性心肌梗死、静脉血栓形成、肺栓塞、动脉血栓栓塞、透析通道栓塞、人工瓣膜栓塞等。在血栓形成不超过 6 h 内用药,其疗效最佳。易引起出血,严重者可注射氨甲苯酸(或类似药),甚者可补充纤维蛋白原或全血。本品具有抗原性,可引起过敏反应。

尿激酶

尿激酶(urokinase,UK),由人尿或肾细胞组织培养液提取的天然第一代溶栓药。尿激酶为体内纤溶系统的成员,可直接激活纤溶酶原为纤溶酶。纤溶酶裂解凝血块表面上的纤维蛋白,

笔记

也可裂解血液中游离的纤维蛋白原，故本品对纤维蛋白无选择性。

本品主要用于心肌梗死和其他血栓栓塞性疾病。本品是目前国内应用最广泛的溶栓药。出血是其主要的不良反应，但较链激酶轻；无过敏反应。

四、促凝血药

维生素 K

维生素 K(vitamin K, Vit K)广泛存在于自然界，基本结构为甲萘醌。维生素 K_1 存在于绿色植物中，维生素 K_2 是人体肠道细菌的代谢产物，以上二者均为脂溶性，其吸收需要胆汁参与。维生素 K_3，K_4 均为人工合成，是水溶性，直接可以吸收。

【药理作用】 维生素 K 是 γ-羧化酶的辅酶，在羧化酶参与下，凝血因子Ⅱ，Ⅶ，Ⅸ，Ⅹ前体的第 10 个谷氨酸残基，羧化为 γ-羧基谷氨酸，从而使这些因子具有活性，产生凝血作用。羧化酶的活化需要还原的氢醌型 Vit K 氧化为 Vit K 环氧化物，以及环氧化型 Vit K 的再还原才能完成上述羧化反应。

【临床应用】 用于维生素 K 缺乏引起的出血：① 用于新生儿出血（缺乏合成 Vit K 的细菌）和预防长期应用广谱抗生素继发的 Vit K 缺乏症（细菌合成 Vit K 减少）；② 用于阻塞性黄疸、胆瘘、慢性腹泻和广泛胃肠切除后，继发于吸收或利用障碍所致的低凝血酶原血症；③ 口服过量华法林香豆素类抗凝药、水杨酸等所致出血。

【不良反应】 维生素 K_1（甚至大剂量）不良反应最少，但注射速度过快可出现面部潮红、出汗、胸闷和血压骤降等。一般以肌内注射为宜。较大剂量 Vit K_3 可引发新生儿、早产儿或缺乏葡萄糖-6-磷酸脱氢酶的特异质者发生溶血和高铁血红蛋白血症。

五、抗贫血药

贫血是指循环血液中红细胞数量或血红蛋白含量低于正常。按照病因及发病机制的不同可分为缺铁性贫血、巨幼红细胞贫血和再生障碍性贫血。缺铁性贫血由铁缺乏引起，可通过补充铁剂进行治疗；巨幼红细胞贫血由叶酸或维生素 B_{12} 缺乏所致，采用补充叶酸或维生素 B_{12} 的治疗方法。

铁剂

铁是人体必需的元素，是构成血红蛋白、肌红蛋白、组织酶系，如过氧化物酶、细胞色素 C 等所必需。当机体铁的摄入量不足，或胃肠道吸收障碍，或慢性失血造成机体铁缺乏时，可影响血红蛋白的合成而引起贫血，应及时补充铁剂。正常男子和绝经后的女子每日从食物中只需补充每天所丢失的 1 mg 铁就够了，但在生长发育时期的婴儿、儿童、青少年和孕妇，对铁的需要量增加。

【体内过程】 食物中的铁以 Fe^{2+} 形式吸收。Fe^{3+} 很难吸收，只有经胃酸、维生素 C 或食物中还原物质（如果糖、半胱氨酸等）作用下，转为还原型 Fe^{2+}，才能在十二指肠和空肠上段吸收。常见的铁剂如下：口服铁剂有硫酸亚铁（ferrous sulfate）、枸橼酸铁铵（ferric ammonium citrate）、富马酸亚铁（ferrous fumarate）；注射铁剂有山梨醇铁（iron sorbitex）和右旋糖酐铁（iron dextran）。

【药理作用】 铁是红细胞成熟阶段合成血红素必需物质。吸收到骨髓的铁，吸附在有核红细胞膜上并进入细胞内的线粒体，与原卟啉结合后所形成的血红素再与珠蛋白结合，即形成血红蛋白。

笔 记

【临床应用】 治疗缺铁性贫血，如慢性失血性贫血（月经过多、痔疮出血和子宫肌瘤等），营养不良、妊娠、儿童生长发育期引起的缺铁性贫血，疗效甚佳。铁剂治疗 4 ~ 5 天血液中网织红细胞数即可上升,10～14 天达高峰,4～8 周血红蛋白恢复正常。为使体内铁贮存恢复正常,待血红蛋白正常后需减半继续服药 2～3 个月。

【不良反应】 口服铁剂最常见的不良反应是胃肠道刺激症状,如恶心、呕吐、腹泻等。

第六节 血型、血量与输血原则

一、血型

(一) 血型与红细胞凝集

血型(blood group) 通常是指血细胞膜上特异性的抗原类型。若将红细胞血型不相容的两个人的血液滴加在玻片上并使之混合,则红细胞可凝集成簇,这一现象称为红细胞凝集。在补体的作用下,可引起凝集的红细胞破裂,发生溶血。

红细胞凝集的本质是抗原-抗体反应。能与红细胞膜上的凝集原(抗原)起反应的特异抗体则称为凝集素,存在于血浆中。发生抗原-抗体反应时,抗体上的抗原结合位点结合相应抗原的红细胞,使它们聚集成簇。

白细胞与血小板也存在与红细胞相同的血型抗原,此外,它们还具有自己所特有的抗原,这些抗原具有临床意义,特别是组织兼容性抗原对选择器官组织的移植和血液成分输注的合适供应者有重要意义。人类白细胞抗原(human leukocyte antigen,HLA)是人类白细胞上最强的同种抗原。HLA 系统由数量众多的抗原所组成,是一个极为复杂的抗原系统,HLA 系统除了在医学上与器官移植、植皮、骨髓移植有密切的关系外,还可应用于亲子鉴定和人类学研究。血小板还有一些特有的抗原,如 PI,Zw,Ko 等系统,它们可导致新生儿血小板减少症。

(二) 红细胞血型

自 1901 年发现第一个人类血型系统 ABO 血型系统以来,至今已发现 35 个不同的红细胞血型系统,抗原近 300 个。红细胞血型系统最为重要的是 ABO 血型系统和 Rh 血型系统。

1. ABO 血型系统

(1)ABO 血型的分型及其物质基础 ABO 血型是根据红细胞膜上存在的凝集原 A 与凝集原 B 的情况而分为 4 型。凡红细胞只含 A 凝集原的,即称 A 型;如只有 B 凝集原的,称为 B 型;若 A 与 B 两种凝集原都有的称为 AB 型;这两种凝集原都没有的,则称为 O 型。不同血型的人的血清中各含有不同的凝集素,即不含有对抗他自身红细胞凝集原的凝集素(表 3-6-1)。

ABO 血型系统还有几种亚型,其中最为重要的亚型是 A 型中的 A1 亚型和 A2 亚型。在 A1 亚型红细胞上含有 A 和 A1 抗原,而 A2 亚型红细胞上仅含有 A 抗原。相应地,在 A1 亚型血清中只有抗 B 凝集素,而 A2 亚型血清中除抗 B 凝集素之外,还含有抗 A1 凝集素。因此在测定血型和输血时都应注意到 A 亚型的存在。

表 3-6-1 ABO 血型系统中的凝集原和凝集素

血型	凝集原	凝集素
A 型	A	抗 B
B 型	B	抗 A
AB 型	A + B	无
O 型	无	抗 A + 抗 B

笔 记

(2) 血型的遗传学特征 血型是先天遗传的。人类 ABO 血型系统的遗传是由 9 号染色体上的 A,B 和 O 三个等合基因来控制的。在一对染色体上只可能出现上述三个基因中的两个分别由父母双方各遗传一个给子代。两个等位基因就决定了子代血型的基因型。A 基因和 B 基因是显性基因,O 基因则为隐性基因。血型相同的人其遗传基因型不一定相同。

新生儿的血液中还不具有 ABO 系统的抗体;在出生后的第一年中这种抗体才逐渐出现在血浆中,可以对抗自己血细胞上所没有的抗原。这类天然抗体多属 IgM。

(3) ABO 血型的检测 正确测定血型是保证输血安全的基础。在一般输血中只有 ABO 系统的血型相合才能考虑输血。测定 ABO 血型的方法是,在玻片上分别滴上一滴抗 B、一滴抗 A 和一滴抗 A-抗 B 血清,在每一滴血清上再加一滴红细胞悬浮液,轻轻摇动,使红细胞和血清混匀,观察有无凝集现象(图 3-6-1)。

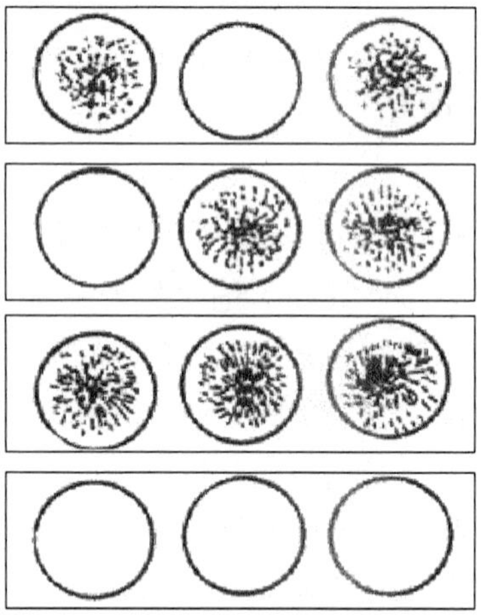

图 3-6-1 ABO 血型的测定

2. Rh 血型系统

(1) Rh 血型系统的基因型及其表达 Rh 血型是在恒河猴(Rhesus monkey)的红细胞上发现的。利用血清试验提示人类红细胞上的 Rh 血型系统包括 5 种不同的抗原,分别称为 C,c,D,E,e,其中 D 抗原的抗原性最强。因此通常将红细胞上含有 D 抗原的,即称为 Rh 阳性;而红细胞上缺乏 D 抗原的,称为 Rh 阴性。

(2) Rh 血型的特点及其在医学实践中的意义 在人血清中不存在抗 Rh 的天然抗体,只有当 Rh 阴性的人,接受 Rh 阳性的血液后,通过体液性免疫才产生抗 Rh 的抗体。另外,Rh 系统的抗体主要是不完全抗体 IgG,可以透过胎盘。

这样,第一次输血后一般不产生明显的反应,但在第二次,或多次再输入 Rh 阳性血液时即可发生抗原-抗体反应,输入的 Rh 阳性红细胞即被凝集。

当 Rh 阴性的母亲怀有 Rh 阳性的胎儿时,在分娩时有部分胎儿红细胞进入母体,通过免疫反应,在母体的血液中产生抗体,主要是抗 D 抗体。因此,第一次妊娠常不产生严重反应。如果此 Rh 阴性母亲再次孕育 Rh 阳性胎儿时,此时,母体血液中高浓度的 Rh 抗体将会透过胎盘,破坏大量胎儿红细胞。造成新生儿溶血性贫血,严重时可致胎儿死亡。

在我国各族人中,汉族和其他大部分民族的人,属 Rh 阳性的约占 99%,Rh 阴性的人只占 1%左右。但是在另一些少数民族中,Rh 阴性的人较多,如苗族为 12.3%,塔塔尔族为 15.8%。

二、血量和输血

(一) 血量

人体内血液的总量称为血量,是血浆量和血细胞量的总和。正常成年人的血液总量相当于体重的 7%~8%,即相当于每千克体重 70~80 mL。

(二) 输血前必须鉴定血型,做交叉配血试验

在准备输血时,首先必须保证供血者与受血者的 ABO 血型相合,因为这一系统的不相容输血常引起严重的反应。对于在生育年龄的妇女和需要反复输血的患者,还必须使供血者与受血者的 Rh 血型相合,以避免受血者在被致敏后产生抗 Rh 的抗体。

笔记

即使在 ABO 系统血型相同的人之间输血，在输血前也必须进行交叉配血试验(cross-match test)，即把供血者的红细胞与受血者的血清进行血清配合试验(这称为试验主侧)；而且要把受血者的红细胞与供血者的血清做配合试验(这称为试验的次侧)。这样，不仅可以检验血型测定是否有误，又能发现他们的红细胞或血清中，是否还存在一些其他的凝集原或凝集素，足以引起红细胞凝集反应。在进行交叉配血试验时，应在 37℃ 下进行，以保证可能有的凝集反应得以充分显示。

如果交叉配血试验的两侧都没有凝集反应，即为配血相合，可以进行输血；如果主侧有凝集反应，则为配血不合，不能输血；如果主侧不起凝集反应，而次侧有凝集反应，只能在应急情况下输血，输血时不宜太快太多，并密切观察，如发生输血反应，应立即停止输注。

笔 记

第四章

循环系统

第一节　心脏的泵血功能

心脏在血液循环中起着泵的作用。心脏的泵血依靠心肌收缩和舒张的不断交替活动而得以完成。

一、心动周期

心脏一次收缩和舒张，构成一个机械活动周期，称为心动周期(cardiac cycle)。心房与心室的心动周期均包括收缩期和舒张期。由于心室在心脏泵血活动中起主要作用，故通常心动周期是指心室的活动周期而言。

心动周期持续的时间与心率有关。成年人心率平均每分钟 75 次，每个心动周期持续 0.8 s。一个心动周期中，两心房首先收缩，持续 0.1 s，继而心房舒张，持续 0.7 s。当心房收缩时，心室处于舒张期，心房进入舒张期后不久，心室开始收缩，持续 0.3 s，随后进入舒张期，占时 0.5 s。心室舒张的前 0.4 s 期间，心房也处于舒张期，这一时期称为全心舒张期(图 4-1-1)。如果心率增快，心动周期持续时间缩短，收缩期和舒张期均相应缩短，但舒张期缩短的比例较大，心肌休息时间相对缩短，这对心脏的持久活动是不利的。

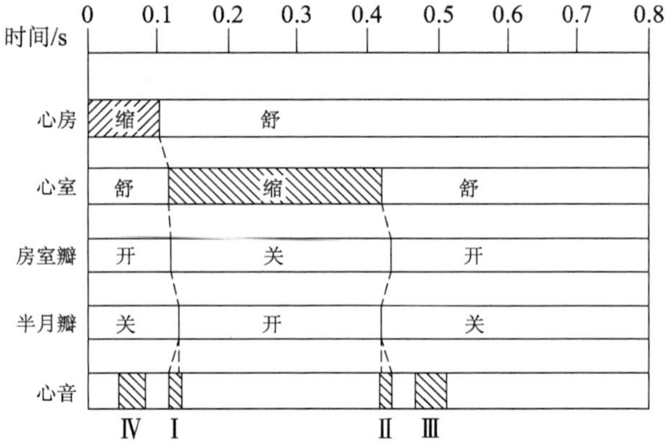

图 4-1-1　心动周期中心房和心室活动的顺序和时间关系

二、心脏的泵血过程

左、右心室的泵血过程相似，而且几乎同时进行。现以左心室为例，了解心脏泵血的过程及机制。通常以心房开始收缩作为描述一个心动周期的起点(图 4-1-2)。

1. 心房收缩期

心房开始收缩，心房容积缩小，内压升高，心房内血液被挤入已经充盈了血液但仍然处于舒张期状态的心室，由心房推动进入心室的血液通常只占心室总充盈量的 25% 左右。心房收缩持续约 0.1 s，随后进入舒张期。

2. 心室收缩期

心室收缩期包括等容收缩期，以及快速和减慢射血期。

笔 记

（1）等容收缩期　心房进入舒张期后不久，心室开始收缩，心室内压力开始升高；当超过房内压时，心室内血液出现由心室向心房反流的倾向，但这种反流正好推动房室瓣关闭。这时，室内压尚低于主动脉压，半月瓣仍然处于关闭状态，心室成为一个封闭腔，因血液是不可压缩的液体，这时心室肌的强烈收缩可导致室内压急剧升高。从房室瓣关闭到主动脉瓣开启前的这段时期，心室的收缩不能改变心室的容积，故称为等容收缩期。其特点是室内压大幅度升高，且升高速率很快。这一时相持续 0.05 s 左右。

（2）射血期　当心室收缩使室内压升高超过主动脉压时，半月瓣被打开，等容收缩期结束，进入射血期。射血期的最初 1/3 左右时间内，心室肌仍在作强烈收缩，由心室射入主动脉的血液量很大（约占总射血量的 2/3），流速也很快，此时，心室容积明显缩小，室内压继续上升达峰值，这段时期称为快速射血期，此期持续约 0.10 s；由于大量血液进入主动脉，主动脉压相应增高。随后，由于心室内血液减少及心室肌收缩强度减弱，心室容积的缩小也相应变得缓慢，射血速度逐渐减弱，这段时期称为减慢射血期，此期持续约 0.15 s，在这一时期内，心室内压和主动脉压都相应由峰值逐步下降。

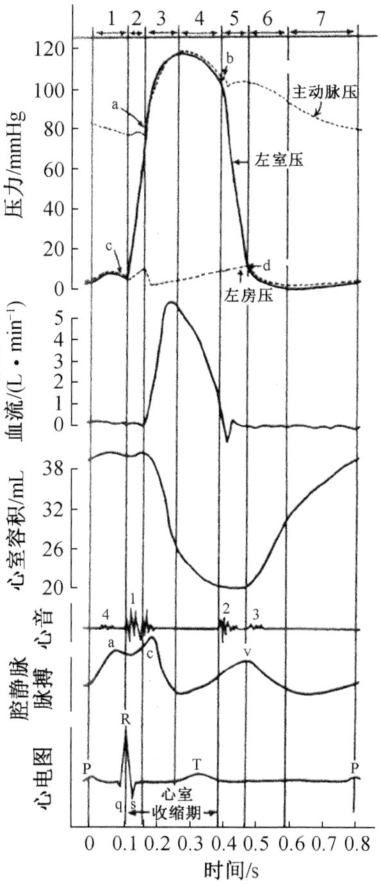

1—心房收缩期；2—等容收缩期；3—快速射血期；4—减慢射血期；5—等容舒张期；6—快速充盈期；7—减慢充盈期；a 和 b—分别表示主动脉瓣开启和关闭；c 和 d—分别表示二尖瓣关闭和开启

图 4-1-2　犬心动周期各时相中，心脏（左侧）内压力、容积和瓣膜等的变化（1 mmHg = 0.133 kPa）

3．心室舒张期

心室舒张期包括等容舒张期和心室充盈期，后者又再细分为快速充盈期、减慢充盈期和心房收缩期三个时期。

（1）等容舒张期　心室肌开始舒张后，室内压下降，主动脉内血液向心室方向反流，推动半月瓣关闭；这时室内压仍明显高于心房压，房室瓣仍然处于关闭状态，心室又成为封闭腔。此时，心室肌舒张，室内压以极快的速度大幅度下降，但容积并不改变，从半月瓣关闭直到室内压下降到低于心房压，房室瓣开启时为止的这一段时间，称为等容舒张期，持续 0.06～0.08 s。

（2）心室充盈期　当室内压下降到低于房内压时，血液顺着房-室压力梯度由心房向心室方向流动，冲开房室瓣并快速进入心室，心室容积增大，称快速充盈期，占时 0.11 s 左右；其间进入心室的血液约为总充盈量的 2/3。随后，血液以较慢的速度继续流入心室，心室容积进一步增大，称减慢充盈期，持续约 0.22 s。此后，进入下一个心动周期。

以上心室射血和充盈过程中，室壁心肌收缩和舒张，是造成室内压力变化，从而导致心房和心室之间，以及心室和主动脉之间产生压力梯度的根本原因；而压力梯度是推动血液在相应腔室之间流动的主要动力，血液的单方向流动则是在瓣膜活动的配合下实现的。还应注意瓣膜的作用对于室内压力的变化起着重要作用，没有瓣膜的配合，等容收缩期和等容舒张期的室内压大幅度升降，是不能完满实现的。

右心室的泵血过程与左心室基本相同。但由于肺动脉压约为主动脉压的 1/6，因此在心动

笔记

周期中右心室内压的变化幅度要比左心室内压的变动小得多。

虽然心室的充盈绝大部分是在快速充盈期内完成的，但心房收缩时又挤出部分血液以增加心室充盈（约占总充盈量的25%），使心室舒张末期容积和压力都有一定程度的增加，这对于心室射血功能是有利的。另一方面，如果心房收缩缺失，将会导致房内压升高，不利于静脉血液回流，从而间接影响心室射血。故心房收缩起着初级泵的作用。

三、心音

在心动周期中，心肌收缩、瓣膜启闭、血液加速和减速对心血管壁的加压和减压作用，以及形成的涡流等因素引起的机械振动，可通过周围组织传递到胸壁；如将听诊器放在胸壁某些部位，就可以听到声音，称为心音（heart sound）。心音在诊查心瓣膜功能方面有重要意义，还可判断心率和心律是否正常。

心音发生在心动周期的某些特定时期，其音调和持续时间也有一定的规律；多数情况下只能听到第一和第二心音，在某些健康儿童和青年人也可听到第三心音，40 岁以上的健康人也有可能出现第四心音。

第一心音发生在心缩期，音调低，持续时间相对较长，在心尖搏动处（左第五肋间隙锁骨中线）听得最清楚。在心缩期，心室射血引起大血管扩张及产生的涡流发出的低频振动，以及由于房室瓣突然关闭所引起的振动，是听诊第一心音的主要组成成分，因此，通常把第一心音当作心室收缩期开始的标志。第二心音发生在心脏舒张期，频率较高，持续时间较短。听诊的第二心音主要与主动脉瓣的关闭有关，故可用于标志心室舒张期开始。

四、心脏泵血功能的评价

对心脏泵血功能的评定，通常用单位时间内心脏的输出量和心脏的做功量作为评价指标。

（一）心脏的输出量

1．搏出量和心输出量

一次心跳从一侧心室射出的血液量，称每搏输出量（stroke volume，SV），简称搏出量。每分钟射出的血液量，称每分输出量（minute volume），简称心输出量（cardiac output，CO），等于心率与搏出量的乘积。左、右两心室的输出量基本相等。健康成年男性静息状态下，心率平均每分钟 75 次，搏出量约为 70 mL（60 ~ 80 mL），心输出量约为 5 L/min（4.5 ~ 6.0 L/min）。

2．心指数

为比较不同个体、不同状态的心功能，以单位体表面积（m^2）计算的心输出量，称为心指数（cardiac index，CI）。中等身材的成年人体表面积为 1.6 ~ 1.7 m^2，安静和空腹情况下心输出量为 5 ~ 6 L/min，故心指数为 3.0 ~ 3.5 L/（min · m^2）。安静和空腹情况下的心指数，称为静息心指数，是分析比较不同个体心功能时常用的评定指标。

3．射血分数

正常成年人，左心室舒张末期容积约为 125 mL，收缩末期容积约为 55 mL，搏出量为 70 mL。可见，每一次心跳，心室内血液并没有全部射出。搏出量占心室舒张末期容积的百分比，称为射血分数（ejection fraction，EF）。健康成年人搏出量较大时，射血分数为 55% ~ 65%。在心室异常扩大、心室功能减退的情况下，搏出量可能与正常人没有明显区别，但射血分数已下降。

笔记

（二）心脏的做功量

血液在心血管内流动过程中所消耗的能量，是由心脏做功所供给的；换句话说，心脏做功所释放的能量转化为压强能和血流的动能,血液才能循环流动。心室一次收缩所做的功,称为每搏功,可以用搏出的血液所增加的动能和压强能来表示。动能在整个搏功中所占比例很小,可以忽略不计。搏出血液的压强能是指心脏将静脉血管内较低的血压变成动脉血管内较高的血压所消耗的能量。

右心室搏出量与左心室相等,但肺动脉平均压仅为主动脉平均压的1/6左右,故右心室做功量也只有左心室的1/6。

五、影响心输出量的因素

心输出量等于搏出量与心率的乘积,故机体可通过对搏出量和心率两方面的调节来影响心输出量。

(一)搏出量对心脏泵血功能的调节

在心率恒定的情况下,心室每次收缩的射血量取决于心肌纤维缩短的程度和速度,凡是能影响心肌收缩强度和速度的因素都能影响搏出量,而搏出量的调节正是通过改变心肌收缩的强度和速度来实现的。

1. 前负荷的影响——异长自身调节

为了分析前负荷或初长度对心脏泵血功能的影响,可以在实验中逐步改变心室舒张末期压力(亦称充盈压)和容积(相当于前负荷或初长度),并测量射血心室的搏功或等容心室的室内峰压,绘制成坐标图,即为心室功能曲线(图4-1-3)。曲线大致可分为三段:① 充盈压1.6~2 kPa(12~15 mmHg)是人体心室最适前负荷,位于其左侧的一段为功能曲线升支,表明搏功或等容峰压随初长度的增加而增加,通常情况下,左室充盈压为0.7~0.8 kPa(5~6 mmHg),可见正常心室是在功能曲线的升支段工作,前负荷-初长度尚远离其最适水平。这一特征表明心室具有较大程度的初长度贮备,心室通过前负荷-初长度的增加使泵血功能增强的容许范围是很宽的。② 充盈压2~2.7 kPa(15~20 mmHg)范围内,曲线逐渐平坦,说明前负荷在上限范围内变动时对泵血功能的影响不大。③ 随后的曲线呈平坦状,或轻度下倾,并不出现明显的降支,这并不是因为心肌初长度在超过最适初长后对心肌收缩功能不再发生影响,而是因为在这种情况下初长度不再与前负荷呈平行关系,即前负荷的继续增加不再使初长度相应增加。但在发生严重病理变化的心室,功能曲线出现降支,表明心肌细胞的收缩功能已严重受损。

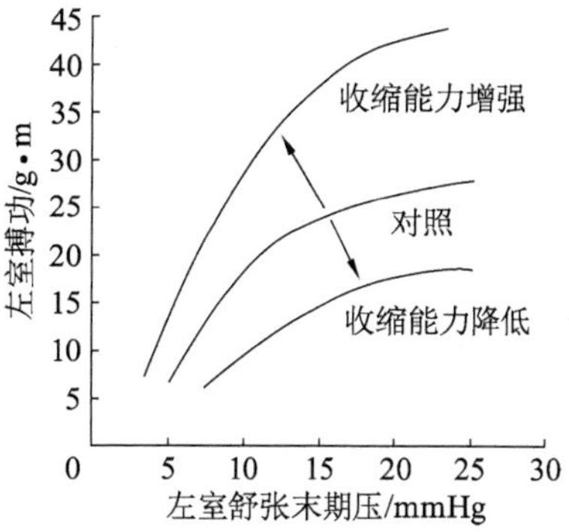

图4-1-3　心室功能曲线(1 mmHg≈0.133 kPa)

在搏出量的这种调节机制中,调节的因素是心肌细胞本身初长度的改变,其效应是心肌细胞收缩强度的改变,因此将这种形式的调节称为异长调节,也称为Starling机制。

心室前负荷,即舒张末期压,是由心室舒张末期充盈的血液量来决定的,充盈量大,舒张末期容积也较大。心室充盈的血量,是静脉回心血量和心室射血剩余血量两者的总和。静脉回心血量又受下述因素影响:① 心室舒张充盈期持续时间;② 静脉回流速度。在充盈期持续时间不变的情况下,静脉内血液通过心房进入心室的速度愈快,充盈量愈大,搏出量相应增加。静脉回流速度取决于外周静脉压与心房、心室内压之差。

2. 后负荷的影响

心肌开始收缩时所遇到的阻力和负荷称为后负荷,对心室而言,动脉压起着后负荷的作用,

笔记

因此，动脉压的变化将影响心室肌的收缩过程，影响搏出量。在心率、心肌初长度和收缩能力不变的情况下，如果动脉压增高，等容收缩期室内压峰值必然也增高，从而使等容收缩期延长而射血期缩短，同时，射血期心室肌纤维缩短的程度和速度均减小，射血速度减慢，搏出量因此减少。结果造成心室内剩余血量增加，充盈量增加，后者再通过异长调节机制的调节，使搏出量恢复到正常水平。

在整体条件下，正常人主动脉压在80～170 mmHg范围内变动时，心输出量一般并不发生明显的改变。这是因为前负荷和心肌收缩能力与后负荷的共同调节。如果动脉压持续增高，心室肌逐渐肥厚，即发生了病理性改变，随后将导致泵血功能减退。

3．心肌收缩能力的影响——等长自身调节

心肌收缩能力一般是指心肌不依赖于负荷而改变其力学活动（包括收缩活动的强度和速度）的一种内在特性。在某些因素作用下，心肌收缩能力发生改变，使心脏搏出量和搏功相应发生改变（图4-1-3）。心脏泵血功能的这种调节是通过收缩能力这种与初长度无关的、心肌内在功能变数的改变而实现的，故称等长调节。

心肌收缩能力受多种因素的影响，兴奋-收缩耦联过程中各个环节都能影响收缩能力，其中活化横桥数和肌凝蛋白的ATP酶活性是控制收缩能力的主要因素。活化横桥数与最大横桥数的比例，取决于兴奋后胞浆Ca^{2+}浓度的升高程度和肌钙蛋白对Ca^{2+}的亲和力。一些钙增敏剂，如茶碱，可以增加肌钙蛋白对Ca^{2+}的亲和力，激活横桥的ATP酶为肌丝滑行提供能量。甲状腺激素和体育锻炼能提高肌凝蛋白ATP酶活性，促进心肌收缩能力增强；相反，老年人的心脏和甲状腺功能减退患者的心脏，心肌肌凝蛋白分子结构发生改变，其ATP酶的活性较低，收缩能力减弱。

（二）心率对心脏泵血功能的调节

心输出量是搏出量与心率的乘积，心率增快，心输出量增加。但这有一定的限度，如果心率增加过快，超过每分钟160～180次，心室充盈时间明显缩短，充盈量减少，搏出量可减少到正常时的一半左右，心输出量亦开始下降。反之，如心率太慢，低于每分钟40次，心输出量亦减少。这是因为心室舒张期过长，心室充盈早已接近限度，再延长心舒的时间也不能相应增加充盈量和搏出量。可见，心率最适宜时，心输出量最大，心率过快或过慢，心输出量都会减少。

六、心脏泵功能的贮备

健康成年人在静息状态下心率每分钟75次，搏出量约70 mL，心输出量约为5 L/min。强体力劳动时，心输出量可达25～30 L/min，为静息时的5～6倍。这说明正常心脏的泵血功能有相当大的贮备量。心输出量可随机体代谢需要而增加的能力，称为心泵功能贮备或心力贮备。心泵功能贮备可用心脏每分钟能射出的最大血量即心脏的最大输出量来表示。训练有素的运动员，心脏的最大输出量远比一般人高，可达35 L/min以上，为静息时的8倍左右。心泵功能贮备的大小主要取决于搏出量和心率能够提高的程度，因而心泵功能贮备包括搏出量贮备和心率贮备两部分。

1．搏出量贮备

搏出量是心室舒张末期容积和收缩末期容积之差，所以，搏出量贮备分为收缩期贮备和舒张期贮备两部分。前者是通过增强心肌收缩力和提高射血分数来实现的，而后者则是通过增加舒张末期容积而获得的。安静时，左心室舒张末期容积约为125 mL，左心室收缩末期容积约为55 mL，搏出量为70 mL。由于正常心腔不能过分扩大，一般只能达到140 mL左右，故舒张期贮备只有15 mL，而当心肌做最大程度收缩时，收缩末期容积可减少到不足20 mL，因而收缩期贮

笔记

备可达 35 ~ 40 mL。相比之下，收缩期贮备要比舒张期贮备大得多。

2．心率贮备

假如保持搏出量不变，在一定范围内增快心率，当心率达 160 ~ 180 次/min 时，心输出量可增加至静息时的 2 ~ 2.5 倍，称为心率贮备，是形成心力贮备的另一重要因素。

第二节 心肌的生物电现象和电生理特性

心房和心室不停歇地进行有顺序的、协调的收缩和舒张交替的活动，是心脏实现泵血功能、推动血液循环的必要条件，而心肌细胞的兴奋过程则是触发收缩反应的始动因素。正常情况下，心脏中心肌细胞的节律性兴奋源自窦房结，通过可靠的传导到达全部心肌细胞。

一、心肌细胞的生物电现象

心肌细胞具有兴奋性、传导性、自律性和收缩性四种生理特征。根据心肌细胞的组织学特点、电生理特性及功能上的区别，将心肌细胞粗略地分为两大类型：一类是工作细胞，包括心房肌和心室肌，有收缩性、兴奋性和传导性，不具有自动节律性，是非自律细胞；另一类是组成心脏传导系统的细胞，主要包括窦房结 P 细胞和浦肯野细胞，又称自律细胞，有兴奋性、传导性和自律性，收缩功能基本丧失。不同类型的心肌细胞的跨膜电位不完全相同（图 4-2-1）。

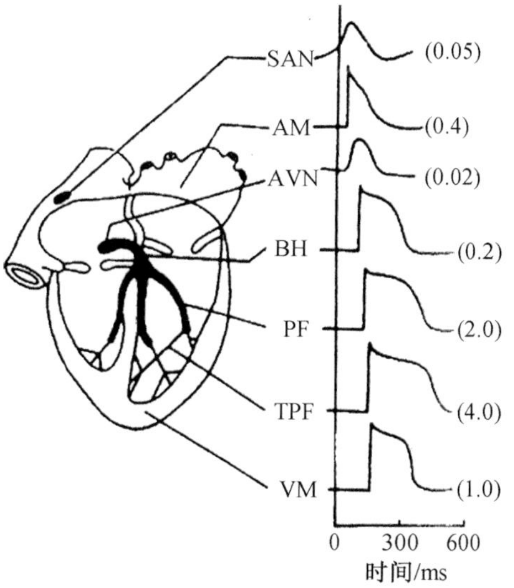

SAN—窦房结；AM—心房肌；AVN—结区；BH—希氏束；PF—浦肯野纤维；TPF—末梢浦肯野纤维；VM—心室肌

图 4-2-1 心脏各部分心肌细胞的跨膜电位和传导速度（传导速度单位 m/s）

（一）工作细胞的跨膜电位及其形成机制（以心室肌为例）

1．静息电位和动作电位

人和哺乳动物的心室肌细胞在静息状态下膜两侧呈极化状态，膜内电位比膜外电位约低 90 mV。心室肌细胞动作电位的主要特征在于复极过程比较复杂，持续时间很长，降支与升支不对称。通常用 0，1，2，3，4 等分别代表心室肌细胞动作电位和静息电位的各个时期。从 0 期去极化开始到 3 期复极化完毕的这段时间，称为动作电位时程。心室肌细胞的动作电位时程为 200 ~ 300 ms。

（1）去极（除极）过程 去极过程又称 0 期。在适宜的外来刺激作用下，心室肌细胞发生兴奋，膜内电位由静息状态下的 -90 mV 迅速上升到 +30 mV 左右，构成动作电位的升支。除极相很短暂，仅占 1 ~ 2 ms，而且除极幅度很大，为 120 mV。

（2）复极过程 当心室肌细胞去极达到顶峰之后，立即开始复极，整个复极过程比较缓慢。

复极 1 期：在复极初期，仅出现部分复极，膜内电位由 +30 mV 迅速下降到 0 mV 左右，故 1 期又称为快速复极初期，占时约 10 ms。除极 0 期和复极 1 期这两个时期的膜电位的变化速度都很快，图形上表现为尖锋状，故常把这两部分合称为锋电位。

复极 2 期：当复极 1 期膜内电位达到 0 mV 左右之后，复极过程就变得非常缓慢，膜内电位基本上停滞于 0 mV 左右，细胞膜两侧呈等电位状态，图形比较平坦，故复极 2 期又称平台期，持

笔记

续约 100 ~ 150 ms,是整个动作电位持续时间长的主要原因。

复极 3 期:复极 2 期过程中,膜内电位以较慢的速度由 0 mV 逐渐下降,延续到复极 3 期,2 期和 3 期之间没有明显的界限。在 3 期,细胞膜复极速度加快,膜内电位由 0 mV 左右较快地下降到 −90 mV,完成复极化过程,故 3 期又称为快速复极末期,占时 100 ~ 150 ms。

4 期:4 期是膜复极完毕、膜电位恢复后的时期。在心室肌细胞或其他非自律细胞,4 期内膜电位稳定于静息电位水平,因此,4 期又可称为静息期。

2. 静息电位和动作电位形成机制

图 4-2-2 为心室肌细胞跨膜电位及其形成的离子机制示意图。

(1) *静息电位* 静息状态下肌膜对 K^+ 的通透性较高,而对其他离子的通透性很低,因此,K^+ 顺浓度梯度由膜内向膜外扩散所达到的平衡电位,是静息电位的主要来源。

(2) *去极 0 期* 在外来刺激作用下,肌膜钠通道的大量开放和膜两侧浓度梯度及电位梯度的驱动从而出现 Na^+ 快速内流(I_{Na}),是心室肌细胞 0 期去极形成的原因。这与骨骼肌细胞去极化机制相同。根据 0 期除极的速率,将心室肌细胞及具有同样特征的心肌细胞称为快反应细胞,其动作电位称为快反应电位。

(3) *复极 1 期* 此时快 Na^+ 通道关闭,由 K^+ 负载的瞬时外向电流是动作电位初期快速复极的主要原因。

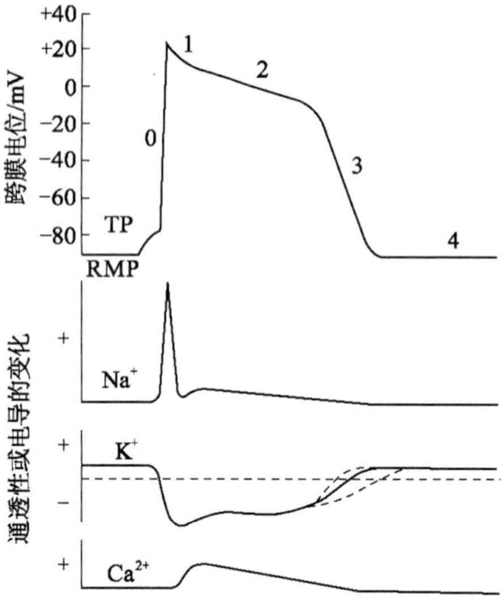

RMP—静息膜电位;TP—阈电位

图 4-2-2 心室肌细胞跨膜电位及其形成的离子机制

(4) *平台期(复极 2 期)* 在平台期早期,Ca^{2+} 的内流和 K^+ 的外流所负载的跨膜正电荷量相等,膜电位稳定于 1 期复极所达到的电位水平。随着时间推移,Ca^{2+} 通道逐渐失活,K^+ 外流逐渐增加,膜内电位逐渐下降,形成平台期晚期。

心肌细胞膜上有一种电压门控式的慢 Ca^{2+} 通道,当膜除极到 −40 mV 时被激活,Ca^{2+} 顺浓度梯度向膜内缓慢扩散从而倾向于使膜除极,是平台期的主要去极化电流(内向电流)。钙通道因其激活、失活和复活等过程均较缓慢,故又称慢通道(slow channel)。

(5) *复极 3 期* 平台期之后,Ca^{2+} 通道完全失活,内向离子流终止,外向 K^+ 流进一步增强,平台期延续为复极 3 期,膜电位较快地回到静息水平,完成复极化过程。

(6) *复极 4 期* 4 期开始后,细胞膜排出细胞内的 Na^+ 和 Ca^{2+},摄回 K^+ 使细胞内外各离子浓度梯度得以恢复。其中有 Na^+-K^+ 泵、Na^+-Ca^{2+} 交换体、钙泵等的活动。

(二) 自律细胞的跨膜电位及其形成机制

在自律细胞,动作电位 3 期复极末期达到的最大值称为最大复极电位,此后的 4 期膜电位并不稳定于这一水平,而是立即开始自动去极,除极达阈电位后引起兴奋,出现另一个动作电位。这种 4 期自动去极,是自律细胞产生自动节律性兴奋的基础。

根据细胞膜除极的跨膜电流的基本规律可分析自律细胞 4 期自动除极形成的机制。不难推测,自律细胞由于净外向电流使膜复极(3 期)达最大复极电位后,在 4 期中又出现一种逐渐增强的净内向电流,从而使膜内正电位逐渐增加,膜便逐渐除极。这种进行性净内向电流的产生,有以下三种可能的原因:① 内向电流的逐渐增强;② 外向电流的逐渐衰退;③ 两者兼有。不同类型的自律细胞,4 期自动除极都是由这种进行性净内向电流所引起,但构成净内向电流的离子

笔 记

流的方向和离子本质并不完全相同。

1．窦房结细胞的跨膜电位及其形成机制

窦房结含有丰富的自律细胞，动作电位复极后出现明显的4期自动除极，但它是一种慢反应自律细胞，其跨膜电位具有许多不同于心室肌快反应细胞的特征：① 窦房结细胞的最大复极电位约为 -70 mV，阈电位约为 -40 mV；② 0期除极结束时，膜内电位为0 mV左右，不出现明显的极化倒转；③ 其除极幅度(70 mV)小，而时程(7 ms左右)长，因此，动作电位升支不那么陡峭；④ 没有明显的复极1期和平台期；⑤ 4期自动除极速度(约0.1 V/s)快(图4-2-3)。

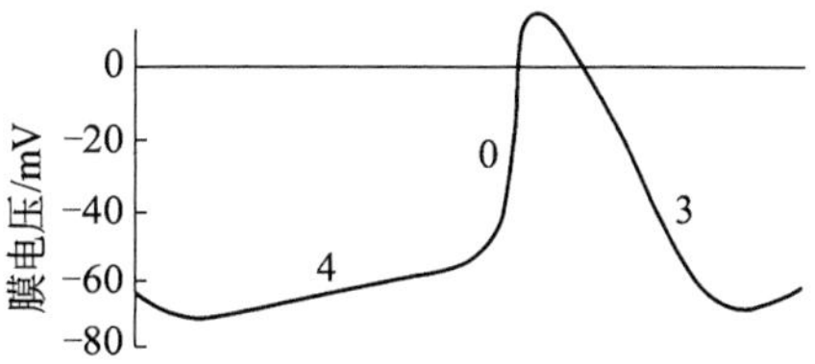

图4-2-3　心室肌与窦房结细胞跨膜电位的比较

窦房结细胞动作电位的形成过程：当膜电位由最大复极电位自动除极达阈电位水平时，激活膜上钙通道，引起 Ca^{2+} 内流，导致0期除极；随后，钙通道逐渐失活，Ca^{2+} 内流相应减少；另一方面，在复极初期，有一种 K^+ 通道被激活，出现 K^+ 外向流(I_k)。Ca^{2+} 内流的逐渐减少和 K^+ 外流的逐渐增加，膜便逐渐复极。窦房结细胞是由“慢”通道所控制、由 Ca^{2+} 内流所引起的缓慢0期除极细胞，故被称为慢反应细胞。

目前已知，在窦房结细胞4期可以记录到三种膜电流：① I_k 通道在膜复极达 -40 mV 时便开始逐渐失活，K^+ 外流渐渐减少，导致膜内正电荷逐渐增加而形成4期除极，是窦房结细胞4期自动除极的最重要的离子基础。② 窦房结细胞4期中还存在一种非特异性的缓慢内向电流，在膜除极达 -60 mV 时被激活，可见，它在自动除极过程的后1/3期间才起作用。这种缓慢内向电流可能是生电性 Na^+-Ca^{2+} 交换的结果。③ I_f 是一种进行性增强的内向离子(主要为 Na^+)流。由于 I_f 通道的最大激活电位为 -100 mV 左右，而正常情况下窦房结细胞的最大复极电位为 -70mV，故 I_f 通道的激活十分缓慢，这可能是 I_f 在窦房结4期除极过程中所起作用不大的原因。

2．浦肯野细胞

浦肯野细胞是一种快反应自律细胞。作为一种快反应细胞，它的动作电位的形态与心室肌细胞相似，产生的离子基础也基本相同。

关于浦肯野细胞4期自动除极的机制，研究认为，在浦肯野细胞，随着复极的进行，导致膜复极的外向 K^+ 电流逐渐衰减，而同时在膜电位4期可记录到一种超极化激活的内向电流(I_f)，可随时间的推移而逐渐增强。

I_f 通道在动作电位3期复极电位达 -60 mV 左右开始被激活开放，其激活程度随着复极的进行、膜内负电性的增加而增加，至 -100 mV 左右就充分激活。因此，内向电流表现出时间依从性增强，膜的除极程度因而也随时间延长而增加，一旦达到阈电位水平，便又产生另一次动作电位，与此同时，这种内向电流在膜除极达 -50 mV 左右因通道失活而中止。故4期的 I_f 内向电流，通常称为起搏电流，主要是 Na^+ 流，可被铯(Cs)所阻断，而河豚毒素却不能阻断它。

除了按照功能和电生理特性将心肌细胞分为工作细胞和自律细胞之外，还可将心肌细胞分为以下四种类型：① 快反应非自律细胞：包括心房肌细胞和心室肌细胞；② 快反应自律细胞：浦肯野自律细胞；③ 慢反应自律细胞：窦房结自律细胞，以及房结区和结希区的自律细胞；④ 慢反应非自律细胞：结区细胞。

二、心肌的电生理特性

心肌细胞具有兴奋性、自律性、传导性和收缩性四种生理特性。兴奋性、自律性和传导性，则是以肌膜的生物电活动为基础的，故又称为电生理特性。

笔记

(一) 心肌的兴奋性

所有心肌细胞都具有兴奋性,即具有在受到刺激时产生兴奋的能力。衡量心肌的兴奋性,同样可以采用刺激的阈值作指标,阈值大表示兴奋性低,阈值小表示兴奋性高。

1. 影响心肌细胞兴奋性的因素

兴奋的产生包括静息电位去极化到阈电位水平,以及 Na^+ 通道(以快反应型细胞为例)的激活两个环节;当这两方面的因素发生变化时,兴奋性将随之发生改变。

(1) *静息电位水平* 静息电位(在自律细胞,则为最大复极电位)绝对值增大时,距离阈电位的差距就加大,引起兴奋所需的刺激阈值增大,表现为兴奋性降低。反之,静息电位绝对值减少时,距阈电位的差距缩小,所需的刺激阈值减少,兴奋性增高。

(2) *阈电位水平* 阈电位水平上移,则和静息电位之间的差距增大,引起兴奋所需的刺激阈值增大,兴奋性降低;反之亦然。

静息电位水平和(或)阈电位水平的改变,都能够影响兴奋性,但在心脏,以静息电位水平改变为多见的原因。

(3) *Na^+ 通道的性状* 上述兴奋的产生,都是以 Na^+ 通道能够被激活作为前提。细胞膜上大部分 Na^+ 通道是否处于备用状态,是该心肌细胞是否具有兴奋性的前提。

2. 心肌细胞兴奋性的周期性变化

心肌细胞每产生一次兴奋,其膜电位将发生一系列有规律的变化,膜通道由备用状态经历激活、失活和复活等过程,兴奋性也随之发生相应的周期性改变。兴奋性的这种周期性变化,影响着心肌细胞对重复刺激的反应能力。心室肌细胞一次兴奋过程中,其兴奋性的变化可分以下几个时期(图 4-2-4):

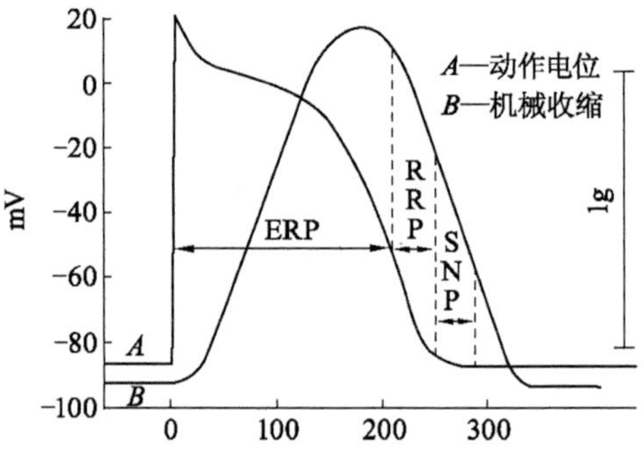

ERP - 有效不应期;RRP - 相对不应期;SNP - 超常期

图 4-2-4 心室肌动作电位期间兴奋性的变化及其与机械收缩的关系

(1) *有效不应期* 心肌细胞发生一次兴奋后,由动作电位的去极相开始到复极 3 期膜内电位达到约 -55 mV 这一段时期内,如果再受到第二个刺激,则不论刺激有多强,肌膜都不会进一步发生任何程度的去极化,这段时间称为绝对不应期(absolute refractory period,ARP);膜内电位由 -55 mV 继续恢复到约 -60 mV 这一段时间内,如果给予的刺激有足够的强度,肌膜可发生局部的去极化,但并不能引起新的动作电位,这一时段称为局部反应期(local response period)。心肌细胞一次兴奋过程中,由 0 期开始到 3 期膜内电位恢复到 -60 mV 这一段不能再产生动作电位的时期,称为有效不应期(effective refractory period,ERP)。其原因是这段时间内膜电位绝对值太低,Na^+ 通道完全失活,或刚刚开始复活,但还远远没有恢复到可以被激活的备用状态。

(2) *相对不应期* 从有效不应期完毕(膜内电位约 -60 mV)到复极化基本上完成(约 -80 mV)的这段时期,为相对不应期(relative refractory period,RRP)。这一时期内,施加给心肌细胞以高于正常阈值的强刺激,可以引起可扩布性兴奋。出现相对不应期的原因是,此期 Na^+ 通道已逐渐复活,但其开放能力尚未恢复正常;故心肌细胞的兴奋性虽比有效不应期时有所恢复,但仍然低于正常,引起兴奋所需的刺激阈值高于正常,而所产生的动作电位(称期前兴奋)0 期的幅度和速度都比正常为小,兴奋的传导也比较慢。此外,此期处于前一个动作电位的 3 期,尚有 K^+ 迅速外流的趋势,因此,在此期内新产生的动作电位,其时程较短(K^+ 外流可使平台期缩短),不应期也较短。

(3) *超常期* 心肌细胞继续复极,膜内电位由 -80 mV 恢复到 -90 mV 这一段时期内,由于

笔记

膜电位已经基本恢复,但其绝对值尚低于静息电位,与阈电位水平的差距较小,用以引起该细胞发生兴奋所需的刺激阈值比正常要低,表明兴奋性高于正常,故称为超常期(supranormal period,SNP)。另一方面,此时 Na^+ 通道基本上恢复到可被激活的正常备用状态,但开放能力仍然没有恢复正常,产生的动作电位的 0 期去极的幅度和速度,兴奋传导的速度都仍然低于正常。

最后,复极完毕,膜电位恢复正常静息水平,兴奋性也恢复正常。

3．心肌细胞兴奋性变化与收缩的关系

心肌细胞的有效不应期特别长,一直延续到机械反应的舒张期开始之后(图 4-2-4)。因此,只有到舒张早期之后,兴奋性变化进入相对不应期,心肌细胞才有可能在受到强刺激作用时产生兴奋和收缩。从收缩开始到舒张早期之间,心肌细胞不会产生第二个兴奋和收缩。这个特点使得心肌不会像骨骼肌那样产生完全强直收缩而始终做收缩和舒张相交替的活动,从而使心脏有血液回心充盈的时期,这样才可能实现其泵血功能。

正常情况下,窦房结产生的每一次兴奋传播到心房肌或心室肌的时间,都是在它们前一次兴奋的不应期终结之后,因此,整个心脏能够按照窦房结的节律而兴奋。但在某些情况下,如果心室在有效不应期之后受到人工的或窦房结之外的病理性异常刺激,则可产生一次期前兴奋,引起**期前收缩**。期前兴奋也有它自己的有效不应期,这样,当紧接在期前兴奋之后的一次窦房结兴奋传到心室肌时,兴奋常常落在期前兴奋的有效不应期内,因而不能引起心室兴奋和收缩,形成一次"脱失",必须等到下一次窦房结的兴奋传到心室时才能引起心室收缩。这样,在一次期前收缩之后往往出现一段较长的心室舒张期,称为**代偿间歇**(图 4-2-5)。随之,才恢复窦性节律。

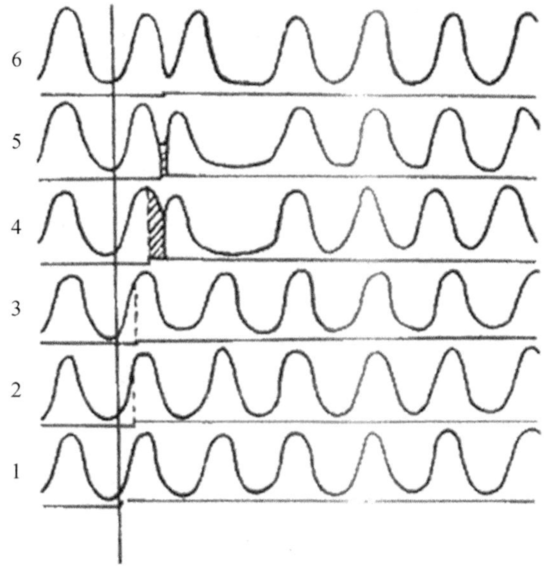

曲线 1—3,刺激落在有效不应期内,不引起反应;曲线 4—6,刺激落在相对不应期内,引起期前收缩和代偿性间歇

图 4-2-5　期前收缩和代偿性间歇

(二) 心肌的自动节律性

组织、细胞能够在没有外来刺激的条件下,自动地发生节律性兴奋的特性,称为自动节律性(autorhythmicity),简称**自律性**。具有自动节律性的组织或细胞,称自律组织或自律细胞,它们都具有 4 期自动去极化这一特征。组织、细胞单位时间(每分钟)内能够自动发生兴奋的次数,即自动兴奋的频率,是衡量自动节律性高低的指标。

笔记

1．窦房结的自律性最高

特殊传导系统各个部位(结区除外)的自律性有等级差别;其中窦房结细胞自律性最高,自动兴奋频率约为每分钟100次,末梢浦肯野纤维网自律性最低(约每分钟25次),而房室交界(约每分钟50次)和房室束的自律性依次介于两者之间。

实际上,心脏始终是依照当时情况下自律性最高的部位所发出的兴奋来进行活动的。正常情况下,窦房结的自律性最高,它自动产生的兴奋向外扩布,依次激动心房肌、房室交界、房室束、心室内传导组织和心室肌,引起整个心脏兴奋和收缩。可见,窦房结是主导整个心脏兴奋和跳动的正常部位,故称为**正常起搏点**,由窦房结起搏而形成的心脏节律称为**窦性节律**,其他部位自律组织并不表现出它们自身的自动节律性,只是起着兴奋传导作用,故称为**潜在起搏点**。在某种异常情况下,窦房结以外的自律组织(例如,它们的自律性增高,或者窦房结的兴奋因传导阻滞而不能控制某些自律组织)也可能自动发生兴奋,而心房或心室则依从当时情况下节律性最高部位的兴奋而跳动,这些异常的起搏部位则称为**异位起搏点**。

窦房结对于潜在起搏点的控制,通过两种方式实现:① 抢先占领或夺获。窦房结的自律性高于其他潜在起搏点,所以,在潜在起搏点4期自动去极尚未达到阈电位水平之前,它们已经受到窦房结发出并依次扩布而来的兴奋的激动作用而产生了动作电位,其自身的自动兴奋就不可能出现。② 超速压抑或超速驱动压抑。窦房结对于潜在起搏点,还可产生一种直接的抑制作用。例如,当窦房结对心室潜在起搏点的控制突然中断后,首先会出现一段时间的心室停搏,然后心室才能按其自身潜在起搏点的节律发生兴奋和搏动。出现这个现象的原因是,在自律性很高的窦房结的兴奋驱动下,潜在起搏点"被动"兴奋的频率远远超过它们本身的自动兴奋频率。潜在起搏长时间的"超速"兴奋的结果,出现了抑制效应;一旦窦房结的驱动中断,心室潜在起搏点需要一定的时间才能从被压抑状态中恢复过来,出现它本身的自动兴奋。另外还可以看到,超速压抑的程度与两个起搏点自动兴奋频率的差别呈平行关系,频率差值愈大,压抑效应愈强,驱动中断后,停搏的时间也愈长。因此,当窦房结兴奋停止或传导受阻后,首先由房室交界代替窦房结作为起搏点。这一事实提示我们,在人工起搏的情况下,如因故需要暂时中断起搏器时,在中断之前其驱动频率应该逐步减慢,以避免发生心搏暂停。

2．影响自律性的因素

自律细胞的自动兴奋,是4期膜自动除极化使膜电位从最大复极电位达到阈电位水平而引起的。因此,自律性的高低,既受最大复极电位与阈电位的差距的影响,也取决于4期膜自动除极的速度(图4-2-6)。

(1) *最大复极电位与阈电位之间的差距* 最大复极电位绝对值减少和(或)阈电位下移,均使两者之间的差距减少,自动去极化达到阈电位水平所需时间缩短,自律性增高;反之亦然。例如,迷走神经兴奋时可使窦房结自律细胞K^+通道开放率增高,故其复极3期内K^+外流增加,最大复极电位绝对值增大,自律性降低,心率减慢。

(2) *4期自动除极速度* 4期自动除极速度与膜电位从最大复极电位水平达到阈电位

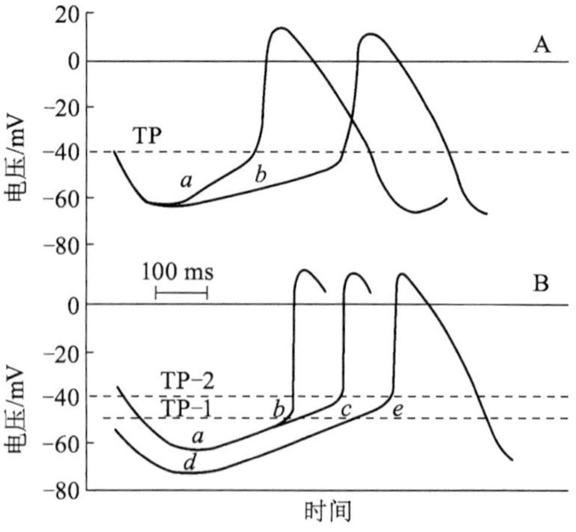

A:起搏电位斜率由 *a* 减少到 *b* 时,自律性降低(TP指阈电位);B:最大复极电位水平由 *a* 达到 *d*,或阈电位由TP－1升到TP－2时,自律性均降低

图4-2-6 影响自律性的因素

笔记

水平所需时间密切相关；若除极速度加快，达阈电位水平所需时间缩短，单位时间内发生兴奋的次数增多，自律性增高。已知，4 期自动除极速度取决于净内向电流增长的速度，即取决于膜内净正电荷增长速度。例如，儿茶酚胺可以增强 I_f，因而加速浦肯野细胞 4 期除极速度，提高其自律性。

（三）心肌的传导性

心肌的传导性（conductivity）是指心肌细胞具有传导兴奋的能力或特性。心肌在功能上是一种合胞体，心肌细胞膜的任何部位产生的兴奋不仅可以沿整个细胞膜传播，而且可以通过闰盘传递到另一个心肌细胞，从而引起整块心肌的兴奋和收缩。动作电位沿细胞膜传播的速度可作为衡量传导性的指标。

1．心脏内兴奋传播的途径和特点

正常情况下窦房结发出的兴奋通过心房肌传播到整个右心房和左心房，尤其是沿着心房肌组成的“优势传导通路”迅速传到房室交界区，经房室束和左、右束支传到浦肯野纤维网，引起心室肌兴奋，再直接通过心室肌将兴奋由内膜侧向外膜侧心室肌扩布，引起整个心室兴奋。由于各种心肌细胞的传导性高低不等，兴奋在心脏各个部分传播的速度是不相同的。在心房，一般心房肌的传导速度较慢（约为 0.4 m/s），而“优势传导通路”的传导速度较快，窦房结的兴奋可以沿着这些通路很快传播到房室交界区。在心室，心室肌的传导速度约为 1 m/s，而心室内传导组织的传导性却高得多，末梢浦肯野纤维传导速度可达 4 m/s，而且它呈网状分布于心室壁，这样，由房室交界传入心室的兴奋就沿着高速传导的浦肯野纤维网迅速而广泛地向左、右两侧心室壁传导。房室交界区细胞的传导性很低，其中又以结区最低，传导速度仅 0.02 m/s。房室交界是正常时兴奋由心房进入心室的唯一通道，交界区的这种缓慢传导使兴奋在这里延搁一段时间，称为**房-室延搁**（atrioventricular delay），然后才向心室传播，从而可以使心室在心房收缩完毕之后才开始收缩，不至于产生房室收缩重叠的现象。

2．决定和影响传导性的因素

心肌的传导性取决于心肌细胞某些结构特点和电生理特性。

（1）结构因素　细胞直径与细胞内电阻呈反变关系。心房肌、心室肌和浦肯野细胞的直径大于窦房结和房室交界细胞，其中，末梢浦肯野细胞的直径最大（在某些动物，直径可达 70 μm），兴奋传导速度最快；窦房结细胞直径很小（5～10 μm），传导速度很慢；而结区细胞直径更小，传导速度也最慢。

（2）生理因素　心肌细胞兴奋的传播也是通过形成局部电流而实现的。因此，可以从局部电流的形成和邻近未兴奋部位膜的兴奋性这两方面来分析影响传导性的因素。

① 动作电位 0 期去极的速度和幅度：局部电流是兴奋部位膜 0 期去极所引起的，0 期去极的速度愈快，局部电流的形成也就愈快，很快就促使邻近未兴奋部位膜去极达到阈电位水平，故兴奋传导愈快。此外，0 期去极幅度愈大，兴奋和未兴奋部位之间的电位差愈大，形成的局部电流愈强，兴奋传导也愈快。浦肯野纤维等快反应细胞 0 期除极速度和幅度明显高于窦房结等慢反应细胞，故前者传导性比后者为高。

② 邻近部位膜的兴奋性：邻近部位膜的兴奋性高，即膜电位和阈电位间的差距小，传导速度就快。邻近部位膜的兴奋性还取决于 0 期除极 Na^+ 通道（或慢反应细胞的 Ca^{2+} 通道）的状况。当兴奋落在通道尚处在失活状态的有效不应期内，则传导阻滞；如落在相对不应期或超常期内，则传导减慢。

三、体表心电图

在正常人体，由窦房结发出的一次兴奋，按一定的传导途径和时程，依次传向心房和心室，

笔记

引起整个心脏的兴奋。这种生物电变化通过心脏周围的导电组织和体液，反映到身体表面，使身体各部位在每一心动周期中也都发生有规律的电变化。将测量电极放置在人体表面的一定部位记录出来的心脏电变化曲线，就是临床上记录的心电图(electrocardiogram, ECG)。心电图反映心脏兴奋的产生、传导和恢复过程中的生物电变化，而与心脏的机械收缩活动无直接关系。

心电图反映的是一次心动周期中整个心脏的生物电变化，即很多心肌细胞电活动的综合效应在体表的反映；与单个心肌细胞的生物电变化不同；电极放置的位置不同，记录的心电图曲线也不相同。

(一) 正常典型心电图的波形及其生理意义

测量电极安放位置和连线方式(称导联方式)不同，所记录到的心电图在波形上有所不同，但基本上都包括一个 P 波，一个 QRS 波群和一个 T 波，偶尔还有 U 波(图 4-2-7)。

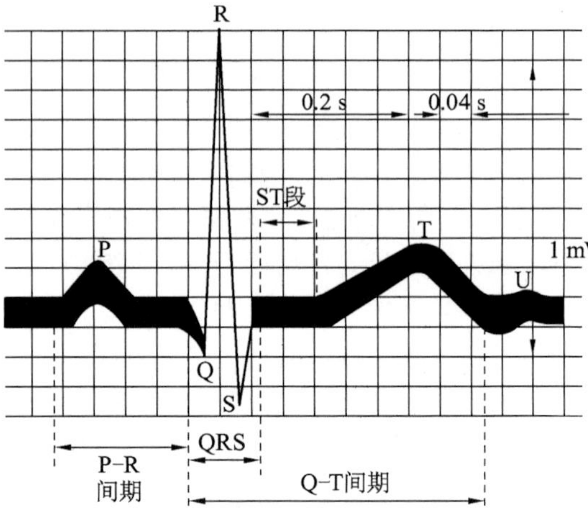

图 4-2-7 正常人心电模式图

(1) P 波 反映左、右两心房的去极化过程。P 波波形小而圆钝，历时 0.08～0.11 s，波幅不超过 0.25 mV。

(2) QRS 波群 代表左、右两心室去极化过程的电位变化。有三个紧密相连的电位波动：第一个向下波为 Q 波，以后是高而尖峭的向上的 R 波，最后是一个向下的 S 波。但在不同导联方式中，这三个波不一定都出现。正常 QRS 波群历时 0.06～0.10 s，代表心室肌兴奋扩布所需的时间；各波波幅在不同导联中变化较大。

(3) T 波 反映心室复极(心室肌细胞 3 期复极)过程中的电位变化，波幅一般为 0.1～0.8 mV。在 R 波波幅较高的导联中 T 波不应低于 R 波的 1/10。T 波历时 0.05～0.25 s。T 波的方向与 QRS 波群的主波方向相同。

(4) U 波 U 波是 T 波后 0.02～0.04 s 可能出现的一个低而宽的波；发生机制不详。

(二) 心电图中各间期的意义

(1) P-R 间期 指从 P 波起点到 QRS 波起点之间的时程，为 0.12～0.20 s。P-R 间期代表由窦房结产生的兴奋经由心房、房室交界和房室束到达心室，并引起心室开始兴奋所需要的时间，故也称为房室传导时间；在房室传导阻滞时，P-R 间期延长。

(2) Q-T 间期 从 QRS 波起点到 T 波终点的时程；代表心室开始兴奋去极到完全复极到静息状态的时间。

(3) ST 段 指从 QRS 波群终点到 T 波起点之间的与基线平齐的线段，它代表心室各部分心肌细胞均处于动作电位的平台期(2 期)，各部分之间没有电位差存在，曲线又恢复到基线水平。

ECG 对于检测心脏节律和传导的异常、心肌缺血和梗死、电解质紊乱等非常重要，也能反映心脏的解剖位置、房室大小、正常或者异常的心脏动作电位传递过程，因而 ECG 是临床上极为有用的诊断手段之一。但是 ECG 不能直接反映心脏的收缩功能。

笔 记

第三节　抗心律失常药

心律失常是心动节律和频率的异常，此时心房、心室正常激活和运动顺序发生障碍，是严重的心脏疾病。心律失常的治疗方式有药物治疗和非药物治疗（起搏器、电复律、导管消融和手术）两种。药物治疗在抗心律失常方面发挥了重要作用。心律失常有缓慢型和快速型之分，前者常用异丙肾上腺素或阿托品治疗。后者的药物治疗比较复杂，本章讨论的是治疗快速型心律失常的药物。

一、心律失常的电生理学基础

心律失常可由冲动形成障碍和冲动传导障碍或二者兼有所引起。

1．**冲动形成障碍**

（1）*自律性增高*　自律细胞4相自发除极速率加快或最大舒张电位减小都会使冲动形成增多，引起快速型心律失常。此外，自律和非自律细胞膜电位减小到 −60 mV 或更小时，就引起4相自发除极而发放冲动，即异常自律性。

（2）*后除极与触发活动*　后除极是在一个动作电位中继0相除极后所发生的除极，其频率较快，振幅较小，呈振荡性波动，膜电位不稳定，容易引起异常冲动发放，这称为触发活动。后除极分早后除极与迟后除极两种。前者发生在完全复极之前的2或3相中，主要由 Ca^{2+} 内流增多所引起；后者发生在完全复极之后的4相中，是细胞内 Ca^{2+} 过多诱发 Na^{+} 短暂内流所引起（图4-3-1）。

2．**冲动传导障碍**

（1）*单纯性传导障碍*　包括传导减慢、传导阻滞、单向传导阻滞等。后者的发生可能与邻近细胞不应期长短不一或病变引起的传导递减有关。

（2）*折返激动*　指冲动经传导通路折回原处而反复运行的现象（reentry）。如图4-3-2所示，正常时浦肯野纤维 *AB* 与 *AC* 两支同时传导冲动到达心室肌 *BC*，激发除极与收缩，而后冲动在 *BC* 段内各自消失在对方的不应期中。在病变条件下，如 *AC* 支发生单向传导阻滞，冲动不能下传，只能沿 *AB* 支经 *BC* 段而逆行至 *AC* 支，在此得以逆行通过单向阻滞区而折回至 *AB* 支，然后冲动继续沿上述通路运行，形成折返。这样，一个冲动就会反复多次激活心肌，引起快速型心律失常。

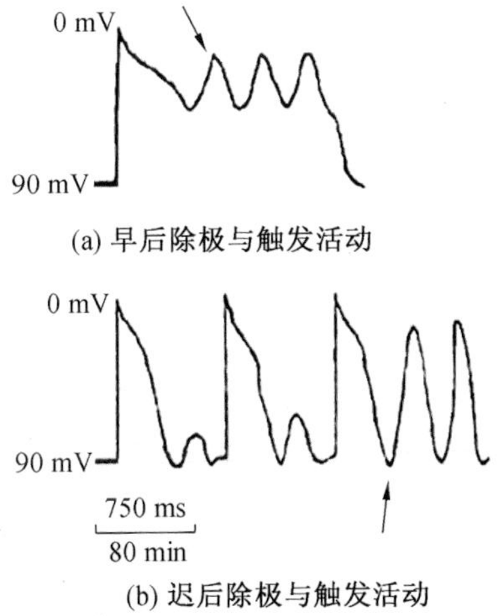

图4-3-1　早后除极－迟后除极与触发活动

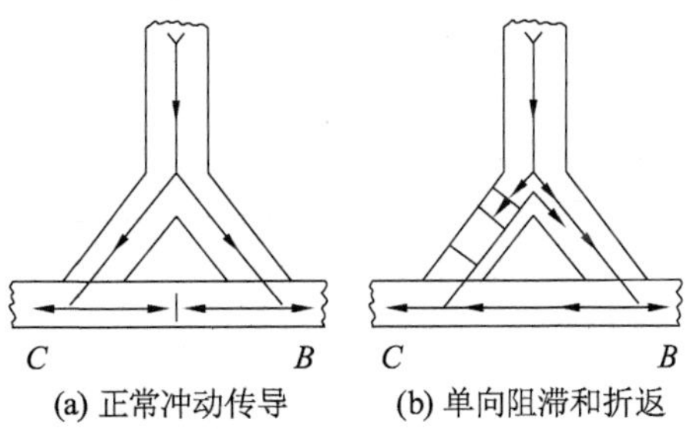

图4-3-2　浦肯野纤维末梢正常冲动传导，单向阻滞和折返

邻近细胞有效不应期(ERP)长短不一也会引起折返。如图 4-3-2 所示,设 *AC* 支 ERP 延长,冲动到达落在 *AC* 支 ERP 中而消失,但可经邻近的 *AB* 支下传而后逆行的冲动,可因 *AC* 支的 ERP 已过不能消失而折回至 *AB* 处继续运行,形成折返。

二、抗心律失常的基本电生理作用及药物分类

(一)抗心律失常的基本电生理作用

药物的基本电生理作用是影响心肌细胞膜的离子通道,通过改变离子流而改变细胞的电生理特性,针对心律失常发生的机制,可将药物的基本电生理作用概括如下:

1. 降低自律性

药物抑制快反应细胞 4 相 Na^+ 内流或抑制慢反应细胞 4 相 Ca^{2+} 内流就能降低自律性。药物促进 K^+ 外流而增大最大舒张电位,使其较远离阈电位,也将降低自律性。

2. 减少后除极与触发活动

早后除极的发生与 Ca^{2+} 内流增多有关,因此钙拮抗药对之有效。迟后除极所致的触发活动与细胞内 Ca^{2+} 过多和短暂 Na^+ 内流有关,因此钙拮抗药和钠通道阻滞药对之有效。

3. 改变膜反应性而改变传导性

增强膜反应性改善传导或减弱膜反应性而减慢传导都能取消折返激动,前者因改善传导而取消单向阻滞,因此停止折返激动,某些促 K^+ 外流加大最大舒张电位的药如苯妥英钠有此作用;后者因减慢传导而使单向传导阻滞发展成双向阻滞,从而停止折返激动,某些抑制 Na^+ 内流的药如奎尼丁有此作用。

4. 改变 ERP 及动作电位时程(APD)而减少折返

① 延长 APD,ERP,但延长 ERP 更为显著,奎尼丁类药物能抑制 Na^+ 通道,使其恢复重新开放的时间延长,即延长 ERP,这称绝对延长 ERP。

一般认为 ERP 对 APD 的比值(*ERP/APD*)在抗心律失常作用中有一定意义,比值较正常为大,即说明在一个 APD 中 ERP 占时增多,冲动将有更多机会落入 ERP 中,折返易被取消。

② 缩短 APD,ERP,但缩短 APD 更较显著,利多卡因类药物有此作用。因缩短 APD 更明显,所以 *ERP/APD* 仍较正常为大,这称相对延长 ERP,同样能取消折返。

③ 促使邻近细胞 ERP 的不均一(长短不一)趋向均一也可防止折返的发生。一般延长 ERP 的药物,使 ERP 较长的细胞延长较少,ERP 较短者延长较多,从而使长短不一的 ERP 较为接近。反之亦然,缩短 ERP 的药物,使 ERP 短者,缩短少些;ERP 长者,缩短多些。所以在不同条件下,这些药物都能发挥促使 ERP 均一的效应。

(二)抗心律失常药物的分类

根据药物对心肌电生理的影响和作用机制,可将抗心律失常药分为四类,其中 I 类药又分为 a,b,c 三个亚类(表 4-3-1)。

表 4-3-1 抗心律失常药物分类

类别	代表药物	主要特点
I 类:钠通道阻滞药		
Ia	奎尼丁、普鲁卡因胺	中度抑制 0 相除极化,减慢传导,延长 APD 和 ERP
Ib	利多卡因、苯妥英钠	轻度抑制 0 相除极化,缩短或不影响 APD

笔 记

续表

类别	代表药物	主要特点
Ⅰc	普罗帕酮、氟卡尼	明显抑制0相除极化，明显减慢传导，APD和ERP改变小
Ⅱ类：β受体阻断药	普拉洛尔	抑制0相除极除极速率，延缓传导，降低自律性
Ⅲ类：延长APD药	胺碘酮	延长APD，多靶点作用
Ⅳ类：钙拮抗药	维拉帕米	抑制L型钙通道，降低窦房结自律性，减慢房室结传导

三、常用抗心律失常药

（一）Ⅰ类药——钠通道阻滞药

1．Ⅰa类药物

奎尼丁

奎尼丁（quinidine）是茜草科植物金鸡纳树皮所含的一种生物碱，是奎宁的右旋体，它对心脏的作用比奎宁强5～10倍。本品属于典型的Ⅰa类广谱抗心律失常药。

【药理作用】　基本作用是与钠通道蛋白质相结合而阻滞之，适度抑制Na^+内流，并且还能适度抑制钾通道和钙通道。此外，本药还具有明显的抗胆碱作用和拮抗外周血管α受体作用。奎尼丁阻滞激活状态的钠通道，并使通道复活减慢，因此显著抑制异位起搏和除极化组织的兴奋性和传导性，并延长除极化组织的不应期。奎尼丁阻滞多种钾通道，延长心房、心室和浦肯野细胞的动作电位时程，该作用使奎尼丁在心率减慢和细胞外低钾时易诱发早后除极。奎尼丁还可减少Ca^{2+}内流，具有负性肌力作用。

【临床应用】　奎尼丁是广谱抗心律失常药，适用于治疗心房纤颤、心房扑动、室上性和室性心动过速的转复合预防，还用于频室上性和室性期前收缩的治疗。对心房纤颤及心房扑动，目前虽多采用电转律术，但奎尼丁仍有应用价值，转律前合用强心苷和奎尼丁可以减慢心室频率，转律后用奎尼丁维持窦性节律，防止复发。

【不良反应】　奎尼丁安全范围小，不良反应较多见。

（1）*胃肠道反应*　30%～50%患者使用奎尼丁会发生腹泻，最常见。

（2）*金鸡纳反应*　血浆奎尼丁水平过高可引起“金鸡纳反应”，表现为头痛、头晕、耳鸣、腹泻、恶心、视力模糊等症状。

（3）*心脏毒性反应*　心脏毒性较为严重，中毒浓度可致房室及室内传导阻滞，2%～8%的患者用药后可出现Q-T间期延长和尖端扭转型心动过速。

（4）*其他*　奎尼丁阻断α受体使血管扩张，阻断Ca^{2+}内流而抑制心肌收缩力，因此可降低血压，静脉给药或心功能不全患者尤宜出现，不宜静脉给药。

2．Ⅰb类药物

利多卡因

利多卡因（lidocaine）是局部麻醉药。现广用于静脉药治疗危及生命的室性心律失常。

【药理作用】　利多卡因对心脏的直接作用是抑制Na^+内流，促进K^+外流，但仅对希-浦系统发生影响，对其他部位心肌组织及自主神经并无作用。利多卡因阻滞钠通道的激活状态和失活状态，通道恢复至静息态时阻滞作用迅速解除，因此利多卡因对除极化组织（如缺血区）作用强，对缺血或强心苷中毒所致的除极化型心律失常有较强的抑制作用。心房肌细胞动作电位时程短，钠通道失活态时间短，利多卡因作用弱，因此对房性心律失常疗效差。利多卡因缩短浦肯野纤维及心室肌的APD。减少动作电位4期去极斜率，降低自律性。对正常心肌组织的电生理

笔记

特性影响小。

【体内过程】 首关消除明显，生物利用度低，需注射给药。血浆蛋白结合率约 70%，在体内分布广泛，主要肝内代谢，$t_{1/2}$约 2 h。

【临床应用】 利多卡因是一窄谱抗心律失常药，仅用于室性心律失常，特别适用于危急病例。治疗急性心肌梗死及强心苷所致的室性期前收缩、室性心动过速及心室纤颤有效。也可用于心肌梗死急性期以防止心室纤颤的发生。

【不良反应】 较少也较轻微。主要是中枢神经系统症状，有嗜睡、眩晕，大剂量引起语言障碍、惊厥，甚至呼吸抑制，偶见窦性过缓、房室阻滞等心脏毒性。

苯妥英钠

苯妥英钠（phenytoin sodium）与利多卡因相似，也仅作用于希-浦系统。抑制钠通道失活态，减小部分除极的浦肯野纤维 4 期自动除极速率，降低其自律性。与强心苷竞争 Na^+-K^+-ATP 酶，抑制强心苷中毒所致的迟后除极。主要用于治疗室性心律失常，特别对强心苷中毒所致室性心律失常有效，亦可用于心肌梗死、心脏手术、心导管术等所致室性心律失常。苯妥英钠快速静注易引起低血压，高浓度可致心动过缓。常见中枢不良反应有头昏、眩晕、震颤、共济失调等，严重者出现呼吸抑制，低血压时慎用，窦性心动过缓及Ⅱ，Ⅲ度房室传导阻滞者、孕妇禁用。

3．Ic 类药物

这类药物阻滞钠通道作用明显，能较强降低 0 相上升最大速率而减慢传导速度，主要影响希-浦系统；也抑制 4 相 Na^+内流而降低自律性；对复极过程影响很少。近年报道这类药有致心律失常作用，病死率升高，应予注意。

普罗帕酮

普罗帕酮（propafenone）化学结构与普拉洛尔相似，具有弱的 β 受体阻断作用。普罗帕酮明显阻滞钠通道开放态和失活态。降低自律性，减慢传导速度，延长 APD，ERP，且减慢传导的程度超过延长 ERP 的程度，长期口服用于维持室上性心动过速的窦性心律，也用于治疗室性心律失常。

口服吸收完全，达 100%，但生物利用度却低于 20%，首关消除效应明显，$t_{1/2}$为 2.4 ~ 11.8 h，肝中氧化甚多，原形经肾排泄小于 1%。

不良反应有胃肠道症状，偶见粒细胞缺乏、红斑性狼疮样综合征。心电图 QRS 波加宽超过 20% 以上或 Q-T 间期明显延长者宜减量或停药，否则可致心律失常。

（二）Ⅱ类药——β 肾上腺素受体阻断药

用于抗心律失常的 β 受体阻断药主要有普萘洛尔（propranolol）、美托洛尔（metoprolol）、阿替洛尔（atenolol）、纳多洛尔（nadolol）、艾司洛尔（esmolol）、比索洛尔（bisoprolol）等。拮抗 β 受体是其治疗心律失常的基本机制。

普萘洛尔

【药理作用】 普萘洛尔（propranolol）降低窦房结、心房和浦肯野纤维自律性，减少儿茶酚胺所致的迟后除极发生，减慢房室结传导，延长房室交界细胞的有效不应期。在运动及情绪激动时作用明显。

【临床应用】 这类药物适用于治疗室上性心律失常，尤其治疗交感神经兴奋过高、甲状腺功能亢进及嗜铬细胞瘤等引起的窦性心动过速效果良好，可作为首选药。另外，普萘洛尔合用强心苷或钙拮抗剂，减慢房室结传导，使心室率降低，用于治疗心房扑动、心房颤动及阵法性室上性心动过速。还可治疗运动或情绪变动所致室性心律失常，减少肥厚型心肌病所致的心律失常。

笔 记

美托洛尔

美托洛尔（metoprolol）为选择性 $β_1$ 受体阻断药，对心脏作用较强，可抑制窦房结和房室结自律性，减慢房室结传导。用于室上性和室性心律失常的治疗。

（三）Ⅲ类药——延长 APD 的药物

这类药物能选择性地延长 APD，主要是延长心房肌、心室肌和浦肯野纤维细胞的 APD 和 ERP，而少影响传导速度。

胺碘酮

【药理作用】 胺碘酮(amiodarone)抑制心脏多种离子通道如 I_{Na}，$I_{Ca(L)}$，I_K，I_{k_1}，I_{to} 等，降低窦房结、浦肯野纤维的自律性和传导性，明显延长心肌细胞动作电位 APD 和 ERP，延长 Q-T 间期和 QRS 波。此外，胺碘酮非竞争性阻断 α，β 受体和舒张血管平滑肌作用，能扩张冠状动脉、增加冠脉流量、降低心肌耗氧量。

【体内过程】 可口服或静脉给药。吸收缓慢，生物利用度 40%～50%，胺碘酮几乎全部在肝中代谢，代谢物仍有活性。消除半衰期较复杂，快速消除相 3～10 天(消除 50% 药物)，缓慢消除相约数周。停药后作用维持 1～3 个月。

【临床应用】 本品是广谱抗心律失常药，对心房扑动、心房颤动、室上性心动过速和室性心动过速有效。自从明确氟卡尼等Ⅰc 类药物治疗室性心律失常引起病死率较对照组为高后，胺碘酮的应用重受重视。

【不良反应】 胺碘酮不良反应较多且比较严重。

（1）心脏毒性 胺碘酮可引起心律失常，常见窦性心动过缓、房室传导阻滞，尖端扭转型心动过速偶见。

（2）甲状腺功能紊乱 因本药分子中含有碘原子，可引起甲状腺功能亢进或低下。

（3）胃肠道反应 有食欲减退，恶心呕吐、便秘。

（4）角膜褐色微粒沉着 少量自泪腺排出，一般并不影响视力，停药后可自行恢复。

（5）肺纤维化 个别患者出现间质性肺炎或肺纤维化。

（四）Ⅳ类药——钙拮抗药

这类药通过阻滞钙通道而发挥抗心律失常效应，其电生理效应主要是抑制依赖于钙的动作电位与减慢房室结的传导速度。

维拉帕米

【药理作用】 维拉帕米(verapamil)对激活态和失活态的 L 型钙通道均有阻滞作用，也抑制 I_{k_r} 钾通道。可降低窦房结自律性，降低缺血时心房、心室和浦肯野纤维的异常自律性，减少或消除后除极所致触发活动；减慢房室结传导，可终止房室结折返，减慢心房扑动、心房颤动时加快的心室率；延长窦房结、房室结的有效不应期。

【临床应用】 治疗室上性和房室结折返性心律失常效果好，是阵发性室上性心动过速首选药。

【不良反应】 口服较安全，可出现便秘、腹胀、腹泻、头痛、瘙痒等不良反应。维拉帕米一般不与 β 受体阻断药合用。Ⅱ度房室传导阻滞、Ⅲ度房室传导阻滞、心功能不全、心源性休克患者禁用此药。

四、快速型心律失常的药物选用

选用抗心律失常药物应考虑多种因素，包括心律失常的类别、病情的紧迫性、患者的心功能及医师对各个药物的了解及应用经验等。药物治疗最满意的效果是恢复并维持窦性节律，其次是减少或取消异位节律，再次是控制心室频率，维持一定的循环功能。

各种快速型心律失常的选药如下：

笔记

(1) 窦性心动过速　应针对病因进行治疗,需要时选用β受体阻断药,也可选用维拉帕米。

(2) 心房纤颤或扑动转律　用奎尼丁(宜先给强心苷),或与普萘洛尔合用,预防复发可加用或单用胺碘酮,控制心室频率用强心苷或加用维拉帕米或普萘洛尔。

(3) 房性期前收缩　必要时选用普萘洛尔、维拉帕米、胺碘酮,次选奎尼丁、普鲁卡因胺、丙吡胺。

(4) 阵发性室上性心动过速　除先用兴奋迷走神经的方法外,可选用维拉帕米、普萘洛尔、胺碘酮、奎尼丁、普罗帕酮。

(5) 室性期前收缩　必要时首选普鲁卡因胺、丙吡胺、美西律、妥卡尼、胺碘酮,急性心肌梗死时宜用利多卡因,强心苷中毒者用苯妥英钠。

(6) 阵发室性心动过速　选用利多卡因、普鲁卡因胺、丙吡胺、美西律等。

(7) 心室纤颤　选利多卡因、普鲁卡因胺(可心腔内注射)。

第四节　血管生理学

一、各类血管的功能特点

1. 弹性贮器血管

弹性贮器血管指主动脉、肺动脉主干及其发出的最大的分支,这些血管的管壁坚厚,富含弹性纤维,有明显的可扩张性和弹性。

2. 分配血管

从弹性贮器血管以后到分支为小动脉前的动脉管道,其功能是将血液输送至各器官组织,故称为分配血管。

3. 毛细血管前阻力血管

小动脉和微动脉的管径小,对血流的阻力大,称为毛细血管前阻力血管。它们的舒缩活动可明显改变血管口径,从而改变对血流的阻力及其所在器官、组织的血流量,对动脉血压的维持有重要意义。

4. 毛细血管前括约肌

在真毛细血管的起始部常有平滑肌环绕,称为毛细血管前括约肌。它的收缩或舒张可控制毛细血管的关闭或开放,因此可决定某一时间内毛细血管开放的数量。

5. 交换血管

交换血管指真毛细血管。其管壁仅由单层内皮细胞构成,外面有一薄层基膜,故通透性很高,成为血管内血液和血管外组织液进行物质交换的场所,故称为交换血管。

6. 毛细血管后阻力血管

毛细血管后阻力血管指微静脉。微静脉因管径小,对血流也产生一定的阻力。它们的舒缩可影响毛细血管前阻力和毛细血管后阻力的比值,从而改变毛细血管压,影响体液在血管内和组织间隙内的分配情况。

7. 容量血管

笔记

与相应的动脉相比,静脉数量较多,口径较粗,管壁较薄,故其容量较大,而且可扩张性较大,即较小的压力变化就可使容积发生较大的变化。在安静状态下,循环血量的60%~70%容纳在静脉中。静脉的口径发生较小变化时，其内血量就可发生很大的变化，而压力的变化较小。因此，静脉在血管系统中起着血液贮存库的作用，可将静脉称为容量血管。

8．短路血管

短路血管指一些血管床中小动脉和小静脉之间的直接联系。它们可使小动脉内的血液不经过毛细血管而直接流入小静脉。在手指、足趾、耳郭等处的皮肤中有许多短路血管存在，它们在功能上与体温调节有关。

二、血压

血压(blood pressure)是指血管内的血液对于单位面积血管壁的侧压力，也即压强。血压数值通常用千帕(kPa)来表示(1 mmHg 等于 0.133 kPa)。各段血管的血压并不相同，从左心室射出的血流经外周血管时，由于不断克服血管对血流的阻力而消耗能量，血压将逐渐降低(图 4-4-1)。通常所说的血压是指动脉血压。大静脉压和心房压较低，常以厘米水柱(cmH_2O)为单位，1 cmH_2O = 0.098 kPa。

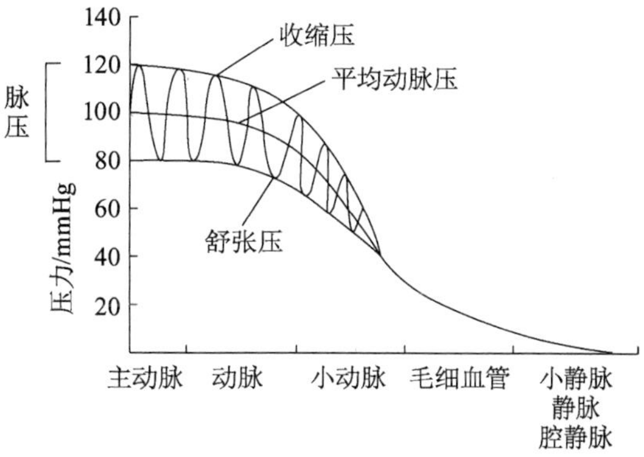

图 4-4-1　正常人平卧时不同血管血压的示意图

三、动脉血压和动脉脉搏

（一）动脉血压

动脉血压指动脉血管内流动的血液对单位面积管壁的侧压力。

1．动脉血压的形成

(1) *心血管系统内有血液充盈*　循环系统中血液充盈的程度可用循环系统平均充盈压来表示。这一数值的高低取决于血量和循环系统容量之间的相对关系。

(2) *心脏射血*　心室肌收缩时所释放的能量可分为两部分，一部分用于推动血液流动，是血液的动能；另一部分形成对血管壁的侧压，并使血管壁扩张，这部分是势能，即压强能。在心舒期，大动脉发生弹性回缩，又将一部分势能转变为推动血液的动能，使血液在血管中继续向前流动。由于心脏射血是间断性的，因此在心动周期中动脉血压发生周期性变化。

(3) *外周阻力*　外周阻力主要是指小动脉和微动脉对血流的阻力。假如不存在外周阻力，心室射出的血液将全部流至外周，即心室收缩释放的能量可全部表现为血流的动能，因而对血管壁的侧压不会增加。

一般情况下，左心室每次收缩时向主动脉内射出 60～80 mL 血液。由于小动脉和微动脉对血流有较高的阻力，以及主动脉和大动脉管壁具有较大的可扩张性，因此左心室一次收缩所射出的血液，在心缩期内大约只有三分之一流至外周，其余约三分之二被暂时贮存在主动脉和大动脉内，使主动脉和大动脉进一步扩张。主动脉压也就随之升高。这样，心室收缩时释放的能量中有一部分以势能的形式贮存在弹性贮器血管的管壁中。心室舒张时，半月瓣关闭，射血停止，被扩张的弹性贮器血管管壁发生弹性回缩，将在心缩期贮存的那部分血液继续推向外周，并使主动脉压在心舒期仍能维持在较高的水平，例如 10.64 kPa(80 mmHg)左右，而不像心舒期的左心室内压接近 0 kPa。可见，由于弹性贮器血管的作用，使左心室的间断射血变为动脉内的连

笔记

续血流(图 4-4-2)。

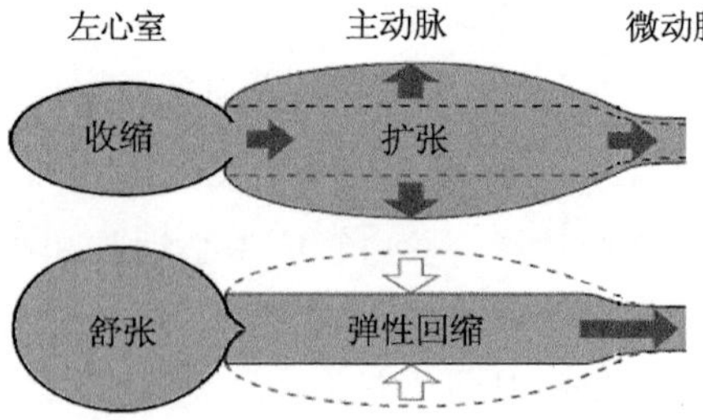

图 4-4-2 主动脉的弹性作用示意图

2. 动脉血压的正常值

心室收缩时,主动脉压急剧升高,在收缩期的中期达到最高值。这时的动脉血压值称为收缩压(systolic pressure, SP)。心室舒张时,主动脉压下降,在心舒末期动脉血压的最低值称为舒张压(diastolic pressure, DP)。收缩压和舒张压的差值称为脉搏压,简称脉压。一个心动周期中每一个瞬间动脉血压的平均值,称为平均动脉压。简略计算,平均动脉压大约等于舒张压加 1/3 脉压。

一般所说的动脉血压是指主动脉压。因为在大动脉中血压降落很小,故通常将在上臂测得的肱动脉压代表主动脉压。我国健康青年人在安静状态时的收缩压为 13.3 ~ 16.0 kPa(100 ~ 120 mmHg),舒张压为 8.0 ~ 10.6 kPa(60 ~ 80 mmHg),脉压为 4.0 ~ 5.3 kPa(30 ~ 40 mmHg),平均动脉压在 13.3 kPa(100 mmHg)左右。动脉血压除存在个体差异外,还有性别、年龄等的差异。

3. 影响动脉血压的因素

凡是能影响心输出量和外周阻力的各种因素,都能影响动脉血压。循环血量和血管系统容量之间的相互关系,即循环系统内血液充盈的程度,也能影响动脉血压。现将影响动脉血压的因素分述如下:

(1) 心脏每搏输出量　如果每搏输出量增大,心缩期射入主动脉的血量增多,心缩期中主动脉和大动脉内增加的血量变多,管壁所受的张力也更大,故收缩期动脉血压的升高更加明显。由于动脉血压升高,而血流速度、外周阻力和心率的变化不大,则大动脉内增多的血量仍可在心舒期流至外周,到舒张期末,大动脉内存留的血量和每搏输出量增加之前相比,增加并不多。因此,当每搏输出量增加而外周阻力和心率变化不大时,动脉血压的升高主要表现为收缩压的升高,舒张压可能升高不多,故脉压增大。反之,当每搏输出量减少时,则主要使收缩压降低,脉压减小。可见,在一般情况下,收缩压的高低主要反映心脏每搏输出量的多少。

(2) 心率　如果心率加快,而每搏输出量和外周阻力都不变,由于心舒期缩短,在心舒期内流至外周的血液就减少,故心舒期末主动脉内存留的血量增多,舒张期血压就升高。由于动脉血压升高可使血流速度加快,因此在心缩期内可有较多的血液流至外周,收缩压的升高不如舒张压的升高显著,脉压比心率增加前减小。相反,心率减慢时,舒张压降低的幅度比收缩压降低的幅度大,故脉压增大。

(3) 外周阻力　如果心输出量不变而外周阻力加大,则心舒期中血液向外周流动的速度减慢,心舒期末存留在主动脉中的血量增多,故舒张压升高。在心缩期,由于动脉血压升高使血流速度加快,因此收缩压的升高不如舒张压的升高明显,故脉压减小。可见,在一般情况下,舒张压的高低主要反映外周阻力的大小。

(4) 主动脉和大动脉的弹性贮器作用　如前所述,由于主动脉和大动脉的弹性贮器作用,动脉血压的波动幅度明显小于心室内压的波动幅度。老年人的动脉管壁硬化,大动脉的弹性贮器作用减弱,故脉压增大。

(5) 循环血量和血管系统容量的比例　循环血量和血管系统容量相适应,才能使血管系统足够充盈,产生一定的体循环平均充盈压。在正常情况下,循环血量和血管容量是相适应的,血管系统充盈程度的变化不大。失血后,循环血量减少。此时如果血管系统的容量改变不大,则体循环平均充盈压必然降低,使动脉血压降低。在另一些情况下,如果循环血量不变而血管系统容量增大时,也会造成动脉血压下降。

笔记

(二) 动脉脉搏

在每个心动周期中,动脉内的压力发生周期性的波动。这种周期性的压力变化可引起动脉血管发生搏动，称为动脉脉搏（arterial pulse）。在手术时暴露动脉，可以直接看到动脉随每次心脏搏动而发生的搏动。用手指也可摸到身体浅表部位的动脉搏动。由于小动脉和微动脉对血流的阻力很大，故在微动脉段以后脉搏波动即大大减弱。到毛细血管，脉搏已基本消失。

很早以来，医生在进行诊断时要按摸患者的脉搏，最通常的是按患者桡动脉的脉搏。按脉可以了解患者的脉搏频率和节律是否规律等情况，同时也在心理上构成了医生和患者之间的接触和联系。中医把切脉作为诊断疾病的重要手段之一，这是因为动脉脉搏与心输出量、动脉的可扩张性及外周阻力等因素有密切的关系。因此，在某些情况下脉搏可以反映心血管系统的异常情况。

四、静脉血压

静脉在功能上不仅仅是作为血液回流入心脏的通道，由于整个静脉系统的容量很大，而且静脉容易被扩张，又能够收缩，可有效地调节回心血量和心输出量，以适应机体在不同生理条件下的需要。

当体循环血液经过动脉和毛细血管到达微静脉时，血压下降至2.0～2.7 kPa（15～20 mmHg）。右心房作为体循环的终点，血压最低，接近于零。通常将右心房和胸腔内大静脉的血压称为**中心静脉压**（central venous pressure），而各器官静脉的血压称为外周静脉压（peripheral venous pressure）。中心静脉压的高低取决于心脏射血能力和静脉回心血量之间的相互关系。如果心脏射血能力较强，能及时地将回流入心脏的血液射入动脉，中心静脉压就较低。反之，心脏射血能力减弱时，中心静脉压就升高。另一方面，如果静脉回流速度加快，中心静脉压也会升高。因此，在血量增加、全身静脉收缩，或因微动脉舒张而使外周静脉压升高等情况下，中心静脉压都可能升高。可见，中心静脉压是反映心血管功能的又一指标。临床上在用输液治疗休克时，除须观察动脉血压变化外，也要观察中心静脉压的变化。中心静脉压的正常变动范围为0.4～1.2 kPa（4～12 cmH_2O）。如果中心静脉压偏低或有下降趋势，常提示输液量不足；如果中心静脉压高于正常并有进行性升高的趋势，则提示输液过快或心脏射血功能不全。当心脏射血功能减弱而使中心静脉压升高时，静脉回流将会减慢，较多的血液滞留在外周静脉内，故外周静脉压升高。

五、微循环

微循环是指微动脉和微静脉之间的血液循环。血液循环最根本的功能是进行血液和组织之间的物质交换，这一功能就是在微循环部分实现的。微循环对维持组织细胞的新陈代谢和内环境稳态起着重要作用。

各器官、组织的结构和功能不同，微循环的结构也不同。典型的微循环由微动脉、后微动脉、毛细血管前括约肌、真毛细血管、通血毛细血管、动-静脉吻合支和微静脉等部分组成（图4-4-3）。

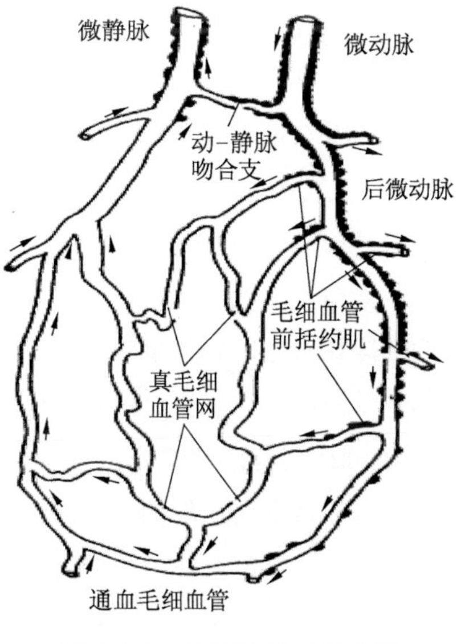

图4-4-3　微循环组成模式图

微循环有三条血流通路，分别具有不同的生理意义。

（1）迂回通路　血液从后微动脉、毛细血管前括约肌、真毛细血管汇集到微静脉的通路，称为迂回通路。该通路因真毛细血管数量多且迂回曲折而得名，加之管壁薄、通透性好、血流缓慢，因此是血液和组织

笔记

液进行物质交换的场所，故又称营养通路。

（2）直捷通路　血液从微动脉经后微动脉和通血毛细血管进入微静脉的通路，称为直捷通路。直捷通路经常处于开放状态，血流速度较快，其主要功能并不是物质交换，而是使一部分血液能迅速通过微循环而进入静脉。直捷通路在骨骼肌组织的微循环中较为多见。

（3）动-静脉短路　动-静脉短路是吻合微动脉和微静脉的通道，其管壁结构类似微动脉。在人体某些部分的皮肤和皮下组织，特别是手指、足趾、耳郭等处，这类通路较多。动-静脉吻合支在功能上不是进行物质交换，而是在体温调节中发挥作用。

六、组织液的生成与回流

组织液存在于组织、细胞的间隙内，组织液是细胞生存的内环境。组织液绝大部分呈胶冻状，不能自由流动，因此不会因重力作用而流至身体的低垂部分。组织液凝胶的基质是胶原纤维和透明质酸细丝。组织液中有极小一部分呈液态，可自由流动。组织液中各种离子成分与血浆相同。组织液中也存在各种血浆蛋白质，但其浓度明显低于血浆。

（一）组织液的生成

组织液是血浆滤过毛细血管壁到组织间隙而形成的。液体通过毛细血管壁的滤过和重吸收取决于四个因素，即毛细血管血压（P_c）、组织液静水压（P_{if}），血浆胶体渗透压（π_p）和组织液胶体渗透压（π_{if}）。其中，P_c 和 π_{if}是促使液体由毛细血管内向血管外滤过的力量，而 π_p 和 P_{if}是将液体从血管外重吸收入毛细血管内的力量。滤过的力量（即 $P_c+\pi_{if}$）和重吸收的力量（即 π_p+P_{if}）之差，称为**有效滤过压**。单位时间内通过毛细血管壁滤过的液体量 V 等于有效滤过压与滤过系数 K_f 的乘积，即

$$V=K_f[(P_c+\pi_{if})-(\pi_p+P_{if})] \tag{4-4-1}$$

滤过系数的大小取决于毛细血管壁对液体的通透性和滤过面积。以图 4-4-4 所设的各种压力数值为例，可见在毛细血管动脉端的有效滤过压为 1.3 kPa（10 mmHg），液体滤出毛细血管；而在毛细血管静脉端的有效滤过压力为负值，故发生重吸收。总的说来，流经毛细血管的血浆，约有 0.5% 在毛细血管动脉端以滤过的方式进入组织间隙，其中约 90% 在静脉端被重吸收回血液，其余约 10% 进入毛细淋巴管，成为淋巴液。

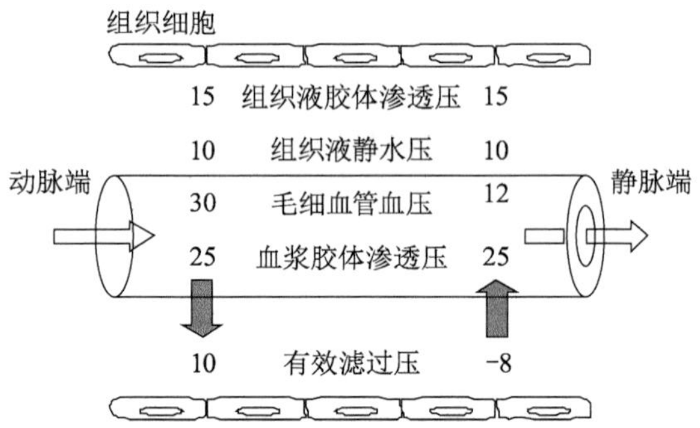

图 4-4-4　组织液生成与回流模式图
（各数值单位：mmHg）

（二）影响组织液生成和回流的因素

在正常情况下，组织液的生成与回流维持动态平衡，以保证体液的正常分布，故血量和组织液量能维持相对稳定。如果这种动态平衡遭到破坏，发生组织液生成过多或回流减少，组织间隙中就有过多的液体潴留，形成组织水肿。

1. 毛细血管有效流体静压

毛细血管血压与组织液静水压的差值即毛细血管有效流体静压，是组织液生成的主要因素。全身或局部的静脉压升高是有效流体静压增高的主要原因。静脉压升高可逆向传递到微静脉和毛细血管静脉端，使后者的流体静压增高，有效流体静压便随之增高，组织液生成增多，可引起组织水肿。局部静脉压增高的常见原因是血栓阻塞静脉腔，肿瘤或瘢痕压迫静脉壁等；

笔记

全身体循环静脉压增高的常见原因是右心衰竭；而肺静脉压增高的常见原因则是左心衰竭。

2．有效胶体渗透压

有效胶体渗透压是血浆胶体渗透压与组织液胶体渗透压的差值，它是限制组织液生成的主要力量。血浆胶体渗透压主要取决于血浆蛋白尤其是白蛋白的浓度，当血浆蛋白浓度下降时，因血浆胶体渗透压相应下降，有效胶体渗透压也随之下降，严重时可引起水肿。血浆蛋白浓度下降的主要原因是：① 蛋白质丢失，肾病综合征时大量蛋白质从尿中丢失；蛋白质丢失性肠病时蛋白丢失于肠腔中而随粪便排出；② 合成障碍，见于肝实质严重损害（如肝硬变）或营养不良；③ 大量钠水滞留或输入大量非胶体溶液时使蛋白稀释。

3．毛细血管壁通透性

正常毛细血管几乎不容许血浆蛋白滤出，因而能维持正常的有效胶体渗透压。但在感染、烧伤、过敏等情况下，毛细血管壁通透性增高时，血浆蛋白不仅可随液体从毛细血管壁滤出，也可从其他微血管尤其微静脉壁滤出，使毛细血管静脉端和微静脉内的胶体渗透压下降，而组织间液的胶体渗透压则上升，有效滤过压增大，组织液生成增多，出现水肿。

4．淋巴回流

由于从毛细血管滤出的液体约10%经淋巴系统回流，故淋巴系统是否畅通可直接影响组织液回流。同时，在组织液生成增多时，淋巴系统还能代偿地加强回流，把增多的组织液排出去，以防止液体在组织间隙中过多积聚。但是，在某些病理情况下，如丝虫病患者的淋巴管被阻塞，使淋巴回流受阻，含蛋白质的淋巴液就在组织间隙中积聚而形成淋巴水肿。

七、淋巴液的生成与回流

淋巴管系统是组织液向血液回流的一个重要的辅助系统。毛细淋巴管以稍膨大的盲端起始于组织间隙，彼此吻合成网，并逐渐汇合成大的淋巴管。全身的淋巴液经淋巴管收集，最后由右淋巴导管和胸导管导入静脉。

（一）淋巴液的生成和回流

组织液进入淋巴管，即成为淋巴液。因此，来自某一组织的淋巴液的成分和该组织的组织液非常接近。正常成人在安静状态下大约每小时有120 mL淋巴液流入血液循环，其中约100 mL经由胸导管，20 mL经由右淋巴导管进入血液。以此推算，每天生成的淋巴液总量为2～4 L，大致相当于全身血浆总量。组织液和毛细淋巴管内淋巴液的压力差是组织液进入淋巴管的动力。组织液压力升高时，能加快淋巴液的生成速度。

（二）淋巴液回流的意义

淋巴液回流的生理功能，主要是将组织液中的蛋白质分子带回至血液中，并且能清除组织液中不能被毛细血管重吸收的较大的分子，以及组织中的红细胞和细菌等。淋巴液回流在组织液生成和重吸收的平衡中起着一定的作用。

第五节　心血管活动的调节

心血管活动的调节，包括神经调节、体液调节和自身调节，不仅能保持正常心率、心输出量、动脉血压和各组织器官血流量的相对稳定，而且能在机体内外环境变化时做出相应的调整，使心血管活动能适应代谢活动的需要。

笔记

一、神经调节

心脏和血管平滑肌接受自主神经支配。机体对心血管活动的神经调节是通过各种心血管反射实现的。

（一）心血管的神经支配

1．心脏的神经支配

心脏受心交感神经和心迷走神经双重支配。

（1）心交感神经及其作用　心交感神经的节前神经元胞体位于脊髓第1～5胸段的中间外侧柱，其节后神经元的轴突组成心脏神经丛，支配心脏各个部分，包括窦房结、房室交界、房室束、心房肌和心室肌。

心交感节后神经元末梢释放的递质为去甲肾上腺素，与心肌细胞膜上的 β_1 型肾上腺素能受体结合，可导致心率加快，房室交界的传导加快，心房肌和心室肌的收缩能力加强。这些效应分别称为正性变时作用、正性变传导作用和正性变力作用。交感神经末梢释放的去甲肾上腺素和循环血液中的儿茶酚胺都能作用于心肌细胞膜上的 β_1 肾上腺素能受体，从而激活腺苷酸环化酶，使细胞内 cAMP 的浓度升高，继而激活蛋白激酶和细胞内蛋白质的磷酸化过程，使心肌膜上的钙通道激活，故在心肌动作电位平台期 Ca^{2+} 的内流增加，细胞内肌质网释放的 Ca^{2+} 也增加，其最终效应是心肌收缩能力增强，每搏功增加。

（2）心迷走神经及其作用　心迷走神经节前神经元的胞体位于延髓的迷走神经背核和疑核，其节后神经纤维支配窦房结、心房肌、房室交界、房室束及其分支。右侧迷走神经对窦房结的影响占优势；左侧迷走神经对房室交界的作用占优势。心迷走神经节后纤维末梢释放的乙酰胆碱作用于心肌细胞膜上的 M 型胆碱能受体，可导致心率减慢，心房肌收缩能力减弱，心房肌不应期缩短，房室传导速度减慢，即具有负性变时、变力和变传导作用。迷走神经减弱心肌收缩能力的机制是其末梢释放的乙酰胆碱作用于 M 胆碱能受体后，可使腺苷酸环化酶抑制，因此细胞内 cAMP 浓度降低，肌质网释放 Ca^{2+} 减少。

2．血管的神经支配

（1）缩血管神经纤维　缩血管神经纤维都是交感神经纤维，故一般称为交感缩血管纤维，其节后纤维末梢释放的递质为去甲肾上腺素。血管平滑肌细胞有 α 和 β_2 两类肾上腺素能受体。去甲肾上腺素与 α 肾上腺素能受体结合，可导致血管平滑肌收缩；与 β_2 肾上腺素能受体结合，则导致血管平滑肌舒张。去甲肾上腺素与 α 肾上腺素能受体结合的能力较与 β_2 受体结合的能力强，故缩血管纤维兴奋时引起缩血管效应。

体内几乎所有的血管都受交感缩血管纤维支配，但不同部位的血管中缩血管神经纤维分布的密度不同。皮肤血管中缩血管神经纤维分布最密，骨骼肌和内脏的血管次之，冠状血管和脑血管中分布较少。在同一器官中，动脉中缩血管神经纤维的密度高于静脉，微动脉中密度最高，但毛细血管前括约肌中神经纤维分布很少。

人体内多数血管只接受交感缩血管纤维的单一神经支配。

（2）舒血管神经纤维

① 交感舒血管神经纤维：交感舒血管神经纤维末梢释放的递质为乙酰胆碱，阿托品可阻断其效应。交感舒血管神经纤维在平时没有紧张性活动，只有在动物处于情绪激动状态和发生防御反应时才发放冲动，使骨骼肌血管舒张，血流量增多。在人体内可能也有交感舒血管纤维存在。

② 副交感舒血管神经纤维：副交感舒血管神经纤维末梢释放的递质为乙酰胆碱，后者与血

笔记

管平滑肌的 M 型胆碱能受体结合，引起血管舒张。副交感舒血管神经纤维的活动只对器官组织局部血流起调节作用，对循环系统总的外周阻力的影响很小。如盆神经中有支配盆腔器官和外生殖器血管的副交感纤维。

（二）心血管中枢

在生理学中将与控制心血管活动有关的神经元集中的部位称为心血管中枢。控制心血管活动的神经元并不是只集中在中枢神经系统的一个部位，而是分布在中枢神经系统从脊髓到大脑皮层的各个水平上，它们各具不同的功能，又互相密切联系，使整个心血管系统的活动协调一致，并与整个机体的活动相适应。

1．延髓心血管中枢

一般认为，最基本的心血管中枢位于延髓。延髓心血管中枢的神经元是指位于延髓内的心迷走神经元和控制心交感神经和交感缩血管神经活动的神经元。

2．延髓以上的心血管中枢

在延髓以上的脑干部分及大脑和小脑中，也都存在与心血管活动有关的神经元。它们在心血管活动调节中所起的作用较延髓心血管中枢更加高级，特别是表现为对心血管活动和机体其他功能之间的复杂的整合。

（三）心血管反射

当机体处于不同的生理状态如变换姿势、运动、睡眠时，或当机体内、外环境发生变化时，可引起各种心血管反射，使心输出量和各器官的血管收缩状况发生相应改变，动脉血压也可发生变动。心血管反射一般都能很快完成，其生理意义在于使循环功能能适应于当时机体所处的状态或环境的变化。

1．颈动脉窦和主动脉弓压力感受性反射

当动脉血压升高时，可引起压力感受性反射，其反射效应是使心率减慢，外周血管阻力降低，血压回降。因此这一反射曾被称为降压反射。

（1）*动脉压力感受器*　压力感受性反射的感受装置是位于颈动脉窦和主动脉弓血管外膜下的感觉神经末梢，称为动脉压力感受器（图 4-5-1）。动脉压力感受器感觉血管壁的机械牵张程度。在一定范围内，压力感受器的传入冲动频率与动脉管壁扩张程度成正比。

（2）*传入神经和中枢联系*　颈动脉窦压力感受器的传入神经纤维组成颈动脉窦神经。窦神经加入舌咽神经，进入延髓，和孤束核的神经元发生突触联系。主动脉弓压力感受器的传入神经纤维行走于迷走神经干内，然后进入延髓，到达孤束核，使交感神经紧张性活动减弱；孤束核神经元还与延髓内其他神经核团及脑干其他部位如脑桥、下丘脑等的一些神经核团发生联系，其效应也是使交感神经紧张性活动减弱。另外，压力感受器的传入冲动到达孤束核后，还与迷走神经背核和疑核发生联系，使迷走神经的活动加强。

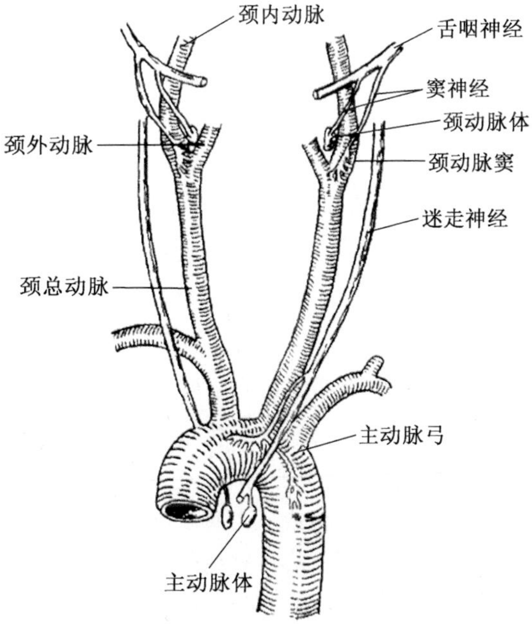

图 4-5-1　颈动脉窦区与主动脉弓区压力感受器

（3）*反射效应*　血压升高时颈动脉窦、主动脉弓压力感受性反射过程如图 4-5-2 所示。动脉血压升高时，压力感受器传入冲动增多，

笔记

通过中枢机制，使心迷走紧张加强，心交感紧张和交感缩血管紧张减弱，其效应为心率减慢，心输出量减少，外周血管阻力降低，故动脉血压下降。反之，当动脉血压降低时，压力感受器传入冲动减少，使迷走紧张减弱，交感紧张加强，于是心率加快，心输出量增加，外周血管阻力增高，血压回升。反射效应属于典型的负反馈。

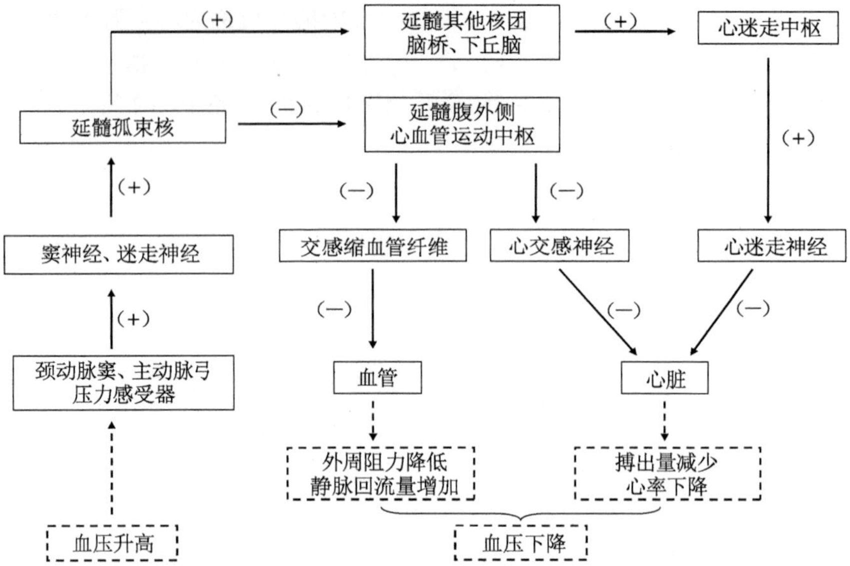

图 4-5-2 血压升高时颈动脉窦、主动脉弓压力感受性反射过程

通过动物实验画出压力感受性反射功能曲线，如图 4-5-3 所示。由此图可见，当窦内压在正常平均动脉压水平（约 13.3 kPa 或 100 mmHg）的范围内发生变动时，压力感受性反射最为敏感，纠正偏离正常水平的血压的能力最强，动脉血压偏离正常水平愈远，压力感受性反射纠正异常血压的能力愈低。

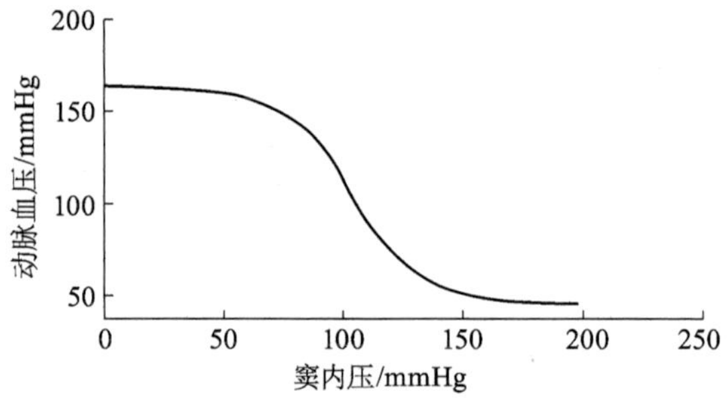

图 4-5-3 在实验中测得的颈动脉窦内压力与动脉血压的关系

(4) 压力感受性反射的生理意义　压力感受性反射在心输出量、外周血管阻力、血量等突然发生变化的情况下，对动脉血压进行快速调节的过程起重要的作用，使动脉血压不致发生过分的波动。在慢性高血压患者或实验性高血压动物中，压力感受性反射功能曲线向右移位。这种现象称为压力感受性反射的重调定（resetting），表示在高血压的情况下压力感受性反射的工作范围发生改变，即在较正常高的血压水平上进行工作，故动脉血压维持在比较高的水平。压力感受性反射重调定的机制比较复杂。重调定可发生在感受器的水平，也可发生在反射的中枢部分。

2．心肺感受器引起的心血管反射

在心房、心室和肺循环大血管壁存在许多感受器，总称为心肺感受器，其传入神经纤维行走于迷走神经干内。当心房、心室或肺循环大血管中压力升高或血容量增多而使心脏或血管壁受到牵张时，这些机械或压力感受器就发生兴奋。在生理情况下，心房壁的牵张主要是由血容量增多而引起的，因此心房壁的牵张感受器也称为容量感受器。

大多数心肺感受器受刺激时引起的反射效应是交感紧张减弱，心迷走紧张加强，导致心率减慢，心输出量减少，外周血管阻力降低，故血压下降。

笔记

3．颈动脉体和主动脉体化学感受性反射

在颈总动脉分叉处和主动脉弓区域，存在一些特殊的感受装置（图 4-5-1），当血液的某些化学成分发生变化时，如缺氧、CO_2分压过高、H^+浓度过高等，可以刺激这些感受装置。因此，这些感受装置被称为颈动脉体和主动脉体化学感受器。这些化学感受器受到刺激后，其感觉信号分别由颈动脉窦神经和迷走神经传至延髓孤束核，然后使延髓内呼吸神经元和心血管活动神经元的活动发生改变。

化学感受性反射的效应主要是呼吸加深加快。在动物保持自然呼吸的情况下，化学感受器受刺激时引起呼吸加深加快，心输出量增加，外周血管阻力增大，血压升高。

化学感受性反射在平时对心血管活动并不起明显的调节作用。只有在低氧、窒息、失血、动脉血压过低和酸中毒情况下才发生作用。

二、体液调节

心血管活动的体液调节是指血液和组织液中一些化学物质对心肌和血管平滑肌的活动发生影响，从而起调节作用。

1．肾素-血管紧张素系统（RAS）

肾素是由肾近球细胞合成和分泌的一种酸性蛋白酶，经肾静脉进入血循环。血浆中的肾素底物，即血管紧张素原，在肾素的作用下水解，产生一个十肽，为血管紧张素Ⅰ。在血浆和组织中，特别是在肺循环血管内皮表面，存在有血管紧张素转换酶，在后者的作用下，血管紧张素Ⅰ水解，产生一个八肽，为血管紧张素Ⅱ。血管紧张素Ⅱ在血浆和组织中可进一步酶解成血管紧张素Ⅲ。上述过程可由图 4-5-4 表示。血管紧张素Ⅱ和血管紧张素Ⅲ作用于血管平滑肌和肾上腺皮质等细胞的血管紧张素受体，引起相应的生理效应。

血管紧张素原（肾素底物，在肝合成）
↓←肾素（酶，由肾近球细胞分泌）
血管紧张素Ⅰ（十肽）
↓←血管紧张素转换酶（主要在肺血管）
血管紧张素Ⅱ（八肽）
↓←血管紧张素酶A
血管紧张素Ⅲ（七肽）

图 4-5-4 血管紧张素系统构成示意图

当各种原因引起肾血流灌注减少时，肾素分泌就会增多。血浆中 Na^+浓度降低时，肾素分泌也增加。肾素分泌受神经和体液机制的调节。

对体内多数组织、细胞来说，血管紧张素Ⅰ不具有活性。血管紧张素中最重要的是血管紧张素Ⅱ。血管紧张素Ⅱ可直接使全身微动脉收缩，血压升高；也可使静脉收缩，回心血量增多。此外，血管紧张素Ⅱ可强烈刺激肾上腺皮质球状带细胞合成和释放醛固酮，后者可促进肾小管对 Na^+的重吸收，并使细胞外液量增加。血管紧张素Ⅱ还可引起或增强渴觉，并导致饮水行为。血管紧张素Ⅲ的缩血管效应仅为血管紧张素Ⅱ的 10%～20%，但刺激肾上腺皮质合成和释放醛固酮的作用较强。

2．肾上腺素和去甲肾上腺素

肾上腺素（epinephrine，E）和去甲肾上腺素（norepinephrine，NE）在化学结构上都属于儿茶酚胺。循环血液中的肾上腺素和去甲肾上腺素主要来自肾上腺髓质的分泌。肾上腺髓质释放的儿茶酚胺中，肾上腺素约占 80%，去甲肾上腺素约占 20%。肾上腺素能神经末梢释放的递质去甲肾上腺素也有一小部分进入血液循环。

肾上腺素可与 α 和 β 两类肾上腺素能受体结合。在心脏，肾上腺素与 β_1 肾上腺素能受体结合，产生正性变时和变力作用，使心输出量增加。在血管，肾上腺素的作用取决于血管平滑肌上 α 和 β_2 肾上腺素能受体分布的情况。在皮肤、肾、胃肠、血管平滑肌上，α 肾上腺素能受体在数量上占优势，肾上腺素的作用是使这些器官的血管收缩；在骨骼肌和肝的血管，β_2 肾上腺素能

笔记

受体占优势,小剂量的肾上腺素常以兴奋 β_2 肾上腺素能受体的效应为主,引起血管舒张,大剂量时也兴奋 α 肾上腺素能受体,引起血管收缩。

去甲肾上腺素主要与 α 肾上腺素能受体结合,也可与心肌的 β_1 肾上腺素能受体结合,但与血管平滑肌的 β_2 肾上腺素能受体结合的能力较弱。静脉注射去甲肾上腺素,可使全身血管广泛收缩,动脉血压升高;血压升高又使压力感受性反射活动加强,压力感受性反射对心脏的效应超过去甲肾上腺素对心脏的直接效应,故心率减慢。

3. 心房钠尿肽

心房钠尿肽(atrial natriuretic peptide, ANP)又称心钠素,是由心房肌细胞合成和释放的一类多肽。心钠素可使血管舒张,外周阻力降低;也可使每搏输出量减少,心率减慢,故心输出量减少。心钠素作用于肾的受体,还可以使肾排水和排钠量增多。此外,心钠素还能抑制肾的近球细胞释放肾素,抑制肾上腺球状带细胞释放醛固酮;在脑内,心钠素可以抑制血管升压素的释放。这些作用都可导致体内细胞外液量减少。

当心房壁受到牵拉时,可引起心钠素的释放。在生理情况下,当血容量增多、取头低足高的体位、身体浸入水中(头露出水面)时,血浆心钠素浓度升高,并引起利尿和尿钠排出增多等效应。因此,心钠素是体内调节水盐平衡的一种重要的体液因素。

4. 其他因素

影响心血管活动的体液因素还有很多,如血管升压素(VP)/抗利尿激素(ADH)、血管内皮生成的血管活性物质、激肽释放酶—激肽系统、心血管活性多肽、一氧化碳(CO)、前列腺素,一些细胞因子等。

可见,循环系统与内分泌系统的众多因子彼此间发生相互作用,并与神经调节之间相互影响,构成复杂的网络体系,对心血管活动进行全身性的和局部的准确而精确的调节。

三、自身调节

心血管活动的自身调节包括心脏泵血功能的自身调节(即前文所述的影响心输出量的因素中的异长、等长自身调节)和组织器官血流量的自身调节,关于组织器官血流量自身调节的机制,一般有以下两种学说。

1. 代谢性自身调节机制——局部代谢产物学说

当组织代谢活动增强时,局部组织中氧分压降低,代谢产物积聚,如 CO_2、H^+、腺苷、ATP、K^+ 等,都能使局部的微动脉和毛细血管前括约肌舒张,局部血流量增多,故能向组织提供更多的氧,并带走代谢产物。

2. 肌源性自身调节机制——肌源学说

许多血管平滑肌本身经常保持一定的紧张性收缩,称为肌源性活动。血管平滑肌还有一个特性,即当被牵张时其肌源性活动加强。因此,当供应某一器官的血管的灌注压突然升高时,由于血管跨壁压增大,血管平滑肌受到牵张刺激,于是肌源性活动增强。这种现象在毛细血管前阻力血管段特别明显。其结果是器官的血流阻力增大,器官的血流量不致因灌注压升高而增多,即器官血流量能因此保持相对稳定。当器官血管的灌注压突然降低时,则发生相反的变化,即阻力血管舒张,血流量仍保持相对稳定。这种肌源性的自身调节现象,在肾血管表现特别明显,在脑、心、肝、肠系膜和骨骼肌的血管也能看到,但皮肤血管一般没有这种表现。

四、动脉血压的长期调节

笔记

动脉血压的神经调节主要是在短时间内血压发生变化的情况下起调节作用的,调节是快速的。而当血压在较长时间内（数小时、数天、数月或更长）发生变化时，神经反射的效应常不足以将血压调节到正常水平。在动脉血压的长期调节中起重要作用的是肾脏。有人将这种机制称为肾-体液控制系统。此系统的活动过程如下：当体内细胞外液量增多时，血量增多，血量和循环系统容量之间的相对关系发生改变，使动脉血压升高；而当动脉血压升高时，能直接导致肾排水和排钠量增加，将过多的体液排出体外，从而使血压恢复到正常水平。体内细胞外液量减少时，发生相反的过程，即肾排水和排钠量减少，使体液量和动脉血压恢复。

肾-体液控制系统调节血压的效能取决于一定的血压变化能引起多大程度的肾排水、排钠变化，主要受血管升压素和肾素-血管紧张素-醛固酮系统影响。

第六节 抗高血压药

高血压是严重危害人类健康的常见病，1999 年世界卫生组织国际高血压学会和 2005 年中国高血压联盟规定：未应用降压药者的血压≥140/90 mmHg（18.7/12.0 kPa）即可诊断为高血压。高血压患者中，绝大多数病因未明，称为原发性高血压；继发性高血压仅占 10% 左右。高血压最大的危害是导致心、脑、肾等重要器官的严重病变，包括脑血管意外、心肌梗死、心功能不全、肾功能不全及外周血管供血不足等。总体而言，高血压人群如不经合理治疗，平均寿命较正常人群缩短 15～20 年。高血压的发病机制尚未完全阐明。

抗高血压药能有效地控制血压，防止或减少心、脑、肾等重要器官损伤，从而提高患者的生活质量，延长寿命。

一、抗高血压药物分类

抗高血压药物通过作用于脑、心、血管、肾及神经、体液等因素，调整神经、体液紊乱，减少心排出量和（或）降低外周血管阻力而发挥作用。

根据抗高血压药物的作用部位或机制，可将其分为以下几类：

（1）利尿药 如氢氯噻嗪等。

（2）交感神经抑制药 中枢性降压药（甲基多巴、可乐定等）；神经节阻断药（樟磺咪芬等）；去甲肾上腺素能神经末梢阻滞药（利血平、胍乙啶等）；肾上腺素受体阻断药（普萘洛尔、美托洛尔等）。

（3）肾素-血管紧张素系统抑制药 血管紧张素Ⅰ转换酶抑制药（卡托普利、依那普利、雷米普利等）；血管紧张素Ⅱ受体阻断药（氯沙坦、替米沙坦、缬沙坦等）；肾素抑制药（雷米克林等）。

（4）钙通道阻滞药（硝苯地平等）。

（5）血管扩张药 直接舒张血管平滑肌药（肼屈嗪、硝普钠等）；钾通道开放药（二氮嗪、米诺地尔等）。

目前，我国临床常用的一线抗高血压药是利尿药、肾上腺素受体阻断药、钙通道阻滞药、血管紧张素Ⅰ转换酶抑制药和血管紧张素Ⅱ受体阻断药。中枢性降压药和血管扩张药已较少单独应用，但在联合用药和复方制剂中仍经常使用。

二、常用的抗高血压药

（一）利尿药

血液容量能显著影响心排出量与总外周阻力，在血压的长期调节中起重要作用。限制 Na^+

笔记

摄入能预防高血压。因此,利尿药通过改变体内 Na^+ 平衡,是治疗高血压的措施之一。

各类利尿药单用即有降压作用,并可增强其他降压药的作用。利尿降压药包括高效、中效和低效利尿药,临床治疗高血压以噻嗪类利尿药为主。

【药理作用与作用机制】 噻嗪类利尿药降压作用温和、持久,对立位和卧位均有降压作用,长期用药无明显耐受性,大多数患者一般用药 2 ~ 4 周就可以达到最大疗效。大规模临床研究证明高血压患者长期应用小剂量噻嗪类药物能较好地控制血压,降低脑卒中和心力衰竭的发生率和病死率,显著提高患者的生活质量。噻嗪类利尿药与扩血管药及某些交感神经抑制药合用,产生协同或相加作用,并可对抗这些药物所致的水、钠潴留。高效利尿药(如呋塞米)的排钠利尿作用显著,代偿性激活肾素-血管紧张素系统的作用也较强,因此该类药物虽能显著减少血容量和心排出量,但长期用药其降压作用并不明显。

噻嗪类利尿药降低动脉血压的确切机制尚不清楚。初期降压作用可能是通过排钠利尿,减少细胞外液和血容量,导致心排出量降低。长期应用噻嗪类利尿药,虽然血容量和心排出量可逐渐恢复至药前水平,但外周血管阻力和血压仍持续降低。

【临床应用】 噻嗪类利尿药是治疗高血压的基础药物,安全、有效、价廉,可单用或与其他抗高血压药联合应用治疗各类高血压;单用适用于轻、中度高血压。在老年高血压患者,因肾单位减少,水容量增加,血浆肾素活性降低,这类药物疗效更佳。研究发现,许多患者使用 12.5 mg 的氢氯噻嗪或氯酞酮即有降压作用,超过 25 mg 降压作用不一定增强,不良反应发生率反而增加。长期大剂量噻嗪类利尿药应用常致电解质、糖、脂质代谢改变,并可增高血浆肾素活性,患者适度限钠或与留钾利尿药、β 受体阻断药、血管紧张素 Ⅰ 转换酶抑制药、血管紧张素 Ⅱ 受体阻断药合用可避免或减少不良反应。吲达帕胺(indapamide)属非噻嗪类利尿药,具有轻度利尿和钙拮抗作用,降压作用温和,疗效确切,且有心脏保护作用;不良反应少,不引起血脂改变,对伴有高脂血症患者可用吲达帕胺替代噻嗪类利尿药。

留钾利尿药作用温和,螺内酯适用于低钾血症、高尿酸血症的患者或原发性醛固酮增多症;氨苯蝶啶与噻嗪类或袢利尿药合用,可增强疗效,并可对抗这些利尿药排钾、排镁作用。肾功能不良或少尿者禁用留钾利尿药。高效利尿药不作为轻、中度高血压的一线药,而用于高血压危象及伴有慢性肾功能不良的高血压患者,这是因为其增加血流量,并有较强的排钠利尿作用。

(二)钙通道阻滞药

钙通道阻滞药是一类治疗高血压的重要药物。钙通道阻滞药能选择性地阻断电压门控性 Ca^{2+} 通道,抑制细胞外 Ca^{2+} 内流,松弛血管平滑肌,降低外周血管阻力,使血压下降。二氢吡啶类(硝苯地平等)、苯烷胺类(维拉帕米等)和苯硫氮䓬类(地尔硫䓬)均具有一定的降压作用。各类钙通道阻滞药对心脏和血管的选择性不同,以苯烷胺类对心脏作用最强,二氢吡啶类对血管作用较强,苯硫氮䓬类介于两者之间。

硝苯地平

【药理作用】 硝苯地平(nifedipine)对各型高血压均有降压作用,降压作用快而强,但对正常血压者的影响不明显。硝苯地平降压时能反射性引起心率加快、心排出量增加、血浆肾素活性增高,但比直接扩血管药作用弱,加用 β 受体阻断药可避免这些作用,并能增强降压效应。硝苯地平对糖、脂质代谢无不良影响。

【临床应用】 用于轻、中、重度高血压,尤其适用低肾素性高血压,可单用,或与其他一线常用抗高血压药合用。普通制剂血药浓度波动大,且易引起交感神经反射性兴奋,已不常用;缓释与控释剂型使用方便,不良反应较少,适应于高血压病长期治疗。

氨氯地平

氨氯地平(amlodipine)的作用与硝苯地平相似,降压作用较硝苯地平温和,$t_{1/2}$ 长达 40 ~ 50 h,作用维持时间长,不易引起交感神经反射性兴奋。每日口服 1 次。

笔 记

从保护高血压靶器官免受损伤的角度，以长效类新药为佳，但价格较贵。短效类如硝苯地平和中效类如尼群地平价格低廉，最为常用。

（三）β 受体阻断药

β 受体阻断药最初用于治疗心绞痛，临床应用中偶然发现该类药物能使心绞痛合并高血压患者的血压降低，随后的研究证实普萘洛尔等 β 受体阻断药均能有效地降低血压，对于有心绞痛或心力衰竭的高血压患者是常用药物。长期应用不会引起水钠潴留，也无明显的耐受性。用于治疗高血压的 β 受体阻断药有普萘洛尔、纳多洛尔、美托洛尔、阿替洛尔等。不同的 β 受体阻断药在 β_1 受体选择性、内在拟交感活性及膜稳定性等方面有所不同。不具内在拟交感活性的 β 受体阻断药可增加血浆甘油三酯浓度，降低高密度脂蛋白胆固醇，而有内在拟交感活性的药物对血脂影响很小或无影响。

【药理作用与作用机制】　该类药物起效较缓慢，连续用药数周后才出现显著疗效。长期应用β 受体阻断药可降低心、脑血管并发症的发生率和病死率。

无内在拟交感活性的 β 受体阻断药初用可致心排出量降低，引起外周阻力反射性增高，但持续用药使心排出量保持低水平，并降低总外周阻力，从而产生降压效应；有内在拟交感活性的药物对心率和心排出量影响较小，可使外周阻力降低，血压即时下降。

β 受体阻断药的降压作用可能与下述机制有关：① 阻断心脏 β_1 受体，降低心排出量。② 阻断肾小球旁器的 β_1 受体，减少肾素分泌，从而抑制肾素-血管紧张素系统活性。但具有较强内在拟交感活性的药物在降压时并不影响肾素分泌。③β 受体阻断药能通过血脑屏障进入中枢，阻断中枢 β 受体，使外周交感神经活性降低。但索他洛尔、阿替洛尔等难以通过血脑屏障却仍有确切降压作用。④ 阻断外周去甲肾上腺素能神经末梢突触前膜 β_2 受体，抑制正反馈调节作用，减少去甲肾上腺素的释放。⑤ 促进前列环素的生成。

【临床应用】　β 受体阻断药是安全、有效、价廉的降压药，可用于各型高血压，对高肾素活性、高血流动力学的青年高血压患者更为适宜。每日用药 2 次可维持满意的降压效应，但老年人一般效果较差。吸烟者服用普萘洛尔效果差，但不影响选择性 β_1 受体阻断药美托洛尔的降压效果。一般不引起水钠潴留，与利尿药合用可加强降压作用。β 受体阻断药、利尿药与扩血管药联合应用能有效治疗重度或顽固性高血压。

【不良反应与注意事项】　普萘洛尔等非选择性 β 受体阻断药可升高甘油三酯水平，降低高密度脂蛋白胆固醇，其机制尚不十分清楚。长期应用该类药物突然停药，可加重冠心病症状，并可使血压反跳性升高超过治疗前水平，停药前 10 ~ 14 天宜逐步减量。非选择性 β 受体阻断药能延缓用胰岛素后血糖水平的恢复，不稳定型糖尿病和经常低血糖反应患者使用 β 受体阻断药应十分慎重。禁用于严重左心室功能不全、窦性心动过缓、房室传导阻滞及支气管哮喘患者。

普萘洛尔

普萘洛尔（propranolol）为 β 受体阻断药中第一个用于临床且至今仍常用的药物。在心血管疾病中应用广泛，治疗高血压、心绞痛及心律失常均有效。

【药理作用】　普萘洛尔为非选择性 β 受体阻断药，对 β_1，β_2 受体具有相同的亲和力，缺乏内在拟交感活性。其降压机制多样：减少心输出量、抑制肾素释放、抑制交感神经系统活性和增加前列环素的合成等。

【临床应用】　适用于轻度及中度高血压。对伴有心排出量偏高或血浆肾素水平偏高的高血压患者效果较好，对伴有冠心病、脑血管病变及夹层动脉瘤的高血压患者普萘洛尔尤为适用。支气管哮喘患者禁用。

美托洛尔和阿替洛尔

美托洛尔（metoprolol）和阿替洛尔（atenolol）为选择性 β_1 受体阻断药，无内在拟交感活性，其降压作用优于普萘洛尔。低剂量时主要作用于心脏，而对支气管的影响小，对伴有阻塞性肺疾

笔记

病患者相对安全。阿替洛尔降压作用持续时间较长，每日服用1次。

（四）肾素-血管紧张素系统抑制药

肾素-血管紧张素系统抑制药分为血管紧张素Ⅰ转换酶（angiotensin Ⅰ converting enzyme，ACE）抑制药、血管紧张素Ⅱ受体（AT受体）阻断药和肾素抑制药三类。此类药物的应用是抗高血压药物治疗学上的一大进步：不仅具有良好的降压效果，对高血压患者的并发症及一些伴发疾病亦有良好影响。该类药物亦作为伴有糖尿病、左心室肥厚、左心功能障碍及急性心肌梗死的高血压患者的首选药物。因阻断醛固酮，有轻度保钾作用。血管神经性水肿是ACE抑制药的少见但严重的不良反应，顽固性咳嗽是患者停药的主要原因。相比较而言，AT_1受体阻断药没有ACE抑制药的血管神经性水肿、咳嗽等不良反应。

1. 血管紧张素Ⅰ转换酶抑制药

这类药物能有效地降低血压，对心功能不全及缺血性心脏病等也有效，目前临床应用的ACE抑制药有二十余种。卡托普利（captopril）是第一个口服有效的ACE抑制药。之后研发了高效、长效、少不良反应的一系列ACE抑制药。ACE抑制药根据化学结构分为三类：含巯基的卡托普利、阿拉普利（alacepril）等；含羧基的如依那普利（enalapril）、赖诺普利（lisinopril）、喹那普利（quinapril）、培哚普利（perindopril）等；含次磷酸基的福辛普利（fosinopril）等。

【药理作用与作用机制】 ACE抑制药与其他降压药比较，具有以下特点：① 降压时不伴有反射性心率加快，对心排出量无明显影响；② 可预防和逆转心肌与血管构型重建；③ 增加肾血流量，保护肾脏；④ 能改善胰岛素抵抗，预防和逆转肾小球基底膜的糖化，不引起电解质紊乱和脂质代谢改变。ACE抑制药具有较强的降压作用，对肾性及原发性高血压均有效，不仅可治疗高肾素活性高血压，也能降低正常或低肾素活性高血压患者的血压。ACE抑制药治疗老年性高血压、高血压合并脑或外周血管疾病，以及高血压合并肾衰，具有其他抗高血压药物所没有的优点。

ACE抑制药的降压机制是通过抑制ACE，降低循环系统与血管组织RAS活性，减少血管紧张素Ⅱ的生成和升高缓激肽水平而发挥作用。① 抑制血浆与组织中ACE，减少血管紧张素Ⅱ（AngⅡ）的生成，降低循环系统与组织中AngⅡ，降低外周阻力。② 减慢缓激肽降解，升高缓激肽水平，继而促进一氧化氮（NO）、前列腺素生成，产生舒血管效应。③ 减少去甲肾上腺素释放，并能抑制中枢RAS、交感神经活性，进而降低外周阻力。④ 在心脏，ACE抑制药预防与逆转心肌肥厚，对缺血的心肌具有保护作用，从而改善心脏的收缩与舒张功能；在血管，抑制血管肥厚，可降低血管僵硬度，改善动脉顺应性。⑤ 减少肾脏组织中AngⅡ，减弱AngⅡ的抗利尿作用，减少醛固酮分泌，促进水钠排泄，减轻水钠潴留。⑥ 改善血管内皮功能。高血压常伴有血管内皮功能不全，它是促进高血压发展和并发症发生的重要原因。

【体内过程】 食物能影响卡托普利的吸收，宜在餐前1 h服用。大多数ACE抑制药如依那普利、喹那普利、培哚普利等为前体药，须在体内转化后才能发挥作用。除福辛普利和司派普利通过肝、肾清除外，ACE抑制药主要通过肾脏清除，肾功能显著降低者，应减少用量。

【临床应用】 适用于各型高血压，对肾性及原发性高血压均有效。轻、中度高血压患者单用ACE抑制药常可以控制血压，与利尿药及β受体阻断药合用能增强疗效，用于治疗重度或顽固性高血压。ACE抑制药对缺血心肌与肾脏具有保护作用，可增加胰岛素抵抗患者的胰岛素敏感性，尤其适用于伴有慢性心功能不全、缺血性心脏病、糖尿病肾病的高血压患者，可延缓病情的发展，显著改善生活质量。

【不良反应与注意事项】 主要的不良反应有首剂现象、高血钾、肾功能损害、咳嗽、血管神经性水肿等。RAS高度激活的患者，可能出现“首剂现象”而致低血压，宜从小剂量开始使用，并密切监测。肾功能正常者服用ACE抑制药，一般较少见高血钾；肾功能受损时，或与留钾利尿

笔记

药、非甾体抗炎药、β受体阻断药合用易致高血钾。肾动脉硬化或肾异体移植时，ACE抑制药引起可逆性肾功能受损。咳嗽为刺激性干咳，多见于用药开始几周内。咳嗽与支气管痉挛的原因可能是这类药物抑制缓激肽和P物质代谢，导致这些物质在肺血管床积蓄。依那普利与赖诺普利诱发咳嗽的发生率比卡托普利高，而福辛普利较低。血管神经性水肿多见于颜面。卡托普利可出现青霉胺样反应如皮疹、瘙痒、嗜酸细胞增多、白细胞减少、淋巴结肿大、发热、胃痛、口腔溃疡、味觉减退、肝功能损害等，可能与含巯基有关。在妊娠早期，ACE抑制药无致畸胎作用，但妊娠中后期长期应用可引起胎儿畸形、胎儿发育不全甚至死胎，故孕妇禁用。亲脂性的ACE抑制药如雷米普利与福辛普利在乳汁中分泌，故哺乳期妇女忌服。

2．血管紧张素Ⅱ受体阻断药

血管紧张素Ⅱ与血管紧张素Ⅱ受体（AT受体）相互作用产生药理效应。目前发现AT受体有四种亚型，即AT_1，AT_2，AT_3和AT_4受体。AT_1受体主要分布于心脏、血管和肾脏。AT_2受体主要分布于肾上腺髓质和脑。AngⅡ的心血管作用主要由AT_1受体介导，AT_2受体的生理作用尚未完全清楚，可能与抑制生长和抗增殖作用有关。

AngⅡ的生成除通过ACE代谢途径外，其余大部分的AngⅡ是通过糜酶途径形成。循环系统中RAS以ACE途径为主，而组织中的RAS则以糜酶为主。例如在心脏左心室有80%、血管有70%的AngⅡ为糜酶催化形成。ACE抑制药不能抑制糜酶途径，而AT_1受体阻断药能特异性与AT_1受体结合，阻断不同代谢途径生成的AngⅡ的作用，从而抑制AngⅡ的心血管作用。此外，ACE抑制药可导致缓激肽、P物质堆积，引起咳嗽等不良反应。AT_1受体阻断药无咳嗽、血管神经性水肿等不良反应。

最初发现的AT受体拮抗药为沙拉新（saralasin），因其属肽类不能口服，且作用时间短及部分激动效应，限制了其临床应用。非肽类AT_1受体拮抗药包括氯沙坦（losartan）、厄贝沙坦（irbesartan）、缬沙坦（valsartan）、坎地沙坦（candesartan）、替米沙坦（telmisartan）等，具有受体亲和力高、选择性强、口服有效、作用时间长、无激动效应等优点。

氯沙坦

【药理作用与作用机制】　氯沙坦为第一个用于临床的AT_1受体阻断药，在体内转化为活性产物E3174，后者与AT_1受体结合更牢固，拮抗AT_1受体的作用强于母药15～30倍。氯沙坦的效应是它与其代谢物E3174的共同作用，以后者为主。选择性地阻断AT_1受体后，AngⅡ的缩血管作用及增强交感神经活性作用受到抑制，血压降低。长期降压作用可能还与调节水盐平衡，抑制心血管肥厚有关。此外，当AT_1受体被阻断后，反馈性增加肾素活性，导致AngⅡ浓度升高，AngⅡ仅能激活AT_2受体，产生抗增殖作用。氯沙坦对肾功能具有保护作用，在患有高血压的肾病患者，该药降压的同时能保持正常肾小球滤过率，增加肾血流量与排钠，减少蛋白尿。大规模临床试验证明，氯沙坦能降低心血管疾病的病死率。

【体内过程】　氯沙坦口服吸收迅速，首过消除明显，生物利用度约为33%，$t_{1/2}$约2 h，血浆蛋白结合率>98%。在肝脏由CYP2C9与CYP3A4代谢为活性更强的E3174，E3174的$t_{1/2}$为6～9 h。大部分随胆汁排泄，部分随尿排出，动物实验发现可经乳汁排泄。每日服药1次，降压作用可维持24 h。

【临床应用】　本品用于轻、中度高血压，适用于不同年龄的高血压患者，对伴有糖尿病、肾病和慢性心功能不全患者有良好疗效。与利尿药或钙通道阻滞药合用，可增强降压疗效。

【不良反应与注意事项】　不良反应较ACE抑制药少，可引起低血压、肾功能障碍、高血钾等。肝功能不全或循环不足时，应减少初始剂量。

笔记

三、其他抗高血压药

（一）中枢降压药

中枢降压药有甲基多巴、可乐定、利美尼定、莫索尼定等。其中甲基多巴通过激动孤束核(nucleus tractus solitarius,NTS)的α_2肾上腺素受体产生降压作用,甲基多巴不良反应较重,现已少用。甲基多巴(methyldopa)进入中枢在L-芳香氨基酸脱羧酶催化下转变为α-甲基多巴胺,进一步在多巴胺β-氧化酶催化下转变为α-甲基去甲肾上腺素,后者代替去甲肾上腺素贮存在肾上腺素能神经末梢。α-甲基去甲肾上腺素激动孤束核的α_2肾上腺素受体,使交感神经传出冲动减少,降低外周阻力而降压。可乐定的降压作用除α_2肾上腺素受体介导以外,还与激动延髓嘴端腹外侧区咪唑啉I_1受体有关;利美尼定、莫索尼定主要作用于咪唑啉I_1受体。

可乐定

【药理作用与作用机制】 可乐定(clonidine)抑制交感神经活性,减少心排血量和降低外周阻力而降压,作用中等偏强。可乐定对肾血流量和肾小球滤过率无显著影响。可乐定减弱交感反射,但不完全抑制,故较少引起直立性低血压。可乐定具有中枢镇静作用,还能抑制胃肠道的分泌和运动;对血脂代谢无明显影响。

可乐定主要的降压机制是激动延髓孤束核次一级神经元(抑制性神经元)α_{2A}肾上腺素受体,减少血管运动中枢交感冲动,使外周交感神经活性降低。近年研究证明,可乐定作用与激动延髓嘴端腹外侧区咪唑啉I_1受体有关,使交感神经张力下降。这两种核团的两种受体之间有协同作用,可乐定的降压效应是作用两种受体的共同结果。

大剂量可乐定可激活外周血管平滑肌上的α_{2B}受体,收缩血管,减弱降压效应。

【临床应用】 适用于中度高血压。本药不影响肾血流量和肾小球滤过率,能抑制胃肠道腺体分泌和平滑肌运动,故适用于肾性高血压或兼患消化性溃疡的高血压患者。可乐定与利尿药合用有协同作用。

【不良反应与注意事项】 该药激动蓝斑核和外周唾液腺α_2肾上腺素受体分别引起嗜睡、口干等副作用,发生率约为50%,绝大部分患者几周后可消失。其他不良反应有阳痿、恶心、眩晕、鼻黏膜干燥、腮腺痛等。抑制肾素分泌,长期应用可致水钠潴留,与利尿药合用能避免。长期服用可乐定后,突触前膜α_2受体的敏感性下降,负反馈作用减弱,突然停药而引起去甲肾上腺素大量释放,可出现短时的交感神经亢进现象,表现为心悸、出汗、血压突然升高等。逐渐减量可以避免血压反跳。出现停药反应时可恢复应用可乐定或用α受体阻断药酚妥拉明治疗。可乐定不宜用于高空作业或驾驶机动车辆的人员,以免因精神不集中、嗜睡而导致事故发生。

（二）血管扩张药

本类药通过松弛血管平滑肌,降低外周血管阻力,产生降压作用。血管扩张药包括扩张小动脉药(肼屈嗪、米诺地尔、二氮嗪等)和对动脉、静脉均有舒张作用药物(哌唑嗪、硝普钠)。长期应用本类药,因反射性神经-体液变化而减弱其降压作用,主要表现为:①交感神经活性增高,增加心肌收缩力和心排出量;②增强肾素活性,使循环中的血管紧张素浓度升高,导致外周阻力增加和水钠潴留。因此,不宜单独应用,常与利尿药和β受体阻断药等合用,以提高疗效、减少不良反应。

α_1受体阻断药

绝大多数高血压患者存在外周阻力增高,α受体阻断药能阻断儿茶酚胺对血管平滑肌的收缩作用,使收缩状态的小动脉舒张,产生降压效应。非选择性α受体阻断药(如酚妥拉明)不良反应较多,长期降压效果差,除用于控制嗜铬细胞瘤患者的高血压危象外,不作为抗高血压药常

笔记

规应用。选择性 α_1 受体阻断药使用初期,因降低动脉阻和静脉容量,使交感神经活性反射性增高,引起心率加快和血浆肾素活性增高;由于该类药物对 α_2 受体阻断作用较弱,可避免负反馈减弱促神经递质释放作用,因而降低血压时不易引起反射性心率加快与血浆肾素活性增高,所以长期使用时,产生持久的扩血管作用,心排血量、心率和血浆肾素活性可能恢复正常。现用于临床的该类药物有哌唑嗪(prazosin)、特拉唑嗪(terazosin)、多沙唑嗪(doxazosin)等。

【药理作用与作用机制】 α_1 受体阻断药舒张小动脉和静脉,对立位和卧位血压均有降低作用。大规模临床试验证明 α_1 受体阻断药治疗高血压安全有效。这类药物降压时不影响心率及肾素分泌,其原因除不阻断 α_2 受体外,可能与其负性频率作用有关。α_1 受体阻断药对肾血流量及肾小球滤过率均无明显影响。长期治疗还可降低血浆甘油三酯、总胆固醇、低密度脂蛋白胆固醇的浓度,升高高密度脂蛋白胆固醇浓度。

【临床应用】 适用于各型高血压,单用治疗轻、中度高血压,重度高血压合用利尿药和 β 受体阻断药可增强降压效果。可阻断膀胱颈、前列腺包膜和腺体、尿道等处 α_1 受体,改善前列腺肥大患者排尿困难症状,因此适用于高血压合并前列腺肥大者。

【不良反应与注意事项】 哌唑嗪阻断交感神经的收缩血管效应,扩张容量血管,减少回心血量,首次给药可致严重的体位性低血压、晕厥、心悸等,称"首剂现象"。多见于首次用药 90 min 内,发生率高达 50%,尤其已用利尿药或 β 受体阻断药者更易发生。将哌唑嗪首次剂量减为 0.5 mg,睡前服用,可避免发生首剂现象。长期用药可致水钠潴留,加服利尿药可维持其降压效果。特拉唑嗪首次应用时晕厥很少见。

肼屈嗪

【药理作用与作用机制】 肼屈嗪(hydralazine)通过直接松弛小动脉平滑肌,降低外周阻力而降压。对静脉作用较弱,一般不引起直立性低血压。其松弛血管平滑肌的分子机制尚不清楚。由于反射性兴奋交感神经而增加心肌耗氧量,扩张冠状动脉可能引起血液从缺血区流向非缺血区即血液"窃流"现象,对有严重冠脉功能不全或心脏储备能力差者则易诱发心绞痛。

【临床应用】 适用于中、重度高血压,常与其他降压药合用。老年人或伴有冠心病的高血压患者慎用,以免诱发或加重心绞痛。

【不良反应与注意事项】 常见不良反应有头痛、眩晕、恶心、颜面潮红,低血压、心悸等,与扩血管作用有关。长期大剂量应用可引起全身性红斑狼疮样综合征,多见于慢乙酰化的女性患者,停药后可自行痊愈,少数严重者也可致死。

硝普钠

【药理作用与作用机制】 硝普钠(sodium nitroprusside,SNP)扩张动脉和静脉,降低外周血管阻力和心排出量而降压。硝普钠属硝基扩血管药,作用机制与硝酸酯类相似,通过释放 NO,激活鸟苷酸环化酶,增加血管平滑肌细胞内环磷酸鸟苷(cGMP)水平而起作用。硝普钠释放 NO 的机制不同于硝酸甘油,这可解释两者在不同部位的血管表现出的差异效应,以及硝酸甘油可产生耐受性而硝普钠则无。口服不吸收,需静脉滴注给药,30 s 内起效,2 min 内可获最大降压效应,停药 3 min 内血压回升。

【临床应用】 主要用于高血压危象,伴有心力衰竭的高血压患者,也用于外科手术麻醉时控制性降压及难治性慢性心功能不全。

【不良反应与注意事项】 呕吐、出汗、头痛、心悸等不良反应,均为过度降压所引起。连续大剂量应用,可因血中的代谢产物硫氰酸盐过高而发生中毒。易引起甲状腺功能减退。肝肾功能不全者禁用。

米诺地尔

米诺地尔(minoxidil)、吡那地尔(pinacidil)、尼可地尔(nicorandil)等为 K^+ 通道开放药,主要开放 ATP 敏感性 K^+ 通道,促进 K^+ 外流,使细胞膜超极化,电压依赖性钙通道难以激活,阻止

笔记

Ca^{2+}内流，导致血管舒张而降压。同类药物还有二氮嗪(diazoxide)、克罗卡林(cromakalim)等。

【药理作用与机制】 米诺地尔对离体血管平滑肌无松弛作用，需经肝脏磺基转移酶代谢为硫酸米诺地尔-N-氧化物而活化。该药增加心排出量可能与其反射性兴奋交感神经增强心肌收缩力及增加静脉回心血流量有关。

【临床应用】 主要用于难治性的严重高血压，不宜单用，与利尿药和β受体阻断药合用，可避免水钠潴留和交感神经反射性兴奋。

【不良反应】 主要不良反应有水钠潴留、心悸、多毛症。

四、抗高血压药的合理应用

抗高血压药物种类繁多、各有特点，疗效存在很大的个体差异，因此应根据病情并结合药物特点合理用药。

(一)有效治疗和终身治疗

高血压病因未明，不能根治，需要终身治疗。必须告知患者建立确切降压与终身治疗的概念。一般认为，经过不同日的数次测压，血压高于150/95 mmHg需要治疗。有危险因素1～2条(老年、吸烟、肥胖、血脂异常、缺少体力活动、糖尿病等)的患者血压超过140/90 mmHg就需要治疗。但是，只有10%的高血压患者血压得到控制。因此，必须加强宣传工作，纠正“尽量不用药”的错误倾向。所有的非药物治疗，只能作为药物治疗的辅助。有些患者经过一段时间的治疗后血压接近正常，于是就自动停药，停药后血压可重新升高。降压目标：普通高血压患者的血压降至140/90 mmHg以下，最近高血压最佳治疗(HOT)研究结果指出，抗高血压治疗的目标血压是138/83 mmHg。老年人的收缩压降至150 mmHg以下，有糖尿病或肾病的高血压患者的血压降至130/80 mmHg以下。

(二)保护靶器官

高血压药物治疗的目的不仅是降低血压，更重要的是改善靶器官的功能和形态，降低并发症的发生率和病死率。高血压的靶器官变化包括心肌肥厚、肾小球硬化和小动脉重构等。在抗高血压治疗中必须考虑逆转或阻止靶器官损伤。一般而言，降低血压能减少靶器官损伤，但并非所有的降压药均如此。如肼屈嗪可降压但对靶器官损伤无保护作用。根据以往几十年的高血压治疗经验，认为对靶器官的保护作用比较好的药物是ACE抑制药和长效钙拮抗剂。AT_1受体阻断剂也与ACE抑制药一样具有良好的器官保护作用。

(三)平稳降压

避免降压过快、过强。药物一般宜从小剂量开始，逐步增量，达到满意效果后改维持量以巩固疗效，避免降压过快、过剧，以免造成重要器官灌流不足等。血压不稳定可导致器官损伤。因此，必须在降低血压的同时使血压平衡，提倡使用长效降压药物以减小血压波动性，保证药物的降压谷/峰值大于50%。此外，高血压治疗应需长期系统用药，不宜中途随意停药，更换药物时亦应逐步替代。

(四)抗高血压药物的联合应用

根据高血压程度选用药物。轻、中度高血压开始采用单药治疗，世界卫生组织推荐的六大类第一线降压药物是利尿药、β受体阻断药、ACE抑制药、血管紧张素Ⅱ受体阻断药、钙通道阻滞药、α_1受体阻断药。单一药物有较好反应，但降压未达到目标，可采用联合用药。抗高血压药物联合应用的目的是增加降压疗效，加强对靶器官的保护，减少不良反应。联合用药应从小剂量开始，并应采用作用机制不同的药物，以提高疗效、减少不良反应。利尿药、β受体阻断剂、二氢吡啶类钙通道阻滞药和ACE抑制药中，任何两类药物的联用都是可行的。其中尤以β受体阻

笔记

断药加二氢吡啶类钙通道阻滞药或 ACE 抑制药加二氢吡啶类钙通道阻滞药联用效果较好。

（五）个体化治疗和根据病情特点选用药物

高血压治疗应个体化，主要根据患者的年龄、性别、种族、病情程度及并发症等情况制订治疗方案，维持和改善患者的生存质量，延长寿命。在个体化选药的同时，剂量的个体化也非常重要，因不同患者或同一患者在不同病程时期，所需剂量不同，或由于药物可能存在遗传代谢多态性，不同患者病情相似，但所需剂量也不同。所以，应根据“最好疗效最少不良反应”的原则，为每一患者选择最适宜剂量。

根据病情特点选药：① 高血压合并心功能不全或支气管哮喘者，宜用利尿药、ACE 抑制药、哌唑嗪等，不宜用 β 受体阻断药；② 高血压合并肾功能不良者，宜用 ACE 抑制药、钙通道阻滞药；③ 高血压合并窦性心动过速，年龄在 50 岁以下者，宜用 β 受体阻断药；④ 高血压合并消化性溃疡者，宜用可乐定；⑤ 高血压伴潜在性糖尿病或痛风者，宜用 ACE 抑制药、α_1受体阻断药和钙通道阻滞药，不宜用噻嗪类利尿药；⑥ 高血压危象及脑病时，宜静脉给药以迅速降低血压，可选用硝普钠、二氮嗪，也可用高效利尿药如呋塞米等；⑦ 老年高血压，上述第一线药物均可应用，避免使用能引起直立性低血压的药物（大剂量利尿药、α_1受体阻断药等）和影响认知能力的药物（如可乐定等）。

第七节　器官循环

一、冠脉循环

（一）冠脉循环的特点

心脏自身的血液供应主要来自冠脉循环。冠状动脉的主干行走于心脏的表面，其小分支以垂直于心脏表面的方向穿入心肌，并在心内膜下层分支成网。

中等体重的人，总的冠脉血流量为 225 mL/min，占心输出量的 4%～5%。由于心脏血管的大部分分支深埋于心肌内，心脏在每次收缩时对埋于其内的血管产生压迫，从而影响冠脉血流。在左心室等容收缩期，由于心肌收缩的强烈压迫，左冠状动脉血流急剧减少，甚至发生倒流。在左心室射血期，主动脉压升高，冠状动脉血压也随着升高，冠脉血流量增加。到缓慢射血期，冠脉血流量又有下降。心肌舒张时，对冠脉血管的压迫解除，故冠脉血流的阻力显著减小，血流量增加。在等容舒张期，冠脉血流量突然增加，在舒张期的早期达到最高峰，然后逐渐回降，在左心室深层，心肌收缩对冠脉血流的影响更为明显。由此可见，动脉舒张压的高低和心舒期的长短是影响冠脉血流量的重要因素。体循环外周阻力增大时，动脉舒张压升高，冠脉血流量增多。心率加快时，由于心动周期的缩短（主要是心舒期缩短），故冠脉血流量也减少。

（二）冠脉血流量的调节

对冠脉血流量进行调节的各种因素中，最重要的是心肌本身的代谢水平。交感和副交感神经也支配冠脉血管平滑肌，但它们的调节作用是次要的。

1. 心肌代谢水平对冠脉血流量的影响

心肌收缩的能量来源几乎唯一地依靠有氧代谢。心肌因连续不断地进行舒缩，故耗氧量较大，即使在人体处于安静状态时，动脉血流经心脏后，其中 65%～75% 的氧被心肌摄取。因此心脏的动脉血和静脉血的含氧量差很大，换句话说，心肌提高从单位血液中摄取氧的潜力小。在肌肉运动、精神紧张等情况下，心肌代谢活动增强，耗氧量也随之增加。此时，机体主要通过冠

笔记

脉血管舒张，即增加冠脉血流量来满足心肌对氧的需求。目前认为，心肌代谢增强引起冠脉血管舒张并非由于低氧本身，而是由于某些心肌代谢产物的增加。在各种代谢产物中，腺苷可能起最重要的作用。

2．神经调节

冠状动脉受迷走神经和交感神经支配。迷走神经兴奋对冠状动脉的直接作用是引起舒张。但迷走神经兴奋又使心率减慢，心肌代谢率降低，这些因素可抵消迷走神经对冠状动脉的直接舒张作用。心交感神经兴奋时，可激活冠脉平滑肌的 α 肾上腺素能受体，使血管收缩，但交感神经兴奋又同时激活心肌的 β_1 肾上腺素能受体，使心率加快，心肌收缩加强，耗氧量增加，从而使冠脉舒张。总之，在整体条件下，冠脉血流量主要是由心肌本身的代谢水平来调节的。神经因素对冠脉血流的影响在很短时间内就被心肌代谢改变所引起的血流变化所掩盖。

3．激素调节

肾上腺素和去甲肾上腺素可通过增强心肌的代谢活动和耗氧量使冠脉血流量增加；也可直接作用于冠脉血管 α 或 β_2 肾上腺素能受体，引起冠脉血管收缩或舒张。甲状腺素增多时，心肌代谢加强，耗氧量增加，使冠状动脉舒张，血流量增加。大剂量血管升压素使冠状动脉收缩，冠脉血流量减少。血管紧张素Ⅱ也能使冠状动脉收缩，冠脉血流量减少。

二、肺循环

肺循环的主要功能是从肺泡气中摄取 O_2，并向肺泡排出 CO_2，实现血液与肺泡之间的气体交换，即肺换气。

（一）肺循环的生理特点

1．肺循环血流阻力小、血压低

肺动脉管壁厚度仅为主动脉的 1/3，其分支短而管径较粗，故肺动脉的顺应性较高，对血流的阻力较小。肺动脉压仅为主动脉压的 1/7～1/6。当发生左心衰竭时肺循环阻力增高可引起肺瘀血和肺水肿，导致呼吸功能障碍。

2．肺的血容量大而且容易变化

平静时，肺循环的血容量为 450～600 mL，占全身血量的 9%～12%。由于肺组织和肺血管的可扩张性大，故肺部血容量的变化范围较大。由于肺的血容量大，且容易变化，故肺循环血管起着储血库的作用。当机体失血时，肺循环可将一部分血液转移至体循环，起代偿作用。

3．肺部组织液负压有利于肺泡和血液之间进行液体交换

肺循环毛细血管平均压约 0.9 kPa(7 mmHg)，而血浆胶体渗透压平均 3.3 kPa(25 mmHg)，故将组织中的液体吸收入毛细血管的力量较大。现在一般认为肺部组织液的压力为负压。这一负压使肺泡膜和毛细血管管壁互相紧密相贴，有利于肺泡和血液之间的气体交换。组织液负压还有利于吸收肺泡内的液体，使肺泡内没有液体积聚。如左心衰竭时，肺静脉压力升高，肺循环毛细血管压也随着升高，可使液体积聚在肺泡或肺的组织间隙中，形成肺水肿。

（二）肺循环血流量的调节

1．神经调节

肺循环血管受交感神经和迷走神经的双重支配。刺激交感神经对肺血管的直接作用是引起收缩和血流阻力增大。但在整体情况下，交感神经兴奋时体循环的血管收缩，将一部分血液挤入肺循环，使肺循环内血容量增加。循环血液中的儿茶酚胺也有同样的效应。刺激迷走神经可使肺血管舒张。

笔记

2. 局部组织化学因素的影响

肺泡气的氧分压对肺部血管的舒缩活动有明显的影响。急性或慢性的低氧分压都能使肺部血管收缩,血流阻力增大。

3. 体液调节

肾上腺素、去甲肾上腺素、血管紧张素Ⅱ、血栓素 A_2、前列腺素 $F_{2\alpha}$ 等能使肺循环的微动脉收缩。组胺、5-羟色胺能使肺循环微静脉收缩,但在流经肺循环后即分解失活。而乙酰胆碱、缓激肽、前列腺素能使肺血管舒张,血流量增加。

三、脑循环

(一) 脑循环的特点

脑组织的代谢水平高,血流量较多。脑的质量仅占体重的2%左右,但血流量却占心输出量的15%左右。脑组织的耗氧量也较大,整个脑的耗氧量约占全身耗氧量的20%。

脑位于颅腔内,其容积是固定的。由于脑组织是不可压缩的,故脑血管舒缩程度受到一定的限制,血流量的变化范围明显小于其他器官。

(二) 脑血流量的调节

1. 自身调节

正常情况下脑循环的灌注压为10.6~13.3 kPa(80~100 mmHg)。当平均动脉压在8.0~18.6 kPa(60~140 mmHg)范围内变化时,脑血管可通过自身调节的机制使脑血流量保持恒定。当平均动脉压降低到8.0 kPa(60 mmHg)以下时,脑血流量就会显著减少,可引起脑的功能障碍。反之,当平均动脉压超过脑血管自身调节的上限时,脑血流量显著增加,严重时可因脑血管血压过高而出现脑水肿。

2. CO_2分压与低氧的影响

脑血管的舒缩活动主要受血液中 CO_2,O_2和 H^+ 等多种因素的影响,其中 CO_2起主导作用。血液 CO_2分压升高时,细胞外液中 H^+ 浓度升高,脑血管舒张,血流量增加。过度通气时,CO_2呼出过多,动脉血 CO_2分压过低,脑血流量减少,可引起头晕等症状。脑血管对 O_2分压十分敏感,血液 O_2分压降低时,脑血管舒张,而高氧可使脑血管收缩。

3. 神经调节

脑血管虽有交感和副交感神经支配,但神经对脑血管活动的调节作用不太明显。

第八节 抗心绞痛药与调血脂药

一、抗心绞痛药

心绞痛是心脏冠状动脉供血不足引起的心肌急剧的、暂时的缺血与缺氧综合征,是缺血性心脏病的主要症状。其临床表现为急性发作时患者突然感到胸骨后部及心前区阵发性压迫性绞痛,常放射到左肩并沿左臂的屈肌而下传。引起心绞痛的直接因素可能与心肌在缺血缺氧情况积聚过多的代谢产物,如乳酸、丙酮酸及类似激肽样多肽物质,刺激心肌自主神经传入纤维末

笔 记

梢有关。

心绞痛的主要原因是心脏的氧供需之间的失衡,可能由于耗氧量(主要决定因素为室壁张力、心率和心室收缩状态)增加,或供氧量(主要决定因素为冠状动脉血流量,偶尔也受血液携氧能力改变的影响)降低,或二者都存在。

临床将心绞痛分为以下几种类型:

(1) 劳累性心绞痛　其特点是疼痛由体力劳累、情绪激动或其他足以增加心肌需氧量的情况所诱发,休息或舌下含服硝酸甘油后迅速缓解。包括:① 稳定型心绞痛;② 初发型心绞痛;③ 恶化型心绞痛。

(2) 自发性心绞痛　其特点为疼痛发生与体力或脑力活动引起心肌需氧量增加无明显关系,与冠状动脉血流贮备量减少有关。疼痛程度较重,时限较长,不易为含用硝酸甘油所缓解。包括:① 卧位型心绞痛,休息或熟睡时发生;② 变异型心绞痛,为冠状动脉痉挛所致;③ 急性冠状动脉功能不全;④ 梗死后心绞痛。

(3) 混合性心绞痛　其特点是患者既可在心肌需氧量增加时发生心绞痛,亦可在心肌需氧量无明显增加时发生心绞痛。混合性心绞痛为冠状动脉狭窄使冠状动脉血流贮备量减少,而这一血流贮备量的减少又不固定,经常波动性地发生进一步减少所致。

抗心绞痛药物主要通过以下方式产生作用:① 扩张血管、减慢心率和降低左室舒张末期容积而减少心肌耗氧量;② 扩张冠脉、促进侧支循环开放和促进血液重新分布等增加心肌氧的供给;③ 促进脂代谢转化为糖代谢而改善心肌代谢;④ 抑制血小板聚集和血栓形成。

目前临床常用的三类抗心绞痛药物是硝酸酯类药、β 受体阻断药和钙通道阻滞药等。

(一) 硝酸酯类药

硝酸酯类药中最常用的为硝酸甘油,其次为硝酸异山梨酯、戊四硝酯和单硝酸异山梨酯,用于治疗心绞痛已有百年历史,疗效确切,目前仍为临床所常用。

硝酸甘油

【体内过程】　硝酸甘油(nitroglycerin)从黏膜、肺、皮肤都可吸收。舌下给药 1 ~ 2 min 就可生效,3 ~ 10 min 作用达高峰,持续 20 ~ 30 min,吸收后迅速离开血液并在各组织中分解。口服时肝脏首过消除明显,生物利用度仅 8%,故不宜口服,常舌下含服。

【药理作用】

① 扩张外周血管,改善心肌血流动力学。

② 改善缺血区心肌血液供应:扩张冠状动脉;使冠状动脉血流重新分配;抑制血小板聚集,有利于冠心病的治疗。

【作用机制】　硝酸酯类舒张血管平滑肌的机制类似,主要与产生一氧化氮(NO)有关。NO 通过鸟苷酸环化酶,使细胞内环磷酸鸟苷(cGMP)升高,进而激活依赖 cGMP 的蛋白激酶,降低胞浆中 Ca^{2+} 浓度,使肌球蛋白轻链去磷酸化(肌球蛋白在收缩过程中以磷酸化形式起作用),产生舒张血管平滑肌的作用。

【临床应用】　硝酸甘油主要用于治疗和预防各种类型的心绞痛。舌下给药能迅速缓解急性发作,是目前抗心绞痛药中最有效的药物。此外,也用于充血性心力衰竭及急性心肌梗死的治疗,减轻心脏的前后负荷,降低心肌耗氧量,改善缺血区血流供应,缩小心肌梗死的范围。

【不良反应】　常见血管扩张类不良反应,如头痛,由脑内皮血管扩张引起,以及头、面、颈皮肤发红,直立性低血压也较常见。剂量过大时,可加剧心绞痛。低血压、青光眼及颅内压增高的患者禁用。

连续使用硝酸甘油易产生耐受性,并与其他硝酸酯类产生交叉耐受性。一般用药 2 ~ 3 周可达高峰,但停药 1 ~ 2 周又可迅速消失,恢复敏感性。

笔记

硝酸异山梨酯

硝酸异山梨酯(isosorbide dinitrate)和戊四硝酯(pentaerythritol tetranitrate)与硝酸甘油作用相似而较弱,属于长效硝酸酯类,舌下含服,起效稍慢于硝酸甘油,但作用持续时间较长。口服后 40 ~ 60 min 起效,作用可持续 3 ~ 5 h,可用于预防心绞痛的发作,但口服剂量范围个体差异较大,不良反应较多。

(二) β 受体阻断药

β 受体阻断药主要用于治疗稳定及不稳定型心绞痛(变异型心绞痛除外),可减少发作次数,对伴有高血压或心律失常者更为适用。对心肌梗死也有效,能缩小梗死范围。临床可用于心绞痛治疗的药物有十余种,包括普萘洛尔(propranolol)、吲哚洛尔(pindolol)及选择性 β_1 受体阻断药阿替洛尔(atenolol)、美托洛尔(metoprolol)、醋丁洛尔(acebutolol)等。其中普萘洛尔、美托洛尔、阿替洛尔是临床最为常用的抗心绞痛药。

【药理作用与作用机制】

① 降低心肌耗氧量。

② 改善缺血区血液供应:可促使血液流向已代偿性扩张的缺血区,也可增加缺血区侧支循环,增加缺血区灌注量。

③ 改善心肌代谢:抑制脂肪分解酶活性,减少心肌游离脂肪酸(FFA)的含量,并能改善缺血区心肌对葡萄糖的摄取和利用,改善糖代谢,使心肌耗氧量降低。

④ 增加组织供氧:可促进氧合血红蛋白解离,增加全身组织包括心脏的供氧。

【临床应用】

(1) *稳定型心绞痛*　主要用于对硝酸酯类药不敏感或疗效差的稳定型心绞痛患者,特别适用于伴有心率快和高血压的心绞痛患者。与硝酸酯类药物合用可减少硝酸酯类药物的用量,从而减缓硝酸酯类药耐受性的产生。

(2) *不稳定型心绞痛*　其发病机制是冠脉器质性狭窄和痉挛,应用 β 受体阻断药可减少心肌耗氧量,改善冠脉血流量,增加缺血心肌供血,尤其是交感神经张力高的患者,能降低疼痛阈值,预防缺血复发和猝死。在无禁忌证时效果较好。联合用药可提高疗效。而对于变异型心绞痛,因本类药物阻断 β 受体后,使 α 受体作用占优势,易致冠脉痉挛,从而加重心肌缺血症状,不宜应用。

综上所述,β 受体阻断药与硝酸酯类药合用,在降低心肌耗氧量方面产生协同作用,同时在血液循环方面,可以取长补短(表 4-8-1),提高疗效,减少不良反应。

表 4-8-1　硝酸酯类药与 β 受体阻断药合用的优缺点

作用	硝酸酯类药	β 受体阻断药
室壁张力	↓	±
心室容量	↓	↑
心室压力	↓	↓
心室体积	↓	↑
心率	↑	↓
收缩性	↑	↓
心内外膜血流比例	↑	↑
侧支血流量	↑	↑

(三) 钙通道阻滞药

抗心绞痛常用的钙通道阻滞药有硝苯地平、地尔硫䓬和维拉帕米等。

【药理作用】　钙通道阻滞药通过阻滞血管平滑肌与心肌细胞的电压依赖性钙通道,抑制

笔　记

Ca^{2+}内流而产生以下作用。

① 降低心肌耗氧量。

② 增加心肌的血液供应:本类药物对冠脉中较大的输送血管及小阻力血管有扩张作用,特别是对处于痉挛状态的血管有显著的解除痉挛作用,从而增加缺血区的灌注。此外还可增加侧支循环,改善缺血区的供血和供氧。

③ 保护缺血心肌细胞:Ca^{2+}通道阻滞药可以抑制心肌缺血时外Ca^{2+}内流,减轻缺血心肌细胞的Ca^{2+}超负荷而保护心肌细胞,对急性心肌梗死者,能缩小梗死范围。

【临床应用】 钙通道阻滞药对冠状动脉痉挛诱发的变异型心绞痛最有效,对稳定型和不稳定型心绞痛也有效。本类药对支气管平滑肌有一定程度的扩张作用,对伴有哮喘和阻塞性肺疾病的患者更为适用。

二、调血脂药

动脉粥样硬化(atherosclerosis,AS)是心脑血管疾病的主要病理基础,防治动脉粥样硬化则是防治心脑血管疾病的重要措施。动脉粥样硬化主要发生在大及中动脉,特别是冠状动脉、脑动脉和主动脉。动脉呈现不同程度的内膜增厚、脂质沉着、纤维组织增生、形成脂质条纹及斑块、管腔狭窄乃至阻塞,所支配的器官可发生缺血性病变,动脉壁弹性减弱,易于破裂而造成出血。

虽然动脉粥样硬化的病因未明,但近年来越来越多的资料证明,动脉粥样硬化是一种炎性反应,是多种遗传基因和环境危险因素相互关联的结果。脂代谢紊乱、高血压、糖尿病、吸烟、肥胖等多种危险因素,有形或无形地损伤血管内皮,导致单核细胞为主的白细胞沿血管壁游走,并黏附于血管内皮,移向内皮下间隙,转化为巨噬细胞,无限制地摄取脂质,特别是氧化低密度脂蛋白(Ox-LDL),成为泡沫细胞;巨噬细胞在受损内皮细胞释放某些活性因子,导致血管平滑肌细胞增殖和向内皮迁移,也摄取 Ox-LDL 成为泡沫细胞。泡沫细胞的脂质逐渐累积形成脂质条纹。这种反应持续发生和发作终成动脉粥样硬化斑块。斑块自内膜突向血管腔而阻塞血流,造成靶器官供血不足,如果斑块破裂和血栓形成,则呈现急性临床事件。为防治动脉粥样硬化,早期或轻度者可采用饮食疗法及适当增加体力活动,较重者应及时应用药物治疗。调血脂药(lipid-modulatingdrugs)可用于防治动脉粥样硬化。

血脂是血浆或血清中所含的脂类,包括胆固醇(cholesterol,Ch)、甘油三酯(triglyceride,TG)、磷脂(phospholipid,PL)和游离脂肪酸(free fatty acid,FFA)等。Ch 又分为胆固醇酯(cholesteryl ester,CE)和游离胆固醇(free cholesterol,FC),两者相加为总胆固醇(total cholesterol,TC)。

血脂与载脂蛋白(apoprotein,Apo)结合成脂蛋白(lipoprotein, Lp)后溶于血浆,并进行转运和代谢。Lp 分为乳糜微粒(chylomicron,CM)、极低密度脂蛋白(very low density lipoprotein, VLDL)、低密度脂蛋白(low density lipoprotein,LDL)和高密度脂蛋白(high density lipoprotein, HDL)。此外还有中间密度脂蛋白(intermediate density lipoprotein,IDL),它是 VLDL 在血浆的代谢物。

流行病学调查 TC 及 LDL 的血浆水平与冠心病和脑血管病的发病率及病死率密切相关,此外,HDL 降低和脂蛋白(a)[Lp(a)]增加等,也是动脉粥样硬化的危险因素。可见,并非所有的脂蛋白升高都能促使动脉粥样硬化形成,因此将降血脂药(hypolipidemic drugs)称为调血脂药较确切。

(一)主要降低总胆固醇和低密度脂蛋白的药物

笔记

1. 他汀类

人体内的 Ch 大约 1/3 来自饮食,其他大部分靠肝脏合成。3-羟基-3-甲基戊二酰辅酶

A(3-hydroxy-3-methylglutaryl CoA,HMG-CoA)还原酶是肝细胞合成 Ch 过程中的限速酶,能催化 HMG-CoA 生成甲羟戊酸(mevalonic acid,MVA),为内源性 Ch 合成的关键步骤,抑制此酶则阻碍内源性 Ch 合成,他汀类即 HMG-CoA 还原酶抑制剂,包括洛伐他汀(lovastatin)、辛伐他汀(simvastatin)、普伐他汀(pravastatin),以及阿托伐他汀(atorvastatin)、氟伐他汀(fluvastatin)和瑞舒伐他汀(rosuvastatin)等。

【药理作用与作用机制】

(1) 调血脂作用　在治疗剂量下,降低 LDL-C 的作用最强,TC 次之,降 TG 作用很小,而 HDL-C 略有升高。呈剂量依赖性,约 2 周出现明显疗效,4～6 周达高峰,长期应用可保持疗效。

(2) 非调血脂作用　① 改善血管内皮功能,提高血管内皮对扩血管物质的反应性;② 抑制血管平滑肌细胞(VSMCs)的增殖和迁移,促进 VSMCs 凋亡;③ 减少动脉壁巨噬细胞及泡沫细胞的形成,使动脉粥样硬化斑块稳定和缩小;④ 降低血浆 C 反应蛋白,减轻动脉粥样硬化过程的炎性反应;⑤ 抑制单核细胞-巨噬细胞的黏附和分泌功能;⑥ 抑制血小板聚集和提高纤溶活性等。

【临床应用】

(1) 动脉粥样硬化　适用于杂合子家族性和非家族性Ⅱa 型高脂蛋白血症,Ⅱb 和Ⅲ型高脂蛋白血症亦可应用;亦可用于 2 型糖尿病和肾病综合征引起的高胆固醇血症。对病情较严重者可与胆汁酸螯合剂合用。对纯合子家族性高脂血症难以生效,对高总胆固醇血症疗效不显著。

(2) 肾病综合征　对肾功能有一定的保护和改善作用。

(3) 血管成形术后再狭窄　他汀类对再狭窄有一定的预防效应。

(4) 预防心脑血管急性事件　他汀类能增加动脉粥样硬化斑块的稳定性或使斑块缩小,而减少脑中风或心肌梗死的发生。

(5) 其他应用　此外还可用于缓解器官移植后的排异反应和治疗骨质疏松症。

【不良反应与注意事项】　他汀类药物不良反应较小而轻,大剂量应用时患者出现胃肠反应、肌痛、皮肤潮红、头痛、无症状性氨基转移酶升高。

2. 胆汁酸螯合剂

考来烯胺等胆汁酸螯合剂进入肠道后不被吸收,与胆汁酸牢固结合阻滞胆汁酸的肝-肠循环和反复利用,从而消耗大量的 Ch,使血浆 TC 和 LDL-C 水平降低。

【药理作用与作用机制】　考来烯胺是苯乙烯型强碱性阴离子交换树脂,通过结合胆汁酸影响 Ch 水平,能降低 TC 和 LDL-C,其强度与剂量有关,载脂蛋白 B(Apo B)也相应降低,HDL 几乎无改变。对 TG 和 VLDL 的影响轻微而不恒定,用药初期可能有所升高,然后逐渐恢复。

考来烯胺在肠道通过离子交换与胆汁酸结合后发生下列作用:① 被结合的胆汁酸失去活性,减少食物中脂类(包括 Ch)的吸收;② 阻滞胆汁酸在肠道的重吸收;③ 由于大量胆汁酸丢失,肝内 Ch 经 7α-羟化酶的作用转化为胆汁酸;④ 由于肝细胞中 Ch 减少,导致肝细胞表面 LDL 受体增加和活性增强;⑤ 大量含 Ch 的 LDL 经受体进入肝细胞,使血浆 TC 和 LDL 水平降低;⑥ 此过程中的 HMG-CoA 还原酶可有继发性活性增加,但不能补偿 Ch 的减少,若与他汀类联合应用,有协同作用。

【临床应用】　适用于Ⅱa 及Ⅱb 型高脂蛋白血症、杂合子家族性高脂蛋白血症,多在用药后 4～7 日见效,2 周内呈最大效应。对纯合子家族性高胆固醇血症无效。对Ⅱb 型高脂蛋白血症者,应与降 TG 和 VLDL 的药物配合应用。

【不良反应】　由于本药的剂量较大,又有特殊的臭味和一定的刺激性,少数人用后可能有便秘、腹胀、嗳气和食欲减退等,大部分在 2 周后可逐渐消失;若便秘过久,应该停药。还有可能出现短时的氨基转移酶升高、高氯酸血症或脂肪痢等。

笔记

（二）主要降低甘油三酯及极低密度脂蛋白的药物

1. 贝特类

贝特类（苯氧芳酸衍生物）主要有氯贝丁酯、吉非贝齐、非诺贝特、苯扎贝特，多为口服制剂。

【药理作用与与作用机制】 贝特类既有调血脂作用也有非调血脂作用。主要降低血浆TG、VLDL-C，对TC和LDL-C也有一定的降低作用；能升高HDL-C。但是各药的作用强度不同，吉非贝齐、非诺贝特和苯扎贝特的作用较强。非调血脂方面有抗凝血、抗血栓和抗炎性作用等，共同发挥抗动脉粥样硬化效应。

贝特类调血脂的作用机制可能是：① 抑制乙酰辅酶A羧化酶，减少脂肪酸从脂肪组织进入肝脏合成TG及VLDL；② 增强脂蛋白脂肪酶（LPL）活化，加速CM和VLDL的分解代谢；③ 增加HDL的合成，减慢HDL的清除，促进Ch逆化转运；④ 促进LDL颗粒的清除。

【不良反应】 一般耐受良好，不良反应主要为消化道反应，如食欲减退、恶心、腹胀等。其次为乏力、头痛、失眠、皮疹、阳痿等。肝胆疾病、肾功能不全者及孕妇、儿童禁用。

【临床应用】 用于原发性高甘油三酯血症，对Ⅲ型高脂蛋白血症和混合型高脂蛋白血症有较好的疗效，亦可用于2型糖尿病的高脂蛋白血症。但是各药的效应不同，如非诺贝特除调血脂外，尚可降低血尿酸水平，可用于伴有高尿酸血症的患者；苯扎贝特能改善糖代谢，可用于糖尿病伴有甘油三酯血症患者。

2. 烟酸类

【药理作用】 大剂量能降低血浆TG和VLDL，服后1～4 h生效，作用强度因剂量和高脂血症类型不同而异。降低LDL作用慢而弱，用药5～7日生效，3～5周达最大效应，若与胆汁酸螯合剂合用，疗效增强，若再加用他汀类，作用还可加强。能升高血浆HDL。最近的研究证明，烟酸为少有的降低脂蛋白（a）药物。

【临床应用】 为广谱调血脂药，对多种高脂血症均有一定效应，对Ⅱb和Ⅳ型最好。适用于混合型高脂血症、高甘油三酯血症、低高密度脂蛋白血症及高脂蛋白（a）血症。长期大规模观察认为能减少冠心病的发作和病死率。若与他汀类或贝特类合用，可提高疗效。

【不良反应】 由于用量较大，开始数周常有皮肤潮红及瘙痒等，故应从小剂量开始，逐渐增加剂量。若与阿司匹林合用，可使反应减轻。另外，烟酸刺激胃黏膜发生消化道症状，加重或引起消化道溃疡，餐时或餐后服用可以减轻。长期应用可致皮肤干燥、色素沉着或棘皮症。个别患者可有肝功能异常、血尿酸增多、糖耐量降低等，停药后可以恢复。溃疡病、糖尿病及肝功能异常者禁用。

第九节 心功能不全

心功能不全（cardiac insufficiency）是指各种原因引起心脏结构和功能的改变，使心脏泵血量和（或）充盈功能低下，以至不能满足组织代谢需要的病理生理过程，在临床上表现为呼吸困难、水肿和静脉压升高等静脉淤血和心输出量减少的综合征，又称心力衰竭（heart failure）。

一、病因、诱因与分类

（一）心功能不全的病因

笔 记

心功能不全的关键环节是心输出量的绝对减少或相对不足，而心输出量的多少与心肌收缩性的强弱、前负荷和后负荷的高低，以及心率的快慢密切相关（表4-9-1）。

表 4-9-1　心功能不全的常见病因

心肌舒缩功能障碍		心脏负荷过度	
心肌损害	心肌代谢异常	压力负荷过度	容量负荷过度
心肌梗死	维生素 B_1 缺乏	高血压	瓣膜关闭不全
心肌炎	缺血	主动脉缩窄	动-静脉瘘
心肌病	缺氧	主动脉瓣狭窄	室间隔缺损
心肌中毒		肺动脉高压	严重贫血
心肌纤维化		肺动脉狭窄	甲状腺功能亢进

（二）诱因

能够增强基本病因的作用、促进心力衰竭发生的因素，称为诱因。常见的诱因有感染、酸碱平衡及电解质代谢紊乱、心律失常、妊娠与分娩等，其他如过度劳累、情绪激动、输液输血过多过快、贫血、洋地黄中毒等均可诱发心力衰竭。

（三）分类

（1）根据心力衰竭的发病部位分类　分为左心衰竭、右心衰竭、全心衰竭。

（2）根据心力衰竭的发生速度分类　分为急性心力衰竭、慢性心力衰竭。

（3）根据心输出量的高低分类　分为低心输出量性心力衰竭、高心输出量性心力衰竭。

（4）根据心肌收缩与舒张功能障碍分类　分为收缩性心力衰竭、舒张性心力衰竭。

（5）根据心力衰竭的严重程度分类

根据患者在不同程度的活动量下所产生的主观症状，而将心功能划分为四级。Ⅰ级：有心脏血管疾病，但一切活动不受限制且无症状。Ⅱ级：能胜任一般轻体力活动，但较重的体力活动可引起心悸、气短等心功能不全症状。Ⅲ级：休息时无任何不适，但做一般轻活动时即有心功能不全表现。Ⅳ级：任何活动均有症状，即使在卧床休息时，亦有心功能不全症状，如心悸、呼吸困难及不能平卧等。

根据患者的病情轻重，分为轻度、中度和重度心力衰竭。① 轻度心力衰竭：代偿完全，一般无明显的心力衰竭症状、体征，心功能Ⅰ级或Ⅱ级。② 中度心力衰竭：体力活动时，心力衰竭的症状、体征明显，休息后好转，心功能Ⅲ级。③ 重度心力衰竭：完全失代偿，患者在静息状态下即表现出明显的心力衰竭症状和体征，心功能Ⅳ级。

二、神经-体液调节机制激活

在生理条件下，心输出量可以随着机体代谢需要的升高而增加，称为心力贮备，这是通过激活神经-体液系统调节心率、心室前负荷、后负荷和心肌收缩性而实现的。

（一）交感神经系统激活

心功能不全时，心输出量减少，可激活交感神经系统，刺激肾上腺髓质，使血浆去甲肾上腺素浓度升高，使心率加快，心收缩力增强，外周血管收缩，从而部分地代偿心功能不全引起的血流动力学异常。但是交感神经张力持续和过度增高，一方面引起心肌 β_1 受体下调，腺苷环化酶活性降低等细胞内信号转导机制异常；另一方面由于外周血管阻力和左心室射血阻抗的持续增加，后负荷长期升高，反而使心脏功能进一步降低。同时过高的去甲肾上腺素对心肌产生直接的损害。

（二）肾素-血管紧张素-醛固酮系统激活

心输出量减少可激活肾素-血管紧张素-醛固酮系统，使血管紧张素Ⅱ和醛固酮分泌增加，外周血管收缩，水钠潴留。但其过度激活也有明显的副作用，例如，左心室后负荷加重、水钠潴

笔记

留、心肌肥大、心脏纤维化等。

（三）其他体液因子激活

致心肌损伤的因素可以直接改变心脏的分泌功能，使循环中和心脏局部的促炎性细胞因子如 TNF-α，IL-1β 和 IL-6 的水平增加，而抗炎性细胞因子如 IL-10 的水平降低。TNF-α 通过激活 NF-κB 途径促进心肌和成纤维细胞中促炎性细胞因子的合成和分泌，形成恶性循环。

此外还有一些体液因子，如精氨酸血管升压素（AVP）、心房钠尿肽（ANF）、内皮素等，这些因素都在不同程度上参与了心功能不全的代偿和失代偿过程。

三、机体的代偿机制

代偿反应是机体在心力衰竭发生时防止心输出量进一步减少的必要措施，且代偿反应的强度与心力衰竭是否发生、发生速度及严重程度密切相关。从心功能不全的早期代偿到晚期的心力衰竭，是机体从完全代偿、不完全代偿到失代偿的连续的动态发展过程。就急性心力衰竭患者而言，由于机体的代偿反应不能及时动员，患者常在短时间内即可表现出严重的心力衰竭状态。反之，慢性心力衰竭发生时，机体可通过心脏代偿和心外代偿使这个过程的持续时间长达数年甚至更久，以致患者在相当长的时间内维持相对正常的生命活动。这表明，通过代偿，心输出量尚可满足机体的代谢需要，患者未表现出心力衰竭的体征，此为完全代偿；若心输出量仅能满足机体在静息状态下的代谢需要，患者有轻度的心力衰竭表现，称为不完全代偿；严重时，心输出量甚至不能满足机体在静息状态下的代谢需要，患者有明显的心力衰竭症状和体征，此为失代偿，是心功能不全的最后阶段。

（一）心脏本身的代偿方式

心脏本身的代偿方式包括心率加快、心脏紧张源性扩张、心肌伸缩性增强和心室重构。

（二）心脏以外的代偿方式

心脏以外的代偿调节是由于心功能不全所致的低动力性缺氧引发的一系列继发性代偿变化，包括呼吸、血液、神经-体液系统的代偿，以及组织摄氧和利用氧的能力加强等。

四、发生机制

心力衰竭的发生机制十分复杂，至今尚未完全阐明。目前认为，心力衰竭是多种原因启动机体多种机制共同作用的结果。不同原因所致的心力衰竭及心力衰竭的不同阶段参与作用的机制不同，但神经-体液调节失衡在心力衰竭的发生与发展中起着关键作用，而心室重构是心力衰竭的分子基础，最终的结果是心肌舒缩功能障碍。

（一）心肌收缩性减弱

1. 心肌收缩相关的结构成分改变

（1）心肌细胞数量减少　心肌细胞坏死、心肌细胞凋亡等。

（2）肥大心肌的不平衡生长和心肌结构的改变

① 分子水平上，肌球蛋白 ATP 酶和肌质网 Ca^{2+}-ATP 酶活性降低。

② 细胞水平上，心肌细胞表面积相对减少，线粒体数目和功能相对不足。

③ 组织水平上，冠脉微循环障碍。

④ 器官水平上，心肌内去甲肾上腺素的含量减少、作用减弱。

2. 心肌能量代谢障碍

能量生成障碍、能量储备减少、能量利用障碍等。

笔记

3．心肌兴奋-收缩耦联障碍

胞外 Ca^{2+} 内流障碍、肌质网 Ca^{2+} 转运障碍、肌钙蛋白与 Ca^{2+} 结合障碍等。

（二）心肌舒张功能障碍

心肌舒张功能障碍包括 Ca^{2+} 复位延缓、肌球-肌动蛋白复合体解离障碍、心室舒张势能减少、心室顺应性降低等。

（三）心脏各部舒缩活动的不协调性

心脏舒缩活动的协调性被破坏，将会引起心脏泵血功能紊乱，导致心输出量下降。

五、临床表现的病理生理基础

心力衰竭时，由于心脏泵血功能降低，不能将回心血液完全排出，导致心输出量减少，使动脉系统血液充盈不足，静脉系统血液淤滞，结果引起各器官组织血液灌流不足，发生缺氧、淤血和水肿，于是机体出现一系列的机能、代谢变化。患者明显的临床症状和体征主要以心输出量降低引起的器官组织灌流量减少、肺循环淤血和体循环淤血为特征，表现为低心输出量综合征和静脉淤血综合征。

（一）心输出量减少

由心肌收缩性降低和心室负荷过重引起的收缩性心力衰竭，在临床上表现为低心输出量综合征，又称为前向衰竭（forward failure）。

1．心脏射血功能降低

心输出量减少，心脏指数降低，射血分数降低，心肌最大收缩速度降低，心室内压上升/下降的最大速率（dp/dt_{max}）减小，心室舒张末期压力增高、肺动脉楔压升高、动脉血压的变化等。

2．器官血流重新分配

一般而言，心力衰竭较轻时，心、脑血流量可维持在正常水平，而皮肤、骨骼肌、肾脏及内脏血流量显著减少，当心力衰竭发展到严重的阶段，心、脑血流量亦可减少。

（二）静脉淤血

由于心输出量减少，过度激活神经-体液调节系统，血容量增加和容量血管收缩，导致心脏负荷进一步增加，这非但不能使心输出量有效增加，反而导致充盈压显著升高而造成静脉淤血，表现为静脉淤血综合征，亦称后向衰竭（backward failure）。根据静脉淤血的主要部位分为肺循环淤血和体循环淤血。

1．肺循环淤血

肺循环淤血主要见于左心衰竭患者。当肺毛细血管楔压升高，首先出现肺循环淤血，严重时可出现肺水肿。肺淤血、肺水肿的共同表现是呼吸困难。

呼吸困难是患者的一种主观感觉，主动呼吸感到呼吸费力、“喘不过气”，并伴有呼吸幅度、频率等的变化。左心衰竭较轻时，患者只是在体力活动时发生呼吸困难，称为劳力性呼吸困难；严重时患者在安静情况下也有呼吸困难，甚至不能平卧，必须采取坐位才能减轻呼吸困难，这就是所谓的“端坐呼吸”。而且，患者还可以发生夜间阵发性呼吸困难。

2．体循环淤血

体循环淤血见于右心衰竭及全心衰竭，主要表现为体循环系统的过度充盈、静脉压升高、内脏充血和水肿等。

心力衰竭时，还可出现水钠潴留和心性水肿。另外，在忌盐、进食少和应用利尿剂等情况

笔记

下，还常发生低钠血症、低钾血症和低镁血症等。严重心力衰竭时，体循环淤血可引起低动力性缺氧，肺循环淤血可引起低氧血症性缺氧。重度缺氧可引起代谢性酸中毒，在肾功能也出现障碍时，酸中毒则更易发生。

六、防治原则

（一）防治原发病，消除诱因

治疗原发病，如通过冠脉搭桥术来解除冠脉堵塞，用药物控制严重的高血压等。及时控制和消除诱因也可减轻症状，控制病情，如控制感染，避免过度紧张劳累，合理补液，纠正水、电解质和酸碱平衡紊乱等。

（二）调整神经-体液系统失衡及干预心室重构

血管紧张素Ⅰ转换酶抑制药（ACEI）可抑制体循环及局部组织中 AngⅠ向 AngⅡ的转化，从而减弱了 AngⅡ的收缩血管作用。ACEI 抑制药也抑制心肌及血管重构。对于不能耐受 ACEI 者，可用血管紧张素Ⅱ受体拮抗药（ARB）替代，ARB 可直接阻断 AngⅡ与其受体的结合，发挥拮抗作用。现在发现 β 受体阻滞剂、醛固酮拮抗剂螺内酯也有减轻心室重构的保护心脏作用。

（三）减轻心脏前、后负荷

如限制钠盐摄入，选用动脉血管扩张药等。

（四）改善心脏舒缩功能

对于因心肌收缩性减弱所致的心力衰竭，可选用正性肌力药物如洋地黄类药物；对于因心肌舒张功能障碍所致的心力衰竭，也可合理选用钙拮抗剂，通过减少胞质内 Ca^{2+} 浓度，改善心肌的舒缩性能。

（五）改善组织供氧和心肌代谢

吸氧及给予能量合剂、葡萄糖、氯化钾等以改善心肌代谢。

第十节　抗慢性心功能不全药

慢性心功能不全具有显著的静脉血液淤积，亦称充血性心力衰竭（congestive heart failure，CHF），是一种超负荷心肌病，是由不同病因的心血管疾病（如心肌炎、心瓣膜病、高血压、甲状腺功能亢进及贫血等）发展到心脏受损，特别是心脏收缩和舒张功能受损，导致血流动力学和神经-体液系统的异常改变，组织灌注量减少，肺循环和（或）体循环淤血的一组病理生理综合征。

随着对心功能不全发病机制认识的深入，药物治疗从传统的采用强心苷等正性肌力药和利尿药，逐步发展到血管扩张药，又发展到目前主要应用 RAS 拮抗药包括血管紧张素转换酶抑制药和血管紧张素Ⅱ-1 受体（AT_1受体）阻断药和 β 受体阻断药，延长患者生命，并且能降低 CHF 的病死率和改善预后。

目前治疗 CHF 的药物主要有强心苷类药、肾素-血管紧张素系统抑制药、利尿药、非苷类正性肌力药、β 受体阻断药、$β_1$受体激动药及血管扩张药。本章主要介绍强心苷类药、肾素-血管紧张素系统抑制药和非苷类正性肌力药。

一、强心苷类药

笔记

强心苷是一类来自毛花洋地黄和紫花洋地黄等植物的具有强心作用的苷类化合物，目前临床主要应用地高辛(digoxin),其他尚有洋地黄毒苷(digitoxin)、毛花苷 C(lanatoside,西地兰)和毒毛花苷 K(strophanthin K)等。

【体内过程】　地高辛在肾功能正常的患者,作用持续时间中等,可口服或静脉注射给药。口服时生物利用度约 75%。不同口服制剂的生物利用度有明显差别。地高辛主要经肾小球滤过排泄,也有少量经肾小管分泌及重吸收。

洋地黄毒苷为强心苷中极性最低的药物,口服可完全吸收。血浆蛋白结合率很高,与地高辛不同,主要由肝代谢,肾功能衰竭时对其消除几乎无影响,苯巴比妥可加速其代谢。吸收后部分经胆道排泄入肠再次吸收,形成肝-肠循环,使作用维持长久。洋地黄毒苷 $t_{1/2}$ 长达 7 日,完全消除需 2～3 周。

毒毛花苷 K 分子中—OH 数目多,极性大,口服吸收很少,需静注给药。静注后 5～10 min 出现作用,血浆蛋白结合率极低。几乎全部由肾排泄消除。作用持续时间短,$t_{1/2}$ 约 19 h,2～3 日可完全消除,肾功能不良者易蓄积中毒。

【作用机制】　地高辛等强心苷的正性肌力作用的机制主要是抑制细胞膜结合的 Na^+-K^+-ATP 酶,继而抑制 Na^+-Ca^{2+} 双向交换,使细胞内 Ca^{2+} 增加。此 Ca^{2+} 又能促使肌质网释放出 Ca^{2+},即"以钙释钙"过程。最终,心肌的收缩增加。

【药理作用】　地高辛最主要和最基本的作用是加强心肌收缩力。其他强心苷与其作用性质相同,不同的只是在作用的强弱、作用发生快慢和维持时间长短上有所差异。

(1) 正性肌力作用　加强衰竭心脏的收缩力,增加心输出量。

(2) 负性频率作用　对心率加快及伴有房颤的心功能不全者则有显著的减慢心率的作用。

(3) 对心肌电生理特性的影响　减慢房室传导、降低自律性、延长有效不应期等。

(4) 对其他系统的影响

① 神经和内分泌系统:治疗量的强心苷可增强迷走神经活性,减弱交感活性,抑制肾素-血管紧张素-醛固酮系统功能。

② 肾脏:产生利尿作用。

③ 血管:强心苷能直接收缩血管平滑肌,使外周阻力上升,但 CHF 患者用药后,动脉血压改变不明显。

【临床应用】　临床上,强心苷主要用于治疗心功能不全和心律失常。

(1) 慢性心功能不全　强心苷对多种原因导致的心功能不全都有一定的疗效,但是病情不同,疗效也有一定的差异。

① 强心苷对伴有心房扑动、颤动的心功能不全疗效最好。

② 对心脏瓣膜病、先天性心脏病及心脏负荷过重(如高血压)引起的心功能不全疗效良好。

③ 对甲状腺功能亢进、严重贫血及维生素 B_1 缺乏引起的心力衰竭疗效较差,因为这些疾病主要是因心肌收缩所需能量的产生或贮存发生障碍,强心苷对此很难奏效。

④ 对肺源性心脏病、活动性心肌炎及严重心肌损害引起的心功能不全的疗效较差,因为这些情况下,心肌伴有严重缺氧,能量产生有障碍。

⑤ 对机械性阻塞如缩窄性心包炎、重度二尖瓣狭窄等引起的心力衰竭,强心苷疗效很差或无效,因为这些情况的主要矛盾是心室舒张受到限制,心收缩力虽可增加,但心输出量仍少,不能改善心力衰竭的症状,应进行手术治疗。

⑥ 对急性心力衰竭或伴有肺水肿的患者,宜选用作用迅速的毒毛花苷 K 或毛花苷 C 静脉注射。待病情稳定后改用口服地高辛维持。

(2) 心律失常　强心苷抑制房室传导和减慢心率的作用,可用于治疗心房颤动、心房扑动和阵发性室上性心动过速。

【不良反应与防治】　地高辛等强心苷类的安全范围小,一般治疗剂量接近中毒剂量的

笔记

60%,且个体差异大,毒性反应与心力衰竭原有症状又不易区别,如掌握不当将极易出现中毒反应。为保证用药安全,应监测血药浓度,做到剂量个体化。地高辛血药浓度超过 3 ng/mL,洋地黄毒苷超过 45 ng/mL,可确认为中毒。强心苷中毒反应主要表现为胃肠道、中枢神经系统及心脏等三方面的毒性,其中心脏毒性是最严重的反应。

(1) 毒性反应 ① 胃肠道反应可出现厌食、恶心和呕吐,这是中毒的早期症状。② 中枢神经系统反应有头痛、眩晕、乏力、视觉模糊、神经痛、谵妄等症状,色视为严重中毒的信号。③ 心脏毒性是强心苷最主要、最危险的毒性反应。强心苷中毒引起各种心律失常,主要与 Na^+-K^+-ATP 酶抑制,使心肌细胞内失 K^+ 有关。心肌细胞失 K^+,静息电位变小,接近阈电位;同时 4 期舒张除极化速度增加,因而提高异位节律点的自律性,出现临床所见的各种类型的心律失常。有时心率减慢至 60 次/min 以下,应作为停药指征之一。

(2) 中毒防治 首先应根据患者的机体状况及近期是否用过长效强心苷等情况,选择适当制剂、用量及给药方法,减少中毒可能。在用药过程中应密切注意患者的反应,一旦出现中毒症状应立即停药。

二、肾素-血管紧张素系统抑制药

血管紧张素转换酶(ACE)抑制药及交感神经突触前膜血管紧张素(AT_1)受体阻断药治疗心力衰竭是近年最重要的进展之一。ACE 抑制药能逆转左心室肥厚,防止心室的重构,提高心脏和血管的顺应性等。目前,这类药物作为心力衰竭治疗的一线用药广泛用于临床。

(一) 血管紧张素转换酶抑制药

属于本类药物的有卡托普利、依那普利、西拉普利、贝那普利、雷米普利及福辛普利等。它们治疗 CHF 的基本作用相似。

【作用机制】

(1) 抑制 ACE 活性 一方面,减弱血管紧张素Ⅱ(AngⅡ)在收缩血管、增加醛固酮分泌等方面的不良作用。另一方面,抑制缓激肽降解,缓激肽可以促进 PGI_2,NO 及血管内皮细胞超极化因子(EDHF)等的释放,从而发挥扩血管、降负荷等对 CHF 有益的作用。

(2) 抑制心肌及血管重构 AngⅡ可直接刺激心肌导致心肌肥大、心肌及血管胶原含量增加、心肌间质成纤维细胞和血管壁细胞增生,发生心肌及血管的重构。RAAS 系统中的醛固酮亦具有显著的促进心肌纤维化的作用。用不影响血压的小剂量 ACE 抑制药即可减少 AngⅡ和醛固酮的形成,能有效地防止和逆转心肌重构、肥厚,改善心功能。

(3) 对血流动力学的影响 ACE 抑制药能明显降低全身血管阻力,增加心输出量;还能降低肾血管阻力,增加肾血流量。

(4) 抑制交感神经活性 ACE 抑制药除能通过其抗交感作用降低血中儿茶酚胺的浓度、改善心肌功能外,还可使下调的 β 受体恢复至正常,增加兴奋性 G 蛋白(Gs)蛋白量,同时提高腺苷环化酶活性及细胞内 cAMP 的浓度,直接或间接降低血中儿茶酚胺和血管升压素的含量,提高副交感神经张力。

(5) 保护血管内皮细胞 ACE 抑制药能逆转血管内皮细胞的功能损伤及抗氧自由基损伤,改善血管的舒张功能,发挥抗心肌缺血、防止心肌梗死和保护心肌的作用。

【临床应用】 ACE 抑制药对各阶段心力衰竭者均有有益作用。ACE 抑制药既能消除或缓解心力衰竭症状,提高运动耐力,改善生活质量,防止和逆转心肌肥厚,降低病死率,还可延缓尚未出现症状的早期心功能不全者的病情进展,延缓心力衰竭的发生。故现已与利尿药一起作为治疗心力衰竭的一线药物广泛用于临床,特别是对舒张性心力衰竭患者,疗效明显优于传统药物地高辛。各种 ACE 抑制药治疗心力衰竭仅存在剂量差别。

笔记

（二）AT_1受体阻断药

本类药物可以阻断 AngⅡ与其受体的结合，发挥拮抗作用。和 ACE 抑制药相比，AT_1受体阻断药的选择性更高，不作用于缓激肽的降解环节，避免了前者如干咳、血管神经性水肿等常见的不良反应，同时，AT_1受体阻断药还可以作用于不受 ACE 抑制药影响的糜酶（chymase）催化 Ang I 形成 AngⅡ的途径，并能预防和逆转心血管的重构。

本类药物常用的有氯沙坦（losartan）、缬沙坦（valsartan）、坎地沙坦（candesartan）、厄贝沙坦（irbesartan）、依普沙坦（eprosartan）、替米沙坦（telmisartan）等。

（三）醛固酮受体阻断药

长期应用 ACE 抑制药及 AT_1受体阻断药治疗心力衰竭时，患者常出现“醛固酮逃逸现象”，即血中醛固酮浓度治疗后反有升高，产生多种不利效应，如水钠潴留、心肌重构等，原因可能与醛固酮的多种非 RAAS 系统生成途径等有关。醛固酮受体阻断药如螺内酯（spironolactone）、依普利酮 eplerenone）可拮抗各种来源的醛固酮作用，有效避免醛固酮逃逸现象。醛固酮受体阻断药常与 ACE 抑制药/AT_1受体阻断药或 β 受体阻断药合用。

三、利尿药

利尿药在心力衰竭的治疗中起着重要的作用，它促进 Na^+，H_2O 的排泄，减少血容量，降低心脏前、后负荷，消除或者缓解静脉淤血及其所引发的肺水肿和外周水肿。对 CHF 伴有水肿或有明显淤血者尤为适用。

对轻度 CHF，单独应用噻嗪类利尿药效果良好；对中度 CHF，可口服袢利尿药或与噻嗪类和留钾利尿药合用；对严重的 CHF、慢性 CHF 急性发作、急性肺水肿或者全身浮肿者，噻嗪类药物常无效，宜静脉注射强效利尿药物呋塞米。留钾利尿药，如螺内酯，作用较弱，单用不能起到有效利尿效果，多与其他药物合用。

应用大剂量利尿药可减少有效循环血量，进而降低心输出量，故大量的利尿药常可加重心力衰竭。应用大剂量利尿药也可引起较少血容量而导致反射性交感神经兴奋，减少肾血流量，加重组织器官灌流不足，加重肝、肾功能障碍，导致心衰恶化。利尿药引起的电解质平衡紊乱，尤其是排钾利尿药引起的低钾血症，是 CHF 时诱发心律失常的常见原因之一，必要时应补充钾盐或者合用留钾利尿药。

四、β 受体阻断药

经大量事实证明，β 受体阻断药可以改善心力衰竭的症状，提高射血分数，改善患者的生活质量，降低死亡率，且不良反应少，目前已被推荐为治疗慢性心功能不全的常规药物。在各种 β 受体阻断药中卡维地洛（carvedilol）的治疗效果较为显著，其他可用美托洛尔（metoprolol）及比索洛尔（bisoprolol）等。

【作用机制】

（1）β 受体的上调作用　β 受体阻断药可阻断交感神经张力及儿茶酚胺对心肌的毒性作用，从而保护心肌。另外，由于 β 受体的上调，可使心力衰竭患者的 β 受体数量及密度增加，对儿茶酚胺的敏感性随之增加，也可恢复 β 受体对正性肌力药的敏感性。

（2）抑制 RAAS 和血管升压素的作用　β 受体阻断药可抑制 RAAS 和血管升压素的作用，扩张血管，减少水钠潴留，降低心脏的前、后负荷，减少心肌耗氧量，从而改善心肌缺血。β 受体阻断药也可逆转和减慢心力衰竭患者的心肌肥厚、心肌重构及心肌成纤维化。

笔记

(3) 改善心脏舒张功能　β受体阻断药通过减慢心率，延长左心室充盈时间，增加心肌血流灌注，降低心肌的耗氧量，对心脏起保护作用。

(4) 抗心律失常作用　β受体阻断药可减少心力衰竭时心律失常的发生率，改善预后，降低心力衰竭时猝死的发生率。

(5) 抗生长和抗氧自由基作用　长期应用兼有α受体阻断、抗生长和抗氧化的β受体阻断药如卡维地洛，可降低心力衰竭患者的病死率，提高生存率。

【临床应用】　β受体阻断药可用于心功能比较稳定的Ⅱ～Ⅲ级的心力衰竭患者。基础病因为扩张型心肌病者尤为适宜。某些常规治疗方法无效时亦可试用。应用β受体阻断药治疗心力衰竭时，应注意下列情况：

① 应当观察较长时间，一般心功能改善的平均奏效时间为3个月（心功能改善与治疗时间呈正相关），即其慢性效果显著。

② 应从小剂量开始（一般低于最终目标剂量的1/10），逐渐增加致使患者既能够耐受又不致引起心力衰竭的剂量，如开始剂量偏大将导致心力衰竭加重。

③ 在充分使用利尿药、ACE抑制药和地高辛的基础上，使用β受体阻断药。此外，还应正确选择病种，β受体阻断药对扩张型心肌病心力衰竭的疗效最好。

④ 对严重心动过缓、左心室功能衰竭、重度房室传导阻滞、低血压及支气管哮喘者禁用。

五、其他治疗慢性心功能不全药

（一）磷酸二酯酶抑制剂

此类药物主要通过抑制磷酸二酯酶Ⅲ（PDE－Ⅲ）的活性，升高细胞内cAMP水平，从而产生心收缩力加强和扩张血管作用。目前，临床应用的有米力农（milrinone）及维司力农（vesnarinone）等，它们都属于双吡啶类衍生物。维司力农还能激活细胞膜Na^+通道，促进Na^+内流；抑制K^+通道，延长动作电位时程，也因增加cAMP的含量而促进Ca^{2+}的内流；还有增加心肌收缩成分对Ca^{2+}敏感性的作用。米力农是严重心力衰竭者短期静脉给药的首选正性肌力药，可明显改善心脏的收缩功能和舒张功能，缓解症状，提高运动耐力。近年曾报道，维司力农能降低心力衰竭患者的病死率，而应用米力农后心力衰竭病死率较对照组提高28%，其中Ⅳ级心力衰竭者高约53%，故米力农仅供短期静脉给药治疗急性心力衰竭。动物实验及临床均表明其可增加心肌收缩力。

（二）β受体激动药

β受体激动药通过激动β受体，提高腺苷环化酶活性，增加细胞内cAMP水平及Ca^{2+}内流，从而增加心肌收缩力。多巴酚丁胺（dobutamine）、扎莫特罗（xamoterol）及多巴胺等均能激动β_1受体，增强心肌收缩力，增加心输出量，改善心、肾功能，短期内应用可改善症状。但β受体激动药不降低心力衰竭患者的病死率，并且由于使心率加快，心肌耗氧量增加，易诱发心律失常，不宜用于心力衰竭的常规治疗。

（三）血管扩张药

血管扩张药扩张静脉（容量血管），可减少静脉回心血量，降低前负荷，进而降低肺楔压、左心室舒张末期压力（LVEDP）等，缓解肺部淤血症状。扩张小动脉（阻力血管）可降低外周阻力及后负荷，进而改善心功能，增加心输出量和动脉供血，缓解组织缺血症状，并可弥补或抵消因小动脉扩张而可能发生的血压下降和冠状动脉供血不足等不利影响。

血管扩张药对短期的血流动力学指标和中期的运动耐力的改善是肯定的，但它不能控制心力衰竭的进展，可迅速产生耐受性和反射性，激活神经－内分泌机制等。多数血管扩张药不能降低病死率，是治疗心力衰竭的一种辅助用药。

笔记

血管扩张药减轻心脏负荷,可导致体液潴留而产生耐受性,因此应联合应用利尿药。

硝酸甘油(nitroglycerin)和硝酸异山梨酯(isosorbide dinitrate)主要扩张静脉,降低前负荷,略降后负荷。肼屈嗪(hydralazine)主要扩张小动脉,降低后负荷,增加心输出量,增加肾血流量较明显。硝普钠(nitroprusside sodium)能扩张小静脉,降低左室充盈压,增加静脉顺应性;扩张动脉,降低后负荷,增加心输出量。该药作用快,静脉给药后 2~5 min 起效,故可快速控制危急的心力衰竭。

尽管正性肌力药在心力衰竭治疗中的意义与地位目前正受到挑战,虽未完全摈弃,但对其治疗心力衰竭,尚需进一步确证。另外,钙增敏剂如匹莫苯(pimobendan)及钙通道阻滞药等多种作用于不同靶点、作用机制各异的药物正在试用于心力衰竭的治疗,某些药物抗心力衰竭的作用机制尚需进一步探讨,治疗效果有待大规模的临床研究证明。

总之,对心力衰竭的治疗应根据病因、病情及用药个体化的原则选择不同的药物、不同的给药方法及剂量。当前,治疗心力衰竭的标准药物是 ACE 抑制药或 β 受体阻断药合用利尿药。前两者能降低病死率,利尿药则有辅助效果。心力衰竭患者如有收缩功能障碍,可加用地高辛,能缓解症状,改善生活质量,但并不影响病死率。药物治疗的目标不仅限于缓解症状,改善血流动力学变化,如提高心输出量、心脏指数,降低 LVEDP 等,而且在于防止并逆转心肌肥厚,延长患者生存期,减少再住院率,提高心力衰竭患者的生活质量及降低死亡率。

第十一节 休 克

休克(shock)是机体在受到各种有害因子作用后发生的,以组织有效循环血量急剧降低为特征,并导致细胞功能、结构损伤和各重要器官机能代谢紊乱的复杂的全身性病理过程。其典型的临床表现是面色苍白、四肢厥冷、血压下降、脉压减小、脉细速、呼吸加速和尿量减少等。

一、病因

失血与失液:失血性休克常见于外伤大出血、消化道大出血、肝或脾破裂、妇科疾病等引起的出血等。若快速失血量超过总血量的 20% 左右,即可发生休克;超过总血量的 50% 则导致迅速死亡。剧烈呕吐、腹泻、肠梗阻、大汗淋漓导致失液,也可引起有效循环血量的锐减,而发生失液性休克。

烧伤:大面积烧伤体液大量外渗,伴有血浆大量丢失,可引起烧伤性休克。烧伤性休克早期与疼痛及低血容量有关,晚期可继发感染,发展为脓毒性休克。

创伤:常见于严重的外伤,如骨折、挤压伤、战伤、外科手术创伤等。

以上三种休克的共同之处是都有血容量降低,属于低血容量性休克。

感染:细胞、病毒、立克次体等感染均可引起感染性休克。严重感染,特别是革兰阴性细菌感染常可引起感染性休克,常见于细菌性痢疾、流行性脑脊髓膜炎、泌尿道和胆道感染引起的败血症,故又称败血症性休克。

过敏:给过敏体质的人注射某些药物、血清制剂或疫苗可引起过敏性休克。

急性心力衰竭:大面积急性心肌梗死、急性心肌炎及严重心律失常可导致心输出量急剧减少,有效循环血量不足而引起休克,称为心源性休克。

强烈的神经刺激:剧烈疼痛,高位脊髓麻醉或损伤,抑制了交感神经缩血管功能,引起一过性的血管扩张,静脉血管容量增加和血压下降,即神经源性休克。

笔 记

二、分类

（一）按病因分类

按病因分类，常见的有失血性休克、烧伤性休克、创伤性休克、感染性休克、过敏性休克、心源性休克和神经源性休克。

（二）按起始环节分类

（1）低血容量性休克　由血容量减少引起。

（2）血管源性休克　由于外周血管扩张、血管容量扩大带来血液分布的异常，大量血液淤滞在扩张的小血管内，使有效循环血量减少而引起的休克，也称为分布异常性休克，如过敏性休克、感染性休克等。

（3）心源性休克　由急性心功能衰竭或严重的心律失常（心室纤维震颤等），心排出量急剧减少，使有效循环血量和微循环灌流量下降所导致的休克。

从上述三种类型休克的划分可见，血容量减少、心泵功能障碍和血管床容量增加是休克发生的三个起始环节，或称基本环节。这三个因素最终都使有效循环血量下降，组织灌流量减少，从而导致休克。

（三）按血流动力学的特点分类

（1）低排高阻型休克　又称低动力型休克，其血流动力学特点是心脏排血量低，而总外周血管阻力高。由于皮肤血管收缩，血流量减少，皮肤温度降低，所以又称为“冷休克”，低血容量性休克、心源性休克和大多数感染性休克均属此类。

（2）高排低阻型休克　又称高动力型休克，其血流动力学特点是总外周阻力低，心脏排血量高。由于皮肤血管扩张，血流量增多，脉充实有力，皮肤温度升高，所以又称“暖休克”，部分感染性休克属于此类型。

三、发生机制

（一）休克Ⅰ期（休克早期/休克代偿期/缺血性缺氧期/微循环缺血期）

1．微循环灌流变化

在休克早期，微循环灌流变化的特点是以缺血为主。全身的小血管，口径明显变小，组织灌流量减少，出现少灌少流、灌少于流的情况，所以该期为缺血性缺氧期。

2．微循环障碍的机制

引起微循环缺血的关键性变化是交感-肾上腺素髓质系统兴奋。对于不同器官的血管，交感神经兴奋和儿茶酚胺增多的作用却有很大的差别。皮肤、内脏、骨骼肌、肾的血管 α 受体密度高，对儿茶酚胺的敏感性较高，收缩更甚；而脑动脉和冠状动脉血管则无明显改变，平均动脉压在 7～18 kPa 范围内，微血管可进行自我调节，使灌流量稳定在一定水平。这种微循环反应的不均一性，保证了心、脑重要生命器官的血液供应。

此外，休克时体内产生其他体液因子，如激活肾素-血管紧张素-醛固酮系统，血栓素 A_2（TXA_2）、内皮素、白三烯类等缩血管物质生成增多。

3．微循环变化的意义

笔记

休克Ⅰ期各方面的变化，一方面引起了许多器官的缺血缺氧，心脏活动加强也可使心肌耗氧量增加而引起相对的冠状动脉流量不足，以致心肌也可能发生一定程度的缺氧；但是另一方面，却也有重要的代偿意义，所以该期为代偿期，其代偿意义表现在以下几个方面（图 4-11-1）。

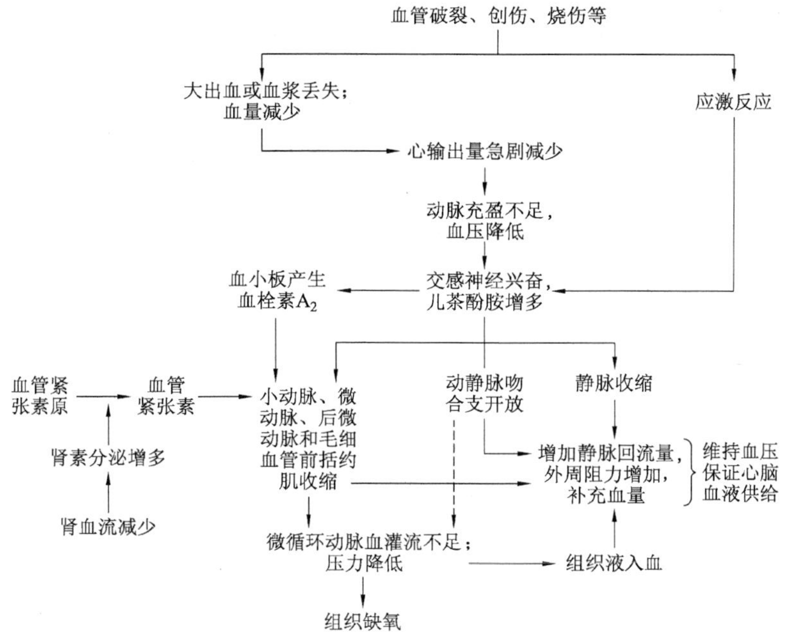

图 4-11-1　缺血性缺氧期微循环变化机理

（1）有助于动脉血压的维持

① 回心血量增加：儿茶酚胺等缩血管物质的大量释放也可使肌性微静脉和小静脉收缩，可以迅速而短暂地增加回心血量。

② 组织液回流入血：由于微动脉、后微动脉和毛细血管前括约肌比微静脉对儿茶酚胺更敏感，导致毛细血管前阻力增加比后阻力增加更大，毛细血管中流体静压下降，使组织液进入血管。

③ 肾素-血管紧张素-醛固酮系统的激活，可促进水钠潴留；血容量减少所引起的抗利尿激素分泌的增多，又可使肾重吸收水增多，这也是循环血量增多的原因。

④ 心输出量增多：交感神经兴奋和儿茶酚胺增多，可使心率加快、心收缩力加强而使心输出量增加。

⑤ 外周阻力增高：血管收缩增加外周阻力，有助于动脉血压的维持。

（2）有助于心脑血液供应

微循环反应的不均一性导致血液重新分布，保证了心、脑重要生命器官的血液供应。

4．临床表现

休克Ⅰ期患者的临床表现为脸色苍白、四肢冰凉、出冷汗、脉搏细速、脉压降低、尿量减少、神志清楚、烦躁不安。该期血压可骤降（如大失血），也可略降，甚至正常（代偿）或升高，但是脉压可有明显降低，因此血压下降并不是判断休克早期的指标。由于血液的重新分布，心、脑灌流可以正常，所以休克早期的患者，神志一般是清楚的。

（二）休克Ⅱ期（休克期/淤血性缺氧期/可逆性失代偿期/微循环淤血期）

1．微循环及组织灌流改变

本期微循环的特征是淤血。微动脉和毛细血管前括约肌的收缩逐渐减退甚至舒张；微静脉血流缓慢，红细胞聚集，白细胞趋化、贴壁渗出，血小板聚集，血黏度增加，微血流状态的改变，引起毛细血管的后阻力大于前阻力，组织血液供应灌入多而流出少。毛细血管中血流淤滞，部分血管失去代偿性紧张状态，故又称为淤血性缺氧期。该期真毛细血管开放数目虽然增多，但血流更慢，甚至“泥化”样淤滞，组织处于严重的低灌流状态，缺氧更加严重。

笔　记

2．微循环淤血的机制

（1）酸中毒　休克早期，微循环的持续性缺血和缺氧引起组织氧分压下降、CO_2和乳酸堆积，发生酸中毒。毛细血管网大量开放，微循环处于灌多于流的状态，大量血液淤积在毛细血管中，回心血量急剧减少，加之外周阻力因微动脉等阻力血管的扩张而降低，因而动脉血压显著降低，以致使心、脑的血液供应严重不足，以及全身各器官微循环的动脉灌流量进一步减少，因而缺氧、酸中毒更加严重，如此形成恶性循环，使病情不断恶化。

（2）局部扩血管产物增多　严重的缺血、缺氧及酸中毒刺激肥大细胞脱颗粒释放组胺增多；ATP分解的产物腺苷增多；细胞分解时释出的K^+增多，组织间液渗透压增高；激肽类物质生成增多，这些都可以造成血管扩张。

（3）内毒素作用　因失血、创伤等引起非感染性休克时，患者肠源性细菌（大肠埃希菌）和脂多糖（LPS）入血。内毒素除可激活接触因子（凝血因子Ⅻ）而促进凝血外，还可激活激肽释放酶原转变为激肽释放酶；激活补体系统及中性粒细胞、巨噬细胞，释放组胺和TNF等，引起血管扩张，导致持续性低血压，从而进一步加重微循环障碍。

（4）血液流变学的改变

① 血小板流态的改变：休克时，当血小板受到内毒素、创伤及多种体液性因素或血流速度加快、血细胞的碰撞等作用后可被激活、聚集、释放。

② 红细胞流态的变化：休克时红细胞聚集、变形能力降低，都可致微循环阻塞。

③ 白细胞流态变化：休克期白细胞滚动、贴壁、黏附于内皮细胞上，甚至嵌塞于毛细血管，加大了毛细血管的后阻力，血流变慢，甚至停止。

④ 血浆流态改变：休克时，尤其是严重创伤或烧伤引起的休克，机体合成纤维蛋白原增多，血液浓缩，影响血流速度和组织血液灌流。

3．休克Ⅱ期属可逆性失代偿期

此期交感-肾上腺髓质系统更为兴奋，血液灌流量进行性下降，组织缺氧日趋严重。本期微循环血管床大量开放，血液分隔并淤滞在内脏器官，如肠、肝和肺，造成有效循环血量的锐减，静脉充盈不良，回心血量减少，心输出量和血压进行性下降，形成恶性循环。由于组胺、激肽、前列腺素E和心肌抑制因子等引起毛细血管通透性增高，促进了血浆外渗，血液浓缩，血液黏滞度上升，促进红细胞聚集，加重了恶性循环（图4-11-2）。

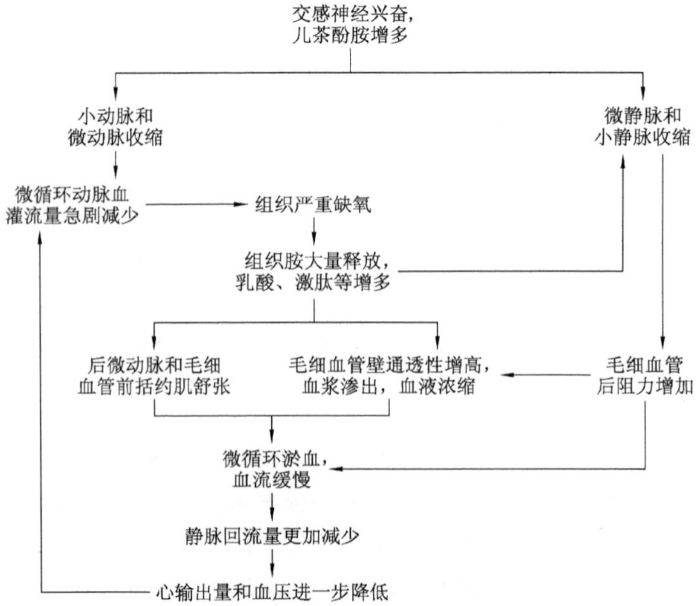

图4-11-2　淤血性缺氧期微循环变化机理

笔记

休克时,以毛细血管内皮细胞间缝隙加大、通透性增高变化显著。

由于回心血量的进行性减少,血压进行性下降,当平均动脉压小于 7 kPa 时,心脑血管失去自身调节,冠状动脉和脑血管灌流不足,出现心脑功能障碍,甚至衰竭。

4. 临床表现

由于上述改变,本期的主要临床表现是,血压进行性下降,可低于 7 kPa ,心搏无力,心音低钝,因脑血流量不足,患者神志由淡漠转入昏迷,肾血流量严重不足,而出现少尿甚至无尿,脉搏细弱频速,静脉塌陷,皮肤发绀,可出现花斑。

(三) 休克Ⅲ期(不可逆期/微循环/衰竭期/DIC 期)

此期某些脏器的微循环淤滞更加严重,并且出现细胞、器官的功能障碍。

1. 微循环的变化

本期微循环中血流更加缓慢,血液进一步浓缩,血细胞聚集,血管内皮细胞严重受损,大量微血栓阻塞微循环;随后由于凝血因子耗竭,纤溶活性亢进,而血流停止,处于不灌不流的状态,组织得不到足够的氧气和营养物质供应,可出现多部位不同程度的出血,微血管麻痹性扩张,对血管活性物质失去反应,因此又称 DIC 期或微循环衰竭期。

2. 微循环改变的机制

休克晚期发生 DIC 的机制主要与如下因素有关(图 4-11-3):

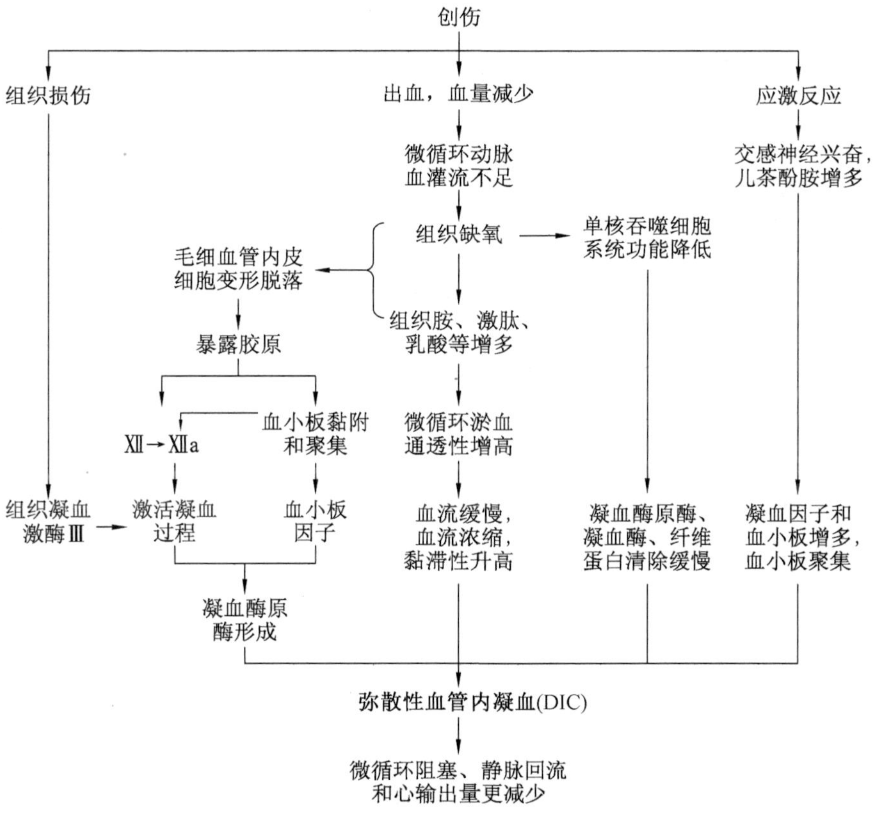

图 4-11-3　创伤性休克引起 DIC 的机理

(1) *血液流变学的改变*　微循环淤血的不断加重,使血液浓缩,血浆黏度增大,导致微循环中血流更加缓慢,使血小板和红细胞较易于聚集形成团块等。这些血液流变学的改变,不仅加重了微循环障碍和组织缺氧,而且还促进了 DIC 的发生。

(2) *血管内皮细胞损伤*　严重缺氧、酸中毒或内毒素等都可损伤血管内皮细胞,暴露胶原纤维,从而激活内源性凝血系统和外源性凝血系统(详见第三章第三节)。

笔 记

(3) 组织因子释放入血　创伤、烧伤等所致的休克，常有大量组织破坏，使组织因子释放入血，激活外源性凝血系统；感染性休克时，内毒素也可使中性粒细胞合成并释放组织因子，因而也可启动外源性凝血系统。

(4) 其他促凝物质释放　例如异型输血导致休克时，红细胞大量破坏而释放出的 ADP 可触动血小板释放反应，使血小板第三因子大量入血而促进凝血过程。

(5) TXA_2-PGI_2 平衡失调　休克时组织缺氧及补体系统的激活等可促使血中合成血栓素 A_2（TXA_2）增多；同时血管内皮细胞因缺氧、酸中毒或内毒素作用而受损，故血管内皮细胞生成前列腺素（PGI_2）减少。TXA_2 具有促进血小板聚集作用，而 PGI_2 具有抑制血小板聚集作用。因此，此期 TXA_2-PGI_2 的平衡失调促进 DIC 的发生。

3. 微循环改变的后果

(1) DIC 及其后果　休克一旦并发 DIC，将使休克病情进一步恶化，并对微循环和各器官功能产生严重影响，这是因为：① 微循环的阻塞进一步加重微循环障碍，并使回心血量锐减；② 凝血物质消耗、纤溶系统的被激活等因素引起出血，使循环血量更加减少而加重循环障碍；③ 纤维蛋白（原）降解产物（FDP）和某些补体成分增加血管通透性，加重了微血管舒缩功能紊乱；④ 器官栓塞、梗死及出血，加重了器官急性功能衰竭，这样就给治疗造成极大的困难。

(2) 重要器官功能衰竭　休克患者在此期，由于微循环淤血的不断加重和 DIC 的发生，以及全身微循环灌流量的严重不足，全身性缺氧和酸中毒也愈严重，使细胞受损乃至死亡，各重要器官包括心、脑、肝、胰、肾的功能、代谢障碍愈加严重；休克时的许多体液因子，尤其是溶酶体酶、活性氧和细胞因子的释放，进一步加重了重要生命器官发生不可逆损伤，甚至发生多器官衰竭（multiple system organ failure，MSOF）。

休克发展到 DIC 或生命重要器官功能衰竭对临床治疗带来极大的困难，通常称该期为“不可逆”性休克或难治性休克。

4. 临床表现

临床上，本期患者除了血压进一步下降等表现外，还有出血、器官功能障碍、微血管病性溶血性贫血等 DIC 的临床表现。

四、机体代谢与功能变化

1. 细胞代谢障碍

细胞代谢障碍包括：供氧不足、糖酵解加强，乳酸生成增多；局部酸中毒，导致高血钾、激活溶酶体中多种酶；能量不足、钠泵失灵，导致细胞水肿。

2. 细胞结构的破坏

细胞结构的破坏主要是指生物膜（包括细胞膜、线粒体膜和溶酶体膜等）发生损害。

3. 器官功能障碍

在休克过程中，最易受累的器官是肾、肺、心、脑、肝、胃、肠等，也可引起免疫系统功能障碍，且常因某个或数个重要器官相继或同时发生功能障碍甚至衰竭而导致死亡。

五、防治原则

（一）病因学治疗

积极处理造成休克的原始病因，如止血、止痛、补液和输血、修复创伤、抗感染、抗过敏、强心等。

笔记

（二）发病学治疗

1. 改善微循环、提高组织灌流量

（1）*扩充血容量*　微循环灌流量减少是各种休克发病的共同基础。在微循环缺血期强调尽早和尽快补液，在淤血期输液的原则是“需多少，补多少”，尚需根据实际需要，避免输液过量导致肺水肿。

（2）*纠正酸中毒*　休克常因缺血缺氧引起的乳酸堆积或肾衰竭而发生代谢性酸中毒，酸中毒可导致休克进一步发展，并影响血管活性药物的治疗效果。因此，必须根据酸中毒的程度，及时补碱纠酸。

（3）*合理应用血管活性药物，调整血管容量*　使用缩血管或扩血管药物的目的是提高微循环灌流量。对低排高阻型休克患者，应在充分扩容的基础上，使用低剂量多巴胺以提高组织的血液灌流量。对过敏性休克、神经源性休克、高排低阻型休克和血压过低的患者，应使用缩血管药物以升高血压，保证心、脑等重要器官的血液灌流。

2. 改善细胞代谢，防治细胞损害

（1）*自由基清除剂*　目前实验室和临床较常用的自由基清除剂有超氧化物歧化酶、亚硒酸钠、谷胱甘肽过氧化物酶等。此外，维生素 C、辅酶 Q、甘露醇和葡萄糖等都有清除自由基的作用，也可防止或减轻细胞的损害。

（2）*溶酶体膜稳定剂和钙拮抗剂*　在防止溶酶体酶释放及其破坏作用方面，除了消除破坏溶酶体膜因素（如纠正缺氧和酸中毒、清除自由基等）外，目前常用的是溶酶体膜稳定剂，如糖皮质激素、前列腺素（PGI_2、PGE_1）和组织蛋白酶抑制剂。此外，由于钙拮抗剂能抑制 Ca^{2+} 的内流和在胞质中的蓄积，从而降低生物膜的磷脂酶活性，故也能保护溶酶体膜。实验证明，山莨菪碱也有抑制 Ca^{2+} 内流、保护溶酶体膜的作用。

（3）*纠正酸中毒，提供细胞营养底物和能量*　除及时补碱纠酸外，还可采用葡萄糖、胰岛素、钾液、$ATP-MgCl_2$ 等改善细胞能量代谢。

3. 防治器官功能障碍及衰竭

应针对不同的器官衰竭采取不同的治疗措施，如出现心力衰竭时，除停止或减慢补液外，尚应强心、利尿，并适当降低前、后负荷；如出现呼吸衰竭时，则应给氧，改善呼吸功能；如发生急性肾功能衰竭时，则可考虑采用利尿、透析等措施。

4. 支持与保护疗法

如营养支持、确保热量平衡，提高蛋白质、氨基酸摄入等。

笔记

第五章

呼吸系统

机体与外界环境之间的气体交换过程称为呼吸(respiration),它由三个互相衔接且又同时进行的环节组成(图 5-1-1)。① 外呼吸,包括肺通气和肺换气。肺通气指肺与外界环境之间的气体交换过程,肺换气指肺泡与肺毛细血管血液之间的气体交换过程。② 气体在血液中的运输,指肺吸入的 O_2 经血液循环运输至组织细胞,组织细胞产生的 CO_2 经血液循环运输至肺的过程,即肺与组织之间的气体交换过程。③ 内呼吸或组织呼吸,指流经组织的血液与组织细胞之间的气体交换过程,即组织换气过程。在这三个环节中,肺通气是整个呼吸过程的基础。

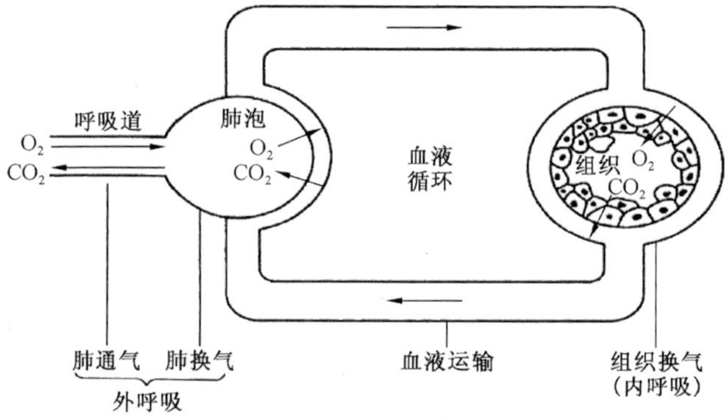

图 5-1-1　呼吸全过程示意图

第一节　肺通气

肺通气(pulmonary ventilation)指肺与外环境之间进行的气体交换过程。实现肺通气的组织结构是呼吸道、肺泡、胸廓、胸膜腔和呼吸肌等。其中,呼吸道是气体进出肺的通道。肺泡是吸入空气与血液进行气体交换的场所。

一、肺通气的原理

肺本身不具有主动扩张和缩小的能力,它的扩张和缩小是由胸廓扩大和缩小引起的,而胸廓的扩大和缩小又是通过呼吸肌的收缩和舒张的呼吸运动实现的。可见,呼吸运动是肺通气的原动力,肺泡内压与外界大气压之间产生的压力差是肺通气的直接动力。

气体进出肺受两个因素的影响:一是推动气体流动的动力;二是阻止其流动的阻力。动力必须克服阻力才能实现肺通气。

(一) 肺通气的动力——呼吸运动

笔　记

1. 呼吸运动

呼吸肌收缩与舒张引起胸廓节律性的扩大和缩小称为呼吸运动,包括吸气运动和呼气运动。主要吸气肌有膈肌和肋间外肌，辅助吸气肌有斜角肌、胸锁乳突肌和胸背部的其他肌肉等，这些肌肉只有在用力呼吸时才会参加呼吸运动；主要呼气肌为肋间内肌和腹壁肌。

平静呼吸时，吸气运动主要通过膈肌和肋间外肌的收缩完成。膈肌收缩时，其隆起的中心下移，使胸腔上下径增大。成年人膈肌每下降 1 cm，胸腔的容积可增加 250 mL。膈肌最大可下降 7 cm 甚至达 10 cm，使胸腔的容积增大 2 500 mL，故膈肌是最重要的吸气肌。肋间外肌收缩时，胸腔的前后径和左右径增大，在平静呼吸中肋间外肌所起的作用较膈肌为小。吸气肌的收缩引起整个胸腔和肺容积的增加，使得肺内压低于大气压，外界气体流入肺内，完成吸气过程（图 5-1-2）。平静呼吸时，呼气运动不是由呼气肌收缩引起的，而是由吸气肌的舒张所致。吸气肌舒张时，肺依靠自身的回缩力而回位，牵引胸廓使之缩小，从而引起胸腔和肺容积减小，肺内压高于大气压，肺内气体被呼出，完成呼气过程。所以，平静呼吸时，吸气过程是主动的，呼气过程是被动的。

用力吸气时，不仅膈肌和肋间外肌加强收缩，辅助吸气肌也参与收缩，使胸腔和肺的容积进一步扩大，故能吸入更多的气体；用力呼气时，除吸气肌舒张外，呼气肌也参与收缩，使胸腔的前后径和左右径进一步缩小，呼气运动增强，呼出更多的气体；同时腹肌收缩压迫腹腔器官，推动膈肌上移，并牵拉下部肋骨向下向内移位，从而使胸腔容积缩小，加强呼气。故用力呼吸时，吸气和呼气过程都是主动的过程。

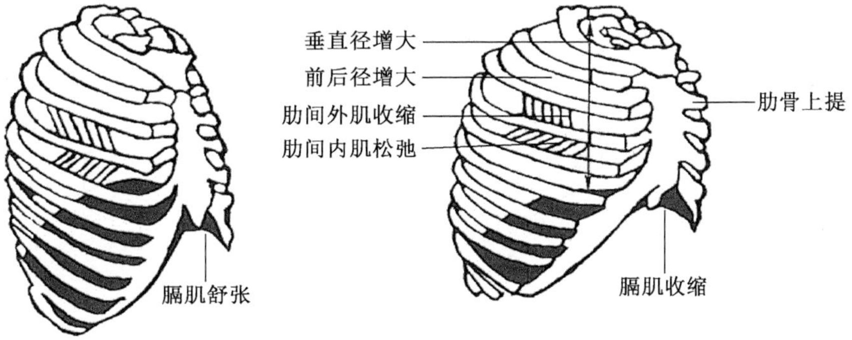

(a) 呼气末　　(b) 吸气末

图 5-1-2　平静呼吸时呼气末和吸气末胸廓的状态示意图

呼吸运动的形式：

（1）平静呼吸与用力呼吸　正常人安静状态下均匀平稳的呼吸运动称为平静呼吸。呼吸频率为 12～18 次/min。运动或劳动时，机体呼吸运动将加深、加快，这种形式的呼吸运动称为用力呼吸或深呼吸。在缺氧、二氧化碳增多或肺通气阻力较大的情况下，可出现呼吸困难，表现为呼吸明显加深加快，鼻翼扇动，产生不舒服的胸部压迫感。

（2）腹式呼吸与胸式呼吸　以膈肌收缩和舒张活动为主的呼吸运动，称为腹式呼吸，此时腹壁起伏明显；以肋间外肌收缩和舒张活动为主的呼吸运动，称为胸式呼吸，此时胸部起伏明显。一般情况下，成人呈混合式呼吸。只有胸部或腹部活动受限时才会出现某种单一的呼吸形式。婴幼儿的肋骨倾斜度小，基本与脊柱垂直，肋骨运动不易扩大胸腔容量，因而主要依靠膈肌收缩而呈腹式呼吸。

2．肺内压

肺泡内的压力称为**肺内压**。呼吸过程中肺内压呈周期性波动。吸气初，肺容积增大，肺内压下降，当肺内压低于大气压时，外界空气顺压力差流入肺泡。随着肺内气体的增加，肺内压逐渐升高，至吸气末，肺内压升高到与大气压相等，气流暂停。呼气初，肺容积减小，肺内压上升，当肺内压升高并超过大气压时，气体由肺内流出，同时肺内压逐渐下降，至呼气末，肺内压降低到与大气压相等，气流再次暂停。在声带开放、呼吸道通畅的条件下，当气流暂停时，肺内压等

笔记

于大气压。

在呼吸过程中,肺内压的波动幅度与呼吸运动频率、深度及气道是否通畅有关。平静呼吸时,肺内压变化较小,吸气时肺内压比大气压低 1 ~ 2 mmHg;呼气时肺内压比大气压高 1 ~ 2 mmHg。用力呼吸或气道不够通畅时,肺内压波动幅度增大。如紧闭声门尽力吸气时,肺内压可降至 -100 ~ -30 mmHg;尽力呼气时,肺内压可升至 60 ~ 140 mmHg。

人工呼吸的原理是用人为的方法建立肺内压和大气压之间的压力差,以维持肺的通气(在施行人工呼吸时,一定要保持呼吸道的通畅)。

3. **胸膜腔内压**

胸膜腔是由黏附于胸廓内壁的壁胸膜与黏附于肺的脏胸膜围成的密闭、潜在的腔隙。胸膜腔内没有气体,有约 10 μm 厚的薄层浆液,一方面将胸膜的脏层与壁层相互紧贴在一起,不易分开,肺能够随着胸廓张、缩运动而运动;另一方面起润滑作用,减少呼吸运动中两层胸膜之间的摩擦。

胸膜腔内的压力称为**胸膜腔内压**,简称**胸内压**。胸内压在平静呼吸时始终低于大气压,若以大气压为 0 计,平静呼气末胸膜腔内压为 -5 ~ -3 mmHg,平静吸气末为 -10 ~ -5 mmHg(图 5-1-3)。肺通气阻力增大时,胸膜腔内压波动幅度将大大增加,如关闭声门,用力做吸气动作时,胸膜腔内压可降到 -90 mmHg,用力做呼气动作时可升高到 110 mmHg。

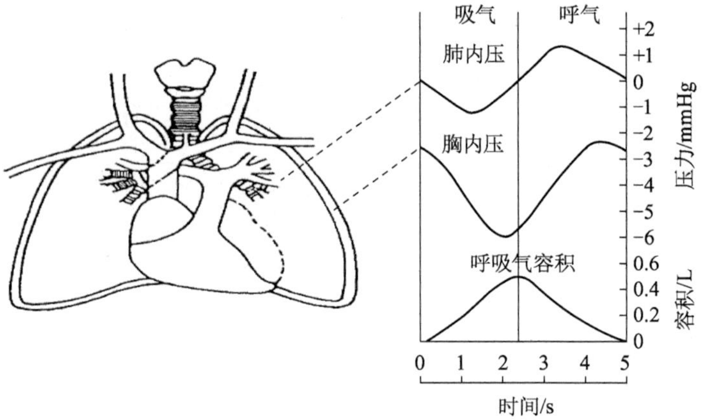

图 5-1-3 平静呼吸时肺内压、胸膜腔内压及呼吸气容积的变化

胸膜腔负压形成的原因:胸膜腔受到两种外力的作用,一是使肺泡扩张的肺内压,二是使肺泡缩小的肺回缩力,两者方向相反。胸膜腔内压就是这两种力的代数和,即胸膜腔内压 = 肺内压-肺回缩力。在吸气末或呼气末时,呼吸气流停止,此时肺内压与大气压相等,即胸膜腔内压 = 大气压-肺回缩力。若以大气压为 0,则胸膜腔内压 = -肺回缩力。可见,胸膜腔负压是由肺的回缩力造成的。

由于从胎儿期开始,胸廓的生长速度比肺快,肺即被胸廓牵引处于扩张状态,而出现向内的弹性回缩力。故肺的回缩力始终为正值,胸膜腔内压就始终为负值了。由此可见,吸气时肺进一步扩张,肺的回缩力增大,胸膜腔负压加大;呼气时肺扩张程度缩小,肺的回缩力减小,胸膜腔负压也减小。

胸膜腔负压的生理意义:① 维持肺处于扩张状态,保证肺通气和肺换气。② 降低中心静脉压,促进血液和淋巴回流。

如果胸膜被刺破,则造成胸膜腔与大气相通,气体顺着压力差由外界进入胸膜腔,两层胸膜被分开,胸膜腔负压消失,肺因自身的弹性回缩力作用而塌陷,造成气胸。气胸时不但通气功能受到影响,血液和淋巴液回流也受到阻碍,重者可危及生命。

笔记

（二）肺通气的阻力

肺通气必须克服通气的阻力才能成功进行，肺的通气阻力增大是临床上肺通气障碍最常见的原因。肺通气的阻力包括弹性阻力和非弹性阻力，前者约占肺通气总阻力的 70%，后者约占 30%。

1. 弹性阻力和顺应性

弹性阻力指弹性物体对抗外力作用所引起变形的力（elastic resistance，R）。肺通气的弹性阻力包括肺的弹性阻力和胸廓的弹性阻力。**顺应性**（compliance，C）是指在外力作用下，弹性组织发生变形的难易程度。容易发生变形的，则其可扩张性大，顺应性大，弹性阻力则小；不易发生变形的，则其可扩张性小，顺应性小，弹性阻力则大。故弹性阻力的大小可用顺应性来度量，顺应性与弹性阻力之间呈反变关系，顺应性（C）= 1/弹性阻力（R）。

（1）*肺的弹性阻力*　肺弹性阻力来自：① 肺组织自身的弹性回缩力，其主要是由弹性纤维产生的，约占 1/3。② 肺泡内表面液体层与肺泡气体之间的液-气界面的表面张力，约占 2/3。实验表明用气体扩张肺比用生理盐水扩张肺所需的跨肺压力大得多（图 5-1-4）。原因是充气时，肺泡存在液-气界面产生的表面张力而形成的弹性回缩力；充生理盐水时没有液-气界面，不存在表面张力而形成的弹性回缩力，仅肺组织本身的弹性阻力发挥作用。表面张力对肺的顺应性具有重要的影响。

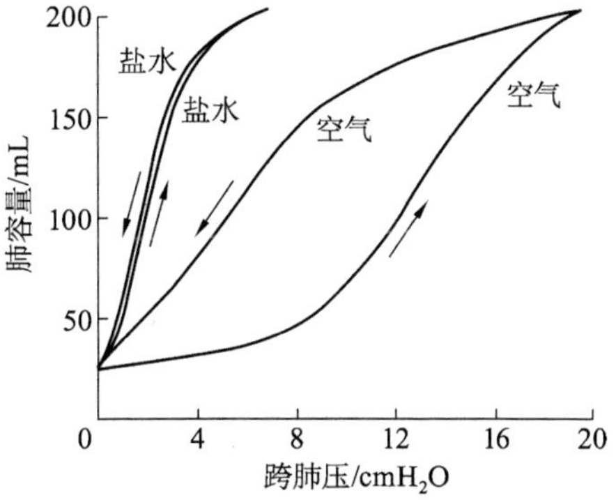

图 5-1-4　向离体猫肺内充空气和充生理盐水时的肺顺应性曲线

（2）*肺泡表面活性物质*　液-气交界面形成的表面张力很大，肺泡内有一种表面活性物质能够减小表面张力系数。它是由肺泡Ⅱ型细胞分泌的复杂的脂蛋白混合物，主要成分是二棕榈酰卵磷脂（dipalmitoyl phosphatidyl choline，DPPC）和表面活性物质结合蛋白（surfactant associated protein，SP）。SP 对维持 DPPC 的功能，以及在 DPPC 的分泌、清除和再利用等过程中具有重要作用。每个 DPPC 分子具有亲水端和疏水端，DPPC 分子垂直排列于肺泡的液-气界面，亲水端插入液体层，疏水端朝向肺泡腔，在肺泡的液-气腔界面形成一个单分子层，其密度随着肺泡的张缩而改变。

肺泡表面活性物质能降低肺泡表面张力。根据 Laplace 定律，$P(N/cm^2) = 2T(N/cm)/r(cm)$。式中，$P$ 为肺泡液-气界面的压强，它使肺泡产生回缩力；T 为肺泡液-气界面的表面张力系数，即单位长度的表面张力（N/cm）；r 为肺泡半径。由上式可知，肺泡的回缩力与表面张力系数成正比，与肺泡半径成反比，即肺泡表面张力系数越大、肺泡半径越小，肺泡回缩力越大。由于大小不等的肺泡彼此相通，在表面张力系数相同的情况下，小肺泡回缩力大于大肺泡，使小肺泡内气体流向大肺泡，以致小肺泡变小而萎陷；大肺泡变大膨胀而破裂，肺泡将失去稳定性（图 5-1-5）。实际上，人体两肺约有 3 亿个肺泡，肺泡半径可相差 3～4 倍。大、小肺泡的形态仍可保持相对稳定性，这是由于肺泡表面覆盖有表面活性物质，其具有降低肺泡表面张力的作用。

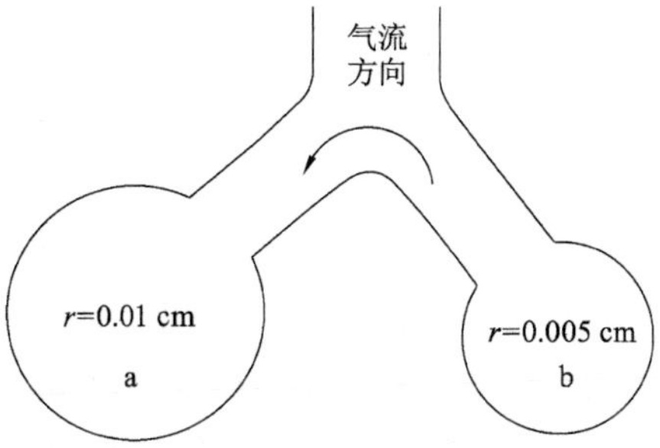

图 5-1-5　互相连通的大小不同的肺泡的内压及气流方向示意图

注：没有肺表面活性物质，Pa < Pb；空气从 b 肺泡进入 a 肺泡，a 肺泡膨胀，b 肺泡萎陷。

肺泡表面活性物质的生理作用：① 降低肺泡表面张力，减小肺回缩力，使表面张力降低至原来的 1/14～1/7，从而减少吸气阻力和吸气做功，有利于

笔记

吸气时的肺扩张。② 维持肺泡的稳定性。肺泡表面活性物质分布的密度随肺泡半径变小而增大，随半径的增大而减小。在肺泡扩大(吸气)时，大肺泡表面表面活性物质的分布比较稀薄，因而降低表面张力的作用较小，肺泡保持了较大的表面张力，使大肺泡不至于过度膨胀；在肺泡缩小(呼气)时，小肺泡表面表面活性物质分布比较密集，降低表面张力的作用较强，使肺泡回缩力不至于过大，防止了小肺泡的塌陷，从而维持了肺泡的稳定性。③ 减少肺泡内和肺间质中组织液的生成，防止肺水肿。

胎儿发育至30周左右时，肺泡Ⅱ型细胞才开始合成和分泌表面活性物质。早产儿可因缺乏肺泡表面活性物质，肺泡过度回缩而形成肺不张。同时由于肺组织表面张力过高，吸引肺毛细血管内的液体进入肺泡，形成一层透明膜，阻碍气体交换，发生新生儿呼吸窘迫综合征(neonatal respiratory distress syndrome, NRDS)或称肺透明膜病，导致死亡。由于肺泡液可进入羊水，故检查羊水中表面活性物质的含量和成分，可以判断胎儿肺组织发育的成熟程度。糖皮质激素能加速肺泡Ⅱ型细胞成熟，促进其分泌表面活性物质，可预防 NRDS 的发生。而胰岛素作用则相反，糖尿病患者的胎儿受高血糖刺激，胰岛素分泌过多，可导致 NRDS。

总之，当肺充血、肺纤维化、肺炎或肺泡表面活性物质分泌减少时，肺的弹性阻力增大，顺应性降低，导致吸气困难；而肺气肿时，肺组织弹性纤维被大量破坏，肺的弹性阻力和回缩力下降，顺应性增大，导致呼气困难。

(3) *胸廓的弹性阻力*　胸廓的弹性阻力与肺的弹性阻力不同。肺的弹性阻力总是吸气的阻力；而胸廓弹性阻力的作用方向则依其所处位置不同而发生变化。胸廓在自然容积位置时，肺容量相当于肺总量的67%左右，此时胸廓无变形，不表现出弹性回缩力；当肺容量小于肺总量的67%时，胸廓被牵引向内而缩小，其弹性阻力向外，与肺回缩力方向相反，因而成为吸气的动力和呼气的阻力；当肺容量大于肺总量的67%时，胸廓被牵引向外而扩大，其弹性阻力向内，与肺回缩力方向一致，因而成为吸气的阻力和呼气的动力。胸廓的弹性阻力可用胸廓顺应性表示。

2. 非弹性阻力

(1) *非弹性阻力的概念*　非弹性阻力包括惯性阻力、黏滞阻力和气道阻力。惯性阻力指气流在发动、变速、换向时，因气流和组织惯性所产生的阻止肺通气的力。黏滞阻力来自呼吸时组织相对位移所产生的摩擦力。平静呼吸时，惯性阻力和黏滞阻力较小，可以忽略不计。气道阻力是气体流经气道时，气体分子之间及气体分子与气道壁之间的摩擦力，占非弹性阻力的80%~90%。由于气道阻力是非弹性阻力的主要部分，因而非弹性阻力只在气体流动时产生，并随气流加快而增加，是一种动态阻力。成人平静呼吸时的总气道阻力为1~3 $cmH_2O \cdot s/L$，即每秒推动1L气体流动需要1~3 cmH_2O 的压力差。

(2) *气道阻力的分布*　大部分气道阻力存在于上呼吸道。鼻腔的阻力最大，约占气道总阻力的50%，是经口腔呼吸阻力的2~3倍，故呼吸困难时，常张口呼吸，临床上行气管切开术可大大减低气道阻力，改善肺通气功能；声门约占气道总阻力的25%；气管和支气管约占气道总阻力的15%；直径小于2 mm的细支气管仅占10%。

气道管径大小是影响气道阻力的主要因素，管径缩小时，阻力增高。副交感神经兴奋使气道平滑肌收缩，管径变小，气道阻力增大；交感神经兴奋使气道平滑肌舒张，管径变大，气道阻力降低。临床上常用拟肾上腺素药物解除支气管痉挛，缓解呼吸困难。哮喘患者气道上皮的内皮素合成和释放增加，使气道平滑肌收缩，气道阻力增大，患者呼气比吸气更为困难。

笔 记

二、肺通气功能的评价指标

（一）肺容积和肺容量

1．肺容积

肺容积指不同状态下，肺所能容纳的气体量，它可随呼吸运动而变化。通常情况下，肺容积可分为潮气量、补吸气量、补呼气量和残气量（图 5-1-6）。它们互不重叠，全部相加后等于肺总量。

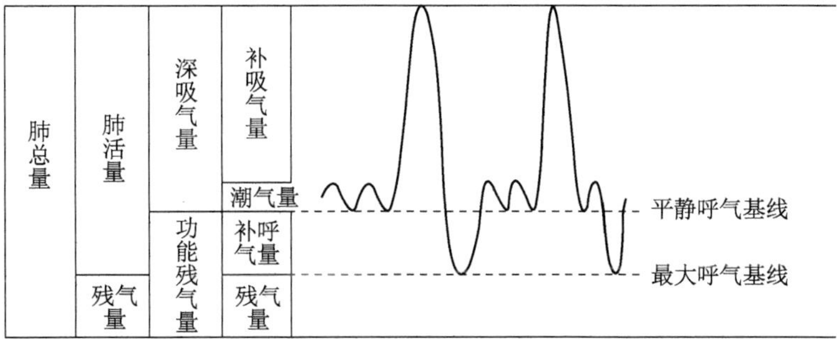

图 5-1-6　肺容积曲线

（1）**潮气量**（tidal volume，TV）　指平静呼吸时，每次吸入或呼出的气体量。正常成年人平静呼吸时潮气量为 400～600 mL，平均约 500 mL。

（2）**补吸气量或吸气储备量**（inspiratory reserve volume，IRV）　指平静吸气末，再尽力吸气所能吸入的气体量，正常成人为 1 500～2 000 mL。补吸气量反映吸气的储备量。

（3）**补呼气量或呼气储备量**（expiratory reserve volume，ERV）　指平静呼气末，再尽力呼气所能呼出的气体量。正常成人为 900～1 200 mL。补呼气量反映呼气的储备量。

（4）**残气量**（residual volume，RV）　指最大呼气末仍存留于肺内的不能呼出的气体量，正常成人为 1 000～1 500 mL。哮喘和肺气肿患者残气量增加。

2．肺容量

肺容积中两项或两项以上的气体量相加称为肺容量，包括深吸气量、功能残气量、肺活量和肺总量。

（1）**深吸气量**（inspiratory capacity，IC）　指平静呼气末做最大吸气所能吸入的气体量，是潮气量与补吸气量之和，是衡量最大通气潜力的指标之一。胸廓、胸膜、肺组织及呼吸肌等发生病变时，均可使深吸气量减少而最大通气潜力降低。

（2）**功能残气量**（functional residual capacity，FRC）　指平静呼气末肺内存留的气体量，它等于补呼气量与残气量之和。正常成人约 2 500 mL。肺气肿患者功能残气量增加；而肺实质性病变时减少。功能残气量的生理意义是缓冲肺泡气中氧分压和二氧化碳分压在呼吸过程中的变化幅度，防止肺泡塌陷，有利于肺换气。

（3）**肺活量**（vital capacity，VC）　指尽力吸气后，从肺内所能呼出的最大气体量，是补吸气量、潮气量和补呼气量之和。正常成年男性的肺活量约 3 500 mL，女性约 2 500mL。

肺活量反映一次通气的最大能力，其测定方法简单、重复性好，是检测肺通气功能的常用指标。但是，肺活量的个体差异大，只适宜进行自身比较。因其测定不受呼气时间限制，不能充分反映肺组织的弹性状况和气道的通畅程度。

用力肺活量（forced vital capacity，FVC）　指一次最大吸气后，尽力尽快呼气所能呼出的最大气体量。**用力呼气量**（forced expiratory volume，FEV）是指一次最大吸气后尽力尽快呼气，在一定

笔记

时间内所能呼出的气体量，为排除背景肺容量的影响，通常以第1,2,3秒末的FEV所占FVC的百分数来表示。正常人的FEV_1/FVC，FEV_2/FVC和FEV_3/FVC分别为83%，96%及99%。其中FEV_1/FVC在临床上意义最大，可用于鉴别限制性肺疾病和阻塞性肺疾病。哮喘等气道阻塞性患者FEV_1降幅大于FVC，所以FEV_1/FVC下降；肺纤维化等限制性肺疾病患者FEV_1和FVC均下降，FEV_1/FVC仍可基本正常。

(4) 肺总量(total lung capacity, TLC)　指肺所能容纳的最大气体量，是肺活量与残气量之和。肺总量可因性别、年龄、身材、运动锻炼情况和体位改变而异。正常成年男性的肺总量约5 000 mL，女性约3 500 mL。

(二) 肺通气量和肺泡通气量

1. 肺通气量

每分钟吸入或呼出的肺气体总量称为**肺通气量**(pulmonary ventilation capacity)，它等于潮气量×呼吸频率。正常成人肺通气量为6～9 L/min。

2. 无效腔和肺泡通气量

(1) 无效腔　肺通气过程中，不是所有吸入的气体都能完全进入肺泡，从鼻至终末细支气管气道之间的气体，不参与肺泡与血液之间的气体交换。这部分气道的容积，称为解剖无效腔。正常成年人，其解剖无效腔约150 mL。进入肺泡的气体，可因血流在肺内分布不均，不能全部与血液进行气体交换，未能进行气体交换的这部分肺泡容积称为肺泡无效腔。正常人肺泡无效腔接近于零；但在病理情况下，有些肺泡虽有通气但无血流，因未能进行气体交换而成为肺泡无效腔。解剖无效腔与肺泡无效腔一起合称为生理无效腔。

(2) 肺泡通气量　由于无效腔的存在，每次吸入的新鲜空气不能都进入肺泡与血液进行气体交换。因此，每次吸气时，肺泡实际更新的气量等于潮气量减去无效腔容量。例如，潮气量为500 mL，无效腔为150 mL，每次吸入肺泡的新鲜空气量为350 mL。若功能残气量为2 500 mL，则每次吸气仅更新了肺内气体的1/7左右。当潮气量减少或功能残气量增加时，肺泡气体更新率均降低。故每分钟吸入肺泡的新鲜空气量，称为**肺泡通气量**(alveolar ventilation)，即肺泡通气量=(潮气量-无效腔容量)×呼吸频率，是肺部真正有效的气体交换量。深而慢的呼吸比浅而快的呼吸换气效率高，但也相应增加呼吸功(表5-1-1)。

表5-1-1　不同潮气量和呼吸频率对肺通气量和肺泡通气量的影响

呼吸频率/(次·min^{-1})	潮气量/mL	肺通气量/(mL·min^{-1})	肺泡通气量/(mL·min^{-1})
12	500	6 000	4 200
6	1 000	6 000	5 100
24	250	6 000	2 400

第二节　呼吸气体的交换

呼吸气体交换是指肺泡与肺毛细血管血液之间，以及组织细胞与毛细血管血液之间O_2和CO_2的交换。前者称为肺换气，后者称为组织换气。这两种换气途径，都是通过扩散来实现的。

一、气体交换的原理

(一) 气体的扩散

气体分子从分压高处向低处净转移的过程，称为气体的扩散(diffusion)。体内气体交换是

笔记

以扩散的方式进行的。单位时间内气体扩散的容积称为气体扩散速率(diffusion rate,D),其受多种因素影响。

1．气体的分压差

在混合气体中,每一种气体分子运动所产生的压力,称为该气体的分压(partial pressure,P)。某种气体的分压等于混合气体的总压力与该气体在混合气体中所占容积百分比的乘积。气体的分压差是指两个区域之间某气体分压的差值。气体的分压差(ΔP)是气体扩散的动力和决定气体扩散方向的关键因素。分压差越大,扩散速率越快,反之则慢。

2．气体的相对分子质量和溶解度

Graham 定律指出,相同条件下,气体扩散速率与气体相对分子质量(MW)的平方根成反比,与气体在液体中的溶解度(S)成正比。溶解度与相对分子质量的平方根之比称为扩散系数(diffusion coefficient),它取决于气体分子本身的特性。CO_2 的溶解度约为 O_2 的 24 倍,CO_2 的相对分子质量略大于 O_2,所以 CO_2 的扩散系数约为 O_2 的 20 倍。

3．扩散面积和距离

气体扩散速率与扩散面积(A)呈正比,与扩散距离(d)成反比。

4．温度

气体扩散速率与温度(T)呈正比。对于人体而言,体温相对恒定,温度因素可忽略不计。

综上所述,气体扩散速率与上述各因素关系:

$$D \propto \frac{\Delta P \cdot T \cdot A \cdot S}{d \cdot \sqrt{MW}}$$

(二)人体不同部位的气体分压

1．呼吸气体的容积百分比和分压

空气中各气体的容积百分比在不同地域是基本相同的,各气体分压可随大气总压力的变化而改变。人体吸入的空气在呼吸道内被水蒸气饱和后,其成分已不同于大气。呼出气是无效腔内的吸入气与肺泡气的混合物。主要气体的容积百分比和分压值见表 5-2-1。

表 5-2-1　海平面主要气体的容积百分比和分压

气体种类	大气		吸入气		呼出气		肺泡气	
	容积百分比/mL%	分压/mmHg	容积百分比/mL%	分压/mmHg	容积百分比/mL%	分压/mmHg	容积百分比/mL%	分压/mmHg
O_2	20.8	158.4	19.7	149.5	15.7	119.3	13.6	102.4
CO_2	0.04	0.3	0.04	0.3	3.6	27.4	5.3	40.3
N_2	78.6	597.5	74.1	563.1	74.5	566.2	74.9	570.2
H_2O	0.5	3.8	6.2	47.1	6.2	47.1	6.2	47.1
合计	100.0	760.0	100.0	760.0	100.0	760.0	100.0	760.0

注:N_2 在呼吸过程中无增减,其百分比随 O_2 和 CO_2 百分比的变化而改变。

2．血液气体和组织气体的分压

液体中的气体分压也称为气体的张力,其数值与分压相同。人体在安静状态下,肺泡气、血液和组织中 O_2 和 CO_2 的分压是不同的(表 5-2-2)。在同一组织,其分压还受组织活动水平的影响。

笔　记

表 5-2-2　血液和组织中气体的分压　mmHg

分压	动脉血	混合静脉血	组织
PO_2	97～100	40	30
PCO_2	40	46	50

二、气体交换的过程

(一) 肺换气的过程

由图 5-2-1 可知，肺泡内的 PO_2(102 mmHg)高于静脉血 PO_2(40 mmHg)，而 PCO_2(40 mmHg)低于静脉血 PCO_2(46 mmHg)。所以，O_2 由肺泡气向静脉血扩散，CO_2 则由静脉血向肺泡内扩散。如此交换后，静脉血即变成动脉血。由于肺通气在不断地进行，肺泡气成分保持相对稳定，保证了肺换气的持续进行。O_2 和 CO_2 扩散非常迅速，血液流经肺毛细血管全长约 1/3 时，耗时约 0.3 s，已基本完成肺的换气。血液流经肺毛细血管全长约需 0.7 s，可见肺换气有很大的储备功能。

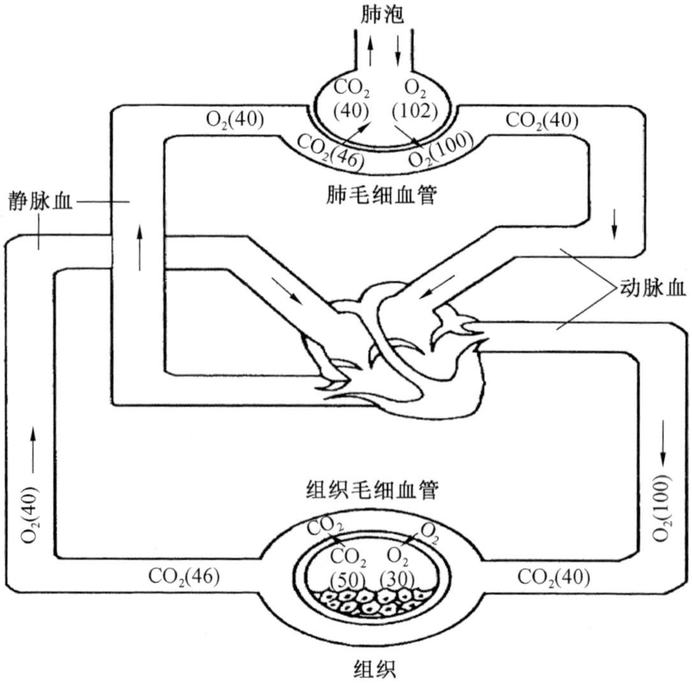

图 5-2-1　肺换气和组织换气示意图

注：括号内数字为气体分压，单位 mmHg。

(二) 组织换气的过程

气体在组织内的交换机制、影响因素与肺泡处相似，所不同的是交换发生于液相(血液、组织液、细胞内液)之间，而且扩散膜两侧的 O_2 和 CO_2 的分压差随细胞内氧化代谢的强度和组织血流量而异。血流量不变时，代谢强、耗 O_2 多，则组织液 PO_2 低，PCO_2 高；代谢率不变时，血流量大，则 PO_2 高，PCO_2 低。

在组织内，由于细胞有氧代谢，O_2 被利用并产生 CO_2，所以 PO_2 可低至 3.99 kPa(30 mmHg)以下，PCO_2 可高达 6.65 kPa(50 mmHg)以上。动脉血流经组织毛细血管时，O_2 便顺分压差由血液向细胞扩散，CO_2 则由细胞内向血液扩散(图 5-2-1)，动脉血因失去 O_2、得到 CO_2 而变成静脉血。

笔记

三、影响肺气体交换的因素

（一）气体扩散速率

扩散速率与气体分压差、扩散面积、扩散距离、温度和扩散系数等因素有关。通常肺泡与血液间的氧分压差是二氧化碳分压差的 10 倍，而 CO_2 的扩散系数约为 O_2 的 20 倍，故 CO_2 的实际扩散速度约为 O_2 的 2 倍。因此，临床上肺换气功能障碍的患者往往常见缺氧，而二氧化碳潴留不明显，故经常通过给患者吸入 O_2，提高肺泡气氧分压。

（二）呼吸膜

1．呼吸膜的厚度

肺泡与血液进行气体交换须通过呼吸膜才能进行。O_2 和 CO_2 的扩散速率与呼吸膜的厚度成反比，呼吸膜越厚，单位时间内交换的气体量越少。呼吸膜由 6 层结构组成：① 含肺表面活性物质的液体层。② 肺泡上皮细胞层。③ 肺泡上皮细胞基底膜层。④ 肺泡上皮与毛细血管基底膜之间的间隙（间质层）。⑤ 毛细血管基底膜层。⑥ 毛细血管内皮细胞层（图 5-2-2）。总厚度平均约 0.6 μm，最薄处只有 0.2 μm，气体易于通过。

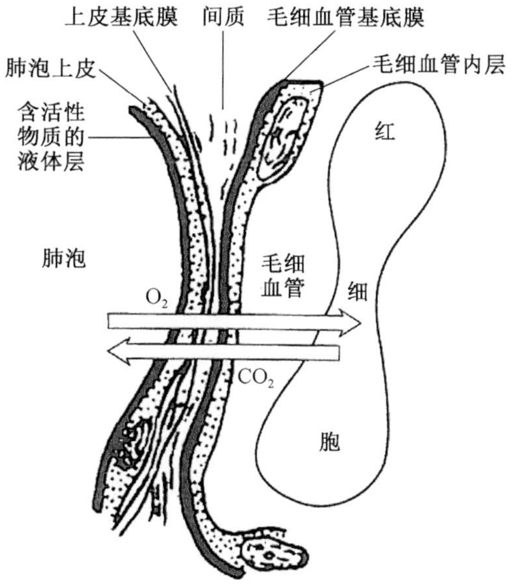

图 5-2-2　呼吸膜结构示意图

2．呼吸膜的面积

气体扩散速率与扩散面积成正比。正常成年人两肺约有 3 亿个肺泡，呼吸膜的总面积达 70 m²。平静呼吸时，参与肺换气的呼吸膜面积约 40 m²，有很大的储备面积。运动时，由于肺毛细血管开放数量和开放程度均增加，参与肺换气的扩散面积大为增加。

（三）通气血流比值

通气血流比值（ventilation ratio）是指肺泡通气量（V_A）与肺血流量（Q）的比值 V_A/Q。正常成年人安静时，V_A 约为 4.2 L/min，Q 约为 5 L/min，其 $V_A/Q = 4.2/5 = 0.84$。肺的气体交换是在肺泡气和流经肺泡毛细血管的血液之间进行的，只有适宜的 V_A/Q 比值，才能进行正常的气体交换，故 V_A/Q 比值可作为衡量肺换气功能的指标，反映了肺泡通气量与肺毛细血管血液灌注量之间相互匹配的程度。

1．通气血流比值的区域性差异

正常成年人全肺的 V_A/Q 平均水平为 0.84，但肺各个局部区域的 V_A/Q 并不相同。由于受重力影响，肺泡通气量和肺毛细血管血流量在肺内分布不均。直立位时，肺尖部的 V_A/Q 较大，可高达 3.3；肺底部 V_A/Q 较小，可低至 0.63（图 5-2-3）。由于呼吸膜面积远超过肺换气的实际需要，所以肺泡通气和血流的不均匀分布，并不明显影响肺换气的有效进行。

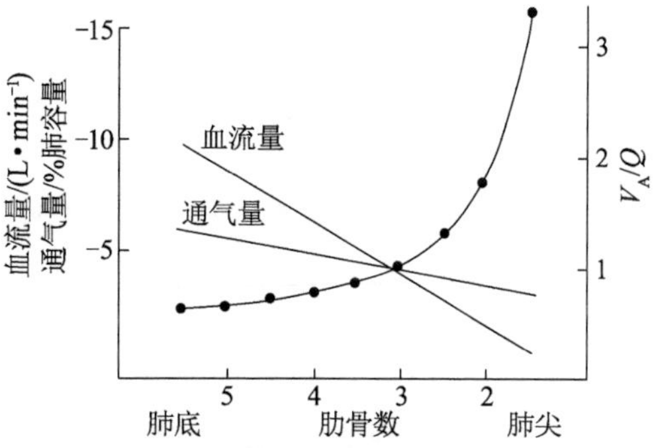

图 5-2-3　正常人直立时肺通气和血流量的分布示意图

笔记

2. V_A/Q 大于0.84

V_A/Q 大于0.84意味着通气过剩，静脉血被充分动脉化，或肺血流量相对不足，导致部分肺泡气未能与血液进行充分的气体交换，使肺泡无效腔增大。

3. V_A/Q 小于0.84

V_A/Q 小于0.84表明肺泡通气不足或肺血流相对过剩而不能被有效动脉化，部分血液流经通气不良的肺泡，未能充分进行气体交换，使氧分压较低的动脉血回到了心脏，犹如发生了功能性动—静脉短路。这是动脉血氧分压（100 mmHg）略低于肺泡气氧分压（102 mmHg）的主要原因。

患肺气肿、支气管哮喘等阻塞性肺疾病时，部分细支气管被阻塞，导致流经阻塞区域的血液无法进行有效的气体交换，使 V_A/Q 接近于零；同时这类疾病还导致某些区域肺泡壁被破坏，使该区域的通气量不能发挥作用，V_A/Q 异常增大，严重影响了肺的气体交换功能。因此，V_A/Q 异常增大影响了肺换气的效率。

第三节　呼吸气体在血液中的运输

一、氧和二氧化碳在血液中的存在形式

在血液中，O_2 和 CO_2 均以物理溶解和化学结合的形式存在。物理溶解所占的比例极小，但其首先必须溶解于血液，然后才能发生化学结合；O_2 和 CO_2 从血液中释放时，也是以溶解状态先逸出，导致分压下降，然后化学结合的 O_2 和 CO_2 再分离出来，补充血浆中失去的溶解气体，以保持物理溶解和化学结合之间的动态平衡。

二、氧的运输

物理溶解的氧量仅占血液中氧总量的1.5%，约98.5%与红细胞中的血红蛋白（hemoglobin，Hb）结合形成氧合血红蛋白（oxyhemoglobin，HbO_2）并进行运输。

（一）Hb与 O_2 结合的特征

血液中的 O_2 主要以氧合Hb（HbO_2）形式运输。O_2 与Hb的结合有以下一些重要特征：

① 反应快、可逆、无须酶的催化、受 PO_2 的影响。当血液流经 PO_2 高的肺部时，Hb与 O_2 结合，形成 HbO_2；当血液流经 PO_2 低的组织时，HbO_2 迅速解离，释放 O_2，成为去氧Hb：

② Fe^{2+} 与 O_2 结合后仍是二价铁，所以该反应是氧合，不是氧化。

③ 1分子Hb可以结合4分子 O_2。100 mL血液中，Hb所能结合的最大 O_2 量称为Hb的氧容量。此值受Hb浓度的影响；而实际结合的 O_2 量称为Hb的氧含量，其值可受 PO_2 的影响。Hb氧含量和Hb氧容量的百分比为Hb氧饱和度。通常情况下，溶解的 O_2 量极少，故可忽略不计，因此，Hb氧容量、Hb氧含量和Hb氧饱和度可分别视为血氧容量、血氧含量和血氧饱和度。HbO_2 呈鲜红色，去氧Hb呈紫蓝色，当血液中Hb含量达5 g/100 mL以上时，皮肤、黏膜呈暗紫色，称为紫绀（发绀）。

④ Hb与 O_2 的结合或解离曲线呈S形，与Hb的变构效应有关。当前认为Hb有两种构型：Hb为紧密型（tense form，T型），HbO_2 为疏松型（relaxed form，R型）。当 O_2 与Hb的 Fe^{2+} 结合后，盐键逐步断裂，Hb分子逐步由T型变为R型，对 O_2 的亲和力逐步增强；反之，当 HbO_2 的1

笔记

个亚单位释出 O_2 后,其他亚单位更易释放 O_2。因此,Hb 氧解离曲线呈 S 形。

（二）氧解离曲线

Hb 的氧饱和度取决于当时的氧分压。以氧分压为横坐标、血红蛋白氧饱和度为纵坐标,绘制的在不同氧分压条件下,血氧饱和度变化情况的关系曲线称为氧解离曲线(图 5-3-1)。

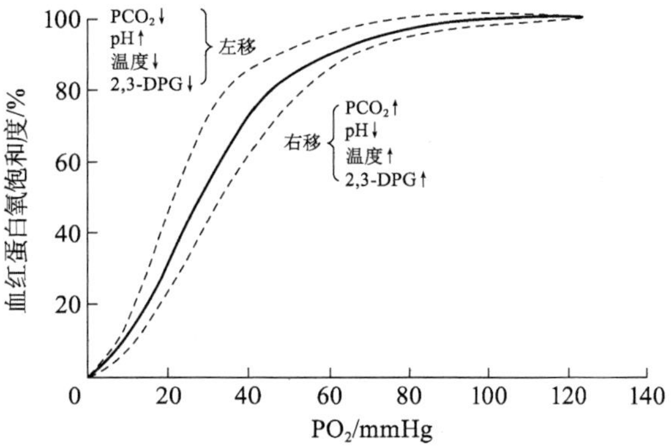

图 5-3-1　氧解离曲线及其影响因素示意图

（1）氧解离曲线的上段　相当于 PO_2 为 7.98 ~ 13.3 kPa(60 ~ 100 mmHg),即 PO_2 较高的水平,可以认为是 Hb 与 O_2 结合的部分。这段曲线较平坦,表明 PO_2 的变化对 Hb 氧饱和度影响不大。动脉血 PO_2 为 13.3kPa(100 mmHg)时,Hb 氧饱和度为 97.4%,血氧含量约为 19.4 mL/100mL。在高原、高空或某些呼吸系统疾病时,只要 PO_2 不低于 7.98 kPa(60 mmHg),Hb 氧饱和度仍能保持在 90% 以上,血液仍可携带足够量的 O_2,不致发生明显的低氧血症。

（2）氧解离曲线的中段　该段曲线较陡,相当于 PO_2 为 5.32 ~ 7.98 kPa(40 ~ 60 mmHg),是 HbO_2 释放 O_2 的部分。PO_2 为 5.32 kPa(40 mmHg),相当于混合静脉血的 PO_2,此时 Hb 氧饱和度约为 75%,血氧含量约为 14.4 mL/100 mL,也即是每 100 mL 血液流过组织时释放了 5 mL O_2。

（3）氧解离曲线的下段　相当于 PO_2 为 2 ~ 5.32 kPa(15 ~ 40 mmHg),也是 HbO_2 与 O_2 解离的部分,是曲线坡度最陡的一段,即 PO_2 稍降,HbO_2 就可大大下降。在组织活动加强时,PO_2 可降至 2 kPa(15 mmHg),HbO_2 进一步解离,Hb 氧饱和度降至更低的水平,血氧含量仅约为 4.4 mL/100 mL,这样每 100 mL 血液能供给组织 15 mL O_2,是安静时的 3 倍。由此可见,该段曲线代表 O_2 贮备。

（三）影响氧解离曲线的因素

Hb 与 O_2 的结合和解离可受多种因素影响,使氧解离曲线的位置发生偏移,亦即使 Hb 对 O_2 的亲和力发生变化。氧解离曲线可受下列因素影响(图 5-3-1)。PCO_2升高、pH 降低、温度升高、2,3-DPG 增多时,氧解离曲线右移,Hb 与 O_2 的亲和力降低,有利于 O_2 的释放;反之,曲线左移,Hb 与 O_2 的亲和力升高,不利于 O_2 的释放。此外,Hb 自身性质也影响 Hb 与 O_2 的结合和解离,如 Hb 的 Fe^{2+} 氧化成 Fe^{3+},失去运 O_2 能力;CO 与 Hb 结合(CO 与 Hb 的亲和力是 O_2 的 250 倍),占据了 O_2 的结合位点,HbO_2 量下降。

三、二氧化碳的运输

（一）CO_2 的运输形式

血液中物理溶解运输的 CO_2 量仅占其总运输量的 5%,化学结合运输的 CO_2 量约占 95%,其中碳酸氢盐形式约占 88%,氨基甲酰血红蛋白形式约占 7%。

1. 碳酸氢盐

碳酸氢盐(HCO_3^-)是 CO_2 在血液中运输的最主要形式。

① 从组织扩散进入血液的大部分 CO_2,在红细胞内与水反应生成碳酸,碳酸又解离成碳酸氢根和氢离子,反应极为迅速且可逆。这是因为红细胞内含有较高浓度的碳酸酐酶,在其催化

笔记

下，使反应速度提升 5 000 倍(图 5-3-2)。红细胞内碳酸氢根浓度不断增加，碳酸氢根便顺浓度梯度由红细胞膜扩散进入血浆。为维持电平衡，氯离子由血浆扩散进入红细胞，这一现象称为氯离子转移。在红细胞膜上有特异的 HCO_3^-—Cl^- 载体，运载这两类离子跨膜交换。在红细胞内，碳酸氢根与 K^+ 结合，在血浆中则与 Na^+ 结合成碳酸氢盐。上述反应中产生的 H^+，大部分和 Hb 结合，Hb 是强有力的缓冲剂。

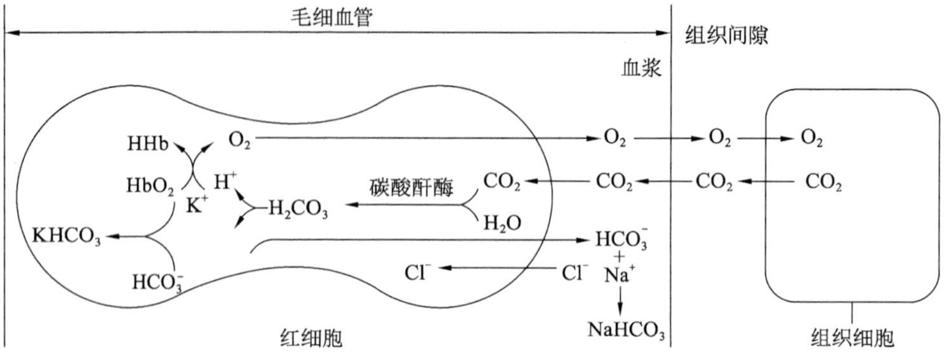

图 5-3-2　CO_2 在血液中运输的示意图

② 在肺部，反应向生成 CO_2 的方向进行。因为肺泡气的 PCO_2 比静脉血的低，血浆中溶解的 CO_2 首先扩散入肺泡，红细胞内的 HCO_3^- 生成 H_2CO_3，碳酸酐酶又催化 H_2CO_3 分解成 CO_2 和 H_2O，CO_2 从红细胞扩散入血浆，而血浆中的 HCO_3^- 便进入红细胞以补充消耗的 HCO_3^-，Cl^- 则出红细胞。这样以 HCO_3^- 形式运输的 CO_2，在肺部又转变成 CO_2 释出。

2. 氨基甲酰血红蛋白

进入红细胞的一部分 CO_2 与 Hb 的氨基结合生成氨基甲酰血红蛋白(HHbNHCOOH)，这一反应无须酶的催化，迅速、可逆，如下式所示：

$$HbNH_2O_2 + H^+ + CO_2 \underset{\text{肺部}}{\overset{\text{组织}}{\rightleftharpoons}} HHbNHCOOH + O_2$$

HbO_2 与 CO_2 结合形成 $HbCO_2$ 的能力比去氧 Hb 的小。在组织里，部分 HbO_2 解离释出 O_2，变成去氧 Hb，与 CO_2 结合生成 $HbCO_2$。此外，去氧 Hb 的酸性较 HbO_2 弱，去氧 Hb 和 H^+ 结合，也促进反应向右侧进行，并缓冲了 pH 的变化。在肺的 HbO_2 生成增多，促使 $HbCO_2$ 解离释放 CO_2 和 H^+，反应向左进行。虽然以 $HbCO_2$ 形式运输的 CO_2 仅占总运输量的 7%，但从肺排出的 CO_2 中却有 17.5% 是从 $HbCO_2$ 释放出来的。

(二) CO_2 解离曲线

CO_2 解离曲线是表示血液中 CO_2 含量与 PCO_2 关系的曲线(图 5-3-3)。与氧解离曲线不同，血液 CO_2 含量随 PCO_2 上升而增加，几乎成线性关系而不是 S 形，而且没有饱和点。因此，CO_2 解离曲线的纵坐标不用饱和度而用浓度来表示。

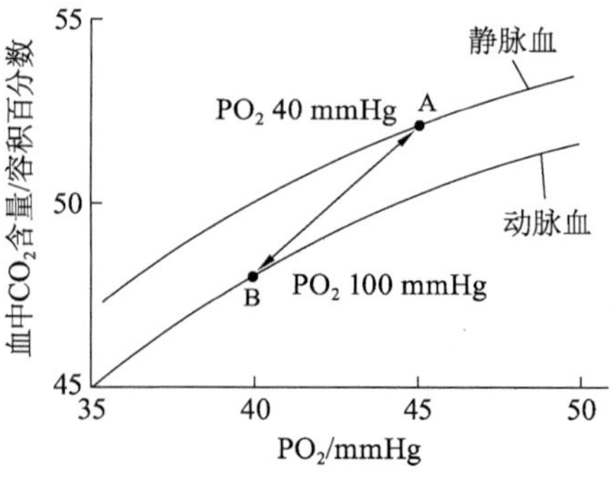

图 5-3-3　CO_2 解离曲线

图 5-3-3 的点 *A* 是静脉血 PO_2 为 5.32 kPa(40 mmHg)及 PCO_2 为 6 kPa(45 mmHg)时的 CO_2 含量，约为 52 mL/100 mL；点 *B* 是动脉血 PO_2 为 13.3 kPa(100 mmHg)及 PCO_2 为 5.32 kPa(40 mmHg)时的 CO_2 含量，约为 48 mL/100 mL，表明 100 mL 血液流经肺时通常释出 4 mL CO_2。

笔记

第四节　呼吸运动的调节

呼吸运动是在许多呼吸肌的协同运动下完成的一种节律性活动，呼吸节律性起源于呼吸中枢。呼吸运动除了具有随意性外，还具有自主性。呼吸的深度和频率可随机体内、外环境的变化而改变，以适应机体代谢的需要。呼吸运动的这种适应性变化，主要依赖于中枢神经系统的调控。

一、呼吸中枢

呼吸中枢是指中枢神经系统内产生呼吸节律和调节呼吸运动的神经元群。呼吸中枢分布在大脑皮质、间脑、脑桥、延髓和脊髓等部位。这些中枢部位在呼吸节律的产生和调节中所起的作用不同，正常呼吸运动是在各级呼吸中枢的相互配合下实现的。

实验发现，脊髓是联系高位中枢和呼吸肌的中继站，是整合某些呼吸反射的初级中枢；延髓是调节呼吸节律的基本中枢；脑桥是呼吸的调整中枢，其头端背侧有呼吸组（PBKF 核）。

呼吸运动还受大脑皮质、边缘系统和下丘脑等高位中枢的调节。大脑皮质通过皮质脊髓束和皮质脑干束可在一定程度上随意控制呼吸，如配合说唱、吞咽、咳嗽、哭笑等动作时，在一定限度内可随意屏气或加快、加深呼吸。

二、节律性呼吸运动的形成

关于呼吸节律的形成机制，目前有起搏细胞学说和神经元网络学说两种学说。

（一）起搏细胞学说

起搏细胞学说认为，节律性呼吸运动是由延髓内存在着具有起搏活动的神经元的节律性兴奋引起的，就如同心脏窦房结起搏细胞所发生的节律性兴奋引起整个心脏产生节律性收缩一样。前包钦格复合体可能是呼吸节律起搏神经元的所在部位，但目前尚未得到证实。此学说的依据主要来自新生动物实验。

（二）神经元网络学说

神经元网络学说认为，呼吸节律的产生依赖于延髓内呼吸神经元之间复杂的相互联系和相互作用。其中最具有代表性的是 20 世纪 70 年代提出的中枢吸气活动发生器和吸气切断机制模型。

神经元网络模型认为，延髓内存在一些具有中枢吸气发生器和吸气切断机制的神经元。中枢吸气发生器神经元的活动可渐增性自发放电，引起吸气肌神经元兴奋而产生吸气，增强脑桥 PBKF 神经元和吸气切断机制神经元活动。吸气切断机制神经元接受来自吸气发生器、PBKF 神经元和肺扩张反射的迷走神经的兴奋传入，其电位活动逐渐增强，达到阈值时就发出冲动，抑制中枢吸气发生器神经元的活动，于是吸气停止，转为呼气，在呼气过程中，吸气切断机制神经元因兴奋传入减少而抑制活动逐渐减弱，中枢吸气发生器神经元的活动逐渐恢复，导致吸气活动再次发生。如此周而复始，形成节律性呼吸运动。由于脑桥 PBKF 神经元和肺扩张反射的迷走神经的兴奋传入，可增强吸气切断机制神经元的活动，促进吸气转为呼气，所以毁损 PBKF 并切断迷走神经后，动物便出现长吸式呼吸。该模型仍有不完善之处，有待进一步研究。

三、呼吸运动的反射性调节

呼吸节律虽然产生于中枢神经系统，但呼吸中枢的活动又受机体内外各种感受器传入冲动

笔记

的反射性调节。下面讨论几个较为重要的反射。

（一）化学感受性呼吸反射

化学感受性反射是指动脉血、组织液或脑脊液中的 PO_2，PCO_2 和 H^+ 水平的变化对呼吸运动的反射性调节。

1．化学感受器

（1）外周化学感受器　位于颈动脉体和主动脉体内。当动脉血 PO_2 降低、PCO_2 和 H^+ 浓度升高时，化学感受器兴奋，放电频率增加，其冲动分别经窦神经（舌咽神经的分支，分布于颈动脉体）和迷走神经（分支分布于颈动脉体）进入延髓，反射性地引起呼吸加深、加快，紧急情况时可调节心血管功能。颈动脉体对呼吸中枢的影响远大于主动脉体，后者在循环调节方面的作用更为重要。

（2）中枢化学感受器　位于延髓腹外侧的浅表部位（图 5-4-1）。中枢化学感受器的适宜刺激是脑脊液和局部细胞外液中的 H^+，而不是 CO_2。但血液中的 CO_2 能迅速通过血脑屏障进入脑脊液，在碳酸酐酶作用下，CO_2 与水反应形成碳酸，再解离出 H^+，使脑脊液中的 H^+ 浓度升高，从而刺激中枢化学感受器而引起呼吸中枢兴奋。由于脑脊液中碳酸酐酶含量很少，CO_2 与水反应形成碳酸的时间较长，所以中枢化学感受器对 CO_2 变化的反应潜伏期较长，但其对 CO_2 和 H^+ 的变化敏感性比外周化学感受器高，而血液中的 H^+ 不易通过血脑屏障，故对中枢化学感受器的作用很小。

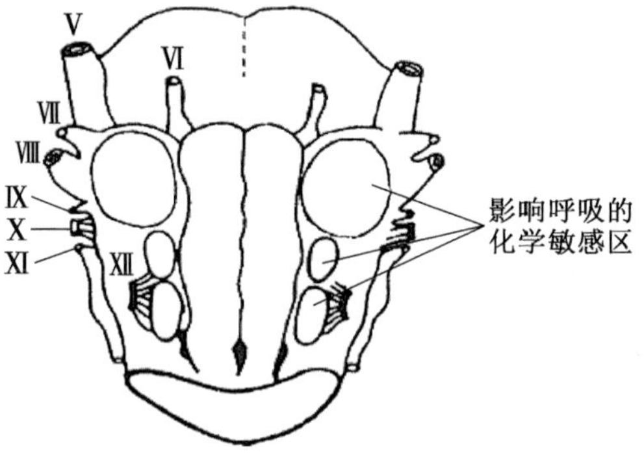

(a) 延髓腹外侧的化学敏感区

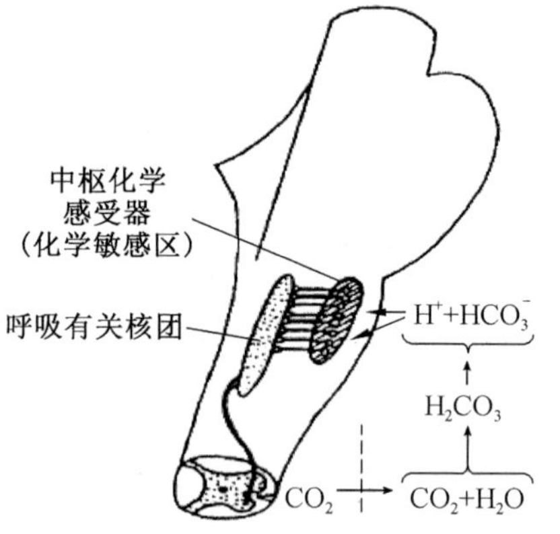

(b) 血液或脑脊液 PCO_2 升高刺激呼吸的中枢机制

图 5-4-1　中枢化学感受器示意图

综上所述，外周化学感受器的主要作用是在低 PO_2 时驱动呼吸运动；中枢化学感受器的生理作用可能在于调节脑脊液的 H^+ 浓度，使中枢神经系统保持稳定的 pH 环境。

2．CO_2，H^+ 和低氧对呼吸的调节

（1）CO_2 对呼吸的调节　在呼吸调节过程中，CO_2 是经常起作用的最重要的生理因素，一定水平的 PCO_2 是维持呼吸中枢自主节律活动的必要条件。吸入气中 CO_2 在一定范围内增加时，肺泡气 PCO_2 升高，动脉血 PCO_2 也随之升高，因而呼吸加深、加快，肺通气量增加。肺通气量增加促使 CO_2 排出，肺泡气和动脉血 PCO_2 也随之恢复正常。吸入气中的 CO_2 超过一定水平时，肺通气量不再相应增加，使肺泡气和动脉血中 PCO_2 显著升高。过高 PCO_2 可抑制呼吸中枢活动，引起头晕、头痛，呼吸困难，甚至昏迷，出现 CO_2 麻醉。

CO_2 刺激呼吸的效应是通过两条途径实现的：一是刺激中枢化学感受器来兴奋呼吸中枢；二是刺激外周化学感受器，冲动经窦神经和迷走神经传入延髓呼吸中枢，反射性地引起呼吸加深、加快。这两条途径以前者为主。中枢化学感受器在 CO_2 引起的通气反应中起主要作用。不

笔记

过，中枢化学感受器对 CO_2 的反应较慢，如动脉血 PCO_2 突然升高时，外周化学感受器在引起快速的呼吸反应中起重要作用。此外，中枢化学感受器对 CO_2 敏感性降低或产生适应时，外周化学感受器驱动呼吸的作用就显得更为重要。

（2）H^+ 对呼吸的调节　动脉血中 H^+ 浓度增加时，可引起呼吸加深、加快，肺通气量增加；当 H^+ 浓度降低时，呼吸运动受到抑制，肺通气量降低。

血液中的 H^+ 主要通过刺激外周化学感受器促进呼吸作用。由于呼吸的加深、加快，使 CO_2 排出增多，PCO_2 随之降低，在一定程度上削弱了呼吸的加强。故血中 H^+ 浓度对呼吸效应的影响不如 CO_2 明显。

（3）低氧对呼吸的调节　吸入气 PO_2 降低时，呼吸加深、加快，肺通气量增加。通常动脉血 PO_2 轻度降低对呼吸的作用不大，只有当 PO_2 降到 80 mmHg 以下时，肺通气量才出现可察觉到的增加。

低氧对呼吸的兴奋作用完全依赖于外周化学感受器，尤其是颈动脉体起主要作用。低氧对呼吸中枢的直接作用是抑制性的。一般情况下，轻度低氧作用于外周化学感受器产生的兴奋作用可以对抗其对呼吸中枢的直接抑制作用。在严重低氧时，外周化学感受器的反射效应不足以克服低氧对呼吸中枢的直接抑制作用，故导致呼吸减弱，甚至停止。

缺氧引起的外周化学感受性反射，具有一定的保护意义。严重肺气肿或肺心病患者，长期 CO_2 潴留使中枢化学感受器对 CO_2 的刺激产生适应，以至 CO_2 增多不再能够刺激呼吸。而外周化学感受器对低氧的适应很慢，此时低 PO_2 对外周化学感受器的刺激成为驱动呼吸运动的主要因素。在此情况下，需要维持患者适当低氧。如给予患者足够的 O_2，由于低氧的驱动作用被消除，可引起患者呼吸停止。对此，临床氧疗时应给予足够的注意。

3．CO_2，H^+和低氧在呼吸调节中的相互作用

实验发现，改变 PCO_2，H^+ 和 PO_2 3 个因素中的一个因素，维持其他两个因素正常时，三者引起肺泡通气的变化大致相似。但在自然呼吸条件下，一个因素的改变往往引起其他一个或两个因素同时变化。PCO_2 升高时，H^+ 浓度也随之升高，两者协同作用，使肺泡通气量的增加比单纯由 PCO_2 增高引发的效应更显著；H^+ 浓度增高时，因呼吸加深、加快，使 CO_2 排出增多，导致 PCO_2 降低，H^+ 浓度也有所降低，使肺泡通气量的增加比单纯由 H^+ 浓度升高引发的效应弱；PO_2 降低时，因肺泡通气量的增加，呼出较多 CO_2，导致 PCO_2 和 H^+ 浓度降低，从而减弱低氧的刺激作用。

（二）肺牵张反射

肺的扩张或缩小引起的吸气抑制或吸气兴奋的反射称为肺牵张反射或黑—伯反射。该反射包括肺扩张反射和肺萎陷反射。

1．肺扩张反射

肺扩张反射是肺扩张时抑制吸气活动的反射，感受器位于气道细支气管的平滑肌中，属于牵张感受器，其阈值低、适应慢。当肺扩张时，气道受到牵拉而随之扩张，牵张感受器兴奋，冲动沿迷走神经传入延髓呼吸中枢，激活吸气切断机制，促使吸气转为呼气。其生理意义在于使吸气不至过长、过深，加速吸气向呼气的转换，加快呼吸频率。切断实验动物双侧迷走神经后，吸气延长、加深，呼吸变得慢而深。

成年人在平静呼吸时，肺扩张反射不参与呼吸运动的调节，当潮气量超过 1 500 mL 时才能引起该反射。在肺炎、肺充血、肺水肿等病理情况下，肺顺应性降低，吸气时对气道牵张较强，可引起此反射，使呼吸变得浅而快。

2．肺萎陷反射

肺萎陷反射是指肺萎陷时增强吸气活动，促进呼气转为吸气的反射，感受器同样位于气道

笔记

平滑肌内。平静呼吸时,该反射不参与呼吸调节,在较大程度肺萎陷时才出现,对防止过度呼气和肺不张有一定作用。

(三)防御性呼吸反射

防御性呼吸反射主要包括咳嗽反射和喷嚏反射。

1.咳嗽反射

咳嗽反射的感受器位于喉、气管和支气管黏膜,是呼吸系统常见的重要防御性反射。大支气管以上部位对机械刺激敏感,二级支气管以下部位对化学刺激敏感。传入冲动沿迷走神经传至延髓,引发咳嗽反射。咳嗽时,先是一次短促而较深的吸气,继而声门紧闭,呼气肌强烈收缩,肺内压和胸膜腔内压急剧增高,然后声门突然开放,气流从肺内高速冲出,将呼吸道内异物或分泌物排出。剧烈咳嗽时,胸膜腔内压显著增高而阻碍静脉回流,导致静脉压和脑脊液压力升高。

2.喷嚏反射

喷嚏反射类似于咳嗽反射,不同的是感受器位于鼻黏膜,传入神经是三叉神经。反射时腭垂下降,舌压向软腭,气流从鼻腔高速喷出,以清除鼻腔刺激物。

(四)呼吸肌本体感受性反射

呼吸肌的本体感受器为肌梭和腱器官,感受器受到牵张刺激时,可反射性引起受牵拉的呼吸肌收缩,称为呼吸肌本体感受性反射。当气道阻力增加时,呼吸肌本体感受性反射在增强呼吸肌的收缩力量、克服气道阻力中起着重要作用。

(五)血压变化对呼吸的影响

当人体血压升高时,颈动脉窦与主动脉弓的压力感受器受到刺激,反射性地引起呼吸减弱、减慢;反之,引起呼吸加强、加快。

(六)疼痛对呼吸的影响

疼痛刺激可引起呼吸加深、加快。手术时,若麻醉太浅引起患者疼痛,会导致呼吸加深、加快,使 CO_2 排出过多而导致呼吸抑制。

第五节 缺 氧

一、概述

1.概念

缺氧(hypoxia)是因供氧不足或利用氧障碍引起组织细胞的代谢、功能和形态结构发生异常变化的病理过程。

成人每分钟耗氧 250 mL,而体内储存的氧气量仅为 1 500 mL,因此,当呼吸、心跳停止后,体内储存的氧量仅能满足机体代谢 6 min 的需要,之后就会缺氧。缺氧常常是很多疾病引起死亡的直接原因,是临床上很常见的病理过程。

2.常用的血氧指标

组织供氧量 = 动脉血氧含量 × 组织血流量

组织耗氧量 =(动脉血氧含量 − 静脉血氧含量)× 组织血流量

动脉常用的血氧指标有:

(1)血氧分压(partial pressure oxygen,PO_2) 溶解在血浆中的氧所产生的张力。动脉血氧

笔 记

分压（PaO_2）正常约为 100 mmHg，取决于吸入气体的氧分压和肺的呼吸功能。静脉血氧分压（PvO_2）正常约为 40 mmHg，它可以反应组织、细胞对氧的摄取和利用状态。

（2）血氧容量（oxygen binding capacity，CO_2 max）　100 mL 血液中 Hb 充分氧合时的最大带氧量，它取决于血液中 Hb 的质和量，反映血液携氧的能力。血氧容量正常约为 20 mL/dL。

（3）血氧含量（oxygen content，CO_2）　100 ml 血液实际的带氧量，包括 Hb 实际结合的氧和极少量溶解于血浆的氧。氧含量取决于氧分压和氧容量。动脉血氧含量（CaO_2）通常为 19 mL/dL，静脉血氧含量（CvO_2）通常为 14 mL/dL。

（4）血红蛋白氧饱和度（oxygen saturation of hemoglobin，SO_2）　简称血氧饱和度，指 Hb 的氧饱和度主要取决于氧分压，两者之间的关系呈"S"形，称为氧合血红蛋白解离曲线。P_{50} 为反映 Hb 和 O_2 亲和力的指标，是指血红蛋白氧饱和度为 50% 时的氧分压。

二、缺氧类型、原因和发病机制

（一）低张性缺氧

低张性缺氧是以动脉血氧分压降低、血氧含量减少为基本特征的缺氧。

1．原因

（1）吸入气氧分压过低（大气性缺氧）　多发生于海拔 3 000 m 以上的高原、高空，或通风不良的坑道、矿井，或吸入低氧混合气体等。

（2）外呼吸功能障碍（呼吸性缺氧）　肺通气和（或）肺换气功能障碍引起。

（3）静脉血分流入动脉　多见于存在右向左分流的先天性心脏病患者。

2．血氧变化特点与组织缺氧的机制

动脉血氧分压、血氧含量和血氧饱和度均降低，因血红蛋白变化不大，故血氧容量一般是正常的，慢性缺氧可因代偿性红细胞增加而使血氧容量增加；急性缺氧时，同量血液弥散到组织利用的动脉氧含量减少，组织利用氧使静脉血氧含量变化不大，故动—静脉血氧含量差减小。慢性缺氧时，组织利用氧的能力代偿性增强，动—静脉血氧含量差也可维持正常。

（二）血液性缺氧

由于血红蛋白含量减少，或血红蛋白性质改变，使血液携氧能力降低或与血红蛋白结合的氧不易释出引起的缺氧，称为血液性缺氧。血液性缺氧时，血液中物理溶解的氧量不变，PaO_2 正常，故又称等张性缺氧。其缺氧的关键是 CO_2 max 减少。

1．原因

（1）贫血　见于各种原因引起的严重贫血，也称为贫血性缺氧。

（2）一氧化碳中毒　一氧化碳（CO）可与血红蛋白结合形成碳氧血红蛋白（HbCO），使 Hb 失去携氧能力。CO 与 Hb 的亲和力是氧的 250 倍。当 CO 与 Hb 分子中的某个血红素结合后，将增加其余 3 个血红素对氧的亲和力，使 Hb 结合的氧不易释放，氧解离曲线左移。同时，CO 还可抑制红细胞内糖酵解，使 2，3-DPG 生成减少，也可导致氧解离曲线左移，进一步加重组织缺氧。

（3）高铁血红蛋白血症　亚硝酸盐、苯胺、硝基苯、磺胺类、高锰酸钾等中毒时，血红素中的二价铁可在氧化剂的作用下氧化成三价铁，形成高铁血红蛋白，丧失携带氧的能力。当食用大量含硝酸盐的腌菜或剩菜时，患者的皮肤和黏膜呈类似发绀的青紫色，故称为"肠源性发绀"。

（4）血红蛋白与氧的亲和力异常增强　见于大量输入库存血、碱中毒、某些 Hb 分子病等。

2．血氧变化特点与组织缺氧的机制

因吸入气中氧分压和外呼吸功能是正常的，所以 PaO_2 正常；由于血红蛋白数量减少或者性

笔记

质变化，使氧容量降低，氧含量亦随之降低；由于氧容量和氧含量比例降低，故血氧饱和度一般正常；由于动脉血氧含量降低，静脉血氧含量正常，故动—静脉血氧含量差减小。

（三）循环性缺氧

循环性缺氧是指因组织血流量减少使组织供氧量减少所引起的缺氧，又称为低血流性缺氧或低动力性缺氧。其中，因动脉血灌流不足引起的缺氧称为缺血性缺氧；因静脉血回流障碍引起的缺氧称为淤血性缺氧。其缺氧的关键是单位时间内供给组织的氧减少。

1．原因

（1）全身性循环性缺氧　常见于各型心力衰竭和休克。

（2）局部性循环性缺氧　见于动脉硬化、血管炎、血栓形成和栓塞、血管痉挛或受压等。因血管阻塞或受压，引起局部组织缺血或淤血性缺氧。

2．血氧变化特点与组织缺氧的机制

循环性缺氧时，动脉血氧分压、血氧含量和血氧饱和度都正常。由于血流缓慢，一方面，单位时间内弥散到组织细胞的氧量不足；另一方面，动—静脉血氧含量差增大，毛细血管中脱氧血红蛋白含量增加，因而患者易出现发绀。

（四）组织性缺氧

在组织供氧正常的情况下，因组织、细胞氧利用障碍，引起 ATP 生成减少，该现象称为组织性缺氧或氧利用障碍性缺氧。其缺氧的关键是组织细胞利用氧障碍。

1．原因

（1）组织中毒　某些毒物（如氰化物、砷化物、硫化物、锑化物、汞化物和磷）及药物（如巴比妥类）可引起呼吸链电子传递障碍，导致组织中毒、用氧障碍。

（2）呼吸酶合成障碍　维生素 B_1 是丙酮酸脱氢酶的辅酶成分，维生素 B_2（核黄素）是黄素酶的组成成分，NADH 及 NADPH 的辅因子为尼克酰胺，这些维生素的严重缺乏可影响呼吸酶功能，导致细胞用氧障碍。

（3）线粒体损伤　细菌毒素特别是内毒素、放射线、严重缺氧、自由基、钙超载等可抑制或损伤线粒体，导致细胞用氧障碍。

2．血氧变化特点与组织缺氧的机制

组织性缺氧时，动脉血氧分压、血氧容量、血氧含量和血氧饱和度都正常。由于生物氧化障碍使组织不能充分地利用氧，故静脉血氧含量和氧分压升高，动—静脉血氧含量差小于正常。由于毛细血管中 HbO_2 增多，患者的皮肤、黏膜呈玫瑰红色。

三、缺氧时机体的功能与代谢变化

缺氧时机体的功能代谢变化包括机体对缺氧的代偿性反应和缺氧引起的代谢与功能障碍。轻度缺氧主要引起机体代偿性反应，重度缺氧而机体代偿不全时，出现的变化以代谢障碍为主。急性缺氧时由于机体来不及代偿而较易发生代谢功能障碍。

（一）呼吸系统的变化

1．肺通气量增大

PaO_2 降低可刺激颈动脉体和主动脉体化学感受器，反射性兴奋呼吸中枢，使呼吸加深、加快，肺泡通气量增加，称为低氧通气反应（HVR），这是对急性缺氧最重要的代偿反应。低氧通气反应的强度与缺氧程度和缺氧持续的时间有关。肺泡气氧分压维持在 60 mmHg 以上时，肺通气量变化不明显。肺泡气氧分压低于 60 mmHg 时，肺通气量随肺泡气氧分压降低而显著增加。

笔记

血液性缺氧、循环性缺氧及组织性缺氧时，由于动脉血氧分压正常，肺通气量无明显变化。

2．高原肺水肿

少数人从平原快速进入2 500 m以上高原时，可因低压缺氧而发生一种高原特发性疾病—高原肺水肿（HAPE），临床表现为呼吸困难，严重发绀，咳粉红色泡沫痰或白色泡沫痰，肺部有湿啰音等。高原肺水肿的发生机制尚不十分明了，但一旦发生，将明显加重机体缺氧。

3．中枢性呼吸衰竭

当PaO_2低于30 mmHg时，可严重影响中枢神经系统的能量代谢，直接抑制呼吸中枢，导致肺通气量减少。中枢性呼吸衰竭表现为呼吸抑制，呼吸节律和频率不规则，出现周期性呼吸甚至停止。周期性呼吸表现为呼吸加强与减弱减慢甚至暂停交替出现，常见的有潮式呼吸和间停呼吸两种形式。潮式呼吸又称陈—施呼吸，其特点是呼吸逐渐增强、增快，再逐渐减弱、减慢，与呼吸暂停交替出现；间停呼吸又称比—奥呼吸，其特点是在一次或多次强呼吸后，继以长时间呼吸停止之后再次出现数次强的呼吸。

（二）循环系统的变化

1．心输出量增加

急性轻度或中度缺氧时，心输出量增加，可提高全身组织的供氧量。主要机制有：① 心率加快：缺氧时，PaO_2降低致胸廓运动增强，刺激肺牵张感受器，反射性地兴奋交感神经，使心率加快；② 心肌的收缩性增强：缺氧作为一种应激原引起交感—肾上腺髓质系统兴奋，使血液中儿茶酚胺的含量增多，儿茶酚胺作用于心脏的β受体，引起心肌的收缩性增强；③ 静脉回流量增加：呼吸运动增强使回心血量增加。

2．血流重新分布

缺氧时各器官血流分布发生改变，皮肤、内脏、骨骼肌和肾脏血管收缩，血流量减少；而心和脑血管不收缩甚至扩张，血流量增加，称为血流重新分布。这种血流量的重新分布具有重要的代偿意义，可优先保证重要器官的血氧供应。

（三）血液系统的变化

缺氧可使红细胞和血红蛋白增多，以及氧解离曲线右移，从而增加氧的携带和释放，具有重要代偿意义。

但是，后果是一方面可能会使血液黏度和血流阻力增加，导致微循环障碍，诱发心衰；另一方面，当肺泡气PO_2低于60 mmHg，氧解离曲线右移将使血液中的氧量减少，使之失去代偿意义。

（四）中枢神经系统的变化

脑的重量仅为体重的2%～3%，而脑血流量却占心输出量的15%，脑的氧耗量占机体总氧耗量的23%。脑组织的能量主要来源于葡萄糖的有氧氧化，而脑内葡萄糖和氧的储备量很少，因此脑组织对缺氧极为敏感。一般情况下，脑组织完全缺氧15 s，即可引起昏迷；完全缺氧3 min以上，可致昏迷数日；完全缺氧8～10 min，常致脑组织发生不可逆损害。急性缺氧可引起头痛、思维能力降低、情绪激动及动作不协调等，严重者可出现惊厥或意识丧失。慢性缺氧时神经精神症状较为缓和，表现为注意力不集中、记忆力减退、易疲劳、轻度精神抑郁等。缺氧引起的脑组织形态学变化主要是脑细胞肿胀、变形、坏死及间质脑水肿。

（五）组织、细胞的变化

缺氧时组织、细胞可出现一系列功能、代谢和结构的改变。其中有的起代偿作用，有的是缺氧所致的损害性改变。

缺氧时无氧酵解增强，ATP生成减少，乳酸生成增多，脂肪产生酮体增加，导致酸中毒；蛋白

笔记

质分解增强,非蛋白氮增多。

慢性缺氧时,组织细胞可发生代偿性变化,细胞内线粒体的数目和细胞膜的表面积均增加,呼吸链中的酶如琥珀酸脱氢酶与细胞色素氧化酶含量增加,组织细胞利用氧的能力增强;骨骼肌组织中肌红蛋白含量可明显增加,肌红蛋白和氧的亲和力大于血红蛋白与氧的亲和力,当氧分压进一步降低时,肌红蛋白可释放出大量的氧供细胞利用。

严重的缺氧可导致缺氧性细胞损伤,包括细胞膜损伤、线粒体损伤、溶酶体损伤等。

四、缺氧治疗的病理生理学基础

(一) 去除病因

去除病因或消除缺氧的原因是缺氧治疗的前提和关键。

(二) 氧疗

针对各类缺氧,均可给予患者吸氧治疗,但氧疗的效果不一。吸氧可提高肺泡气的氧分压,促进氧在肺中的弥散与交换,进而使 PaO_2、血氧饱和度升高,从而增加对组织的供氧,因而对高原、高空缺氧以及因肺通气功能和(或)换气功能障碍等引起的低效性缺氧是非常有效的。但由静脉血分流入动脉引起的低张性缺氧,因为分流的血液未经过肺泡而直接掺入动脉血,故氧疗的效果不明显。

血液性缺氧、循环性缺氧、组织性缺氧时 PaO_2 正常,故吸氧意义不大,但吸氧可增加血浆内溶解的氧,所以临床上也给患者吸氧。CO 中毒者吸入纯氧,从而加速碳氧血红蛋白的解离,促进 CO 的排出,故氧疗的效果是较好的。

(三) 防止氧中毒

由于吸入气体氧分压过高而出现的临床综合征,称为氧中毒,常由高压氧或高浓度氧的持续吸入引起。细胞受损的机制一般认为与活性氧的毒性作用有关,即产生大量的氧自由基。人类氧中毒有以下两种类型。

肺型氧中毒:吸入一个大气压左右的氧 8 h 以后,出现胸骨后疼痛、咳嗽、呼吸困难、肺活量下降,肺部呈现炎性改变,PaO_2 反而下降,加重缺氧。

脑型氧中毒:吸入 2 ~ 3 个大气压以上的氧,在短时间内引起视觉、听觉障碍,以及抽搐、昏厥等神经症状,严重者可昏迷、死亡。吸入高压氧时,患者出现神经症状,应区分“脑型氧中毒”与由缺氧引起的“缺氧性脑病”。患者先抽搐后昏迷,抽搐时患者清醒,此为脑型氧中毒的表现;而先昏迷后抽搐,则是缺氧性脑病的表现。对氧中毒者应控制吸氧,但对缺氧性脑病患者应继续吸氧。

第六节 肺功能不全

机体通过外呼吸摄取 O_2、排出 CO_2 以维持机体血气平衡和内环境稳定。各种原因引起外呼吸功能障碍,并导致 PaO_2 降低伴或不伴有 $PaCO_2$ 升高,表现为一系列功能、代谢变化的临床综合征称为呼吸功能不全,发展到严重阶段即称呼吸衰竭(respiratory failure)。

呼吸衰竭是指由于肺外呼吸功能障碍,使机体在静息状态,吸入空气时,出现 PaO_2 低于 60 mmHg,伴或不伴有 $PaCO_2$ 高于 50 mmHg,引起机体一系列病理生理改变和临床表现的综合征。

笔记

呼吸衰竭根据动脉血气特点分为两种类型:仅有 PaO_2 低于 60 mmHg,不伴有 $PaCO_2$ 升高($PaCO_2$ 可正常,甚至低于正常)的情况,称为Ⅰ型呼吸衰竭或低氧血症型呼吸衰竭;而将 PaO_2 低于 60 mmHg，并伴有 $PaCO_2$ 高于 50 mmHg 的情况，称为Ⅱ型呼吸衰竭或低氧血症伴高碳酸血症型呼吸衰竭。根据发病机制特点，分为通气性和换气性；根据原发病变部位特点，分为中枢性和外周性；根据发病的缓急，分为慢性和急性呼吸衰竭。

一、呼吸衰竭的原因和发生机制

（一）肺通气功能障碍

正常成年人静息时肺通气量为 6 L/min，30% 为死腔通气，有效通气量为 4.2 L/min。只有肺泡通气量是有效通气量，进行有效通气需要有赖于呼吸道的畅通和肺泡的正常扩张与回缩。通气障碍主要是由呼吸动力不足及呼吸阻力增加引起。根据导致通气障碍的机制不同可分为限制性通气不足和阻塞性通气障碍。

1．限制性通气不足

限制性通气不足是指吸气时由于肺泡扩张受限而导致肺泡通气不足。

（1）*呼吸肌活动障碍*　中枢及周围神经受损，如脑炎症、外伤、出血、肿瘤、酸中毒等；呼吸肌收缩减弱，如低血钾、肌肉营养不良、炎症、重症肌无力；这些均使呼吸原动力减弱、肺扩张受限。

（2）*胸廓的顺应性降低*　各种胸廓与胸膜病，如胸膜纤维化、多发性肋骨骨折、脊柱后侧凹陷（结核）等可使胸廓的活动度降低而肺扩张受限。

（3）*肺顺应性降低*　肺容量减小，如肺不张、肺叶切除；肺组织弹性阻力增大，如肺纤维化、长期肺淤血、水肿；肺泡表面张力增加引起肺不张，如肺泡表面活性物质减少、缺氧、氧中毒、肺栓塞等；以上这些都能使肺泡扩张的弹性阻力增大造成肺泡扩张受限。

（4）*胸腔积液和气胸*　压迫肺，使肺扩张受限。

2．阻塞性通气障碍

阻塞性通气障碍是指由于气道狭窄或阻塞引起肺泡通气不足，即由气道阻力增加引起。

（1）*中央气道阻塞*　指气管分叉以上的气道阻塞。部分在胸外（声门喉部），部分在胸内。胸外见于白喉、喉炎、喉头水肿、声带麻痹，急性比慢性多见，立即威胁生命。患者吸气时间延长，临床上常出现三凹征，即锁骨上凹、肋间凹、剑突下凹。胸内可见肿大淋巴结、肿瘤压迫，患者表现为呼气性呼吸困难，呼气时间延长。

（2）*外周性气道阻塞*　主要见于慢性支气管炎、支气管哮喘、慢性阻塞性肺气肿等。小气道如内径 <2 mm 的细支气管无软骨支撑，管壁薄，与周围的肺泡结构紧密相连，随着吸气与呼气，其内径也随之扩大和缩小。吸气时随肺泡的扩张，细支气管被周围弹性组织牵拉，其口径变大、管道拉长；呼气时，由于胸内压的增高可使小气道闭合而阻塞，患者主要表现为呼气性呼吸困难。

3．肺泡通气不足时的血气变化特点

总肺泡通气量不足，使肺泡气 PO_2 下降和肺泡气 PCO_2 升高，流经肺泡毛细血管的血液不能充分动脉化，必然导致 PaO_2 降低和 $PaCO_2$ 升高，而且两者呈比例变化，其比值相当于呼气商（RQ）。

（二）肺换气功能障碍

1．弥散障碍

弥散障碍是指由于肺泡膜面积减少或肺泡膜异常增厚和气体弥散时间缩短所引起的气体交换障碍。肺泡气与肺泡毛细血管血液之间的气体交换是一个物理弥散过程。气体弥散速度

笔记

取决于肺泡膜两侧的气压差、肺泡膜面积与厚度，以及气体弥散能力（气体的相对分子质量和溶解度），气体弥散量还取决于血液与肺泡接触的时间。

弥散障碍的常见原因：

（1）*肺泡膜面积减少* 正常成年人有3亿肺泡，总面积约80 m^2，静息时参与换气的肺泡面积为35～40 m^2，运动时可增加。只有当肺泡面积减少一半时，才会引起换气功能障碍。肺泡面积减少见于肺叶切除，肺组织广泛病变、肺不张。

（2）*肺泡膜厚度增加* 肺泡膜有6层，但总厚度不到1 μm，气体弥散距离不到5 μm（血浆层、肺泡表面液体层、红细胞膜），正常气体交换很快。当肺水肿、肺泡透明膜形成，肺纤维化及肺泡毛细血管扩张时，可导致弥散距离增加、弥散速度减慢。

（3）*弥散障碍时的血气变化* CO_2 在水中的溶解度很大，是 O_2 在水中溶解度的25倍，弥散速度非常快，比 O_2 弥散速度快20倍，导致弥散障碍的因素一般不影响 CO_2 的弥散，故 PaO_2 下降，$PaCO_2$ 正常，导致低氧血症。

2．肺泡通气与血流比例失调

血液流经肺泡时能否获得足够的氧和充分排出二氧化碳，使血液动脉化，还取决于肺泡通气量与血流量的比例。如果肺的总通气量正常，但肺通气或（和）血流不均匀，也可引起气体交换障碍，导致呼吸衰竭。

正常成人在静息状态下，肺泡通气量（V_A）约为4.2 L/min，肺血流量（Q）约为5 L/min，两者的比值（V_A/Q）约为0.84（平均值）。但是，即使是健康人的肺，各部分通气与血流分布也是不均匀的，用同位素的方法证实，通气量与血流量自上而下递增，以血流增加更多，所以比值递减。当它们任何一方发生变化，以致比值严重偏离正常，就不能保证有效的气体交换，进而发生气体交换障碍，导致呼吸衰竭。肺部疾患时，由于肺内病变轻重不一，使肺内各部分的通气血流比例严重失调，导致换气功能障碍。

（1）*功能性分流增加——部分肺泡通气不足* 是指病变部位肺泡通气明显减少，而血流正常，流经该处的静脉血没有充分氧合便流进动脉。这种情况类似动—静脉短路，又称静脉血掺杂，此时 $V_A/Q<0.8$，见于支气管哮喘、慢性支气管炎、阻塞性肺气肿（气道阻塞、肺不张、肺水肿、肺实变）等。

（2）*死腔样通气——部分肺泡血流不足* 是指部分肺泡血流量减少而通气正常，肺泡通气不能充分利用，犹如气道死腔，此时 $V_A/Q>0.8$，见于肺动脉栓塞、肺动脉炎、肺血管收缩等导致病变部位肺泡血流减少。

3．解剖分流增加

解剖分流是指一部分静脉血经支气管静脉和极少数肺内动静脉交通支直接流入肺静脉。生理情况下，肺内也存在少量的解剖分流，但它仅占心输出量的3%。支气管扩张可伴有支气管血管扩张和肺内动静脉短路开放，使解剖分流量增加，静脉血掺杂异常增多，导致呼吸衰竭。

（三）常见呼吸系统疾病导致呼吸衰竭的机制

1．急性呼吸窘迫综合征(acute respiratory distress syndrome，ARDS)

ARDS是由急性肺损伤（肺泡—毛细血管损伤）引起的呼吸衰竭。急性肺损伤的原因很多，可以是化学性因素，如吸入毒气、烟雾等；物理性因素，如化学损伤、放射性损伤等；生物因素，如肺部冠状病毒感染引起的严重急性呼吸综合征（severe acute respiratory syndrome，SARS）；或是全身性病理过程，休克、大面积烧伤、败血症；或是某些治疗措施，体外循环、血液透析。

急性肺损伤引起呼吸衰竭的机制：肺泡—毛细血管膜的损伤及炎症介质的作用使肺泡上皮和毛细血管内皮通透性增高，引起渗透性肺水肿，致肺弥散性功能障碍。肺泡Ⅱ型上皮细胞损伤使表面活性物质生成减少，加上水肿液的稀释和肺泡过度通气消耗表面活性物质，使肺泡表

笔记

面张力增高，肺的顺应性降低，引起肺不张。肺不张、肺水肿及炎症介质引起的支气管痉挛均可引起肺泡通气量降低和肺内功能性分流增加；肺内 DIC 及炎症介质引起的肺血管收缩，可导致死腔样通气增加。肺弥散功能障碍、肺内功能性分流和死腔样通气均使 PaO_2 降低，导致 I 型呼吸衰竭。在上述机制中，肺泡通气血流比例失调是 ARDS 患者呼吸衰竭的主要发病机制。极端严重患者，由于肺部病变广泛，肺总通气量减少，引起 $PaCO_2$ 升高，从而导致 ARDS 患者从 I 型呼吸衰竭加重为 II 型呼吸衰竭。

2．**慢性阻塞性肺疾病**(chronic obstructive pulmonary disease, COPD)

COPD 是指由慢性支气管炎和肺气肿引起的慢性气道阻塞，简称“慢阻肺”，其共同特征是管径小于 2 mm 的小气道阻塞和阻力增高。COPD 是引起慢性呼吸衰竭的最常见的原因，其机制涉及：① 阻塞性通气障碍，炎细胞浸润、充血、水肿、黏液腺及杯状细胞增殖、肉芽组织增生引起的支气管壁肿胀；气道高反应性、炎症介质作用引起的支气管痉挛；黏液分泌多、纤毛细胞损伤引起的支气管腔堵塞；小气道阻塞、肺泡弹性回缩力降低引起的气道等压点上移。② 限制性通气障碍，Ⅱ型上皮细胞受损及表面活性物质消耗过多引起的肺泡表面活性物质减少，营养不良、缺氧、酸中毒、呼吸肌疲劳引起的呼吸肌衰竭。③ 弥散功能障碍，肺泡壁损伤引起的肺泡弥散面积减少和肺泡膜炎性增厚。④ 肺泡通气与血流比例失调。

二、呼吸衰竭时主要的代谢功能变化

呼吸衰竭时，缺氧和二氧化碳潴留，以及由此而引起的酸碱平衡紊乱是引起各系统机能代谢发生改变的基础。

（一）酸碱平衡及电解质紊乱

呼吸衰竭常发生混合型的酸碱平衡紊乱。

1．**代谢性酸中毒**

严重缺氧时无氧代谢加强，乳酸等酸性产物增多，可引起代谢性酸中毒。此外，呼吸衰竭时可能出现功能性肾功能不全，肾小管排酸保碱功能降低，以及引起呼吸衰竭的原发疾病或病理过程，如感染、休克等均可导致代谢性酸中毒。此时血清钾、氯浓度增高。

2．**呼吸性酸中毒**

Ⅱ型呼吸衰竭时，大量二氧化碳潴留可引起呼吸性酸中毒，此时可有高血钾和低血氯。当呼吸性酸中毒合并代谢性酸中毒时，血氯可正常。

3．**呼吸性碱中毒**

Ⅰ型呼吸衰竭时，因缺氧引起肺过度通气，可发生呼吸性碱中毒。此时患者可出现血钾降低，血氯增高。

（二）呼吸系统变化

PaO_2 降低通过外周化学感受器反射性增强呼吸运动，缺氧直接抑制呼吸中枢，当 PaO_2 低于 30 mmHg 时，抑制大于反射性兴奋作用，使呼吸抑制。$PaCO_2$ 升高主要作用于中枢化学感受器，使呼吸中枢兴奋，呼吸加深、加快；$PaCO_2$ 大于 80 mmHg 时，抑制呼吸中枢。

（三）循环系统变化

一定程度的 PaO_2 降低和 $PaCO_2$ 升高，可反射性兴奋心血管运动中枢，使心率加快，心收缩力增加，心输出量增加；外周小血管收缩，使血液重新分布，血压轻度上升；缺氧使代偿性通气增加，胸腔负压增加，回心血量增加。但严重低氧、高碳酸血症可直接抑制心血管中枢和心脏活动，使心收缩力降低、外周血管扩张，血压下降、心输出量减少；肺泡气氧分压降低，肺小动脉收

笔记

缩，肺动脉高压。

呼吸衰竭可累及心脏，主要引起右心肥大与衰竭，即肺源性心脏病。肺源性心脏病的发展机制：由于慢性肺部疾病或肺动脉病变，使肺循环阻力增加，形成肺动脉高压，导致右心肥大，晚期失代偿合并心肌缺氧变性坏死，发展为心力衰竭。

（四）中枢神经系统变化

中枢神经系统对缺氧最敏感。当 PaO_2 降至 60 mmHg 时，可出现智力和视力轻度减退；当 PaO_2 迅速降至 40～50 mmHg，会出现一系列神经精神症状，如头痛、不安、定向与记忆障碍、精神错乱等；当 PaO_2 降至 20 mmHg 时，神经细胞将发生不可逆性损害。

慢性呼吸衰竭时 CO_2 潴留和缺氧都可引起中枢神经的损伤，特别是当 $PaCO_2$ 超过 80 mmHg 时，可引起头痛、头晕、烦躁不安、言语不清、扑翼样震颤、精神错乱、嗜睡、抽搐、呼吸抑制等，即 CO_2 麻醉。由呼吸衰竭引起的脑功能障碍称为肺性脑病。Ⅱ型呼吸衰竭患者肺性脑病的发病机制与高碳酸血症、酸中毒，以及缺氧引起的脑水肿和神经元功能障碍有关。

（五）肾功能变化

呼吸衰竭时，可引起肾受损，轻者尿中出现蛋白、红细胞、白细胞及管型等，严重时可发生急性肾衰竭，出现少尿、氮质血症和代谢性酸中毒。此时，肾结构往往并无明显改变，为功能性肾衰竭。肾衰竭的发生是由缺氧与高碳酸血症反射性地通过交感神经使肾血管收缩，肾血流量严重减少所致。

第七节　作用于呼吸系统的药物

呼吸系统直接与外界接触，容易受到内外环境因素影响而发生各种常见疾病，如上呼吸道感染、支气管炎、肺炎、支气管哮喘、慢性阻塞性肺病、肺源性心脏病、肺纤维化、支气管扩张、肺肿瘤、肺寄生虫病等。用于治疗呼吸系统疾病的药物种类很多，大致包括两类：其一为针对病因的抗菌药物、抗病毒药物、抗结核药物、抗肿瘤药物和抗寄生虫病药物等；其二为消除或缓解呼吸道症状的药物。呼吸系统疾病最常见的症状是喘息、咳嗽和咳痰，因此，对症治疗药主要有平喘药、镇咳药和祛痰药。

一、平喘药

支气管哮喘常发生于幼儿和青少年，是一种慢性变态反应性炎症性疾病。主要表现为发作性或持续性喘息，可由免疫（过敏性）或非免疫刺激所引起。其病理变化有：① 嗜酸性粒细胞浸润为主的慢性支气管炎症，即使是轻度的、间歇性哮喘患者也存在炎症的表现；② 可逆性支气管狭窄，主要是由于发作性支气管平滑肌痉挛性收缩，并涉及支气管黏膜充血水肿与腺体分泌亢进等多个环节；③ 气管高反应性，即对支气管收缩因素（如某些化学物质、冷空气、运动等）的敏感性增高，这与支气管黏膜上皮细胞脱落，感觉神经末梢暴露，从而对外界刺激敏感化有关；④ 支气管重构，慢性患者的支气管平滑肌增生、基膜增厚、腺体增生，表现为持续性支气管阻塞。

凡能够缓解喘息症状的药物统称为平喘药，其主要适应证为哮喘或喘息性支气管炎。近年来，哮喘的治疗目标由过去的控制哮喘急性发作，转变为防治慢性支气管炎症，最终消除哮喘症状。治疗策略包括应用糖皮质激素控制炎症，用抗过敏药物预防哮喘发作，用炎症介质白三烯的调节药减轻炎症病变；应用支气管扩张药（β_2 肾上腺素受体激动药、茶碱类、抗胆碱药等）来缓解支气管平滑肌痉挛，控制喘息症状。

笔记

慢性喘息性支气管炎或慢性阻塞性肺疾病伴有喘息常发生于中老年，是由感染或非感染因素（吸烟和理化刺激等）引起支气管黏膜及其周围组织的慢性非特异性炎症。其病理特点是支气管腺体增生、黏液分泌增多。临床出现连续两年以上、每年持续 3 个月以上的咳嗽、咳痰或气喘等症状，可并发阻塞性肺气肿、肺源性心脏病。糖皮质激素对于本类疾病的抗炎平喘效果不佳，常用磷酸二酯酶-4 抑制剂罗氟司特合并支气管扩张药防治本类疾病。

（一）抗炎平喘药

1．糖皮质激素类药物

糖皮质激素具有很强的抗炎作用。全身应用该类药物（如氢化可的松、泼尼松和地塞米松）作用广泛，不良反应多。近年来，主要以吸入方式在呼吸道局部应用该类药物，可发挥强大的局部抗炎作用，全身性不良反应轻微，已成为平喘药中的一线药物。

倍氯米松

【药理作用】 倍氯米松（beclomethasone）为地塞米松的衍生物，其局部抗炎作用比地塞米松强数百倍。吸入给药后，能很好地控制哮喘病情，而全身作用轻微，对下丘脑-垂体-肾上腺皮质轴无明显抑制作用。糖皮质激素通过抑制哮喘时炎症反应的以下多个发病环节来发挥平喘作用。

（1）*抑制多种参与哮喘发病的炎症细胞及免疫细胞的功能* 可抑制血液循环中单核细胞、中性粒细胞、T 淋巴细胞及肺巨噬细胞的功能；减少肺肥大细胞数量；减少支气管上皮中树突状细胞数量；减少嗜酸性粒细胞在支气管的聚集和炎症介质释放；抑制炎症细胞与内皮细胞的相互作用，并降低毛细血管通透性；加速肺炎症细胞凋亡等。

（2）*抑制细胞因子与炎症介质的产生* 抑制多种细胞因子、趋化因子、黏附分子的产生；诱导生成抑制性蛋白——脂皮素-1（lipocortin 1），进而抑制磷脂酶 A_2 的活性，从而抑制由花生四烯酸分解而产生的炎症介质，如白三烯类、前列腺素类、血栓烷 A_2、血小板激活因子等；通过稳定溶酶体膜，抑制溶酶体蛋白水解酶类的释放。抑制免疫功能和抗过敏作用，减少组胺等过敏性介质的释放。

（3）*抑制气管高反应性* 抑制炎症反应和免疫反应，降低哮喘患者吸入抗原、胆碱受体激动剂、二氧化硫、冷空气及运动后的支气管收缩反应发生率。

（4）*增强支气管及血管平滑肌对儿茶酚胺的敏感性* 使体内儿茶酚胺类物质的支气管扩张及血管收缩作用加强，有利于缓解支气管痉挛和黏膜肿胀。

【临床应用】 适用于支气管扩张药不能很好控制病情的慢性哮喘患者。反复应用本药可减少或终止发作，减轻病情严重程度，但不能缓解急性症状。气雾吸入后，一般在 10 天后支气管阻力降低作用达高峰，每日吸入本品 0.4 mg 与口服泼尼松 7.5 mg 的疗效基本相等。需口服较大剂量糖皮质激素的病例，气雾吸入本品后，可减少口服激素用量或逐步替代口服激素。对于哮喘持续状态，因不能吸入足够的气雾量，往往不能发挥作用，故不宜应用。

【不良反应】 吸入常用剂量的糖皮质激素类药物一般不产生不良反应，但糖皮质激素类药物在吸入后有 80%～90% 沉积在咽部并吞咽到胃肠道，产生咽部或者全身不良反应。

（1）*局部反应* 少数患者可发生口腔真菌感染（鹅口疮）与声音嘶哑。每次用药后漱口，减少咽喉部药物残留，可以明显降低其发生率。

（2）*全身反应* 本品在治疗剂量对下丘脑—垂体—肾上腺皮质轴功能无明显抑制作用，但吸入大剂量（ >0.8 mg/d）则有抑制作用。

布地奈德（budesonide，BUD）是不含卤素的糖皮质激素类药物，与倍氯米松有相似的局部抗炎作用，全身不良反应轻；吸入后也有 10%～20% 进入肺内，其余被吞咽药物的生物利用度约 11%。

笔 记

2．磷酸二酯酶-4 抑制剂

罗氟司特

罗氟司特(roflumilast)是第一个被欧盟(2010 年)和美国(2011 年)批准上市用于 COPD 的磷酸二酯酶-4(PDE-4)抑制剂。

【药理作用】 PDE-4 主要分布于炎症细胞、气道上皮细胞和平滑肌细胞内。PDE-4 抑制剂特异性抑制 PDE-4 活性，增加细胞内 cAMP 水平而发挥治疗作用。

(1) 抑制炎症细胞聚集和活化 罗氟司特抑制 PDE-4 活性，抑制气道内中性粒细胞、T 细胞、巨噬细胞等炎症细胞的聚集和活化，减少前炎症因子如 TNF-α，IL-1 等的释放。

(2) 扩张气道平滑肌 罗氟司特具有轻度的扩张气道平滑肌的作用，可缓解气道高反应性。

(3) 缓解气道重塑 减少上皮细胞基底胶原沉着、气道平滑肌增厚、杯状细胞增生、黏蛋白分泌，促进气道上皮纤毛运动而促进排痰。

【临床应用】 由于糖皮质激素治疗 COPD 不能明显改善肺功能，也无法降低死亡率，罗氟司特常与长效支气管扩张药联合用于治疗反复发作并加重的成年重症 COPD 患者。对于慢性喘息性支气管炎和 COPD 伴有喘息患者有效，并且对于轻中度哮喘安全有效，但不能作为缓解急性支气管痉挛的用药。

【不良反应】 罗氟司特不能用于 18 岁以下患者。最常见的不良反应是发生在用药第一周的腹泻、恶心、食欲减退、体重减轻、头痛、头晕和背痛。少数患者出现精神症状如失眠、焦虑、抑郁等。

(二) 支气管扩张药

支气管扩张药是常用的平喘药，包括 β 肾上腺素受体激动药、茶碱类药和抗胆碱药。

1．β 肾上腺素受体激动药

人气道中 β 肾上腺素受体主要是 β_2 受体。本类药物主要的作用机制是兴奋支气管平滑肌 β_2 受体，激活腺苷酸环化酶，促进细胞内 cAMP 合成，进而激活 cAMP 依赖的蛋白激酶，降低细胞内游离的钙浓度，使肌球蛋白轻链激酶失活、钾通道开放，引起平滑肌松弛，支气管口径扩大。本类药物还有一定程度抑制肥大细胞释放炎症介质，抑制毛细血管通透性增高，促进黏液—纤毛系统清除功能的作用，这些都可加强平喘作用。

本类药物起效较快，用于控制哮喘症状及减轻喘息性支气管炎症状。用于平喘的 β 肾上腺素受体激动药分为非选择性和选择性 β_2 受体激动药两类，前者主要包括肾上腺素、异丙肾上腺素，这些药物除了平喘作用外，对心血管有较强的作用，应慎用；后者主要有沙丁胺醇、福莫特罗、沙美特罗，它们对呼吸道的选择性高，疗效较好而不良反应少，是控制哮喘症状的首选药。

沙丁胺醇

【药理作用】 沙丁胺醇(salbutamol)的主要特点是对呼吸道有高选择性，对支气管平滑肌 β_2 受体的作用远大于对心脏 β_1 受体的作用，对 α 受体基本无作用。其支气管扩张作用与异丙肾上腺素相近，但作用更持久，对心脏兴奋作用轻微。对慢性顽固性哮喘病例，由于不能有效抑制炎症基本过程，仅能控制症状而不能根治，需要配合其他有效的抗炎治疗。

【临床应用】

(1) 气雾吸入 使用时应掌握正确的吸入方法，喷药后即作深而慢的吸气，然后屏气片刻，以利气雾在呼吸道内充分沉积。吸入的药物直接作用于支气管平滑肌，小部分吸入支气管静脉到右心室，然后进入肺循环。吸入给药起效快，对心脏和其他器官作用小，可迅速缓解哮喘症状。

(2) 口服 口服后约 30 min 起效，2～3 h 作用达高峰，作用持续 4～6 h，心脏和其他器官不

笔记

良反应较气雾吸入多见，用于频发性或慢性哮喘的症状控制和预防发作。

【不良反应】

（1）心脏反应　一般治疗量时少见，如超过治疗量数倍至数十倍，可见窦性心动过速，心律失常和甲状腺功能亢进患者应慎用。

（2）骨骼肌震颤　好发于四肢和面颈部，可随用药时间延长而逐渐减轻或消失。这是因为药物使骨骼肌慢收缩纤维的 β_2 受体兴奋，使之收缩加快，干扰快、慢收缩纤维之间的融合。

（3）代谢紊乱　过量应用或与糖皮质激素合用时，激动骨骼肌细胞膜上的 Na^+-K^+-ATP 酶，使钾离子进入细胞内，可降低血钾，必要时补充钾盐。此外，增加肌糖原分解，引起血中乳酸、丙酮酸浓度升高，糖尿病患者应注意引起酮中毒或乳酸中毒。

（4）长期应用导致低敏感性　长期应用可使部分病例疗效降低，停药 1～2 周后可恢复敏感性。可以有计划地与其他类型平喘药交替应用，但不应盲目频繁使用大剂量本品。

沙丁胺醇的同类药物有特布他林、克仑特罗等。

特布他林（terbutaline）的基本作用与沙丁胺醇相似，但作用强度较沙丁胺醇弱；可口服、气雾吸入给药，皮下注射给药可替代肾上腺素控制哮喘急性发作。

克仑特罗（clenbuterol）为强效制品，微量即有明显平喘作用，在治疗量时不良反应较轻。可气雾吸入、口服、直肠内给药。

非选择性 β 受体激动药

伴有多种心血管疾病、甲状腺功能亢进、糖尿病等患者应慎用或禁用此类药物。

肾上腺素（adrenaline，AD）对 α、β 受体均有强大的激动作用，激动 β_2 受体可扩张支气管平滑肌，激动黏膜血管的 α 受体可收缩血管、减轻黏膜充血水肿，有利于改善通气功能。口服无效，皮下注射可迅速缓解症状，只适用于哮喘急性发作。本品可引起心动过速、心律失常、血压升高，还有不安、头痛、面色苍白、手指震颤等反应。

异丙肾上腺素（isoprenaline）对 β_1、β_2 受体均有明显激动作用，气雾吸入或注射给药，口服无效，主要用于控制哮喘急性症状。有明显的心脏兴奋作用，可诱发心动过速、心律失常和心绞痛，因此，已逐渐被选择性 β_2 受体激动药取代。氯丙那林（clorprenaline）的化学结构与异丙肾上腺素相似，对 β_2 受体的选择性及作用强度较弱，可口服或气雾吸入给药。

2. 茶碱类药

茶碱（theophylline）是一类甲基黄嘌呤衍生物，具有平喘、强心、利尿、扩张血管和中枢兴奋作用。

【药理作用】　茶碱类药物平喘的作用机制较复杂，主要包括：

（1）扩张支气管平滑肌　这是主要作用，比 β_2 受体激动药作用弱，其机制与下述因素有关：

① 抑制磷酸二酯酶活性，使支气管平滑肌细胞内 cAMP 水平升高，但茶碱在体内有效血浓度范围对酶活性抑制不明显，不足以产生明显作用。因此，这一环节不是唯一的作用机制。

② 促进内源性肾上腺素释放，间接导致支气管扩张。

③ 阻断腺苷受体，对抗内源性腺苷诱发的支气管收缩。

（2）抗炎作用　近年发现长期应用小剂量茶碱类药物，可抑制肥大细胞、巨噬细胞、嗜酸性粒细胞及 T 细胞等炎症细胞的功能，减少炎症介质释放，降低毛细血管通透性，抑制支气管炎症，降低气管反应性。

（3）增强呼吸肌（主要是膈肌）收缩力　减轻呼吸道阻塞、呼吸负荷增加造成的呼吸肌疲劳，这一作用对慢性患者尤为重要。

【临床应用】　β_2 受体激动药不能控制的急性哮喘病例，氨茶碱静脉注射可收到满意疗效。慢性哮喘病例可口服茶碱制剂防止其发作，如能掌握适宜的剂量，可获满意疗效；氨茶碱还可以

笔记

直肠给药;对夜间哮喘发作者还可用茶碱的缓释制剂。本类药物还能缓解慢性阻塞性肺疾病COPD及心源性哮喘的喘息症状。茶碱具有中枢兴奋作用,对脑部疾病导致通气不足患者,明显增强通气功能,用于中枢性睡眠呼吸暂停综合征。

【不良反应】 茶碱类的治疗窗较窄,不良反应发生率与其血浆浓度密切相关,血浆浓度超过20 μg/mL时,易发生不良反应,包括:

(1) *胃肠反应* 有些制剂口服后有较强的刺激作用,引起恶心、呕吐、食欲减退。

(2) *中枢兴奋* 多见不安、失眠、易激动等反应,必要时可用镇静药对抗。

(3) *急性毒性* 静脉注射过快或浓度过高,可引起心动过速、心律失常、血压骤降、谵妄、惊厥、昏迷等,甚至呼吸、心跳停止而死亡。静脉注射氨茶碱时应充分稀释,并且缓慢注射,防止急性毒性的发生,儿童更应谨慎使用。

常用茶碱类药物:氨茶碱(aminophylline)为茶碱与二乙胺的复盐,水溶解度比茶碱大20倍,可做成注射剂。本品碱性较强,口服后易引起胃肠道刺激症状。重症患者常静脉注射本品以迅速控制症状。二羟丙茶碱(diprophylline) 又称甘油茶碱,水溶性较高,作用较弱,对胃肠刺激性小,适用于因胃肠道刺激症状明显而不能耐受氨茶碱的患者。胆茶碱(cholinophylline)为茶碱与胆碱的复盐,水溶性更大,胃肠道刺激反应较轻,患者易耐受。多索茶碱(doxofylline)无腺苷受体阻断作用,对心血管、中枢神经系统的作用轻,还具有一定的镇咳作用。茶碱缓释剂或者控释制剂有葆乐辉、舒弗美片。

3. 抗胆碱药

异丙托溴铵

异丙托溴铵(ipratropium bromide)是阿托品的异丙基衍生物,为季铵盐,口服不易吸收,采用气雾吸入给药。本品对支气管平滑肌具有较高的选择性,对心血管系统的作用不明显,也不影响痰液分泌和痰液黏稠度。本品对伴有迷走神经功能亢进的哮喘和喘息性支气管炎患者的疗效较好,对其他类型哮喘的疗效不如 β_2 受体激动药。一般用作 β_2 受体激动药疗效不满意时的替代药,或与 β_2 受体激动药联合应用。不良反应少见,少数患者有口干、口苦感。

本类药物还有氧托溴铵(oxitropium)和异丙东莨菪碱(isopropylscopolamine),作用与应用和异丙托溴铵相似。

(三)抗过敏平喘药

本类药物主要抑制变态反应时炎症介质的释放,并抑制非特异性刺激引起的支气管痉挛,部分药物还能拮抗组胺受体。临床用于预防或治疗哮喘,还可用于皮肤过敏症等。

1. 炎症细胞膜稳定剂

色甘酸钠

【药理作用】 色甘酸钠(disodium cromoglycate)无直接扩张支气管作用,但可抑制特异性抗原,以及非特异性刺激引起的支气管痉挛,其作用主要有以下两方面:

(1) *抑制抗原引起的肺肥大细胞释放炎症介质* 本品可能在肥大细胞膜外侧的钙通道部位与 Ca^{2+} 形成复合物,加速钙通道关闭,抑制钙内流,从而稳定肥大细胞膜,阻止抗原诱导的脱颗粒。

(2) *抑制非特异性支气管痉挛* 二氧化硫、冷空气、甲苯二异氰酸盐、运动等非特异性刺激诱导感觉神经末梢释放神经多肽(P物质、神经激肽A等),诱发支气管平滑肌痉挛和黏膜充血水肿,增高气管反应性。本品抑制感觉神经肽释放,从而降低气管高反应性。

【临床应用】 本品为预防哮喘发作药物,须在接触哮喘诱因前7～10天用药。对外源性(过敏性)哮喘疗效较好,特别是抗原已明确的年轻患者;亦可预防运动性哮喘;但对内源性(感染性)哮喘疗效较差。常年发作的慢性哮喘(不论外源性或内源性)患者,长期应用本品后,半数

笔记

以上病例有不同程度好转；糖皮质激素依赖型哮喘患者，用本品可以减少激素用量。本品需粉雾吸入给药，要用特殊吸入器，一般用药1个月起效，8周无效者可放弃。

【不良反应】　少数患者吸入药物后有咽喉和气管刺激症状，出现胸部紧迫感，甚至诱发哮喘。必要时可同时吸入β受体激动药加以防止。

奈多罗米钠

奈多罗米钠（nedocromil sodium）有较强的抗炎作用，能抑制肥大细胞及支气管上皮细胞释放炎症介质，抑制呼吸道感觉神经末梢释放P物质，并能抑制嗜酸性粒细胞、中性粒细胞及巨噬细胞的功能。以吸入方式给药，约10%进入肺内，每日吸入8～16 mg；应用支气管扩张药疗效不显著者，合用本品可提高疗效。不良反应轻微，约10%患者有异常味觉（主要为苦味），偶见恶心、呕吐、咽部刺激、咳嗽、头痛等。

2．H_1受体阻断剂

酮替芬（ketotifen，噻哌酮）与色甘酸钠相同，抑制炎症介质释放；还有H_1受体阻断作用。对各型哮喘有一定的预防效果，对儿童疗效好，一般需用药12周以上。对糖皮质激素依赖型哮喘病例，可减少激素用量。口服给药，部分患者可见镇静、疲倦、头晕、口干等副作用，连续用药几天可自行减轻。驾驶员、精密机器操纵者慎用。

3．白三烯调节药

白三烯类（leukotrienes，LTs）是花生四烯酸经5-脂氧合酶（5-LOX）代谢后的产物，其中，LTB_4与炎症细胞趋化有关；半胱氨酰白三烯类（cysteinyl leukotrienes，CysLTs，包括LTC_4，LTD_4，LTE_4）与产生炎症效应（如平滑肌痉挛、微血管渗漏、促进黏液分泌等）有关。目前，用于临床的本类药物有半胱氨酰白三烯受体1（$CysLT_1$受体）拮抗药和5-LOX抑制药两类，统称为白三烯调节药（leukotriene modifiers）。哮喘发病中，许多炎症介质参与气管炎症变化，目前白三烯类调节药物有较好的抗哮喘作用。

扎鲁司特

【药理作用】　扎鲁司特（zafirlukast）是选择性$CysLT_1$受体竞争性拮抗药，可拮抗LTC_4，LTD_4，LTE_4的炎症效应。在临床试验中，本品可拮抗LTD_4、抗原、运动、冷空气、二氧化硫、血小板激活因子诱导的支气管痉挛；还能抑制气管炎症及抗原诱导的迟发性支气管收缩反应。可减少哮喘患者糖皮质激素及β_2受体激动药的用量。

【临床应用】

（1）*轻度至中度慢性哮喘的预防和治疗*　本品不适用于治疗急性哮喘。对于轻、中度哮喘患者，本品可单用，或作为糖皮质激素的替换用药；在长效β_2受体激动药与糖皮质激素合用的病例，可作为β_2受体激动药的替代用药。尤其适用于阿司匹林敏感或有阿司匹林哮喘的患者，还可用于伴有鼻息肉、过敏性鼻炎的患者。成人及12岁以上儿童每次口服20 mg，每日2次，在餐前1 h或餐后2 h服用。

（2）*严重哮喘患者的辅助治疗*　对于糖皮质激素抵抗型哮喘患者，或吸入糖皮质激素和β_2受体激动药的严重病例，本品可作为辅助用药增强疗效，或减少激素用量。

【不良反应】　可有轻度头痛、咽炎、鼻炎、胃肠道反应及转氨酶增高，停药后可消失。妊娠期及哺乳期妇女慎用。少数服用本品的糖皮质激素依赖型患者，激素减量或停用后，可发生以全身血管炎为特征的Churg-Strauss综合征（变应性脉管炎和肉芽肿病），这可能是由于激素掩盖了血管炎性病变，停用激素后表现出这些症状，与拮抗$CysLT_1$受体无直接关系。

临床应用的$CysLT_1$受体拮抗药，还有孟鲁司特（montelukast）和普鲁司特（pranlukast），其药理作用与临床应用与扎鲁司特相似。齐留通（zileuton）为5-LOX抑制药，除了抑制半胱氨酰白三烯类作用外，还能抑制LTB_4的作用，临床应用与扎鲁司特相似。成人每次口服400～600 mg，

笔记

每日 4 次，儿童酌减。不良反应少，偶见转氨酶增高，停药后可恢复。妊娠期及哺乳期妇女慎用。

二、镇咳药

咳嗽实质上是一种上呼吸道保护性反射，咳嗽可促进呼吸道内的痰液和异物排出，保持呼吸道畅通，因此，痰液较多、痰液黏稠的病例一般不宜应用镇咳药，以免痰液滞留造成支气管阻塞，甚至窒息；但剧烈而频繁的咳嗽严重影响生活，或可能引起手术创口裂开、腹直肌撕裂、气胸、尿失禁和晕厥等并发症，则应谨慎使用镇咳药。无咳出物的刺激性干咳，一般需要应用镇咳药。

镇咳药（antitussives）按其作用机制可分为两类：抑制延髓咳嗽中枢的中枢性镇咳药（central antitussives），又分为成瘾性镇咳药（narcotic antitussives）和非成瘾性（non-narcotic antitussives）镇咳药；抑制咳嗽反射感受器、传入或传出神经任一环节的外周性镇咳药（peripheral antitussives）。

（一）中枢性镇咳药

1．成瘾性镇咳药

本类药物中，作用最强的是吗啡，但由于严重的成瘾性、呼吸抑制等不良反应，仅用于晚期支气管癌或主动脉瘤引起的剧烈咳嗽；或急性肺梗死、急性左心衰竭伴有的剧烈咳嗽。

可待因

【药理作用】 本品选择性抑制延髓的咳嗽中枢，镇咳作用强而迅速，疗效可靠，镇咳强度为吗啡的 1/4。还有中等程度的镇痛作用，镇痛强度为吗啡的 1/12 ~ 1/7，但强于解热镇痛药。

【临床应用】 适用于各种原因引起的剧烈干咳，对胸膜炎干咳伴胸痛者尤为适用。不宜反复应用，以免成瘾。不宜用于痰液黏稠、痰量多者，以免影响痰液排出。

【不良反应】 主要不良反应是成瘾性。其成瘾性、呼吸抑制、便秘、耐受性等均较吗啡弱。治疗量时不良反应少见，偶有恶心、呕吐、便秘及眩晕；大剂量可抑制呼吸中枢，并可发生烦躁不安等兴奋症状。过量可引起小儿惊厥。

可待因的同类药物有福尔可定（pholcodine，吗啉吗啡），本品与可待因有相似的中枢镇咳作用，也有镇静、镇痛作用，成瘾性较可待因弱。用于治疗剧烈干咳和中度疼痛。用于新生儿及儿童，不易引起便秘和消化功能紊乱。

2．非成瘾性镇咳药

由于成瘾性镇咳药存在成瘾、呼吸抑制等问题，近年已研制较多的非成瘾性中枢镇咳药，用于替代可待因等药物。但是，仍需避免用于痰多、痰液黏稠的咳嗽患者。

右美沙芬（dextromethorphan）为吗啡类左吗喃甲基醚的右旋异构体。镇咳作用与可待因相等或稍强，无镇痛作用，治疗量对呼吸中枢无抑制作用，亦无成瘾性和耐受性，不良反应少见。口服后 15 ~ 30 min 起效，作用持续 3 ~ 6 h。主要用于干咳。除了单独应用外，还是多种复方制剂的常用成分，用于治疗感冒咳嗽。

喷托维林（pentoxyverine，咳必清）为人工合成镇咳药。对咳嗽中枢有直接抑制作用，兼有轻度阿托品样作用和局部麻醉作用，反复应用无成瘾性。吸收后轻度抑制支气管内感受器及传入神经末梢，可解除支气管平滑肌痉挛，降低气管阻力，因此兼具末梢性镇咳作用。适用于上呼吸道炎症引起的干咳、阵咳，禁用于多痰患者。不良反应轻，可见头晕、口干、便秘。青光眼患者慎用。

笔记

（二）外周性镇咳药

苯佐那酯（benzonatate）具有较强的局部麻醉作用，选择性抑制肺牵张感受器，阻断迷走神经反射，抑制咳嗽冲动的传导，产生镇咳作用。疗效较可待因差，主要用于呼吸系统疾病如支气管炎、胸膜炎等引起的咳嗽。常见不良反应有轻度嗜睡、头痛、鼻塞及眩晕等。

苯丙哌林（benproperin）主要阻断肺—胸膜的牵张感受器而抑制肺迷走神经反射，有支气管平滑肌解痉作用，无呼吸抑制和便秘作用。口服后15～60 min发挥镇咳作用，维持4～7 h，镇咳作用较可待因强2～4倍，用于多种原因引起的咳嗽。可有疲乏、眩晕、嗜睡、食欲不振及胸闷等不良反应。

三、祛痰药

祛痰药（expectorants）能使痰液黏稠度降低，易于咳出；通过排出呼吸道内积痰，减少对呼吸道黏膜的刺激，间接起到镇咳、平喘作用；有利于控制继发感染。祛痰药主要分为两大类：① 痰液稀释药，增加痰液中水分含量，稀释痰液，包括恶心性祛痰药和刺激性祛痰药；② 降低痰液黏度药，通过降低痰液黏稠度或调节黏液成分，使痰液容易排出，包括黏痰溶解药及黏液分泌调节药。

（一）痰液稀释药

1. 恶心性祛痰药

本类药物口服后，因刺激胃黏膜，通过迷走神经反射，促进支气管腺体分泌；同时，少量药物可分泌至呼吸道，提高管腔内渗透压，保留水分、稀释痰液。综合的结果是使呼吸道液体分泌增加，痰液稀释，易于咳出。

氯化铵（ammonium chloride）是本类药物的代表药，治疗量时祛痰作用不强，大剂量可引起恶心、呕吐，主要用作祛痰合剂的组成成分。溃疡、肝肾功能不全者慎用。

此外，碘化钾（potassium iodide）和愈创木酚甘油醚（guaifenesin）也有恶心性祛痰作用。

愈创木酚甘油醚除了有祛痰作用外，还有较弱的抗菌防腐作用，可减轻痰液的恶臭味，主要用作祛痰合剂的组成成分。不良反应有恶心、胃肠不适。

2. 刺激性祛痰药

本类药物可刺激支气管分泌，促进痰液稀释，使痰液易于咳出。

（二）降低痰液黏度药

1. 黏痰溶解药

痰液难于排出的主要原因是痰液黏度过高。痰液黏性主要来自分泌物中的黏蛋白和DNA。由气管、支气管腺体及杯状细胞分泌的酸性黏蛋白是白色黏痰的主要成分，可由不同的化学键（二硫键、氢键等）交叉连接，构成凝胶网而增加痰液黏度。因此，破坏黏蛋白中的二硫键，即可降低痰液黏度。此外，呼吸道感染时，大量炎症细胞被破坏，释放出的DNA与黏蛋白结合形成网格结构，能进一步增加痰液的黏度，形成脓性痰，很难排出。因此，降解痰液中的DNA能溶解脓性黏痰。

乙酰半胱氨酸（acetylcysteine）为巯基化合物，可使黏性痰液中的二硫键（—S—S—）裂解，从而降低痰液黏稠度，使痰液容易咳出，对黏稠的脓性及非脓性痰液均有良好效果；对脓性痰中的DNA也有裂解作用。可雾化吸入或气管内滴入给药，也可口服，用于防治手术后咳痰困难，以及各种疾病引起的痰液黏稠和咳痰困难。本品有特殊的臭味，对呼吸道有刺激性，哮喘患者及呼吸功能不全的老年人慎用。

裂解二硫键的药物还有羧甲司坦（carbocisteine）、厄多司坦（erdosteine）、美司钠（mesna）、半胱甲酯（mecysteine）。

笔记

2. 黏液分泌调节药

本类药物主要作用于气管、支气管的黏液产生细胞，促使其分泌黏滞性低的分泌物，使呼吸道分泌液的流变性恢复正常，痰液黏度降低，易于咳出。

溴己新(bromhexine) 抑制呼吸道腺体和杯状细胞合成酸性黏多糖，使之分泌黏滞性较低的小分子黏蛋白，黏度降低，易于咳出。溴己新还有促进呼吸道黏膜的纤毛运动作用及恶心性祛痰作用。本品可口服、肌内注射或雾化吸入给药，口服后 1 h 起效，3 ~ 5 h 达到作用高峰，可维持 6 ~ 8 h。适用于支气管炎、肺气肿、矽肺、慢性肺部炎症、支气管扩张等有白色黏痰又不易咳出者。偶有恶心、胃部不适，少数患者有转氨酶增高，溃疡患者慎用。

本类药物还有溴己新的活性代谢产物氨溴索(ambroxol)和溴凡克新(brovanexine)。氨溴索的作用强于溴己新，且毒性小，口服或雾化吸入后 1 h 内起效，可维持 3 ~ 6 h；溴凡克新可使痰液中酸性黏多糖纤维断裂，使黏痰液化而易于咳出。

笔记

第六章

消化系统

第一节 概 述

消化系统的基本功能是消化食物和吸收营养物质,还能排泄某些代谢产物。消化(digestion)是食物在消化道内被分解为小分子物质的过程。消化的方式有两种:一是机械性消化(mechanical digestion),即通过消化道肌肉运动,将食物磨碎,并和消化液充分搅拌、混合,最后将食物不断地向消化道远端推送的过程;二是化学性消化(chemical digestion),即通过消化腺分泌的含有各种消化酶的消化液,对食物进行化学性分解,将食物中的大分子物质分解成为结构简单的小分子物质的过程。

食物经过消化后,透过消化道黏膜进入血液或淋巴液的过程,称为吸收(absorption)。蛋白质、脂肪和糖类都是结构复杂的大分子物质,必须先在消化道内分解成为结构简单、可溶性的小分子物质,如氨基酸、甘油、脂肪酸和葡萄糖等,才能被机体吸收利用。维生素、矿物质和水不需要分解就可被直接吸收利用。

一、消化道平滑肌的一般生理特性

在整个消化道中,除口、咽、食管上端的肌组织及肛门外括约肌是骨骼肌外,其余部分的肌组织均属于平滑肌。消化道平滑肌具有肌组织的共同特性,如兴奋性、传导性和收缩性,但这些特性的表现均有其自身的特点。

消化道平滑肌的兴奋性较低,收缩缓慢;富有伸展性,且经常保持微弱的、持续的收缩状态(紧张性);其自动节律性缓慢且不规则;对电或切割的刺激不敏感,但对温度、化学和牵张刺激的敏感性高。

二、消化腺的分泌功能

胃肠道的黏膜内含有许多大、小不等的腺体,人体内各种消化腺每日分泌的消化液总量可达6~8 L,消化液由水、无机盐和少量的有机物组成,其中最重要的成分是消化酶。

消化液的主要功能为:① 稀释食物,便于消化;② 提供适宜的pH环境,以适应酶分解作用的需要;③ 水解复杂的食物成分,使其可被吸收;④ 消化液中含有黏液、抗体和大量液体,可保护胃肠道黏膜免受损伤。

笔 记

三、胃肠道的神经支配及其作用

（一）外来神经

1. 副交感神经

支配消化道的副交感神经主要来自迷走神经和盆神经，其节后纤维支配消化道的腺细胞、上皮细胞和平滑肌细胞。副交感神经的大部分节后纤维释放的递质是乙酰胆碱（ACh），通过激活 M 受体，促进消化道的运动和消化腺的分泌，但对消化道的括约肌则起抑制作用。少数副交感神经节后纤维释放某些肽类物质，如血管活性肠肽（VIP）、P 物质、脑啡肽和生长抑素等，因而有肽能神经之称，在胃的容受性舒张、机械刺激引起的小肠充血等过程中起调节作用。

2. 交感神经

支配消化道的交感神经节前纤维来自第 5 胸段至第 2 腰段脊髓侧角，在腹腔神经节和肠系膜神经节内换元后，节后纤维分布到胃、小肠和大肠各部。节后纤维末梢释放的递质为去甲肾上腺素。一般情况下，交感神经兴奋可抑制胃肠运动和消化腺分泌。

（二）内在神经丛

从食管中段到肛门的绝大部分消化道管壁内，含有两层内在的神经结构，称为肠神经系统。它们是由大量神经元和神经纤维组成的复杂的神经网络，根据其所在位置又分为黏膜下神经丛（submucosal plexus）和肌间神经丛（myenteric plexus）。前者位于黏膜下层，主要调节腺细胞和上皮细胞的功能；后者则分布于环行肌与纵行肌之间，主要支配平滑肌的活动。两种神经丛之间还存在着复杂的纤维联系，可完成局部反射（图 6-1-1）。在整体情况下，外来神经对内在神经丛具有调节作用，但去除外来神经后，内在神经丛仍可在局部发挥调节作用，可独立地调节胃肠运动、分泌、血流量，以及水、电解质的转运。

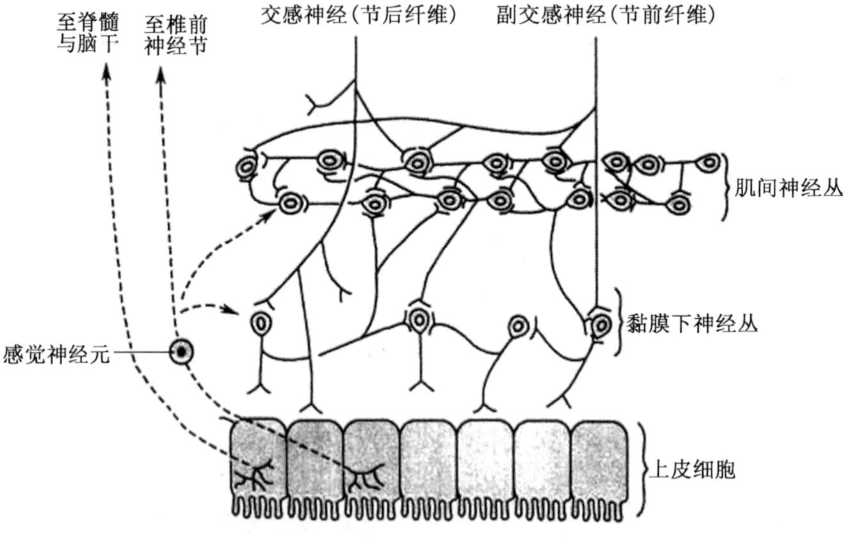

图 6-1-1　消化道内在神经丛与外来自主神经的关系

四、消化系统的内分泌功能

（一）胃肠激素

消化道从胃到大肠的黏膜层内存在 40 多种内分泌细胞，且内分泌细胞的总数远超过体内

笔 记

其他内分泌细胞的总和，因此消化道被认为是体内最大的，也是最复杂的内分泌器官。由于这些内分泌细胞合成和释放的多种激素主要在消化道内发挥作用，因此把这些激素合称为胃肠激素（gastrointestinal hormone）。

消化道主要内分泌细胞的名称、分布和分泌的物质列于表 6-1-1 中。

表 6-1-1　消化道主要内分泌细胞的种类、分泌物及分布

细胞名称	分泌物质	细胞所在部位
α 细胞	胰高血糖素	胰岛
β 细胞	胰岛素	胰岛
δ 细胞	生长抑素	胰岛、胃、小肠、大肠
G 细胞	促胃液素	胃窦、十二指肠
I 细胞	缩胆囊素	小肠上部
K 细胞	抑胃肽	小肠上部
Mo 细胞	胃动素	小肠
N 细胞	神经降压素	回肠
PP 细胞	胰多肽	胰岛、胰腺外分泌部、胃、小肠、大肠
S 细胞	促胰液素	小肠上部

胃肠激素的生理作用极为广泛（表 6-1-2），调节消化器官的功能可概括为以下几点：① 调节消化腺分泌和消化道运动；② 调节其他激素的释放；③ 营养作用，即有些胃肠激素可促进消化系统组织的生长。

表 6-1-2　三种主要胃肠激素的主要生理作用及引起其释放的刺激物

激素名称	主要生理作用	引起其释放的刺激物
促胃液素	促进胃酸和胃蛋白酶原分泌，使胃窦和幽门括约肌收缩，延缓胃排空，促进胃肠运动和胃肠上皮生长	蛋白质消化产物、迷走神经递质
缩胆囊素	刺激胰液分泌和胆囊收缩，增强小肠和大肠运动，抑制胃排空，增强幽门括约肌收缩，松弛壶腹括约肌，促进胰腺外分泌部生长	蛋白质消化产物、脂肪酸
促胰液素	刺激胰液及胆汁中的 HCO_3^- 分泌，抑制胃酸分泌和胃肠运动，收缩幽门括约肌，抑制胃排空，促进胰腺外分泌部生长	盐酸、脂肪酸

（二）脑—肠肽

一些被认为是胃肠激素的肽类物质也存在于中枢神经系统，而原来认为只存在于中枢神经系统的神经肽也在消化道中被发现。这些在消化道和中枢神经系统内双重分布的肽类物质统称为脑—肠肽（brain-gut peptide）。目前已知的这些肽类物质有 20 多种，如促胃液素、缩胆囊素、胃动素、生长抑素、神经降压素等。脑—肠肽概念的提出揭示了神经系统与消化道之间存在密切的内在联系。

第二节　口腔内消化

笔记

食物的消化是从口腔开始的。在口腔内，通过咀嚼和唾液中酶的作用，食物得到初步消化，被唾液浸润和混合的食团经吞咽动作通过食管进入胃内。

一、唾液及其分泌

人的口腔内有三对大唾液腺，即腮腺、颌下腺和舌下腺，还有众多散在的小唾液腺。唾液(saliva)就是这些大小腺体分泌的混合液。唾液是无色、无味、接近中性(pH 6.6～7.1)的低渗液体。唾液中，水分约占99%，有机物是黏蛋白、唾液淀粉酶、溶菌酶、免疫球蛋白等；还有一些无机物和气体分子等。某些进入体内的重金属(如铅、汞)和狂犬病毒也可经唾液腺分泌而出现在唾液中。

唾液具有如下作用：① 湿润口腔，利于吞咽和说话。② 溶解食物，产生味觉。③ 保护口腔，冲洗和清除食物残渣，减少细菌繁殖。溶菌酶和免疫球蛋白具有杀灭细菌和病毒的作用。④ 消化作用，唾液淀粉酶可将食物中的淀粉分解为麦芽糖。⑤ 排泄功能，进入体内的某些异物随唾液排出，如铅等，此外，某些药物也随唾液的分泌进行排泄。

安静情况下，唾液腺不断分泌少量唾液，分泌量约为0.5 mL/min，以润湿口腔，称为基础分泌(basic secretion)。进食时唾液的分泌完全是神经反射性的，包括非条件反射和条件反射。

二、咀嚼

咀嚼(mastication)是由咀嚼肌按一定顺序收缩所组成的复杂的节律性动作。咀嚼的主要作用是对食物进行机械性加工，将食物切割或磨碎。切碎的食物与唾液混合形成食团(bolus)以便吞咽。咀嚼可使唾液淀粉酶与食物充分接触而产生化学性消化，加强食物对口腔内感受器的刺激，反射性地引起胃、胰、肝和胆囊的活动加强，为下一步消化过程做好准备。

三、吞咽

吞咽(deglutition或swallowing)是指食团由舌背推动经咽和食管进入胃的过程。吞咽动作由一系列高度协调的反射活动组成。根据食团在吞咽时经过的解剖部位，可将吞咽动作分为口腔期(食团从口腔进入咽的时期)、咽期(食团从咽部进入食管上端的时期)、食管期(食团由食管上端经贲门进入胃的时期)。

食管下端近胃贲门处虽然在解剖上并不存在括约肌，但此处有一段长3～5 cm的高压区，此处的压力比胃内压高5～10 mmHg。在正常情况下，这一高压区能阻止胃内容物逆流入食管，起生理性括约肌的作用，故将其称为食管下括约肌。

第三节　胃内消化

胃(stomach)是消化道中最膨大的部分，具有暂时储存食物和消化食物的功能。进食时，成人胃的容量为1～2 L。食物进入胃后，经胃壁肌肉运动的机械性消化和胃液中酶的化学性消化，使胃内食物同胃液充分混合形成食糜(chyme)，并对食物中的蛋白质做初步的分解，此后，逐次少量地通过幽门排入十二指肠。

一、胃液的分泌

笔记

胃对食物的化学性消化是通过胃黏膜中多种外分泌腺细胞分泌的胃液来实现的。胃黏膜中有三种外分泌腺:① 贲门腺,为黏液腺,位于胃与食管连接处宽 1 ~ 4 cm 的环状区;② 泌酸腺,为混合腺,存在于胃底的大部及胃体的全部,包括壁细胞(parietal cell)、主细胞(chief cell)和颈黏液细胞(neck mucous cell);③ 幽门腺,分泌碱性黏液,分布于幽门部。另外,胃黏膜内还含有多种内分泌细胞,通过分泌胃肠激素来调节消化道和消化腺的活动。常见的内分泌细胞有:① G 细胞,分泌促胃液素和促肾上腺皮质激素(ACTH)样物质,分布于胃窦;② δ 细胞,分泌生长抑素,对促胃液素和胃酸的分泌起调节作用,分布于胃底、胃体和胃窦;③ 肠嗜铬样细胞(enterochromaffin-like cell, ECL cell),合成和释放组胺,分布于胃泌酸区内。

(一) 胃液的性质、成分和作用

纯净的胃液(gastric juice)是一种无色的酸性液体,pH 0.9 ~ 1.5,正常成年人每日分泌 1.5 ~ 2.5 L,其主要成分有盐酸、胃蛋白酶原、黏液和内因子,其余为水、HCO_3^-,Na^+,K^+ 等无机物。

1. 盐酸

胃液中的盐酸也称胃酸,由壁细胞分泌。胃酸有游离酸和结合酸两种形式,两者在胃液中的总浓度称为胃液总酸度。空腹 6 h 后,在无任何食物刺激的情况下,胃酸也有少量分泌,称为基础胃酸分泌。基础胃酸分泌平均 0 ~ 5 mmol/h,且有昼夜节律性,即上午 5—11 时分泌率最低,下午 6 时至次晨 1 时分泌率最高。基础胃酸分泌量受迷走神经的紧张性和少量促胃液素自发释放的影响。在食物或药物的刺激下,胃酸分泌量大大增加。正常人的最大胃酸分泌量可达 20 ~ 25 mmol/h。HCl 的分泌量与壁细胞的数目和功能状态直接相关。

盐酸分泌的机制:胃液中的 H^+ 浓度为 150 ~ 170 mmol/L,比血浆 H^+ 浓度高 3×10^6 倍。胃液中 Cl^- 浓度为 170 mmol/L,约是血浆 Cl^- 浓度的 1.7 倍。因此,壁细胞分泌 H^+ 是逆巨大的浓度梯度而进行的主动过程。H^+ 的分泌是依靠壁细胞顶端分泌小管膜中的质子泵实现的。质子泵具有转运 H^+、K^+ 和催化 ATP 水解的功能,故也称 H^+,K^+-ATP 酶。胃酸分泌可被质子泵选择性抑制剂奥美拉唑所抑制,该药物已在临床上用于治疗消化性溃疡。

壁细胞分泌盐酸的基本过程如图 6-3-1 所示:壁细胞分泌的 H^+ 来自细胞内水的解离。在分泌小管膜中质子泵的作用下,H^+ 从胞内主动转运到分泌小管中。质子泵每水解 1 分子 ATP 所释放的能量能驱使一个 H^+ 从胞内进入分泌小管,同时驱动一个 K^+ 从分泌小管腔进入胞内。进入细胞的 K^+ 又经钾通道进入分泌小管腔,细胞内的 Cl^- 通过氯通道进入分泌小管腔,并与 H^+ 形成 HCl。当需要时,HCl 由壁细胞分泌小管腔进入胃腔。留在壁细胞内的 OH^- 在碳酸酐酶(CA)的催化下与 CO_2 结合成 HCO_3^-,HCO_3^- 通过壁细胞基底侧膜上的 Cl^--HCO_3^- 交换体被转运出细胞,而 Cl^- 则被转运入细胞内,补充被分泌入分泌小管中的 Cl^-。此外,壁细胞基底侧膜上的钠泵将细胞内的 Na^+ 泵出细胞,同时将 K^+ 泵入细胞,以补充由顶端膜丢失的部分 K^+。

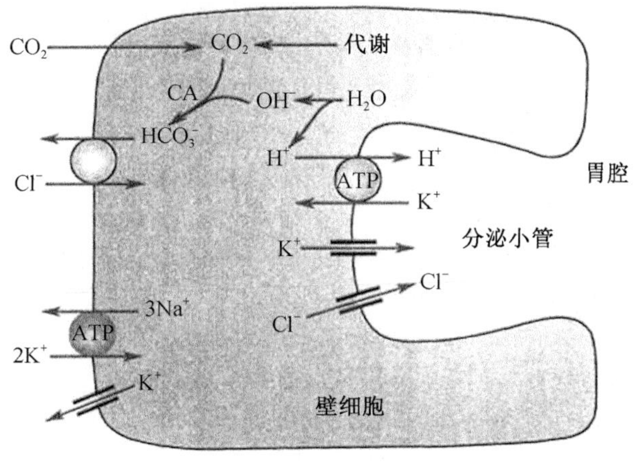

图 6-3-1　胃黏膜壁细胞分泌盐酸的基本过程

笔记

在消化期，由于胃酸大量分泌的同时有大量 HCO_3^- 进入血液，使血液暂时碱化，因而形成所谓的餐后碱潮。

胃内盐酸的作用：① 激活胃蛋白酶原，并为胃蛋白酶提供适宜的酸性环境；② 使食物中的蛋白质变性，有利于蛋白质的水解；③ 杀灭随食物进入胃内的细菌，对维持胃及小肠内的无菌状态具有重要意义；④ 盐酸随食糜进入小肠后，可促进促胰液素和缩胆囊素的分泌，进而引起胰液、胆汁和小肠液的分泌；⑤ 盐酸造成的酸性环境有利于小肠对铁和钙的吸收。由于盐酸属于强酸，对胃和十二指肠黏膜具有侵蚀作用，如果盐酸分泌过多，将损伤胃和十二指肠黏膜，诱发或加重溃疡。若胃酸分泌过少，则可引起腹胀、腹泻等消化不良症状。

2．胃蛋白酶原

胃蛋白酶原（pepsinogen）主要由泌酸腺的主细胞和黏液细胞分泌，无活性，以酶原形式储存在细胞内。胃蛋白酶原进入胃腔后，在胃酸作用下，分离出一个小分子多肽，变为有活性的胃蛋白酶（pepsin）。已被激活的胃蛋白酶对胃蛋白酶原也有激活作用，即自身催化（正反馈）。胃蛋白酶为内切酶，只在较强的酸性环境中才能发挥作用，最适 pH 为 1.8～3.5，当 pH 超过 5.0 时便完全失活。胃蛋白酶的功能是水解蛋白质，生成 [illegible]、胨等少量多肽和氨基酸。

3．黏液和碳酸氢盐

胃的黏液是由胃黏膜表面上皮细胞、泌酸腺中的黏液细胞、贲门腺和幽门腺共同分泌的。主要成分是糖蛋白，具有较高的黏滞性和形成凝胶的特性。它在正常人的胃黏膜表面形成厚约 500 μm 的凝胶保护层。黏液对胃黏膜具有润滑作用，有利于食糜在胃内的往返移动；保护胃黏膜免受坚硬食物的损伤；黏液呈中性或弱碱性，可降低胃液的酸度，减弱胃蛋白酶的活性；由于黏液具有较高的黏滞性，在胃黏膜表面形成的黏液层能减慢胃腔中 H^+ 向胃壁扩散的速度。胃内 HCO_3^- 主要是由胃黏膜内的非泌酸细胞分泌的，仅有少量的 HCO_3^- 是从组织间液渗入胃内的。黏液或碳酸氢盐联合形成一个抗胃黏膜损伤的凝胶层，称为黏液—碳酸氢盐屏障（图 6-3-2），可有效地阻挡 H^+ 的逆向扩散，保护胃黏膜免受 H^+ 的侵蚀。因为当 H^+ 从黏膜表面向深层扩散与胃黏膜上皮细胞分泌的 HCO_3^- 相遇而发生中和时，使靠近胃腔的一侧 pH 较低，靠近上皮细胞侧的黏液层则呈中性或偏碱性，从而有效地防止胃酸和胃蛋白酶对胃黏膜的侵蚀作用，这也是胃黏膜处于强酸和胃蛋白酶的环境中而不被消化的原因之一。

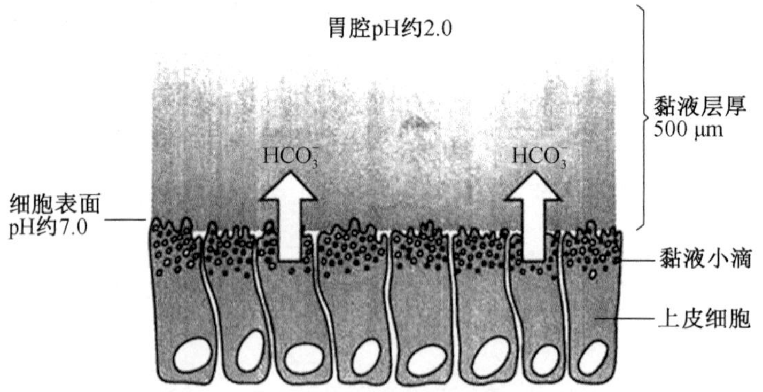

图 6-3-2 胃黏液—碳酸氢盐屏障模式图

除黏液—碳酸氢盐屏障外，胃上皮细胞的顶端膜和相邻细胞之间存在的紧密连接也起重要作用，它们对 H^+ 相对不通透，可防止胃腔内的 H^+ 向黏膜内扩散，紧密连接与黏液—碳酸氢盐屏障共同构成胃黏膜屏障（gastric mucosal barrier）。同时，胃黏膜还能合成和释放前列腺素和表皮生长因子，它们可抑制胃酸和胃蛋白酶原的分泌，刺激黏液和碳酸氢盐的分泌，使胃黏膜微血管扩张，增加黏膜血流量，有助于胃黏膜的修复和完整。

笔记

4. 内因子

内因子是壁细胞分泌的一种糖蛋白。它有两个活性部位：一个部位与进入胃内的维生素 B_{12} 结合，形成内因子—维生素 B_{12} 复合物，保护维生素 B_{12} 不被小肠内水解酶破坏；另一部位与远侧回肠黏膜上的受体结合，促进维生素 B_{12} 的吸收。当缺乏内因子时，可造成维生素 B_{12} 缺乏症，影响红细胞生成，出现巨幼红细胞贫血。

（二）消化期的胃液分泌

空腹时，胃液的分泌量很少。进食可刺激胃液大量分泌，称为消化期的胃液分泌。根据消化道感受食物刺激的部位，将消化期的胃液分泌分为头期、胃期和肠期三个时相。

1. 头期胃液分泌

进食时，食物的颜色、形状、气味、声音，以及咀嚼、吞咽动作，可刺激眼、耳、鼻、口腔、咽等处的感受器，通过传入冲动反射性地引起胃液分泌，称为头期胃液分泌。

引起头期胃液分泌的机制包括条件反射和非条件反射。前者是指食物的颜色、形状、气味、声音等对视、听、嗅觉器官的刺激引起的反射；后者则是当咀嚼和吞咽时，食物刺激口腔、舌和咽等处的机械和化学感受器，这些感受器的传入冲动传到位于延髓、下丘脑、边缘叶和大脑皮层的反射中枢后，再由迷走神经传出引起胃液分泌。迷走神经是条件反射和非条件反射的共同传出神经，其末梢主要支配胃腺和胃窦部的 G 细胞，既可直接促进胃液分泌，也可通过促胃液素间接促进胃液分泌，其中以直接促进胃液分泌更重要。

头期胃液分泌的特点是持续时间长（可持续 2～4 h）、分泌量多（约占消化期分泌总量的 30%）、酸度及胃蛋白酶的含量均很高；但受食欲的影响十分明显，可口的食物引起的胃液分泌远高于不可口的食物。人在情绪抑郁或惊恐时，头期胃液分泌可受到显著抑制。

2. 胃期胃液分泌

将食糜、肉的提取液、蛋白胨液等通过瘘管直接注入胃内，可直接刺激胃壁上的机械感受器和化学感受器，促进胃液大量分泌，其主要作用途径：① 食物直接扩张胃，刺激胃底、胃体的感受器，冲动沿迷走神经中的传入纤维传至中枢，再通过迷走神经中的传出纤维引起胃液分泌，这一反射称为迷走—迷走反射；食物扩张胃也能引起胃壁的内在神经丛短反射，直接或通过促胃液素间接引起胃腺分泌。② 扩张刺激幽门部的感受器，通过胃壁的内在神经丛作用于 G 细胞，引起促胃液素释放。③ 食物的化学成分，主要是蛋白质的消化产物肽和氨基酸，可直接作用于 G 细胞，引起促胃液素分泌；其他物质，如咖啡、茶、牛奶、乙醇、Ca^{2+} 等也能引起胃液大量分泌。

胃期分泌的胃液量约占进食后总分泌量的 60%，酸度和胃蛋白酶的含量也很高。

3. 肠期胃液分泌

将食糜、肉的提取液、蛋白胨液等通过瘘管直接注入十二指肠内也可引起胃液分泌轻度增加，说明当食物离开胃后，还有继续刺激胃液分泌的作用。机械扩张游离的空肠袢也能增加胃液的分泌，切断支配胃的神经后，这种分泌仍然存在，说明肠期的胃液分泌主要是通过体液调节机制实现的，神经调节可能并不重要。当食物进入小肠后，通过对小肠黏膜的机械性和化学性刺激，可使之分泌一种或几种胃肠激素，通过血液循环再作用于胃。在食糜的作用下，十二指肠黏膜除能释放促胃液素外，还能释放一种称为肠泌酸素的激素，也能刺激胃酸分泌。在切除胃窦的患者中发现，进食后血浆促胃液素水平仍然升高，说明十二指肠释放的促胃液素是肠期胃液分泌的体液因素之一。

肠期分泌的胃液量少（约占总分泌量的 10%）、酸度不高、消化力（指酶的含量）也不是很强，这可能与酸、脂肪、高张溶液进入小肠后对胃液分泌的抑制作用有关。

笔记

(三)调节胃液分泌的神经和体液因素

1. 促进胃液分泌的主要因素

(1) 迷走神经　迷走神经中有传出纤维直接支配壁细胞,通过末梢释放 ACh 作用于壁细胞上的胆碱能(M_3 型)受体而引起胃酸分泌,此受体可被胆碱能受体阻断剂阿托品阻断;迷走神经中也有纤维支配胃泌酸区黏膜内的肠嗜铬样(ECL)细胞和幽门部 G 细胞,使此两类细胞分别释放组胺和促胃液素,间接引起壁细胞分泌胃酸。

(2) 组胺　组胺(histamine)具有极强的促胃酸分泌作用,它由胃泌酸区黏膜中的 ECL 细胞分泌,以旁分泌的方式作用于邻旁壁细胞的 H_2 型受体,引起壁细胞分泌胃酸。组胺与 H_2 受体结合后是通过受体—G_s—AC—PKA 信号通路,使包括质子泵在内的有关蛋白磷酸化而生效的。西咪替丁(cimetidine)及其类似物可阻断组胺与 H_2 受体结合而抑制胃酸分泌,有助于消化性溃疡的愈合,该类物质也是临床上常用的抑酸药物。ECL 细胞膜中还存在促胃液素/缩胆囊素(CCK)受体和 M_3 受体,可分别与促胃液素和 ACh 结合而引起组胺释放,间接调节胃液的分泌,因此抑制 H_2 受体也能部分抑制促胃液素和 ACh 的促胃酸分泌作用。

(3) 促胃液素　促胃液素(gastrin)是由胃窦、十二指肠和空肠上段黏膜中 G 细胞分泌的一种胃肠激素。促胃液素可强烈刺激壁细胞分泌胃酸,这一效应是通过 CCK 受体—G_q—PLC—IP_3—Ca^{2+} 和 DG—PKC 信号通路实现的(与 ACh 对壁细胞的效应相同,只是受体不同)。促胃液素也能作用于 ECL 细胞上的 CCK 受体,促进 ECL 细胞分泌组胺,再通过组胺刺激壁细胞分泌盐酸。促胃液素的这种作用可能比它直接刺激壁细胞分泌盐酸的作用更为重要。

以上三种刺激胃酸分泌的内源性物质的作用见图 6-3-3。此外,Ca^{2+}、低血糖、咖啡因和乙醇等也可刺激胃酸分泌。

引起壁细胞分泌胃酸的大多数刺激物均能促进主细胞分泌胃蛋白酶原及黏液细胞分泌黏液。迷走神经递质 ACh 是主细胞分泌胃蛋白酶原的强刺激物;促胃液素也可直接作用于主细胞,促进胃蛋白酶原的分泌;十二指肠黏膜中的内分泌细胞分泌的促胰液素和缩胆囊素也能刺激胃蛋白酶原的分泌。

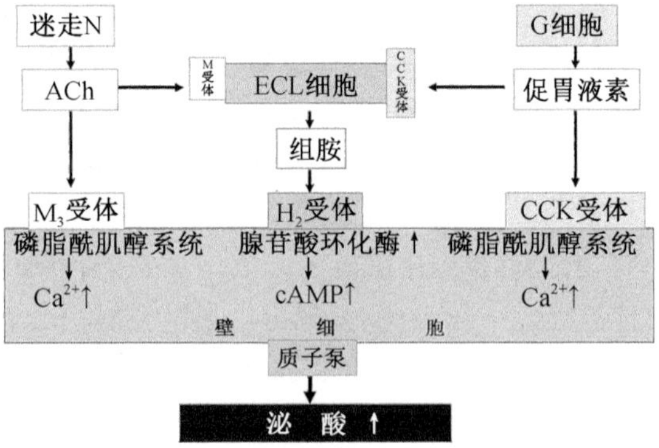

图 6-3-3　三种刺激胃酸分泌的内源性物质的作用

2. 抑制胃液分泌的主要因素

(1) 盐酸　消化期在食物入胃后可刺激 HCl 分泌。当 HCl 分泌过多时,可负反馈抑制胃酸分泌。一般来说,胃窦内 pH 降到 1.2 ~ 1.5 时胃酸分泌即受到抑制。其原因是 HCl 可直接抑制胃窦黏膜 G 细胞,使促胃液素释放减少;也能刺激胃黏膜 δ 细胞分泌生长抑素,间接抑制促胃液素和胃酸的分泌。十二指肠内 pH 降到 2.5 以下时,也能抑制胃酸分泌,其机制可能是胃酸可刺激小肠黏膜释放促胰液素和球抑胃素(bulbogastrone)。促胰液素对促胃液素引起的胃酸分泌有明显的抑制作用;而球抑胃素是一种能抑制胃酸分泌的肽类激素,但其化学结构尚未最后确定。

(2) 脂肪　在消化期,当食物中的脂肪及其消化产物进入小肠后,可刺激小肠黏膜分泌多种胃肠激素,如促胰液素、缩胆囊素、抑胃肽、神经降压素和胰高血糖素等,这些具有抑制胃液分泌和胃运动作用的激素,统称为肠抑胃素(enterogastrone)。

(3) 高张溶液　消化期当食糜进入十二指肠后,可使肠腔内出现高张溶液,高张溶液可刺激小肠内的渗透压感受器,通过肠—胃反射(entero-gastric reflex)抑制胃液分泌;也能通过刺激小肠黏膜释放若干种胃肠激素,抑制胃液分泌。

笔记

（四）胃黏膜的细胞保护作用及消化性溃疡的现代概念

1．胃黏膜的细胞保护作用

胃壁内存在的某些物质对胃黏膜上皮细胞具有强烈的细胞保护作用（cytoprotection）。已知胃黏膜上皮细胞中含有高浓度的前列腺素，可防止胃溃疡的形成，前列腺素对胃黏膜细胞有保护作用。此外，脑肠肽对胃黏膜也有一定的细胞保护作用。另外，经常存在的弱刺激，可以有效地减轻相继而来的强刺激对胃黏膜的损伤，这种情况被称为胃的适应性细胞保护作用。从现有研究资料来看，适应性细胞保护作用不仅在胃黏膜存在，还在肝、胰等组织中存在。因此，它极有可能是机体的一种普遍性适应现象。

前列腺素和胃肠激素可以激活胃黏膜细胞的腺苷酸环化酶，提高细胞内 cAMP 的水平，这可能是细胞保护作用机制之一；此外，前列腺素或胃肠激素通过抑制胃酸分泌、增加黏液和 HCO_3^- 分泌、改善胃黏膜血流量等作用，对胃黏膜的细胞保护作用也具有一定的影响。

2．消化性溃疡的现代概念

消化性溃疡包括胃溃疡和十二指肠溃疡，是一种常见病和多发病。过去认为是胃肠道内攻击因子和保护因子不平衡所致。所谓的攻击因子多指胃酸，故有“无酸无溃疡”的说法。现认为，溃疡是由幽门螺杆菌的感染引起的。研究发现，在十二指肠溃疡患者的胃内，几乎 100% 可检出幽门螺杆菌；在成年胃溃疡患者中约有 70% 感染此菌。由于发现使用抗生素可以根除幽门螺杆菌的感染而治愈溃疡病，因此，这个发现被认为是对消化性溃疡等疾病认识的一次革命。目前推崇三联疗法，即用阿莫西林 + 甲硝唑（灭滴灵）+ 铋剂，前两者杀灭幽门螺杆菌，后者能在胃中与黏液结合，有保护细胞和灭菌作用。

二、胃的运动

根据胃壁肌层结构和功能的特点，可将胃分为头区和尾区两部分。头区包括胃底和胃体的上 1/3，它的运动较弱，主要功能是储存食物；尾区为胃体的下 2/3 和胃窦，它的运动较强，主要功能是磨碎食物，使之与胃液充分混合，形成食糜，并将食糜逐步排入十二指肠。

（一）胃的运动形式

1．容受性舒张

进食时食物刺激口腔、咽、食管等处的感受器，可反射性引起胃底和胃体（以头区为主）舒张，称为容受性舒张（receptive relaxation）。正常人空腹时，胃的容量仅约 50 mL，进餐后可达 1.5 L，容受性舒张能使胃容量大大增加，以接纳大量食物入胃，而胃内压却无显著升高。容受性舒张是通过迷走—迷走反射实现的，但参与该反射的迷走神经传出纤维属于抑制性纤维，其节后纤维释放的递质可能是某种肽类物质。另外，食物对胃壁的机械刺激，以及食糜对十二指肠的机械、化学刺激均能通过迷走—迷走反射和内在神经丛反射引起胃底和胃体平滑肌的舒张，因此，胃容受性舒张可能有多种机制参与。

2．紧张性收缩

胃壁平滑肌经常处于一定程度的缓慢持续收缩状态，称为紧张性收缩（tonic contraction）。紧张性收缩在空腹时即已存在，充盈后逐渐加强。这种运动能使胃保持一定的形状和位置，防止胃下垂；也使胃内保持一定压力，以利于胃液渗入食团中；它还是其他运动形式的基础。进食后，头区的紧张性收缩加强，可协助胃内容物向幽门方向移动。

3．蠕动

胃的蠕动以尾区为主。空腹时基本上不出现蠕动，食物入胃后约 5 min，蠕动便开始。胃的蠕动始于胃中部，并向幽门方向推进。蠕动波约需 1 min 到达幽门，频率约每分钟 3 次，表现为

笔记

一波未平、一波又起。蠕动波开始时较弱，在传播途中逐渐加强，速度也明显加快，一直传到幽门。当幽门括约肌舒张时，在蠕动波产生的压力下，胃窦内少量食糜（1～2 mL）被排入十二指肠；当幽门括约肌收缩时，食糜将被反向推回。食糜的这种后退有利于食物和消化液的混合，也对块状食物起碾磨粉碎作用。

胃蠕动的频率受胃平滑肌慢波节律的控制，胃的慢波起源于胃大弯上部，沿纵行肌向幽门方向传播。胃平滑肌的收缩通常发生在慢波出现后6～9 s内、动作电位出现后1～2 s内。

胃蠕动的生理意义在于磨碎进入胃内的食团，使之与胃液充分混合，形成糊状食糜；并将食糜逐步推入十二指肠。

（二）胃排空及其控制

1．胃排空

食物由胃排入十二指肠的过程称为胃排空（gastric emptying）。食物入胃后5 min左右就开始胃排空，排空速度与食物的物理性状及化学组成有关。液体食物较固体食物排空快，小颗粒食物较大块食物排空快，等渗液体较非等渗液体排空快；三大营养物质中糖类食物排空最快，蛋白质次之，脂肪最慢；混合食物需要4～6 h完全排空。

2．胃排空的控制

（1）*胃内因素促进胃排空*　食物对胃的扩张刺激可通过迷走—迷走反射和胃壁的内在神经丛局部反射引起胃运动的加强，促进胃排空。此外，食物对胃的扩张刺激和食物中某些化学成分可引起胃幽门部G细胞释放促胃液素。促胃液素能促进胃的运动，也能增强幽门括约肌的收缩，其总效应是促进胃排空。

（2）*十二指肠内因素抑制胃排空*　在十二指肠壁上存在着多种感受器，当食糜进入十二指肠后，食糜中的酸、脂肪和高渗性，以及对肠壁的机械扩张均可刺激这些感受器，通过肠—胃反射抑制胃的运动，使胃排空减慢。此外，食糜中的酸和脂肪还可刺激小肠黏膜释放促胰液素、抑胃肽等，抑制胃运动，延缓胃排空。

胃排空的直接动力是胃和十二指肠内的压力差，而其原动力则为胃平滑肌的收缩。当胃运动加强使胃内压大于十二指肠内压时，便发生一次胃排空；在食糜进入十二指肠后，受十二指肠内因素的抑制，胃运动减弱而使胃排空暂停；随着胃酸被中和，食物的消化产物逐渐被吸收，对胃运动的抑制消除，胃的运动又逐渐增强，胃排空再次发生。如此反复，直至食糜全部由胃排入十二指肠为止。可见，胃排空是间断进行的。胃内因素促进胃排空，而十二指肠内因素抑制胃排空，两个因素互相消长、互相更替，自动控制着胃排空，使胃内容物的排空能较好地适应十二指肠内消化和吸收的速度。

（三）消化间期胃的运动

胃在空腹状态下除存在紧张性收缩外，也出现以间歇性强力收缩伴有较长时间的静息期为特点的周期性运动，称为消化间期移行性复合运动（migrating motor complex，MMC）。这种运动开始于胃体上部，并向肠道方向传播。消化间期MMC使胃肠保持断续的运动，能将胃肠内容物，包括上次进食后的食物残渣、脱落的细胞碎片和细菌、空腹时吞下的唾液及胃黏液等清扫干净。若消化间期的这种移行性复合运动减弱，可引起功能性消化不良及肠道内细菌过度繁殖等病症。

（四）呕吐

呕吐（vomiting）是将胃内容物（有时有肠内容物）从口腔强力驱出的动作。当舌根、咽部、胃、肠、胆总管、泌尿生殖器官、视觉和前庭器官（如晕船时）等处的感受器受到刺激时均可引发呕吐。呕吐前常有恶心、流涎、呼吸急促和心跳加快而不规则等表现，呕吐时先深吸气，接着声门和鼻咽通道关闭，胃窦部、膈肌和腹壁肌强烈收缩，胃上部和食管下端舒张，使胃内容物经食

笔记

管从口腔驱出。剧烈呕吐时，十二指肠和空肠上段也强烈收缩，使十二指肠内容物倒流入胃，故呕吐物中有时混有胆汁和小肠液。呕吐是一系列复杂的反射活动。呕吐可将胃肠内有害物质排出，具有保护意义；但持续、剧烈的呕吐则可导致水、电解质和酸碱平衡紊乱。

第四节　小肠内的消化

食糜由胃进入小肠即开始小肠内消化过程，小肠是食物消化和吸收的最重要部位。在小肠内，食物受到胰液、胆汁和小肠液的化学性消化和小肠运动的机械性消化作用。在这里，食物的消化基本完成，并且许多物质都是在这里被吸收，余下的食物残渣则进入大肠。食物在小肠内停留的时间随其性质不同而有差异，一般混合性食物在小肠内停留的时间为 3～8 h。

一、胰液的分泌

胰腺是兼有外分泌和内分泌功能的腺体。胰腺的内分泌功能主要与糖代谢调节有关。胰腺的外分泌物为胰液，是由胰腺的腺泡细胞和小导管管壁细胞所分泌的，具有很强的消化能力。

（一）胰液的性质、成分和作用

胰液（pancreatic juice）是无色无臭的碱性液体，pH 为 7.8～8.4，渗透压与血浆大致相等。人每日分泌的胰液量为 1～2 L。

胰液中含有无机物和有机物。在无机成分中，HCO_3^- 的含量很高，它是由胰腺内的小导管细胞分泌的。HCO_3^- 的主要作用是中和进入十二指肠的胃酸，使肠黏膜免受强酸的侵蚀；同时也提供小肠内多种消化酶活动的最适 pH 环境（pH 7～8）。

胰液中的有机物主要是蛋白质，含量从 0.1% 到 10% 不等，随分泌速度的不同而有所不同。胰液中的蛋白质主要是多种消化酶，由腺泡细胞分泌。主要的消化酶有胰淀粉酶、胰脂肪酶、胰蛋白酶原和糜蛋白酶原。

肠液中的肠激酶是激活胰蛋白酶原的特异性酶，可使胰蛋白酶原变为有活性的胰蛋白酶，已被激活的胰蛋白酶也能激活胰蛋白酶原而形成正反馈，加速其活化。此外，酸、组织液等也能使胰蛋白酶原活化。糜蛋白酶原主要在胰蛋白酶作用下转化为有活性的糜蛋白酶。胰蛋白酶和糜蛋白酶的作用极为相似，都能分解蛋白质为脲和胨，当两者一同作用于蛋白质时，则可将蛋白质消化为小分子多肽和游离氨基酸；糜蛋白酶还有较强的凝乳作用。

此外，正常胰液中还含有羧基肽酶、核糖核酸酶、脱氧核糖核酸酶等水解酶。它们也以酶原的形式分泌，在已活化的胰蛋白酶作用下激活。

胰液由于含有水解糖、脂肪和蛋白质三类营养物质的消化酶，因而是最重要的消化液。临床和实验均证明，当胰液分泌障碍时，即使其他消化液分泌都正常，食物中的脂肪和蛋白质仍不能完全消化和吸收，常可引起脂肪泻，但糖的消化和吸收一般不受影响。

（二）胰液分泌的调节

在非消化期，胰液几乎不分泌或很少分泌。进食后，胰液便开始分泌。所以，食物是刺激胰液分泌的自然因素。进食时，胰液分泌受神经和体液双重控制，但以体液调节为主。

1. 神经调节

食物的性状、气味，以及食物对口腔、食管、胃和小肠的刺激都可通过神经反射（包括条件反射和非条件反射）引起胰液分泌。反射的传出神经主要是迷走神经，其末梢释放 ACh 直接作用于胰腺，也可通过引起促胃液素的释放，间接引起胰腺分泌。迷走神经主要作用于胰腺的腺泡

笔记

细胞,对小导管细胞的作用较弱,因此,迷走神经兴奋引起胰液分泌的特点是水和碳酸氢盐含量很少,而酶的含量却很丰富。

2. 体液调节

调节胰液分泌的体液因素主要有促胰液素和缩胆囊素。

(1) 促胰液素　促胰液素是历史上第一个被发现的激素,当酸性食糜进入小肠后,可刺激小肠黏膜释放促胰液素。产生促胰液素的细胞为S细胞。生理学家王志均教授等曾在具有移植胰的狗身上观察引起促胰液素释放的因素,结果表明,盐酸是最强的刺激因素,其次为蛋白质分解产物和脂肪酸钠,糖类几乎没有刺激作用。

促胰液素主要作用于胰腺小导管上皮细胞,使其分泌大量的水和 HCO_3^-,因而使胰液的分泌量大为增加,而酶的含量却很低。

(2) 缩胆囊素　缩胆囊素的一个重要作用是促进胰液中各种酶的分泌,故也称促胰酶素(pancreozymin, PZ);它的另一重要作用是促进胆囊强烈收缩,排出胆汁。缩胆囊素对胰腺组织还有营养作用,可促进胰组织蛋白质和核糖核酸的合成。引起缩胆囊素释放的因素按由强至弱的顺序为蛋白质分解产物、脂肪酸钠、盐酸、脂肪;糖类没有刺激作用。

影响胰液分泌的体液因素还有胃窦分泌的促胃液素、小肠分泌的血管活性肠肽等,它们在作用上分别与缩胆囊素和促胰液素相似。

近年来的资料表明,促胰液素和缩胆囊素对胰液分泌的作用是通过不同机制实现的:前者以cAMP为第二信使;后者则是通过磷脂酰肌醇系统,在 Ca^{2+} 介导下起作用的。

促胰液素和缩胆囊素之间存在协同作用,即一个激素可加强另一个激素的作用。此外,迷走神经对促胰液素也有加强作用。

二、胆汁的分泌和排出

肝细胞能持续分泌胆汁。在非消化期,肝脏分泌的胆汁主要储存于胆囊内,进食后,食物及消化液可刺激胆囊收缩,将储存于胆囊内的胆汁排入十二指肠。直接从肝细胞分泌的胆汁称为肝胆汁,储存在胆囊内并由胆囊排出的胆汁称为胆囊胆汁。

(一) 胆汁的性质、成分和作用

1. 胆汁的性质和成分

胆汁是一种有色、味苦、较稠的液体。肝胆汁呈金黄色,透明清亮,呈弱碱性(pH 7.4)。胆囊胆汁因被浓缩而颜色加深,为深棕色,因 HCO_3^- 在胆囊中被吸收而呈弱酸性(pH 6.8)。成年人每日分泌胆汁0.8~1.0 L。胆汁中除水分外,含有胆盐、卵磷脂、胆固醇和胆色素等有机物和 Na^+,K^+,Ca^{2+},HCO_3^- 等无机物。胆汁是唯一不含消化酶的消化液。胆汁中最重要的成分是胆盐,其主要作用是促进脂肪的消化和吸收;胆色素是血红素的分解产物,是决定胆汁颜色的主要成分;胆固醇是肝脏脂肪代谢的产物。

胆盐与卵磷脂都是双嗜性分子,因而可聚合成微胶粒,胆固醇可溶入微胶粒中。卵磷脂是胆固醇的有效溶剂,胆固醇的溶解量取决于胆汁中它与卵磷脂的适当比例。当胆固醇含量过多或卵磷脂含量过少时,胆固醇便从胆汁中析出而形成胆固醇结石。另外,胆汁中绝大部分胆红素在正常情况下以溶于水的结合形式(双葡萄糖醛酸胆红素)存在,仅约1%以不溶于水的游离形式存在,后者能与 Ca^{2+} 结合成胆红素钙而发生沉淀。在某些情况下游离型胆红素增多,便有可能形成胆红素结石。

2. 胆汁的作用

笔记

胆汁的主要作用是促进脂肪的消化和吸收。

(1) 促进脂肪的消化　胆汁中的胆盐、卵磷脂和胆固醇等均可作为乳化剂,降低脂肪的表面张力，使脂肪乳化成微滴分散在水溶性的肠液中，从而增加胰脂肪酶的作用面积，促进脂肪的分解消化。

(2) 促进脂肪和脂溶性维生素的吸收　在小肠绒毛表面覆盖有一层不流动水层，即静水层，脂肪分解产物不易穿过静水层到达肠黏膜表面而被上皮细胞吸收。肠腔中的脂肪分解产物，如脂肪酸、一酰甘油等均可掺入由胆盐聚合成的微胶粒中，形成水溶性的混合微胶。混合微胶粒则很容易穿过静水层而到达肠黏膜表面，从而促进脂肪分解产物的吸收。胆汁的这一作用，也有助于脂溶性维生素 A，D，E，K 的吸收。

(3) 中和胃酸及促进胆汁自身分泌　胆汁排入十二指肠后，可中和一部分胃酸；进入小肠的胆盐绝大部分由回肠黏膜吸收入血，通过门静脉回到肝脏再形成胆汁，这一过程称为胆盐的肠—肝循环。返回到肝脏的胆盐有刺激肝胆汁分泌的作用，称为胆盐的利胆作用(图 6-4-1)。

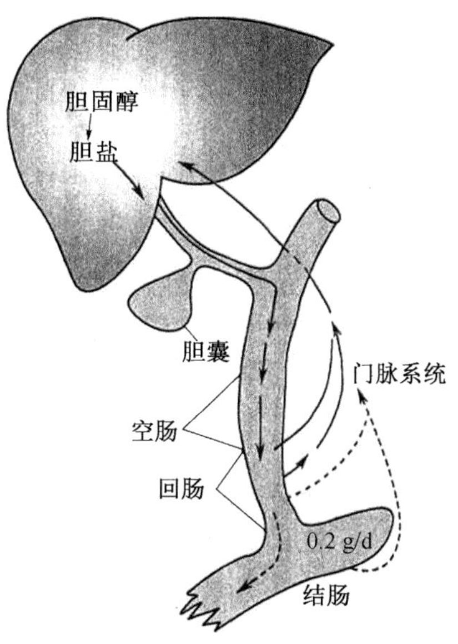

图 6-4-1　胆盐的肠—肝循环

注：实线表示来自肝脏的胆盐，虚线表示由细菌作用产生的胆盐。

(二) 胆汁分泌和排出的调节

食物是引起胆汁分泌和排出的自然刺激物，其中以高蛋白食物刺激作用最强，高脂肪和混合食物次之，而糖类食物作用最弱。胆汁的分泌和排出受神经和体液因素的调节，以体液调节为主。

1. 神经调节

进食动作或食物对胃、小肠黏膜的刺激，通过迷走神经末梢释放 ACh 直接作用于肝细胞和胆囊，增加胆汁分泌和引起胆囊收缩，也可通过促胃液素的释放，间接引起胆汁分泌增加。

2. 体液调节

(1) 促胃液素　可直接刺激肝细胞分泌胆汁；也可先引起盐酸分泌，然后由盐酸作用于十二指肠黏膜，使之释放促胰液素，进而促进胆汁分泌。

(2) 促胰液素　主要促进胆管上皮细胞分泌大量的水和 HCO_3^-，而刺激肝细胞分泌胆盐的作用不显著。

(3) 缩胆囊素　可引起胆囊平滑肌收缩和壶腹括约肌舒张，促使胆囊胆汁排出。

(4) 胆盐　通过胆盐的肠—肝循环可刺激肝胆汁分泌，即胆盐的利胆作用。

三、小肠液的分泌

小肠内有两种腺体，即位于十二指肠黏膜下层的十二指肠腺和分布于整个小肠黏膜层的小肠腺。前者又称勃氏腺(Brunner's gland)，分泌含黏蛋白的碱性液体，黏稠度很高，其主要作用是保护十二指肠黏膜上皮，使之免受胃酸侵蚀；后者又称李氏腺(crypt of Lieberkuhn)，分布于全部小肠的黏膜层内，其分泌液为小肠液的主要部分。

小肠液是一种弱碱性液体，pH 约为 7.6，渗透压与血浆相等，成年人每日分泌量为 1～3 L。大量的小肠液可稀释消化产物，使其渗透压下降，有利于吸收。小肠液分泌后又很快被绒毛上皮重新吸收，这种液体的交流为小肠内营养物质的吸收提供一个大容量媒介。

近年来认为，真正由小肠腺分泌的酶只有肠激酶一种，它能将胰液中的胰蛋白酶原活化为胰蛋白酶，以利于蛋白质的消化。除肠腔内的消化酶对食物进行消化外，小肠对食物的消化还存在一种特殊的方式，在小肠上皮细胞的刷状缘和上皮细胞内含有多种消化酶，如分解寡肽的

笔记

肽酶、分解双糖的蔗糖酶和麦芽糖酶等，这些酶可分别将寡肽和双糖进一步分解为氨基酸和单糖。但当这些酶随脱落的肠上皮细胞进入肠腔后，则对小肠内消化不再起作用。

四、小肠的运动

（一）小肠的运动形式

1. 分节运动

分节运动是一种以环行肌为主的节律性收缩和舒张交替进行的运动。这种形式的运动表现为食糜所在肠道的环行肌以一定的间隔交替收缩，把食糜分割成许多节段；随后，原收缩处舒张、原舒张处收缩，使原来节段的食糜分成两半，邻近的两半合在一起，形成新的节段。如此反复，食糜得以不断分开，又不断混合（图6-4-2）。空腹时分节运动几乎不存在，食糜进入小肠后逐步加强。由上至下，小肠的分节运动存在频率梯度，小肠上部频率较高，在十二指肠约为 11 次/min，向小肠远端逐步降低，至回肠末端减为 8 次/min。分节运动的意义在于：① 使食糜与消化液充分混合，有利于化学性消化；② 增加食糜与小肠黏膜的接触，并不断挤压肠壁以促进血液和淋巴回流，有助于吸收；③ 分节运动本身对食糜的推进作用很小，但分节运动存在由上而下的频率梯度，对食糜有一定的推进作用。

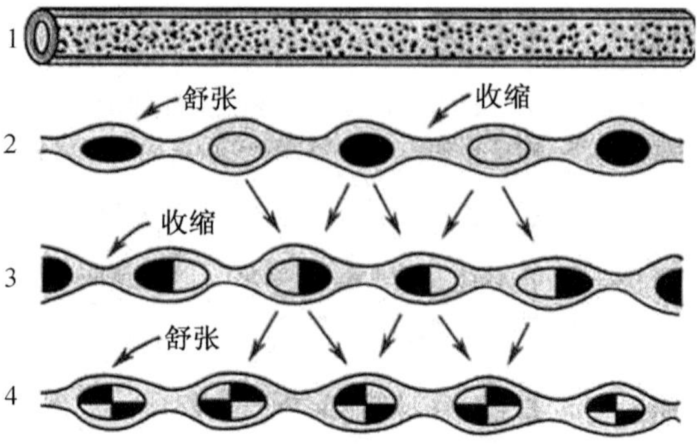

图 6-4-2 小肠分节运动示意图

2. 紧张性收缩

紧张性收缩是小肠进行其他运动的基础，并使小肠保持一定的形状和位置。

3. 蠕动

小肠的蠕动可发生在小肠的任何部位，推进速度为 0.5 ~ 2.0 cm/s，行数厘米后消失。其作用是将食糜向小肠远端推进一段后，在新的肠段进行分节运动。此外，有一种传播很快（2 ~ 25 cm/s）、很远的运动，称为蠕动冲（peristaltic rush），可一次把食糜从小肠始段推送到末端，有时可推送到大肠。蠕动冲由进食时的吞咽动作或食糜进入十二指肠而引起。有时在回肠末段可出现一种与一般蠕动方向相反的逆蠕动，其作用是防止食糜过早通过回盲瓣进入大肠，增加食糜在小肠内的停留时间，以便于对食糜进行更充分的消化和吸收。

（二）小肠运动的调节

小肠的运动主要受肌间神经丛的调节，食糜对肠黏膜的机械、化学性刺激，可通过局部反射使运动加强。在整体情况下，外来神经也可调节小肠的运动，一般副交感神经兴奋时肠壁的紧张性升高、蠕动加强，而交感神经的作用则相反。促胃液素、P 物质、脑啡肽、5-羟色胺等体液因素也可促进小肠的运动，促胰液素、生长抑素和肾上腺素则起抑制作用。

（三）回盲括约肌的功能

回肠末端与盲肠交界处的环行肌明显加厚，称为回盲括约肌。该括约肌平时保持轻度的收缩状态，使回肠末端内压力升高，使之高于大肠内压力，一方面可防止小肠内容物过快排入大肠，有利于小肠的完全消化和吸收；另一方面能阻止大肠内食物残渣的倒流。食物入胃后，可通过胃—回肠反射使回肠蠕动加强，当蠕动波到达近回盲括约肌数厘米处时括约肌舒张，这样，当蠕动波到达时，约有 4 mL 内容物被推入大肠。肠内容物对盲肠的机械性扩张刺激可通过肠壁的内在神经丛的局部反射，使回盲括约肌收缩。

笔记

第五节　大肠的功能

人类的大肠内没有重要的消化活动。大肠的主要功能：① 吸收水分和无机盐，参与机体对水、电解质平衡的调节；② 吸收由结肠内微生物产生的维生素 B，K；③ 完成对食物残渣的加工，形成并暂时储存粪便。

一、大肠液的分泌

大肠液是由大肠黏膜表面的柱状上皮细胞及杯状细胞分泌的。大肠的分泌物富含黏液和碳酸氢盐，其 pH 为 8.3～8.4。大肠液中可能含有少量二肽酶和淀粉酶，但它们对物质分解作用不大。大肠液的主要作用在于其中的黏液蛋白，它能保护肠黏膜和润滑粪便。

大肠液的分泌主要是由食物残渣对肠壁的机械性刺激所引起的。副交感神经可促进大肠液的分泌，交感神经则抑制其分泌。

二、排便

正常人的直肠内通常是没有粪便的。当肠蠕动将粪便推入直肠，刺激直肠壁内的感受器，冲动经盆神经和腹下神经传至脊髓腰骶段的初级排便中枢，同时上传到大脑皮质，引起便意。当条件许可时，即可发生排便反射（defecation reflex）。此时，传出冲动通过盆神经，使降结肠、乙状结肠和直肠收缩，肛门内括约肌舒张；阴部神经的冲动减少，肛门外括约肌舒张，将粪便排出体外；同时，支配膈肌和腹肌的神经兴奋，因而膈肌和腹肌收缩，腹内压升高，促进粪便排出。

直肠对粪便压力刺激有一定阈值，进入直肠的粪便刺激达到此阈值时，即产生便意。排便反射受大脑皮质的控制，意识可加强或抑制排便。粪便在大肠内滞留过久，水分吸收过多而干硬，引起排便困难和排便次数减少，称为便秘。因此，必须养成定时排便的习惯。直肠黏膜由于炎症而敏感性提高，即使肠内只有少量粪便和黏液等，也可引起便意及排便反射，并在便后有排便未尽的感觉，临床上称之为"里急后重"，常见于痢疾或肠炎。

三、大肠内细菌的活动

大肠内有许多细菌，主要是大肠埃希菌、葡萄球菌等。它们主要来自空气和食物，大肠内的酸碱度和温度适合于一般细菌的活动和繁殖；细菌内含有能分解食物残渣的酶。细菌对糖和脂肪的分解称为发酵，能产生乳酸、醋酸、CO_2、甲烷等。细菌对蛋白质的分解称为腐败，其结果产生氨、硫化氢、组胺、吲哚等，其中有的成分由肠壁吸收后到肝脏进行解毒。大肠内的细菌能利用肠内较为简单的物质合成 B 族维生素和维生素 K，它们在肠内吸收，对人体有营养作用。

四、食物中纤维素对肠功能的影响

食物中的纤维素对肠功能和胃肠疾病具有重要影响，近年来已受到医学界的重视。一般认为，适当增加食物中纤维素的含量有益于增进健康，可预防便秘、痔疮、结肠癌等疾病的发生。食物中的纤维素对肠功能的影响主要有：① 多糖纤维能与水结合而形成凝胶，可限制水的吸收，增加粪便的体积，有利于粪便的排出；② 纤维素能刺激肠运动，缩短粪便在大肠内停留的时间，

笔记

以减少有害物质对胃肠和整个机体的毒害作用;③ 纤维素可降低食物中热量的比例,减少含高能量物质的摄取,有助于纠正不正常的肥胖。

第六节 吸 收

一、吸收的部位和途径

消化道不同部位所吸收的物质和吸收速度是不同的,这主要取决于各部分消化道的组织结构,以及食物在各部位被消化的程度和停留时间。食物在口腔和食管内一般不被吸收。食物在胃内的吸收也很少,胃能吸收乙醇和少量水。小肠是吸收的主要部位,糖类、蛋白质和脂肪的消化产物大部分在十二指肠和空肠被吸收,回肠具有其独特的功能,即能主动吸收胆盐和维生素 B_{12}(图 6-6-1)。食物中大部分营养在到达回肠时,通常已被吸收完毕,因此,回肠是吸收功能的储备部分。小肠内容物在进入大肠后可被吸收的物质已非常少。大肠可吸收的主要是水和盐类,大肠一般可吸收大肠内容物中 80% 的水和 90% 的 Na^+ 和 Cl^-。

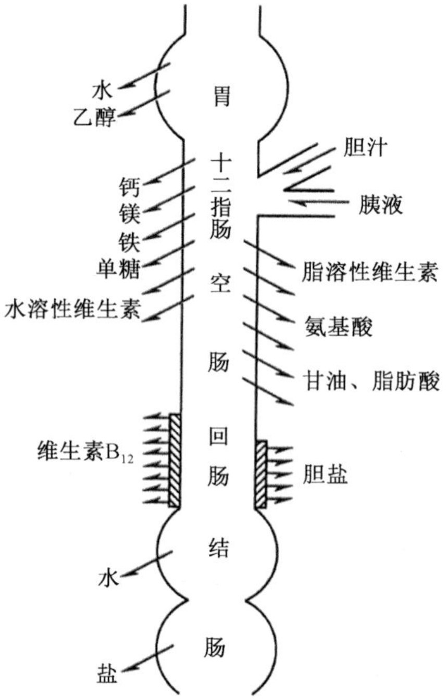

图 6-6-1 物质在消化道吸收示意图

正常成年人的小肠长 4 ~ 5 m。小肠内面黏膜具有许多环状皱襞,皱襞上有大量绒毛,绒毛长 0.5 ~ 1.5 mm。每一条绒毛的外表面是一层柱状上皮细胞,而每一柱状上皮细胞的顶端膜上约有 170 条微绒毛。环状皱襞、绒毛和微绒毛的存在,使小肠的吸收面积比同样长短的简单圆筒的面积增加约 600 倍,可达 200 ~ 250 m^2(图 6-6-2)。小肠除具有巨大的吸收面积外,食物在小肠内停留的时间较长(3 ~ 8 h),食物在小肠内已被消化为适于吸收的小分子物质。这些都是小肠在吸收中发挥主要作用的有利条件。

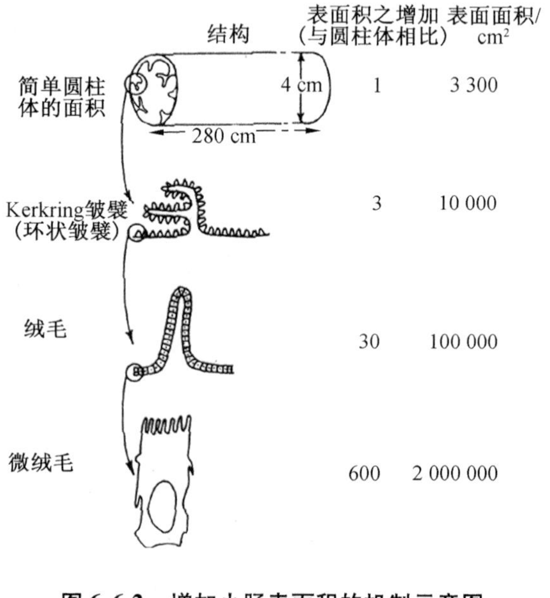

图 6-6-2 增加小肠表面积的机制示意图

小肠绒毛内部含有丰富的毛细血管、毛细淋巴管、平滑肌和神经纤维网等结构。动物在空腹时,绒毛不活动。进食则可引起绒毛产生节律性的伸缩和摆动。这些运动可加速绒毛内血液和淋巴流动,有助于吸收。绒毛运动由神经控制,刺激内脏神经可加强绒毛运动。绒毛运动还受小肠黏膜释放的一种胃肠激素——缩肠绒毛素的调节。

笔记

营养物质可通过两条途径进入血液或淋巴:一是跨细胞途径(transcellular pathway),即通过绒毛柱状上皮细胞的顶端膜进入细胞,再通过细胞基底侧膜进入血液或淋巴;二是细胞旁途径

(paracellular pathway),即通过相邻上皮细胞之间的紧密连接进入细胞间隙,然后转入血液或淋巴。营养物质通过质膜的机制包括被动转运、主动转运及胞饮等。

二、小肠内主要物质的吸收

在小肠中被吸收的物质不仅包括经口摄入的食物和水,还包括各种消化腺分泌入消化道内的水、无机盐和某些有机成分。以水为例,人每日分泌入消化道内的各种消化液总量可达 6 ~ 8 L,每日还饮水 1 ~ 2 L,而每日由粪便中排出的水仅约 150 mL。因此,由小肠每日吸收入体内的液体量可达 8 L 以上。如此大量的水若不能重新回到体内,势必造成严重脱水,致使内环境稳态遭受破坏。急性呕吐和腹泻时,在短时间内损失大量液体的严重性就在于此。

正常情况下,小肠每日还吸收数百克糖、100 g 以上脂肪、50 ~ 100 g 氨基酸及 50 ~ 100 g 离子等。实际上,小肠吸收的能力远超过这些数字,因而具有巨大的储备能力。

(一) 水的吸收

水的吸收都是跟随溶质分子的吸收而被动吸收的,各种溶质,特别是 NaCl 的主动吸收所产生的渗透压梯度是水吸收的主要动力。细胞膜和细胞间的紧密连接对水的通透性都很大,而驱使水吸收的渗透压一般只有 3 ~ 5 mOsm/(kg · H_2O)。

在十二指肠和空肠上部,水从肠腔进入血液和水从血液进入肠腔的量都很大,因此肠腔内液体的减少并不明显。在回肠,离开肠腔的液体比进入的多,因而肠内容量大为减少。

(二) 无机盐的吸收

一般说来,单价碱性盐类如 Na^+、K^+、NH_4^+ 的吸收很快,多价碱性盐类则吸收很慢。凡能与 Ca^{2+} 结合而形成沉淀的盐,如硫酸盐、磷酸盐、草酸盐等,则不能被吸收。

1. 钠的吸收

成年人每日经口摄入 Na^+ 5 ~ 8 g,每日分泌入消化液中的 Na^+ 为 20 ~ 30 g,而每日大肠吸收的总 Na^+ 为 25 ~ 35 g,说明肠内容物中 95% ~ 99% 的 Na^+ 已被吸收。

小肠黏膜上皮从肠腔内吸收 Na^+ 是个主动过程,动力来自上皮细胞基底侧膜中钠泵的活动。钠泵的活动造成细胞内低 Na^+,且黏膜上皮细胞内的电位较膜外肠腔内电位约低 40 mV,故 Na^+ 顺电—化学梯度,并与其他物质(如葡萄糖、氨基酸等逆浓度差)同向地转运入细胞。进入细胞内的 Na^+ 再在基底侧膜经钠泵被转运出细胞,进入组织间液,随后进入血液。

2. 铁的吸收

成年人每日吸收铁约 1 mg。铁的吸收与机体对铁的需要量有关,当服用相同剂量的铁后,缺铁患者可比正常人的铁吸收量高 2 ~ 5 倍。食物中的铁绝大部分是高铁(Fe^{3+}),不易被吸收,当它还原为亚铁(Fe^{2+})时则较易被吸收。Fe^{2+} 的吸收速度要比相同量的 Fe^{3+} 快 2 ~ 15 倍。维生素 C 能将 Fe^{3+} 还原为 Fe^{2+} 而促进铁的吸收。铁在酸性环境中易溶解而便于被吸收,故胃液中的盐酸有促进铁吸收的作用。胃大部切除的患者可伴发缺铁性贫血。铁主要在小肠上部被吸收。

3. 钙的吸收

食物中的钙 20% ~ 30% 被吸收,大部分随粪便排出。食物中的钙必须变成 Ca^{2+} 才能被吸收,影响 Ca^{2+} 吸收的主要因素是维生素 D 和机体对钙的需要量。高活性的维生素 D(1,25 - 二羟维生素 D_3)能促进小肠对 Ca^{2+} 的吸收。儿童和哺乳期妇女因对钙的需要量增大而吸收增多。此外,钙盐只有在水溶液状态(如 $CaCl_2$、葡萄糖酸钙溶液),而且在不被肠腔中其他任何物质沉淀的情况下,才能被吸收。肠内容物的酸度对钙的吸收有重要影响,在 pH 约为 3 时,钙呈离子化状态,吸收最好。肠内容物中磷酸过多,将使之形成不溶解的磷酸钙,使 Ca^{2+} 不能被吸收。此

笔记

外，脂肪食物对钙的吸收有促进作用，脂肪分解释放的脂肪酸，可与 Ca^{2+} 结合成钙皂，后者可和胆汁酸结合，形成水溶性复合物而被吸收。

小肠黏膜对 Ca^{2+} 的吸收通过跨上皮细胞和细胞旁途径两种形式进行。十二指肠是跨上皮细胞主动吸收 Ca^{2+} 的主要部位，小肠各段都可通过细胞旁途径被动吸收 Ca^{2+}。从 Ca^{2+} 的吸收量来看，可能以后一种形式吸收的 Ca^{2+} 更多，部位以空肠和回肠为主要。

4．负离子的吸收

在小肠内吸收的负离子主要是 Cl^- 和 HCO_3^-，由钠泵产生的电位差可促进肠腔负离子向细胞内移动。但有证据认为，负离子也可独立进行跨膜移动。

（三）糖的吸收

食物中的糖类一般须分解为单糖后才能被小肠上皮细胞吸收。各种单糖的吸收速率有很大差别，已糖的吸收很快，戊糖则很慢。在已糖中，又以半乳糖和葡萄糖的吸收为最快，果糖次之，甘露糖最慢。

大部分单糖的吸收是个主动过程，它是逆浓度差进行的。在肠黏膜上皮细胞刷状缘膜中存在 Na^+–葡萄糖同向转运体，它能选择性地将葡萄糖或半乳糖通过黏膜细胞刷状缘从肠腔转运入细胞内，这种转运方式属于继发性主动转运。进入细胞的单糖则以经载体易化扩散的方式离开细胞进入组织间液，随后入血。各种单糖与转运体的亲和力不同，因此吸收速率也不同。

（四）蛋白质的吸收

食物中的蛋白质经消化分解为氨基酸后，几乎全部被小肠吸收。蛋白质经加热处理后因变性而易于被消化，在十二指肠和近端空肠即被迅速吸收，未经加热处理的蛋白质则较难被消化，须到达回肠后才基本被吸收。

氨基酸的吸收与单糖相似，氨基酸自肠腔进入黏膜上皮细胞的过程也属于继发性主动转运。

蛋白质经水解生成的寡肽也能被吸收，小肠黏膜上皮细胞刷状缘膜中还存在二肽和三肽转运系统，许多二肽和三肽可被小肠上皮细胞吸收，进入细胞内的二肽和三肽可被细胞内的二肽酶和三肽酶进一步分解为氨基酸，再进入循环血液。

此外，少量小分子食物蛋白可完整地进入血液，由于吸收量很少，从营养角度看并无多大意义，但可作为抗原引起过敏反应或中毒反应，这对人体是不利的。

（五）脂肪的吸收

在小肠内，脂类的消化产物脂肪酸、一酰甘油、胆固醇等很快与胆汁中的胆盐形成混合微胶粒。由于胆盐的双嗜特性，它能携带脂肪消化产物通过覆盖于小肠黏膜上皮细胞表面的静水层到达上皮细胞表面。在这里，一酰甘油、脂肪酸和胆固醇等从混合胶粒释出，透过上皮细胞脂质膜而进入细胞。

长链脂肪酸及一酰甘油被吸收后，在肠上皮细胞的内质网中大部分重新合成为甘油三酯，并与细胞中生成的载脂蛋白合成乳糜微粒。乳糜微粒形成后即进入高尔基复合体中，被质膜结构包裹而形成囊泡。当囊泡移行到细胞底侧膜时便与细胞膜融合，以出胞的方式释出其中的乳糜微粒，进入细胞间液的乳糜微粒再扩散进入淋巴循环中。短链甘油三酯水解产生的脂肪酸和一酰甘油，在小肠上皮细胞中不再变化，它们是水溶性的，可直接扩散出细胞的基底膜侧进入血液而不进入淋巴循环。由于膳食中的动、植物油中15个以上碳原子的长链脂肪酸较多，所以脂肪的吸收途径以淋巴为主。

（六）胆固醇的吸收

笔记

进入肠道的胆固醇主要来自食物和由肝脏分泌的胆汁。胆汁中的胆固醇是游离的，而食物中的胆固醇部分是酯化的。酯化的胆固醇须经消化液中胆固醇酯酶的水解，使之变为游离胆固醇后才能被吸收。游离胆固醇通过形成混合微胶粒,在小肠上部被吸收。被吸收的胆固醇大部分在小肠黏膜上皮细胞内又重新酯化,生成胆固醇酯,最后与载脂蛋白一起组成乳糜微粒,经由淋巴系统进入循环血液。

胆固醇的吸收受很多因素影响。食物中胆固醇含量越高,其吸收也越多,但两者不呈线性关系。食物中的脂肪和脂肪酸可促进胆固醇的吸收,而各种植物固醇(如豆固醇、β-谷固醇)则通过竞争性抑制妨碍其吸收。胆盐可与胆固醇形成混合微胶粒,有助于胆固醇的吸收,食物中不能被利用的纤维素、果胶、琼脂等易与胆盐结合而形成复合物,可阻碍微胶粒的形成,从而能降低胆固醇的吸收。抑制肠黏膜细胞载脂蛋白合成的物质可因妨碍乳糜微粒的形成而减少胆固醇的吸收。

(七) 维生素的吸收

大部分维生素在小肠上段被吸收,只有维生素 B_{12}是在回肠被吸收的。大多数水溶性维生素(如维生素 B_1、B_2、B_6、PP)是通过依赖于 Na^+的同向转运体被吸收的。存在于食物中的大多数维生素 B_{12}是与蛋白质结合的。胃蛋白酶消化蛋白质的作用和胃内的低 pH 环境,使维生素 B_{12}能从结合的形式释放出来,游离的维生素 B_{12}迅速与一种称为 R 蛋白(R protein, transcobalamin, TC)的糖蛋白结合。R 蛋白存在于唾液和胃液中,它能在很宽的 pH 范围内与维生素 B_{12}紧密结合。胃壁细胞分泌的内因子是维生素 B_{12}的结合蛋白,但内因子与维生素 B_{12}的结合的亲和力比 R 蛋白小,因此,胃中大多数维生素 B_{12}与 R 蛋白结合。胰蛋白酶可在 R 蛋白与维生素 B_{12}的连接处降解这一复合物,将维生素 B_{12}释放出来。游离的维生素 B_{12}随后与内因子结合,其复合物可高度抵抗胰蛋白酶的消化。回肠上皮细胞的顶端膜含有能识别和结合内因子—维生素 B_{12}复合体的受体蛋白,转运维生素 B_{12}到肠上皮细胞中。当机体发生萎缩性胃炎或胃大部切除后,由于内因子分泌不足,可因维生素 B_{12}吸收障碍而发生巨幼细胞贫血。脂溶性维生素 A,D,E,K 的吸收与脂类消化产物相同。

第七节　作用于消化系统的药物

消化系统疾病是一种常见病、多发病,主要包括食管、胃、肠、肝、胆、胰等器官的器质性及功能性疾病。作用于消化系统的药物包括治疗消化性溃疡药、助消化药、止吐药、泻药和止泻药,主要通过调节胃肠活动功能和影响消化液的分泌而发挥作用。

一、治疗消化性溃疡药

消化性溃疡(peptic ulcer)是指胃和十二指肠溃疡,是临床常见病。一般认为黏膜损伤因子(胃酸、胃蛋白酶和幽门螺杆菌等)与保护因子(胃黏膜血流量、黏液屏障及前列腺素)处于平衡状态,一旦损伤因子作用加强或保护因子作用减弱,均可引起消化性溃疡。目前,治疗消化性溃疡药主要是通过减少致溃疡因素和增强胃黏膜的保护因素而发挥抗溃疡作用。此类药包括抗酸药、抑制胃酸分泌药、黏膜保护药和抗幽门螺旋杆菌药物等。

(一) 抗酸药

抗酸药(antacids)为弱碱性无机盐,口服后能中和过多胃酸,升高胃内 pH,消除胃酸对胃、十二指肠黏膜的侵蚀和对溃疡面的刺激;同时 pH 升高又抑制胃蛋白酶活力,减轻其对胃、十二指肠黏膜的自体消化,发挥缓解疼痛和促进愈合的作用。主要用于治疗消化性溃疡和反流性食管炎。抗酸药中和胃酸的能力与胃排空有关,餐后服用可延长药物作用时间。常用的抗酸药有氢

笔记

氧化镁、碳酸钙、氢氧化铝、三硅酸镁、碳酸氢钠等，其作用差别在于抗酸强度、显效时间、维持时间等。

氢氧化镁（magnesium hydroxide）：抗酸作用较强、较快。镁离子有导泻作用，少量吸收后经肾排出，如肾功能不良可引起血镁过高。

碳酸钙（calcium carbonate）：抗酸作用较强、快而持久，可产生 CO_2 气体。进入小肠的 Ca^{2+} 可促进胃泌素分泌，引起反跳性胃酸分泌增加，故不宜长期应用。

氢氧化铝（aluminum hydroxide）：抗酸作用较强、缓慢持久。作用后产生的氧化铝有收敛、止血和致便秘作用，长期服用还可影响磷酸盐的吸收。

三硅酸镁（magnesium trisilicate）：抗酸作用较弱、慢而持久，在胃内生成胶状二氧化硅对溃疡面有保护作用。

碳酸氢钠（sodium bicarbonate，又称小苏打）：作用强、快而短暂，可产生 CO_2 气体。未被中和的碳酸氢钠可被肠道吸收，能引起碱血症，现已少用于治疗消化性溃疡。

由于抗酸药仅仅是直接中和已经分泌的胃酸，而不能调节胃酸的分泌，有些甚至可能造成反跳性的胃酸分泌增加，所以抗酸药并不是治疗消化性溃疡的首选药物或单独使用的药物，大多制成复方制剂，以增强治疗效果，降低不良反应。

（二）抑制胃酸分泌药

胃酸由胃壁细胞分泌，并受中枢（神经性）和外周诸多因子的复杂调控。胃壁细胞基底膜上存在几种调控胃酸分泌的受体：ACh-M 受体、胃泌素-CCK_2 受体、组胺-H_2 受体。这些受体被激活后，则可进一步激活壁细胞黏膜侧的 H^+-K^+-ATP 酶，使胃酸分泌增加。因此，抑制胃酸分泌的药物主要有质子泵抑制剂和三种受体阻断剂。

1. 胃壁细胞质子泵抑制剂

质子泵为一跨膜的 H^+-K^+-ATP 酶，位于壁细胞的管状囊泡和分泌管上，能将 H^+ 从壁细胞内转运到胃腔中，将 K^+ 从胃腔中转运到壁细胞内，进行 H^+-K^+ 交换。质子泵抑制剂通过抑制 H^+-K^+-ATP 酶而抑制胃酸的分泌，产生治疗作用。代表性药物有奥美拉唑（omeprazole）、兰索拉唑（lansoprazole）、雷贝拉唑（rabeprazole）和泮托拉唑（pantoprazole）等。

奥美拉唑

奥美拉唑（omeprazole）又名洛赛克（losec），为脂溶性、弱碱性亚砜类咪唑化合物，是典型的质子泵抑制剂。

【体内过程】 奥美拉唑口服易吸收，生物利用度为35%，重复给药可使生物利用度增加为60%。1～3 h 达血药浓度高峰，血浆蛋白结合率为95%，$t_{1/2}$为0.5～1 h。主要在肝脏代谢，80%经肾排出。

【药理作用】 奥美拉唑口服后，浓集于壁细胞分泌小管周围，在酸性环境中转变为亚磺酸和亚磺酰胺。它们均能与 H^+-K^+-ATP 酶上的巯基结合，形成酶—抑制剂复合物，抑制此酶活性，从而抑制基础胃酸及各种刺激引起的胃酸分泌。该抑制作用不可逆，与剂量相关，故奥美拉唑抑制胃酸分泌作用强而持久。本品缓解疼痛迅速，服药1～3天即起效。经4～8周，溃疡愈合率达97%。奥美拉唑明显抑制胃酸分泌，可造成患者胃泌素分泌增加。体外试验证明奥美拉唑也有抗幽门螺旋杆菌的作用。

【临床应用】 主要用于治疗消化性溃疡和反流性食管炎；对其他药（包括 H_2 受体阻断药）无效的消化性溃疡患者也能起到较好的效果；对卓—艾（Zolliger-Ellison）综合征可使胃酸度降低，症状改善。

【不良反应】 不良反应发生率为1.1%～2.8%，主要有头痛、头昏、口干、恶心、腹痛、腹泻等，偶有皮疹、外周神经炎及转氨酶活性增高等。长期用药因抑制作用强，可引起反应性高胃泌素血症，停药后可恢复正常。长期持续抑制胃酸分泌，可致胃内细菌过度滋长、亚硝酸类物质浓

笔记

度升高，故临床限定用药时间不超过 8 周。

2．H_2 受体阻断药

H_2 受体阻断药有西咪替丁（cimetidine）、雷尼替丁（ranitidine）、法莫替丁（famotidine）、尼扎替丁（nizatidine）等，能抑制各种原因引起的胃酸分泌，是目前治疗消化性溃疡的一类重要的药物。

【体内过程】 大多口服吸收良好，部分药物有首过消除效应。在体内代谢后大部分以原形经肾排出。

【药理作用】 H_2 受体阻断药通过阻断 H_2 受体而抑制胃酸分泌。对五肽胃泌素、迷走神经兴奋等引起的胃酸分泌也有明显的抑制作用，使胃液分泌量及胃蛋白酶分泌量平行下降。

【临床应用】 主要用于改善胃及十二指肠溃疡的症状，加速溃疡愈合。也用于胃酸分泌过多症。用药 4 周，十二指肠溃疡愈合率为 77%～92%。用药 8 周，胃溃疡愈合率 75%～88%。晚餐时 1 次给药疗效与 1 日多次给药的疗效相仿或更佳。西咪替丁尚有免疫增强作用。

【不良反应】 不良反应少，偶致便秘、腹泻、腹胀、皮疹、头痛、头晕等症。长期应用西咪替丁的青年男性可致阳痿、性欲减退、乳房肿大，可能与其抑制双氢睾酮与雄激素受体结合，以及增加血液雌二醇浓度有关。还能抑制肝药酶，与华法林、地西泮等药合用时，可使上述药物代谢减慢。小儿、肝肾功能不全者慎用西咪替丁和雷尼替丁，孕妇忌用。

西咪替丁口服易吸收，半衰期约为 2 h，部分在体内代谢，原药和代谢物均经肾排出。西咪替丁有抑制肝药酶的作用。本药主要通过阻断 H_2 受体发挥作用。低剂量可以预防消化性溃疡的复发。临床可用于消化性溃疡、胃—食管反流性疾病、胃酸分泌过多疾病（如卓—艾综合征）的控制。不良反应有轻度腹泻、眩晕、皮疹等，极少数有白细胞减少和粒细胞缺乏、血小板减少和再生障碍性贫血。

雷尼替丁的选择性更高，抑制肝药酶的作用较轻。可缓解溃疡症状，促进溃疡愈合，减少溃疡复发。

法莫替丁的作用更强且不抑制肝药酶。

3．M 胆碱受体阻断药

M 胆碱受体阻断药阿托品大剂量应用时可抑制胃酸分泌，但选择性低，不良反应多，已被选择性 M 受体阻断药所取代。

哌仑西平（pirenzepine）为选择性 M_1 受体阻断药，对引起胃酸分泌的 M_1 受体亲和力较高，可抑制胃酸的分泌。

在质子泵抑制剂和 H_2 受体阻断药出现之前，广泛用于治疗消化性溃疡。但由于其抑制胃酸分泌作用弱，不良反应也较多。目前已较少用于溃疡的治疗。

4．胃泌素受体阻断药

胃泌素受体阻断药丙谷胺（proglumide）与胃泌素竞争胃泌素受体，有抑制胃酸分泌的作用；同时也促进胃黏膜黏液合成，增强胃黏膜的黏液-HCO_3^- 保护屏障，从而发挥抗溃疡作用。

（三）黏膜保护药

前列腺素衍生物

胃黏膜能合成前列腺素 E_2（PGE_2）及前列环素（PGI_2），它们能防止有害因子损伤胃黏膜，并可抑制胃酸分泌。天然的前列腺素代谢快，不良反应多，临床应用的是比较稳定的、作用较强的衍生物。

米索前列醇（misoprostol）是人工合成的前列腺素衍生物，性质稳定，口服吸收良好，能抑制基础胃酸、组胺、胃泌素，以及食物刺激所致的胃酸和胃蛋白酶分泌，也能预防乙酰水杨酸、乙醇等引起的胃出血、溃疡或坏死，还可促进黏液和 HCO_3^- 的分泌，增加黏膜血流，促进上皮细胞再生，对胃黏膜有强大的保护作用。临床用于防治胃、十二指肠溃疡，特别是非甾体抗炎药引起的

笔记

溃疡;也用于急性胃炎引起的消化道出血。主要不良反应为腹泻或稀便。因能引起子宫收缩,孕妇禁用。

此类药物还有恩前列醇和罗沙前列醇等。

硫糖铝

硫糖铝(sucralfate,ulcerlmin,胃溃宁),在 pH < 0.4 时可聚合成胶冻,牢固黏附于溃疡基底形成屏障,阻止胃酸、胃蛋白酶的侵蚀;也能减少胃酸和胆汁酸对胃黏膜的损伤;还能促进胃黏液和碳酸氢盐分泌,使胃黏膜前列腺素合成增加,有细胞保护作用。临床主要用于治疗消化性溃疡、反流性食管炎、慢性糜烂性胃炎。宜饭前服用。硫糖铝在酸性环境中才发挥作用,所以服药前、后 30 min 禁用抗酸药和抑制胃酸分泌药。由于药物不被胃肠道吸收,只有局部作用,故不良反应较轻,有便秘、口干、恶心、胃痛、腹泻等。

枸橼酸铋钾

枸橼酸铋钾(colloidal bismuth subcitrate)在酸性环境下形成氧化铋胶体沉着于溃疡表面或基底肉芽组织,形成保护膜抵御胃酸、胃蛋白酶对溃疡的侵蚀,促进溃疡愈合;也能与胃蛋白酶结合而降低其活性;还能促进黏液分泌,使前列腺素的合成和分泌增加。此外,本品还能抑制幽门螺旋杆菌。主要用于治疗胃、十二指肠溃疡。本品宜在饭前或睡前服用,并避免与牛奶或抗酸药同服,以免降低疗效。不良反应轻微,服药期间可使舌、粪染黑,偶见恶心,肾功能不良者禁用。

(四) 抗幽门螺旋杆菌药

幽门螺旋杆菌是引起消化性溃疡的病原性因素,又与溃疡的复发和恶变的危险性相关,它能产生有害物质,分解黏液,引起组织炎症。因此,根治幽门螺旋杆菌感染具有重要意义。临床常用的抗幽门螺旋杆菌的药物有两类:第一类为抗溃疡药,如 H^+-K^+-ATP 酶抑制药、铋剂等,作用弱,单用疗效差;第二类为抗菌药,如羟氨苄青霉素、甲硝唑、四环素、呋喃唑酮等。临床上常将 2 ~ 3 种药合用,可产生较好疗效,即以第一类药为基础,加一种或两种抗菌药形成二联或三联疗法,如 H^+-K^+-ATP 酶抑制药加阿莫西林(1 500 ~ 2 000 mg/d)加甲硝唑(800 mg/d)或呋喃唑酮(200 mg/d),分成两次服用,疗程 7 ~ 14 天。

二、消化功能调节药

(一) 助消化药

助消化药多为消化液中成分或是促进消化液分泌的药物。主要用于消化道分泌功能减弱、消化不良。

稀盐酸(dilute hydrochloric acid):10% 的盐酸溶液,使胃内酸度增加、胃蛋白酶活性增强,可用于慢性胃炎、胃癌、发酵性消化不良等。

胃蛋白酶(pepsin):分解蛋白质,亦能水解多肽,用于胃蛋白酶缺乏症及消化功能减退。遇碱失效,常与稀盐酸合用。

胰酶(pancreatin):含胰脂肪酶、胰蛋白酶及胰淀粉酶。在酸性环境中易被破坏,一般制成肠溶片吞服。用于各种消化不良、食欲不振和肝、胆、胰疾病所致的消化功能减退。

乳酶生(lactasin):为干燥活乳酸杆菌制剂,能分解糖类产生乳酸,降低 pH,抑制腐败菌的繁殖,减少发酵和产气。不宜与抗酸药或吸附剂同时服用,以免降低疗效。用于消化不良、腹胀及小儿消化不良性腹泻。

笔记

(二) 止吐药

呕吐是一个复杂的反射过程,由延脑的呕吐中枢调控,呕吐中枢可接受来自催吐化学感受区(CTZ)、前庭器官、内脏等的传入冲动而引发呕吐。CTZ 含有丰富的多巴胺、组胺、胆碱受体,前庭器官有胆碱能、组胺能神经纤维与呕吐中枢相连。5-HT_3 受体通过外周、中枢部位也与呕吐有关。故止吐药大多与阻断这些受体有关。处理呕吐时应针对其原因,选用不同药物。

1. H_1 受体阻断药

H_1 受体阻断药如苯海拉明(diphenhydramine)、茶苯海明(dimenhydrinate)、美克洛嗪(meclozine)等,有中枢镇静作用和止吐作用,可用于预防和治疗晕动病、内耳性眩晕等。

2. M 受体阻断药

M 受体阻断药,如东莨菪碱(scopolamine)、阿托品(atropine)、苯海索(trihexyphenidyl)等。此类药物通过阻断呕吐中枢和外周反射途径中的 M 受体,产生抗晕动病和预防恶心、呕吐的作用。其中以东莨菪碱的作用较为明显。

3. 多巴胺受体阻断药

吩噻嗪类抗精神失常药可阻断 CTZ 的多巴胺受体,具有强大的镇吐作用。但这些药物有较强的镇静作用,并能引起直立性低血压。目前主要用于止吐的多巴胺受体阻断药有下列两种。

甲氧氯普胺

甲氧氯普胺(metoclopramide,胃复安)阻断 CTZ 的 D_2 受体,呈现强大的中枢性镇吐作用,还能阻断胃肠多巴胺受体,从而促进食管和胃肠平滑肌的蠕动,加速胃排空,有助于改善呕吐症状。可用于防治胃肠功能失调和肿瘤化疗、放疗所引起的呕吐。本药能透过血脑屏障,故长期应用可产生锥体外系症状,也可引起高泌乳素血症。本药易通过胎盘屏障,孕妇慎用。

多潘立酮

多潘立酮(domperidone,吗丁啉)为外周多巴胺受体阻断药,有较强的止吐作用。可增强胃肠蠕动,促进胃排空,协调胃肠运动,防止食物反流,发挥胃肠促动药的作用。可治疗偏头痛、颅外伤及放射治疗引起的恶心、呕吐,也可用于胃肠功能低下的治疗。该药不易透过血脑屏障,故无锥体外系反应。

4. 5-HT_3 受体阻断药

昂丹司琼(ondansetron)能选择性阻断中枢及迷走神经传入纤维 5-HT_3 受体,产生强大的止吐作用。对抗肿瘤药引起的呕吐作用迅速而强大,但对晕动病及多巴胺激动剂引起的呕吐无效。口服吸收好,$t_{1/2}$为 3 ~4 h。临床用于化疗、放疗引起的恶心、呕吐。不良反应较轻,有头痛、疲劳或便秘、腹泻等。

(三) 泻药

泻药通过增加肠内水分、软化粪便或润滑肠道、促进肠蠕动,加速排便。临床上主要用于功能性便秘,按作用机制可分为渗透性、接触性和润滑性泻药。

1. 渗透性泻药 (容积性泻药)

硫酸镁和硫酸钠

硫酸镁(magnesium sulfate)和硫酸钠(sodium sulfate)口服不吸收,在肠腔内形成高渗,减少水分吸收,肠内容物增多,导致肠蠕动加快,引起泻下。硫酸镁还能引起十二指肠分泌缩胆囊素,能刺激肠液分泌,增加肠蠕动。一般空腹服药,1 ~3 h 即发生泻下作用。本品导泻作用剧烈,临床主要用于排除肠内毒物或服驱肠虫药后的导泻。由于可引起反射性盆腔充血和失水,故孕妇、经期妇女及老年人慎用。

口服高浓度硫酸镁或用导管直接注入十二指肠,可反射性引起胆总管括约肌松弛、胆囊收缩,促进胆囊排空,发挥利胆作用,故可治疗阻塞性黄疸和慢性胆囊炎。

乳果糖

乳果糖(lactulose)口服不吸收,在结肠内被分解为乳酸,刺激结肠局部渗出,肠内容物增多,蠕动增强而促进排便。乳酸还可抑制结肠对氨的吸收,降血氨,可用于慢性门脉高压和肝性

笔记

脑病。

纤维素类

纤维素类(celluloses),如植物纤维素、甲基纤维素类纤维素等,口服后不被肠道吸收,增加肠腔内容积,保持粪便湿软,产生良好通便作用。

2．刺激性泻药（接触性泻药）

本类药物与肠黏膜直接接触后,能刺激肠道,加速肠蠕动而产生导泻作用。

二苯甲烷类

二苯甲烷类(diphenylmethane compound)有酚酞(phenolphthalein,果导)和比沙可啶(bisacodyl,双醋苯啶)。

酚酞是一种 pH 指示剂,不溶于水,口服后在肠道与碱性肠液形成可溶性钠盐,可刺激肠壁,促进结肠蠕动,利于排便。本药作用温和,服药后 6 ~8 h 排出软便。口服酚酞约有 15% 被吸收,随尿排出,如尿液为碱性则呈红色,部分随胆汁排泄,有肝肠循环,一次给药作用可维持 3 ~4 天。本药适用于慢性便秘,偶有过敏性反应。

比沙可啶的作用与酚酞相似,主要用于便秘、腹部 X 线检查或内窥镜检查及手术前后排空肠内容物。

蒽醌类

蒽醌类(anthraquinones)包括大黄、番泻叶和芦荟等含蒽醌苷的植物。口服后被大肠内细菌分解为蒽醌,刺激肠肌丛,增加结肠运动,减少水、电解质净吸收。作用温和,用药后 6 ~8 h 排便,用于急、慢性便秘。蒽醌类可有少量吸收,随尿排出。在碱性尿液中呈红色,酸性尿中呈黄色。大黄中含有鞣酸,有收敛作用,可导致继发性便秘。

3．润滑性泻药

润滑性泻药通过局部润滑并软化粪便发挥作用。

液体石蜡

液体石蜡(liquid paraffin)为矿物油,在肠道内不被消化吸收,并可阻止水分吸收,能润滑肠壁,软化粪便。适用于老年人、幼儿便秘,久用可阻碍脂溶性维生素的吸收,孕妇慎用。

甘　油

甘油(glycerin):开塞露约含 50% 的甘油,注入肛门后由于局部润滑及高渗刺激肠壁,几分钟内即可引起排便。适用于老年体弱者和小儿便秘。

4．泻药应用注意事项

① 治疗习惯性便秘,应先调节饮食、养成定时排便的习惯,多吃富含纤维素的蔬菜、水果等。必要时可用润滑性泻药,刺激性泻药只用于顽固便秘病例。

② 应根据不同情况选用不同类型的泻药,排除毒物应用容积性泻药;一般便秘,常用接触性泻药;老年人、儿童及肛门手术者常用润滑性泻药。

③ 诊断不明的腹痛患者不能应用泻药。年老体弱者、孕妇或经期妇女不能用作用强烈的泻药。

（四）止泻药

腹泻是多种疾病的症状,治疗时应采取对因治疗。但剧烈而持久的腹泻,不仅影响营养物质的吸收,还可引起水、电解质紊乱。因此,在对因治疗的同时,应适当给予止泻药。

1．抑制肠蠕动的药物

阿片制剂

阿片酊和复方樟脑酊是临床常用的制剂,止泻效果好,常用于较严重的非细菌感染性腹泻。

地芬诺酯

地芬诺酯(diphenoxylate,又称苯乙哌啶)为人工合成的哌替啶衍生物,作用于阿片受体,能

笔 记

提高肠张力，减少肠蠕动。用于急、慢性功能性腹泻。不良反应少，偶见恶心、呕吐等，大剂量长期服用可产生成瘾性。

洛哌丁胺

洛哌丁胺（loperamide，又称易蒙停）为氟哌啶醇衍生物，除直接抑制肠蠕动外，还可使肠壁神经末梢释放乙酰胆碱减少，止泻作用较地芬诺酯快、强、持久，用于治疗急、慢性腹泻。不良反应轻微。

2．**收敛和吸附药**

鞣酸蛋白

鞣酸蛋白（tannalbin）在肠中分解出鞣酸，能与肠黏膜表面的蛋白质形成沉淀，附着在肠黏膜上，减轻刺激，减少炎性渗出物，发挥收敛止泻作用。

药用炭

药用炭（medicinal activated charcoal，活性炭）是不溶性粉末，颗粒很小，故总面积很大，能吸附肠道中大量气体、毒物等，从而发挥止泻和阻止毒物吸收的作用。

第八节　肝功能不全

肝脏是人体内最大的消化腺，也是体内新陈代谢的中心站，由肝实质细胞（即肝细胞）和非实质细胞构成。肝非实质细胞包括肝巨噬细胞（即库普弗细胞）、肝星形细胞、肝脏相关淋巴细胞和肝窦内皮细胞。肝脏承担着多种生理功能，具有分泌胆汁，吞噬和防御功能，制造凝血因子，调节血容量及水、电解质平衡，产生热量等多种功能。在胚胎时期肝脏还有造血功能。胃肠道吸收的物质，几乎全部经肝脏处理后进入血液循环。各种致肝损伤因素均损害肝脏细胞，使其合成、降解、解毒、贮存、分泌及免疫等功能障碍，机体可出现黄疸、出血、感染、肾功能障碍及肝性脑病等临床综合征，称为肝功能不全（hepatic insufficiency）。肝功能不全晚期一般称为肝功能衰竭（hepatic failure），主要临床表现为肝性脑病及肝肾综合征。

一、病因及分类

（一）肝功能不全的常见病因

1．**生物性因素**

多种病毒可导致病毒性肝炎，其中乙型肝炎病毒引起的乙型肝炎发病率高、危害大。病毒性肝炎的发病与病毒感染量、毒力及途径有关，也与机体的状态即免疫反应等密切相关。除肝炎病毒外，某些细菌、真菌可引起肝脓肿；某些寄生虫如阿米巴虫、吸虫、线虫、绦虫也可累及肝脏，造成肝损伤。

2．**药物及肝毒性物质**

进入体内的药物或毒物一般经肝脏代谢或解毒，主要与肝细胞内的酶系及一些基团如葡萄糖醛酸、硫酸酯甲基、巯基等结合而被解毒。如果毒物过量或解毒功能失效，药物或毒物可与蛋白质等结合，通过脂质过氧化、硫代氧化等方式损伤蛋白质，导致肝细胞受损、死亡。酒精的代谢主要在肝脏进行，酒精可直接或经其代谢产物乙醛损伤肝脏。随食物摄入的黄曲霉素、亚硝酸盐和毒蕈等也可促进肝病的发生发展。

3．**免疫性因素**

免疫反应主要杀灭或清除异源物质，但也可导致肝细胞受损，如攻击感染病毒的肝细胞。

笔记

免疫因素在原发性胆汁性肝硬化、慢性活动性肝炎等的发生发展过程中起重要作用。

4．营养性因素

单纯营养缺乏导致的肝病罕见，但营养缺乏可促进肝病的发生发展。如饥饿时，肝糖原、谷胱甘肽等减少，可降低肝脏解毒功能。

5．遗传性因素

遗传性肝病少见，但多种肝病的发生发展却与遗传因素有关。某些遗传性代谢缺陷及分子病可导致肝炎、脂肪肝、肝硬化等。如肝豆状核变性时，过量铜在肝脏沉积，可致肝硬化。

（二）分类

根据病情经过，肝功能不全可分为急性和慢性两种类型。

急性肝功能不全起病急骤，进展迅速，发病数小时后出现黄疸，很快进入昏迷状态，具有明显的出血倾向，常伴发肾衰竭。

慢性肝功能不全病程较长，进展缓慢，呈迁延性过程。临床上常因上消化道出血、感染、碱中毒、服用镇静剂等诱因的作用使病情突然恶化，进而发生昏迷。

二、肝功能不全时机体的功能、代谢变化

（一）代谢障碍

1．糖代谢障碍

肝细胞对维持血糖稳定具有重要作用，肝糖原的合成与分解受胰高血糖素和胰岛素调节。肝细胞功能障碍导致低血糖，其机制与下列因素有关：① 肝细胞大量死亡使肝糖原贮备明显减少；②受损肝细胞内质网葡萄糖-6-磷酸酶活性降低，肝糖原转化为葡萄糖过程障碍；③ 肝细胞灭活胰岛素功能降低，血中胰岛素含量增加，出现低血糖。个别肝功能障碍患者也可出现糖耐量降低。

2．脂类代谢障碍

肝脏参与脂类的消化、吸收、运输、分解与合成等过程，其中胆汁酸盐辅助脂类的消化与吸收过程。肝脏合成的甘油三酯、磷脂及胆固醇通过合成极低密度脂蛋白和高密度脂蛋白分泌入血。当肝功能障碍时，由于磷脂及脂蛋白的合成不足可造成肝内脂肪蓄积。胆固醇在肝内酯化生成胆固醇酯后转运，肝功能不全时胆固醇酯化障碍、转运能力降低，以及胆固醇转化为胆汁酸的能力下降，导致血浆胆固醇升高。

3．蛋白质代谢障碍

肝脏对维持血中氨基酸稳定具有重要作用，肝功能受损可致血浆氨基酸比例失衡。近31种血浆蛋白在肝细胞合成，特别是白蛋白，占肝合成蛋白的25%左右，肝细胞受损导致白蛋白合成不足，表现为低白蛋白血症。此外，多种运载蛋白的合成障碍（如运铁蛋白、铜蓝蛋白等）也可导致相应的病理改变。

（二）水、电解质代谢紊乱

1．肝性腹水

肝硬化等肝病晚期可出现腹水，其发生机制为：

（1）门脉高压　肝硬化时，由于肝内纤维组织增生和肝细胞结节状再生，压迫门静脉分支，使门静脉压增高；加之，肝内肝动脉-门静脉异常吻合支的形成，肝动脉血流入门静脉，门静脉压增高。门静脉压增高使肠系膜毛细血管压增高，液体漏入腹腔形成腹水。

笔记

(2) 血浆胶体渗透压降低 肝功能障碍使白蛋白合成不足,血浆胶体渗透压降低,促使液体漏入腹腔增多。

(3) 淋巴回流不足 肝硬化时,肝静脉受挤压发生扭曲、闭塞,继而引起肝窦内压增高,淋巴生成增多,同时,因淋巴管受压等因素,淋巴回流能力不足,液体从肝表面漏入腹腔,形成腹水。

(4) 钠、水潴留 肝脏损害及门脉高压等原因使血液淤积在脾、胃、肠等脏器,有效循环血量减少,肾血流量减少,可致:① 肾小球滤过率降低;② 肾血流量减少,激活肾素-血管紧张素-醛固酮系统(RAAS),加之肝脏灭活功能不足导致醛固酮过多,钠、水重吸收增强;③ 抗利尿激素(ADH)增高、心房钠尿肽可减少,促进肾脏水、钠重吸收。钠、水潴留为肝性腹水形成的全身性因素。

2. 电解质代谢紊乱

(1) 低钾血症 肝硬化晚期,醛固酮过多使肾排钾增加,可致低钾血症。

(2) 低钠血症 有效循环血量减少引起 ADH 分泌增加,同时因肝脏灭活 ADH 不足,肾小管水重吸收增多,加之体内原有钠、水潴留,可造成稀释性低钠血症。

(三) 胆汁分泌和排泄障碍

肝细胞负责胆红素的摄取、运载、酯化、排泄等。血红蛋白、肌红蛋白等含血红素蛋白分解产生的血红素,被吞噬细胞吞噬处理后,生成非酯型胆红素,经血浆中白蛋白运载至肝细胞,经转运和酯化过程转化为酯型胆红素,排泄入毛细胆管。嗜肝病毒、药物、毒物及遗传等原因使肝细胞对胆红素的摄取、运载、酯化和排泄等环节发生障碍时,可导致高胆红素血症(hyperbilirubinemia)或黄疸(jaundice,icterus)。

肝细胞可通过各种载体摄入、运载和排泄胆汁酸。胆汁酸排入毛细胆管时伴随 Na^+ 移入,由此形成渗透压梯度,促使水进入毛细胆管,驱动胆汁流动,有助于毒物随胆汁经肠道排出。某些药物如环孢素 A、秋水仙碱、氯丙嗪、红霉素及雌激素等导致肝内胆汁淤滞,体内毒性物质蓄积,其主要发生机制是影响载体对胆汁酸的摄入、运载或排泄。

(四) 凝血功能障碍

肝细胞合成大部分凝血因子、重要的抗凝物质如蛋白 C、抗凝血酶、纤溶酶原、抗纤溶酶等;还可灭活或清除激活的凝血因子和纤溶酶原激活物等,因此,肝功能障碍可致机体凝血与抗凝平衡紊乱,严重时可诱发 DIC。

(五) 生物转化功能障碍

1. 解毒功能障碍

肝细胞受损导致解毒功能障碍,使来源于肠道的有毒物质入血增多,另外毒物也可经侧支循环绕过肝脏直接进入体循环,造成体内毒性物质蓄积。

2. 药物代谢障碍

肝细胞受损时体内药物的分布、转化及排泄等发生变化,如白蛋白减少可致血中游离型药物增多;肝硬化侧支循环的建立使门脉血中药物绕过肝脏,免于解毒过程,易发生药物中毒。因此,肝病患者应慎重用药。

3. 激素灭活功能减弱

肝细胞受损后,激素的灭活功能减弱,并出现相应的临床症状。如醛固酮、抗利尿激素灭活减少导致钠、水潴留;雌激素灭活不足可致月经失调、男性患者女性化及小动脉扩张等变化。

(六) 免疫功能障碍

库普弗细胞负责吞噬、清除来自肠道的异物、病毒、细菌及毒素等,同时参与清除衰老、破碎

笔 记

的红细胞,以及监视、杀伤肿瘤细胞。肝功能不全时,库普弗细胞功能障碍及补体水平下降常伴有免疫功能低下,易发生肠道细菌移位及感染等。库普弗细胞功能严重障碍可导致肠源性内毒素血症,其主要原因为:

(1) *内毒素入血增加* 严重肝病时,肠壁水肿等导致内毒素漏入腹腔增多;同时因肠黏膜屏障功能障碍,使内毒素被吸收入血增多。

(2) *内毒素清除减少* 严重肝病、肝硬化时,因侧支循环的建立,来自肠道的内毒素绕过肝脏直接进入体循环,免于被库普弗细胞清除。此外,肝内胆汁酸、胆红素淤滞等可使库普弗细胞功能受抑,对内毒素等清除不足。

三、肝性脑病

(一) 概念与分期

肝性脑病(hepatic encephalopathy,HE)是指在排除其他已知脑疾病前提下,继发于肝功能障碍的一系列严重的神经精神综合征。肝性脑病的早期表现,主要包括人格改变、智力减弱、意识障碍等,晚期发生不可逆性肝昏迷(hepatic coma),甚至死亡。

临床上,肝性脑病按神经精神症状的轻重分为以下四期。

一期(前驱期):轻微的神经精神症状,可表现为轻度知觉障碍、欣快或焦虑、精神集中时间缩短等,轻微扑翼样震颤(asterixis)。

二期(昏迷前期):一期症状加重,出现嗜睡、淡漠、时间及空间轻度感知障碍、言语不清、明显的人格障碍及行为异常、明显的扑翼样震颤。

三期(昏睡期):有明显的精神错乱、时间感知及空间定向障碍、健忘、言语混乱等症状,可昏睡但能唤醒。

四期(昏迷期):昏迷且不能唤醒,对疼痛刺激无反应,无扑翼样震颤。

(二) 肝性脑病的发病机制

肝性脑病的发病机制尚不完全清楚,其神经病理学变化多被认为是继发性变化,肝性脑病的发生发展是由脑组织细胞的功能和代谢障碍所致。目前,解释肝性脑病发病机制的学说主要有氨中毒学说、γ-氨基丁酸(GABA)学说、假性神经递质学说与血浆氨基酸失衡学说等。每个学说都能从一定角度解释肝性脑病的发生发展,并对肝性脑病的临床治疗提供理论依据。此外主要介绍氨中毒学说和GABA学说。

1. 氨中毒学说 (ammonia intoxication hypothesis)

临床上约80%的肝性脑病患者血及脑脊液中氨水平升高,且降血氨治疗有效。体内氨的生成和清除之间维持着动态平衡,血氨浓度不超过59 μmol/L。

(1) *血氨增高* 血氨增高的原因主要有氨清除不足及(或)氨产生增多,当氨生成增多而清除不足时,可使血氨水平增高,过量的氨通过血脑屏障进入脑内,作为神经毒素诱发肝性脑病。

氨清除不足: 肝性脑病时血氨增高的原因主要是肝脏疾病所致的鸟氨酸循环障碍。严重肝功能障碍时,由于代谢障碍,供给鸟氨酸循环的ATP不足,鸟氨酸循环的酶系统严重受损,以及鸟氨酸循环的各种底物缺失等均可导致由氨生成尿素过程障碍,血氨增高。

氨的产生增多: 血氨主要来自于肠道,肠道内氨的主要来源是: ① 肠道内的蛋白质经消化过程产生氨基酸,在肠道细菌释放的氨基酸氧化酶作用下产氨;② 经尿素的肠—肝循环弥散入肠道的尿素,在细菌释放的尿素酶作用下也可产氨。正常时,肠道每日产氨约4 g,经门脉入肝,转变为尿素而被解毒。

笔记

肝脏功能严重障碍时,门脉血流受阻,肠黏膜淤血、水肿,肠蠕动减弱及胆汁分泌减少等,①

使消化吸收功能降低，未经消化吸收的蛋白成分在肠道潴留。② 肠道细菌活跃，细菌释放氨基酸氧化酶和尿素酶增多。③ 肝硬化晚期合并肾功能障碍，尿素排除减少，弥散入肠道的尿素增加。如果合并上消化道出血，肠道内增多的血液蛋白质经细菌分解，产氨进一步增加。上述因素均使肠道产氨增加。此外，肝外因素亦导致血氨升高。在谷氨酰胺酶作用下，肾小管上皮细胞产氨，与泌 H^+ 过程协同生 NH_4^+ 随尿排出。但肝功能障碍患者伴有呼吸性碱中毒或应用碳酸酐酶抑制剂时，肾小管腔中 H^+ 减少，NH_4^+ 生成减少，而 NH_3 弥散入血增加，血氨增高。肝性脑病患者昏迷前，出现明显的躁动不安、震颤等肌肉活动增强表现，肌肉的腺苷酸分解代谢增强，产氨增多。

（2）氨对脑的毒性作用　其具体机制如下：正常状态下，脑内兴奋性神经递质与抑制性神经递质保持平衡。在肝性脑病的发生发展过程中，脑内氨增高直接影响脑内神经递质的水平及神经传递。神经传递障碍对肝性脑病的发生发展所起的作用要强于且早于能量代谢障碍。

① 对谷氨酸能神经传递的作用：谷氨酸为脑内主要兴奋性神经递质，脑内氨水平增高可直接影响糖代谢过程中 α-酮戊二酸脱氢酶（α-ketoglutarate dehydrogenase，α-KGDH）和丙酮酸脱氢酶（pyruvate dehydrogenase，PD）的活性，从而影响谷氨酸水平及谷氨酸能神经传递。在肝性脑病进展到昏迷前期以前，氨明显抑制 α-KGDH 活性，但对 PD 影响相对较小，因而造成 α-酮戊二酸蓄积；在其他氨基酸提供氨基的前提下，累积增多的 α-酮戊二酸经转氨基作用生成谷氨酸，患者表现为兴奋性增强；此外，可有极少量谷氨酸来源于氨与 α-酮戊二酸的反应过程。随着肝病进展，脑内氨进一步增高，在谷氨酰胺合成酶（只表达于星形胶质细胞）的作用下，氨与谷氨酸结合生成谷氨酰胺，以解除氨毒性作用。但其后果是谷氨酰胺累积增多，这相当于抑制性神经递质作用，同时诱导星形胶质细胞肿胀、大量自由基生成等变化。肝性脑病晚期，当脑内氨水平极度增高时，PD 及 α-KGDH 活性均受到抑制，三羧酸循环过程受抑制，谷氨酸生成减少，引起神经传递障碍（图 6-8-1）。

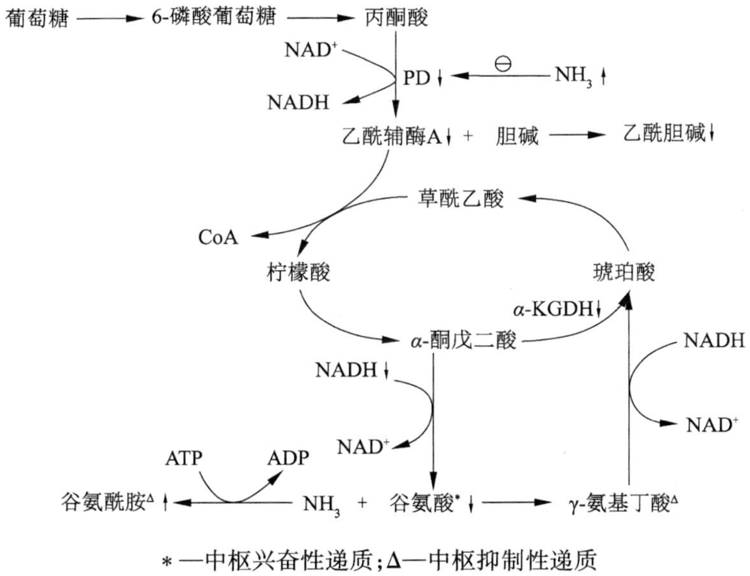

*—中枢兴奋性递质；Δ—中枢抑制性递质

图 6-8-1　氨对脑内神经递质及能量代谢的影响

② 抑制性神经元活动增强：氨水平增高可介导抑制性神经元活动增强，如 γ-氨基丁酸（gamma aminobutyric acid，GABA）、甘氨酸等神经元活动增强。

综上所述，脑内氨增高，与谷氨酸结合生成谷氨酰胺增多，中枢兴奋性递质谷氨酸减少，同时乙酰胆碱等兴奋性递质减少；而谷氨酰胺、GABA 等抑制性递质活动增强，脑内神经递质平衡失调，导致中枢神经系统功能紊乱。

（3）氨干扰脑细胞能量代谢　神经活动耗能较多，而脑内糖原贮量极少。各种原因易导致

笔记

脑组织细胞能量供应严重不足。如肝性脑病早期，Na^+-K^+-ATP 酶活化可消耗 ATP。氨入脑增多可干扰脑细胞的能量代谢，不能维持中枢神经系统的兴奋性活动。

2．GABA 学说(GABA hypothesis)

GABA 学说建立的基础是 GABA 能神经元抑制性活动增强。GABA 能神经元活动增强可能与脑内 GAABA 浓度增加、GABA-A 受体复合物完整性及其与配体的结合能力以及内源性 $GABA_A$-A 受体的变构调节物质增加等有关。

血氨增高可增强 GABA 能神经活动，具体机制如下：首先，氨促使 GABA-A 受体复合物与其配体即 GABA、内源性苯二氮䓬类物质结合能力增强，氨可增强抑制性递质介导的中枢功能抑制作用。其次，氨使星形胶质细胞对 GABA 的摄取降低、释放增加，即使全脑 GABA 水平不变，但突触间隙 GABA 水平增高，促使 GABA-A 受体活性增强。特别是脑内氨增高，可明显上调线粒体外膜的外周型苯二氮䓬受体（peripheral type benzodiazepine receptor，PTBR）水平，而 PTBR 的上调及活化可促使线粒体孕烯醇酮（神经类固醇前体）合成增加，进而神经类固醇类物质如四氢孕烯醇酮（tetrahydropregnenolone，THP）和四氢脱氧皮质酮（tetrahydrodeoxycorticosterone，THDOC）水平增高，而两者作为 GABA 受体的强激动剂可变构调节 GABA-A 受体活性，增强 GABA-A 受体复合物内源性配体的作用，中枢抑制性作用增强。

肝性脑病的发病机制较为复杂，并非单一因素所致。随着研究的深入，诸多因素间的内在联系及其相互作用得以揭示。氨中毒学说已成为解释肝性脑病发病机制的中心环节，与其他学说之间的联系越来越密切。

第一，脑内氨增高，诱导突触间隙 GABA 水平增高，增强 GABA-A 受体复合物与其配体结合能力，通过 PTBR 诱导神经类固醇类物质生成增多，并变构调节 GABA-A 受体活性，从而使中枢抑制作用增强。

第二，高血氨可使胰高血糖素增多，进而使胰岛素分泌增多，促使血中芳香族氨基酸含量增高，胰岛素增加及氨的解毒作用促使支链氨基酸减少，导致血浆氨基酸失衡。

第三，高血氨所致的脑内谷氨酰胺增多促进中性氨基酸入脑，并减少其从脑内外流。

（三）肝性脑病的诱因

氮的负荷过度是诱发肝性脑病最常见的原因。肝硬化患者常见的上消化道出血、过量蛋白饮食、输血等外源性氮负荷过度，可通过促进血氨增高而诱发肝性脑病。并发肝肾综合征等所致的氮质血症、低钾性碱中毒或呼吸性碱中毒、便秘、感染等内源性氮负荷过重等，也常诱发肝性脑病。

血脑屏障通透性增高，神经毒质入脑增多，参与肝性脑病的发病过程。

感染、缺氧、电解质紊乱等也可增强脑对毒性物质的敏感性而诱发肝性脑病。

总之，凡能增加毒性物质的来源、提高脑对毒性物质的敏感性，以及使血脑屏障通透性增高的因素，均可成为肝性脑病的诱因，促进肝性脑病的发生发展。

（四）肝性脑病防治的病理生理基础

1．防止诱因

严格控制蛋白摄入量，减少组织蛋白质的分解，减少氮负荷。防止上消化道大出血。防止便秘，以减少肠道有毒物质吸收。注意预防因利尿、放腹水、低血钾等情况诱发肝性脑病。

由于严重肝病患者血脑屏障通透性增强、脑敏感性增高，因此，用药要慎重，特别是要慎用止痛、镇静、麻醉等药物，防止诱发肝性脑病。

2．降低血氨

笔 记

口服乳果糖等使肠道 pH 降低，减少肠道产氨和有利于氨的排出。应用门冬氨酸鸟氨酸制剂降血氨。纠正水、电解质和酸碱平衡紊乱，特别是要注意纠正碱中毒。口服新霉素等抑制肠道细菌产氨。

3．其他治疗措施

可口服或静注以支链氨基酸为主的氨基酸混合液，纠正氨基酸失衡。可给予左旋多巴，促进患者清醒。此外，临床上也配合采取保护脑细胞功能、维持呼吸道通畅、防止脑水肿等措施。

4．肝移植

因肝性脑病的发病机制复杂，应结合患者的具体情况采取一些综合性治疗措施，才能取得满意的效果。

四、肝肾综合征

肝肾综合征（hepatorenal syndrome，HRS）是指肝硬化失代偿期或急性重症肝炎时，继发于肝功能衰竭基础上的可逆性功能性肾衰竭，故属于肝性功能性肾衰竭。急性重症肝炎有时可引起急性肾小管坏死，也属于肝肾综合征。

（一）病因和分型

各种类型的肝硬化、重症病毒性肝炎、暴发性肝衰竭、肝癌等均可导致肝肾综合征。多数肝肾综合征表现为功能性肾衰竭，如果肝病病情得到改善则肾功能可恢复。但如果持续时间较长，或由于并发消化道出血引起休克等，可因缺血、缺氧等原因引起急性肾小管坏死，产生器质性肾衰竭。有些急性肝衰竭患者可直接发生肝性器质性肾衰竭，其机制可能与肠源性内毒素血症有关。

（二）发病机制

肝肾综合征的典型特征为外周动脉扩张，肾血管收缩及肾血流减少，肾小球滤过率明显降低。

急慢性肝疾病可导致门脉高压，血液回流阻力增加，因而机体外周血管特别是内脏动脉局部扩血管物质增加，导致外周动脉扩张和外周阻力下降，血液淤积于外周血管床，表现为动脉压和有效循环血量下降。因此，发病初期，HRS 患者处于高动力循环状态，即周围血管阻力降低、心率加快、心输出量增加。但随着疾病的进展，高动力循环状态不足以纠正有效循环血量降低，因而 RAAS、交感神经系统、ADH 等被激活，维持外周血管阻力并促进肾脏内水、盐重吸收。RAAS 等激活后，内脏动脉血管因局部扩血管物质存在并不发生收缩，但肾动脉明显收缩，肾血流和肾小球滤过率明显下降，出现少尿、无尿等肾衰竭症状。如^{133}氙洗脱术和选择性肾动脉造影显示 HRS 患者肾皮质血液灌注量降低、充盈不全，叶间动脉、弓形动脉呈念珠状。

HRS 患者的肾血管收缩可能与下列因素有关：① 多种因素造成肾交感神经张力增高；② RAAS 激活。③ ADH 释放。此外，研究表明激肽系统活动异常，前列腺素、白三烯等代谢紊乱，以及内皮素增高等亦参与 HRS 的发生发展。而内毒素水平增高可能导致 HRS 的快速进展。

总之，重症肝病患者由于门脉高压，导致外周血管床扩张，加之腹水等原因引起有效循环血量减少，因而激活交感—肾上腺髓质系统、RAAS 等，使肾血管收缩、肾血流减少、肾小球滤过率降低，直接导致 HRS 的发生发展。

笔记

第七章

能量代谢和体温

第一节　能量代谢

新陈代谢是机体生命活动的基本特征之一，包括合成代谢和分解代谢两个过程。合成代谢储存能量，分解代谢释放能量。能量是体内一切生命活动的动力。在新陈代谢过程中，物质代谢与能量转变是紧密联系的。在机体物质代谢过程中所伴随发生的能量释放、转移、储存和利用，称为能量代谢（energy metabolism）。

一、机体能量的来源与利用

（一）能量的来源

1．可利用的能量形式

机体可利用的能量来源于食物中糖、脂肪和蛋白质分子结构中蕴藏的化学能，当这些营养物质被氧化分解时，碳氢键断裂，释放出化学能。然而，组织细胞在进行各种功能活动时这种能量形式不能被直接利用，所需能量实际上是由高能化合物腺苷三磷酸（ATP）直接提供的。ATP是机体在物质代谢过程中通过底物水平磷酸化和氧化磷酸化生成的，当机体需要能量时，ATP水解为腺苷二磷酸（ADP）及磷酸，同时释放出能量。人体在生命活动过程中不断消耗 ATP，同时营养物质氧化分解释放的能量又将 ADP 磷酸化重新生成 ATP，形成 ATP 循环。可见，在体内 ATP 既是直接的供能物质，又是能量储存的重要形式。

除 ATP 以外，体内还有其他的高能化合物，如磷酸肌酸（CP）等。CP 主要存在于肌肉和脑组织中，当物质氧化分解释放的能量过剩时，ATP 将高能磷酸键转给肌酸，在肌酸激酶催化下合成 CP；反之，当组织消耗 ATP 增多，超过营养物质氧化生成 ATP 的速度时，CP 的高能磷酸键又可快速转给 ADP，生成 ATP，以补充 ATP 的消耗。因此，可以认为 CP 是体内 ATP 的储存库。ATP 还可以通过高能磷酸基团的转移生成 UTP，CTP，GTP，这些高能化合物为糖原、磷脂、蛋白质合成提供能量。总之，从机体能量代谢的整个过程来看，ATP 的合成与分解是体内能量转化和利用的关键环节。

2．三大营养物质代谢过程中的能量转换

（1）糖　糖（carbohydrate）的主要生理功能是供给机体生命活动所需要的能量。一般情况下，人体所需能量的 50%～70% 由糖的氧化分解提供。食物中的糖经过消化被分解为单糖，主要为葡萄糖，经过小肠黏膜细胞特定的葡萄糖转运体以继发性主动转运的方式吸收入体内。在氧供充足的情况下，葡萄糖进行有氧氧化，生成 CO_2 和水，1 mol 葡萄糖完全氧化所释放的能量可合成 30～32 mol ATP。在缺氧的情况下，葡萄糖进行无氧氧化，生成乳酸，1 mol 葡萄糖经无氧氧化只能合成 2 mol ATP。大多数组织细胞通常有足够的氧供，因此，糖的分解供能以有氧氧化为

笔记

主。虽然糖的无氧氧化只能释放少量能量，但在人体处于缺氧状态时极为重要，因为这是人体内能源物质唯一不需氧的供能途径。人体内某些细胞（如成熟红细胞）缺乏有氧氧化的酶系，主要依靠糖的无氧氧化来供能。通常情况下，脑组织主要依赖葡萄糖的有氧氧化供能，当发生低血糖或缺氧时，可引起脑功能活动的障碍，出现头晕等症状，重者可发生抽搐甚至昏迷。

（2）脂肪　脂肪（fat）在体内的主要功能是储存和供给能量。体内储存的脂肪量较多，约占体重的20%，一般情况下机体所消耗的能源有30%～50%来自脂肪。食物中的脂肪经胆汁乳化及脂肪酶的分解作用后在小肠吸收。当机体需要时，储存的脂肪首先在脂肪酶的催化下分解为甘油和脂肪酸。甘油主要在肝脏被利用，经过磷酸化和脱氢而进入糖的氧化分解途径供能，或转变为糖。脂肪酸经过β-氧化也进入糖的氧化途径。脂肪氧化时产能较多，在体内每克脂肪氧化所释放的能量约为糖的2倍，通常成年人储存的脂肪所提供的能量可供机体使用10余天至2个月之久。

（3）蛋白质　蛋白质（protein）的基本组成单位是氨基酸。不论是由肠道吸收的氨基酸，还是由机体自身蛋白质分解所产生的氨基酸，都主要用于重新合成细胞的构成成分，以实现组织的自我更新，或用于合成酶、激素等生物活性物质，为机体提供能量则是氨基酸的次要功能。只有在某些特殊情况下，如长期不能进食或体力极度消耗时，机体才依靠蛋白质分解供能，以维持基本的生理功能活动。

（二）能量的利用

各种营养物质在体内氧化分解过程中释放能量，其中50%以上直接转化为热能，其余部分则以化学能的形式储存于ATP等高能化合物的高能键中，供机体用于进行各种生理功能活动，包括基础代谢、运动或各种活动、食物的特殊动力效应及生长发育等过程的能量消耗。在进行物质的跨膜主动转运，产生生物电活动，腺体的分泌、递质的释放，以及肌肉的收缩和舒张等过程中，除骨骼肌收缩做一定量的机械功（简称外功）外，其他所利用的能量最终都将转变为热能，产生的热能除用于维持体温，主要由体表散发到外界环境中去，较少部分通过呼出气、排泄物等被带出体外。

（三）能量平衡

人体的能量平衡是指摄入的能量与消耗的能量之间的平衡。若在一段时间内体重保持不变，可认为此时人体的能量达到了“收支”平衡，即这段时间内摄入的能量与消耗的能量基本相等。若摄入食物的能量少于消耗的能量，机体即动用储存的能源物质，因而体重减少，称为能量的负平衡；反之，若摄入的能量多于消耗的能量，多余的能量则转变为脂肪组织等，因而体重增加，称为能量的正平衡。过度消瘦会使机体抵抗各种不利因素刺激的能力降低；而肥胖则可引发多种疾病，如心脑血管疾病、高脂血症、糖尿病等。因此，在日常生活中，人们应根据自身的实际生理状况、活动强度等调整营养物质的摄入量，使机体保持在有利于健康的能量代谢水平。临床上常用体质指数和腰围作为判断肥胖的简易诊断指标。体质指数（body mass index, BMI）是指体重（kg）除以身高（m）的平方所得之商，体质指数过大主要反映全身性超重和肥胖。在我国，成人体质指数为24可视为超重界限值、28为肥胖界限值。腰围主要反映腹部脂肪的分布，男性腰围不宜超过85 cm，女性腰围不宜超过80 cm。

二、能量代谢的测定

（一）能量代谢的测定原理

机体的能量代谢水平通常用能量代谢率（energy metabolism rate, EMR）作为评价指标，即测定机体在单位时间内的能量消耗量。根据能量守恒定律，在整个能量转化过程中，机体消耗的

笔记

蕴藏于能源物质中的化学能和最终转化的热能及所做的外功按能量折算是完全相等的。因此，机体的能量代谢率可通过测定在一定时间内所消耗的营养物质量，按照营养物质的热价（见后文）计算；也可通过测定机体在一定时间内产生的热量与所做的外功量计算。但实际上，机体消耗的营养物质的量很难测定，故通常采用间接的方法来推算，即通过测定在一定时间内营养物质代谢所消耗的 O_2 量和产生的 CO_2 量，推算出营养物质的消耗量，并计算出产热量，这样就能得到机体的能量代谢率。若使机体保持在安静状态下，避免做外功，则产热量即为总的消耗的能量，因此，通过测定机体在一定时间内的散热量也可得出能量代谢率。

（二）能量代谢的测定方法

根据机体能量代谢的测定原理，测定能量代谢率通常采用直接测热法和间接测热法两种方法。

1. 直接测热法

直接测热法是直接测定受试者安静状态下在一定时间内的散热量的方法。测定时让受试者居于一个特殊的隔热小室内并保持安静状态，通过测定一定时间内流经隔热室的水的温度变化及水的流量，计算出受试者单位时间内发散的总热量。由于直接测热法所使用的装置结构较为复杂，操作也很烦琐，故这种方法的应用受到很大限制，一般主要用于科学研究。

2. 间接测热法

间接测热法是根据受试者安静状态下一定时间内的耗氧量和 CO_2 产生量，推算消耗的能源物质的量，进而计算出产热量的方法。这种方法是依据化学反应的定比定律，即反应物与产物的量之间呈一定的比例关系，例如，氧化 1 mol 葡萄糖时，需要消耗 6 mol O_2，并将产生 6 mol CO_2 和 6 mol H_2O，同时释放一定的热量（ΔH）。其反应式如下：

$$C_6H_{12}O_6 + 6O_2 \longrightarrow 6CO_2 + 6H_2O + \Delta H$$

各种营养物质的分子组成不同，其反应物和产物之间呈现不同的定比关系。利用糖、脂肪和蛋白质在体内氧化分解时的耗氧量、CO_2 产生量，以及释放的热量之间的比例关系，可推算出机体在一定时间内所消耗的各种营养物质的量，计算出其产生的热量。

利用间接测热法测算单位时间内机体的产热量需要应用以下几个基本概念和数据。

食物的热价：1 g 某种食物氧化时所释放的能量，称为这种**食物的热价**。食物的热价通常用焦耳（J）作为计量单位（1 J = 0.239 cal）。食物的热价分为生物热价和物理热价，分别指食物在体内氧化和体外燃烧时释放的能量。糖、脂肪和蛋白质三种主要营养物质的热价列于表 7-1-1 中。从表 7-1-1 中可见，糖和脂肪的生物热价和物理热价相同，蛋白质则不同，这是由于蛋白质在体内不能完全被氧化，部分代谢产物以尿素、尿酸和肌酐等形式随尿排出，还有少量含氮产物随粪便排出，因而其生物热价小于物理热价。

表 7-1-1 糖、脂肪和蛋白质氧化时的热价、氧热价和呼吸商

营养物质	产热量/（$kJ \cdot g^{-1}$）		O_2 耗量/（$L \cdot g^{-1}$）	CO_2 产生量/（$L \cdot g^{-1}$）	氧热价/（$kJ \cdot L^{-1}$）	呼吸商
	物理热价	生物热价				
糖类	17.0	17.0	0.83	0.83	21.00	1.00
脂肪	39.8	39.8	2.03	1.43	19.67	0.71
蛋白质	23.4	18.0	0.95	0.76	18.85	0.80

食物的氧热价：某种食物氧化时消耗 1 L O_2 所产生的热量，称为这种**食物的氧热价**。氧热价表示某种物质氧化时的耗氧量和产热量之间的关系。由于各种营养物质的分子组成不同，因此，同样消耗 1 L O_2，氧化时所释放的热量也不相同（表 7-1-1）。

笔记

呼吸商:营养物质在细胞内进行氧化供能的过程中,需要消耗 O_2,并产生 CO_2。将机体在一定时间内呼出的 CO_2 量与吸入的 O_2 量的比值,称为**呼吸商**(respiratory quotient, RQ)。严格地说,应以 CO_2 和 O_2 的摩尔数来计算呼吸商,但由于在同一温度和气压条件下,摩尔数相同的不同气体,其容积相等,因此,也可以采用 CO_2 与 O_2 的容积数(mL 或 L)来计算呼吸商。

物质氧化时的需 O_2 量和产生的 CO_2 量与其分子中所含 C、H 和 O 元素的比例有关,糖、脂肪和蛋白质氧化时各自的呼吸商见表 7-1-1。由于葡萄糖氧化时,产生的 CO_2 量与消耗的 O_2 量是相等的,所以糖氧化时的呼吸商为 1.00。蛋白质和脂肪氧化时的呼吸商分别为 0.80 和 0.71。如果某人的呼吸商接近于 1.00,说明此人在这段时间内所利用的能量主要来自糖的氧化。在糖尿病患者,因葡萄糖的利用发生障碍,机体主要依靠脂肪代谢供能,因此呼吸商偏低,接近于 0.71。在长期饥饿的情况下,人体的能量主要来自自身蛋白质的分解,故呼吸商接近于 0.80。正常人进食混合食物时,呼吸商在 0.85 左右。

在通常情况下,体内能量主要来自糖和脂肪的氧化,若将蛋白质的代谢量忽略不计,由糖和脂肪氧化时产生的 CO_2 量和消耗的 O_2 量的比值称为非蛋白呼吸商(non-protein respiratory quotient, NPRQ)。表 7-1-2 列出了不同比例的糖和脂肪氧化时的非蛋白呼吸商及相应的氧热价,利用这些数据,可使能量代谢的测算更为简便。

表 7-1-2　非蛋白呼吸商和氧热价

非蛋白呼吸商	氧化的百分数		氧热价/($kJ \cdot L^{-1}$)	非蛋白呼吸商	氧化的百分数		氧热价/($kJ \cdot L^{-1}$)
	糖类	脂肪			糖类	脂肪	
0.70	0	100	19.60	0.86	54.1	45.9	30.41
0.71	1.10	98.9	19.64	0.87	57.5	42.5	30.46
0.72	4.76	95.2	19.69	0.88	60.8	19.2	20.51
0.73	8.40	91.6	19.70	0.89	64.2	35.8	20.56
0.74	12.0	88.0	19.79	0.90	67.5	32.5	20.62
0.75	15.6	84.4	19.80	0.91	70.8	29.2	20.67
0.76	19.2	80.8	19.89	0.92	74.1	25.9	20.72
0.77	22.8	77.2	19.95	0.93	77.4	22.6	20.77
0.78	26.3	73.7	19.99	0.94	80.7	19.3	20.82
0.79	29.9	70.1	20.01	0.95	84.0	16.0	20.87
0.80	33.4	66.6	20.10	0.96	87.2	12.8	20.93
0.81	36.9	63.1	20.15	0.97	90.4	9.6	20.98
0.82	40.3	59.7	20.20	0.98	93.6	6.4	21.03
0.83	43.8	56.2	20.26	0.99	96.8	3.2	21.08
0.84	47.2	52.8	20.31	1.00	100	0	21.13
0.85	50.7	49.3	20.36				

应用间接测热法测定受试者的能量代谢水平简单易行,常被用于指导健康运动及作为临床上对重症患者制订营养支持计划的依据。下面介绍间接测热法的具体做法。

间接测热法是通过测算机体在一定时间内蛋白质和非蛋白物质的产热量,进而得出能量代谢率。

(1) 蛋白质氧化的产热量　首先测定机体在一定时间内的尿氮排出量。蛋白质的含氮量一般为 16% 左右,即在体内氧化 1 g 蛋白质可产生约 0.16 g 的尿氮(粪便中的氮排出量忽略不

笔记

计)。将测出的尿氮量除以 0.16,即为体内蛋白质的氧化量。根据蛋白质的生物热价,就可计算出蛋白质氧化的产热量。

(2) *非蛋白物质氧化的产热量* 先测定机体在一定时间内的总的耗氧量和总的 CO_2 产生量。根据每克蛋白质氧化时的耗氧量和 CO_2 产生量(见表 7-1-1),可算出受试者在这段时间内用于蛋白质氧化的耗氧量和 CO_2 产生量。然后,分别从总量中减去该值,便获得非蛋白物质(糖和脂肪)氧化时的耗氧量和 CO_2 产生量,由此求得非蛋白呼吸商(NPRQ)。然后查表 7-1-2 得出对应的氧热价,从而计算出非蛋白物质氧化的产热量。

(3) *总产热量* 将蛋白质氧化的产热量与非蛋白物质氧化的产热量相加,即可算出机体在一定时间内的总产热量,即能量代谢率。

上述的测算方法记录较为烦琐,在临床、运动生理及劳动卫生工作实践中,能量代谢率的测定常采用以下两种简化方法。一种方法是将蛋白质的氧化量忽略不计,将根据一定时间内的耗氧量和 CO_2 产生量所求得的呼吸商视为非蛋白呼吸商,经查表得到相对应的氧热价,耗氧量与氧热价相乘,便可计算出一定时间内的产热量。另一种更为简便的方法是仅测定一定时间内的耗氧量,根据国人的统计资料,将受试者食用混合膳食时的非蛋白呼吸商视为 0.82(这实际上是基础状态下的呼吸商,见后文),与此相对应的氧热价则为 20.20 kJ/L,用测定的一定时间内的耗氧量直接乘以 20.20 kJ/L,即可得出这段时间内的产热量。实际上,用简化方法所获得数值与上述经典测算方法所得数值非常接近,仅相差 1%~2%。

三、影响机体能量代谢的因素

影响能量代谢的主要因素有肌肉活动、环境温度、食物的特殊动力效应及精神活动等。此外,能量代谢还受年龄、性别的影响,幼年儿童的能量代谢比成年人高,男性的能量代谢比女性高。

(一) 肌肉活动——影响能量代谢最主要的因素

全身骨骼肌的质量约占体重的 40%,所以骨骼肌活动对能量代谢的影响最为显著。能量消耗与劳动或运动强度有密切关系,劳动或运动强度愈大,机体所消耗的能量就愈多。所以,肌肉活动强度与耗氧量的增加成正比。轻微劳动的耗氧量比安静时高 25%~60%,中等强度劳动的耗氧量比安静时高 1~2 倍,剧烈运动或劳动时耗氧量比安静时高 10~20 倍。劳动强度通常用单位时间内机体的产热量来表示。也就是说,能量代谢率还可作为评价劳动强度的指标。

(二) 环境温度

人安静时的能量代谢,以在 20~30 ℃的环境中、裸体或穿薄衣的情况下最为稳定,这主要是肌肉松弛的结果。当环境温度低于 20 ℃时,代谢率开始增加,这主要是由于寒冷刺激使肌肉紧张性增强并反射性引起战栗的结果;当环境温度超过 30 ℃时,代谢率也会逐渐增加,这与体内化学反应速度加快,以及循环、呼吸、汗腺活动加强有关。另外,体温对代谢的影响也很大,体温每升高 10℃,代谢率增加 13%。因此,发热患者在测量能量代谢率之前必须先测体温。

(三) 食物的特殊动力效应

在进食后一段时间内,机体虽然处于安静状态,但其产热量要比进食前有所增加,这种额外的能量消耗是由进食引起的。例如,摄入能产生 100 kJ 热量的蛋白质后,人体实际产热量为 130 kJ。食物能使机体产生"额外"热量消耗的作用,称为食物的特殊动力效应(specific dynamic effect)。一般从进食后 1 h 开始增加,延续到进食后 7~8 h。

笔记

在三种营养物质中,以蛋白质的食物的特殊动力效应最高,在进食蛋白质食物后,一般其产热量要超过蛋白质应产热量的 25%~30%;糖类和脂肪的食物的特殊动力效应较低,其额外产热量分别约为其摄入物质应有产热量的 6% 和 4%；混合性食物可使产热量增加 10% 左右。目前认为，食物的特殊动力效应可能与肝处理氨基酸或合成糖原等过程中的“额外”消耗能量有关。

（四）精神活动

人在安静时，中枢神经系统本身的代谢增强不显著。但当机体处于紧张状态（如情绪激动、烦恼、愤怒、恐惧及焦急等）时，能量代谢可显著增高。这可能与精神紧张时无意识地引起骨骼肌紧张性增高和交感—肾上腺系统活动加强，以及刺激代谢活动的激素（如甲状腺激素）的释放增加有关，从而使机体产热量增加。

四、基础代谢

许多因素能够影响机体的能量代谢，为了消除这些因素的影响，通常把基础代谢作为测定能量代谢的标准。基础代谢（basal metabolism）是指基础状态下的能量代谢。基础代谢率（basal metabolism rate, BMR）是指基础状态下单位时间内的能量代谢。

基础状态是指：① 受试者空腹，排除食物的特殊动力效应的影响。一般要求在进食后 12 ~ 14 h；② 静卧 0.5 h 以上，使肌肉处于松弛状态；③ 清醒、安静，排除精神紧张的影响；④ 环境温度保持在 20 ~ 25 ℃。

由于这种基础状态消除了各种影响能量代谢的因素，此时体内的能量消耗只用于维持一些基本的生命活动，因此，能量代谢率是比较稳定的。基础代谢率比一般安静时的代谢率要低，但不是最低，因为熟睡时更低（做梦时又可增高）。

不同身材的个体，其能量代谢率可有较大差异。若以每千克体重的产热量进行比较，则身材矮小的人每千克体重的产热量要高于身材高大的人。研究表明，若以单位体表面积来计算，则不管个体大小，每 24 h 每平方米体表面积的产热量几乎都是相等的。可见，能量代谢率与体表面积成正比关系。这是因为机体所产生的热主要是通过体表向外界发散出去的，因此，能量代谢率常以单位时间（每天或每小时）单位体表面积的产热量作为计量单位，用 $kJ/(m^2 \cdot d)$ 或 $kJ/(m^2 \cdot h)$ 来表示。

人体的体表面积可应用 Stevenson 公式进行测算，即

$$体表面积(m^2) = 0.0061 \times 身高(cm) + 0.0128 \times 体重(kg) - 0.1529$$

此外，体表面积还可根据图 7-1-1 直接求出，其用法是将受试者的身高点（在左侧垂线上）和体重点（在右侧垂线上）连成一直线，该连线和中间垂线交叉点的数值，便是受试者的体表面积。实验证明，我国人的体表面积按照这种计算法更符合实际情况。

这样，用前述的间接测热法测定基础代谢率，将呼吸商定为 0.82，氧热价为 20.20 kJ/L，然后只需测定单位时间（一般为6 min）内的耗氧量，就可计算出每小时的产热量。将上述每小时产热量除以体表面积，即为基础代谢率。在实际工作中，常用基础代谢率的相对数值表示：

$$基础代谢率(相对值) = (实际测得值 - 正常平均值) \div 正常平均值 \times 100\%$$

我国正常人基础代谢率的平均值如表 7-1-3 所示。

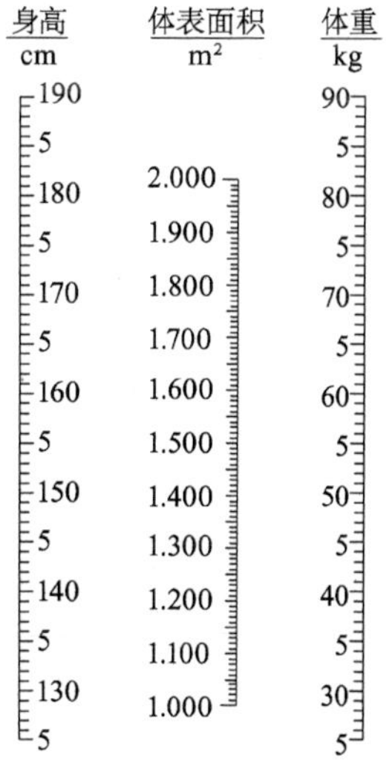

图 7-1-1　体表面积测算用图

笔 记

表 7-1-3 我国正常人基础代谢率的平均值 kJ/(m² · h)

年龄(岁)	11 ~ 15	16 ~ 17	18 ~ 19	20 ~ 30	31 ~ 40	41 ~ 50	51 以上
男性	195.5	193.4	166.2	157.8	158.6	154.0	149.0
女性	172.5	181.7	154.0	146.5	146.9	142.4	138.6

由表 7-1-3 可见,幼年的基础代谢率比成年高,随年龄的增加有所降低。男子的代谢率高于女子。此外,妇女在孕期代谢率明显增加。同一个体在相同的测定条件下,不同时间重复测定的结果基本上无差异。可见,正常人的基础代谢率是相当稳定的。

一般说来,实际测得的基础代谢率的值与正常平均值比较,相差在 10% ~ 15% 之内均属正常范围。相差 20% 以上时,才有可能是病理性的。如甲状腺功能亢进时,基础代谢率可高出正常均值 25%,甚至达到 80%;甲状腺功能减退时,基础代谢率将低于正常均值 20%,甚至 40%。此外,发热、糖尿病等患者的基础代谢率将升高;而肾上腺皮质和垂体的功能低下时,基础代谢率降低。

第二节 体温及其调节

机体赖以生存的新陈代谢活动需要有合适而稳定的温度。因此,体温是人体的一项重要的生命体征,维持体温的相对稳定对人类的正常生命活动至关重要。人和鸟类、哺乳类动物能通过调节保持体温的相对恒定。

一、体温及其生理波动

(一) 体温

人体各部位的温度并不相同。机体表层的温度称为体壳体温(shell temperature),包括皮肤、皮下组织、肌肉等部位的温度。体表各处的温度差异很大,而且易受环境温度变化的影响。机体深部温度称为体核体温(core temperature),主要指心、脑、肺、腹腔脏器的温度,其受环境温度变化的影响较小,比较稳定。

生理学所说的体温(body temperature)是指机体核心部分(深部组织)的平均温度。虽然机体深部各器官因代谢水平不同,其温度略有差别,其中肝和脑的代谢旺盛,在全身各器官中温度最高,约 38 ℃,其他内脏的温度略低。但是,循环的血液使各器官的温度趋向一致。全身血液均回流于右心房,故右心房血液温度可作为机体深部温度的平均值(即体温)的代表。由于右心房血温不易测量,临床上通常测量口腔、直肠和腋窝的温度来反映体温。通常直肠温度接近于深部温度,其正常值为 36.9 ~ 37.9 ℃;口腔温度为 36.7 ~ 37.7 ℃;腋窝温度为 36.0 ~ 37.4 ℃。此外,在实验研究中,也有测量鼓膜和食管的温度来分别反映脑组织和机体深部温度。

(二) 体温的生理变动

在生理情况下,人体体温可随昼夜周期、年龄、性别、肌肉活动、环境温度及精神活动等因素的影响而变化。

1. 体温的昼夜节律

正常人(新生儿除外)体温按昼夜变化呈周期性波动,波幅一般不超过 1℃。清晨 2:00—6:00 最低,午后 1:00—6:00 最高。体温的这种昼夜周期性波动称为体温的昼夜节律或日周期节律,是生物节律的一种,受体内生物钟的控制。

笔记

2．年龄

新生儿的体温调节系统尚未发育成熟，其体温不规则，易受机体活动及环境温度变化的影响。新生儿体温一般高于成年人，且没有昼夜节律；老年人代谢率较低，其体温低于正常成年人；新生儿和老年人对环境温度的剧烈变化耐受力差，临床护理中值得注意。

3．性别

成年女子的体温平均比男子高0.3 ℃。除体温的昼夜节律外，成年女子的基础体温还随月经周期而变动（图7-2-1），排卵前较低，排卵之日体温最低，排卵后体温又回升，并维持此高体温状态至下一月经周期。因此，测定成年女子的基础体温有助于了解有无排卵和排卵日期。这种周期现象与体内孕激素水平的周期性变化有关。

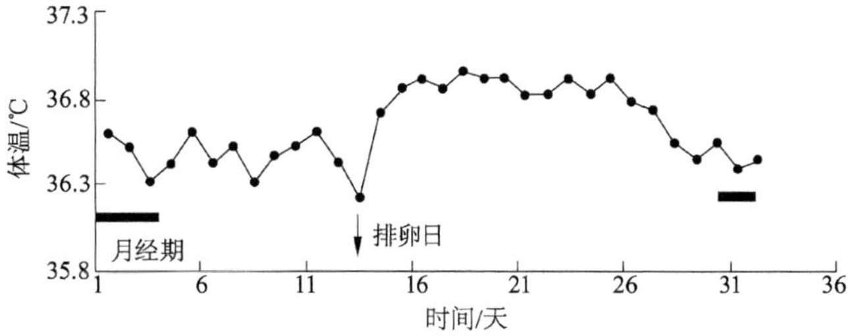

图7-2-1　女性月经周期中基础体温曲线

4．其他

肌肉活动、情绪激动、精神紧张、环境温度和进食等情况都可使体温升高，麻醉药物能降低体温，故在测量体温时应考虑这些因素。

二、体温的维持

正常人体温维持在37 ℃左右，是在体温调节系统的控制下，机体的产热（heat production）与散热（heat loss）之间取得动态平衡的结果。机体的产热多于或少于散热将引起体温的升高或降低。

（一）机体的产热

1．主要的产热器官

人体产热的多少，取决于代谢水平的高低。体内任何器官、组织的代谢活动都要产生热量，不同的器官、组织因代谢水平不同而产热量各异。体内主要的产热器官是内脏器官和骨骼肌。安静状态下，机体的主要产热器官是内脏器官（特别是肝），占总产热量的56%；当机体在运动时，骨骼肌则成为主要的产热器官。由于骨骼肌的总质量约占体重的40%，因而具有巨大的产热潜力。骨骼肌的紧张度稍有增强，其产热量即可发生明显改变，在运动时，骨骼肌的产热量由总产热量的18%增加到73%，剧烈运动时，可达总产热量的90%。

2．机体的产热方式

当机体处于寒冷环境之中时，散热量显著增多，此时机体的产热量也相应增多，以维持正常的体温。机体主要通过战栗产热和非战栗产热来增加产热量以维持体温。

战栗是指在寒冷环境中骨骼肌发生不随意的节律性收缩。其特点是屈肌和伸肌的同时收缩，基本不做外功，能量全部转化为热能。机体接触寒冷刺激而发生战栗之前，通常首先出现战栗前肌紧张，此时代谢率就已有所增加。其后由于持续的寒冷刺激，机体便在战栗前肌紧张的基础上出现战栗，此时的产热量可增加4～5倍。

非战栗产热又称代谢产热。机体的所有组织器官都能进行非战栗产热，但以棕色脂肪组织的产热量最大。

笔记

3．机体产热活动的调节

（1）体液调节　主要是激素对产热活动的调节。甲状腺激素是调节产热活动的最重要的体液因素。如果机体长时间生活在寒冷环境中，甲状腺的活动则明显增强，可分泌大量的甲状腺激素，可使代谢率增加20%～30%。甲状腺激素作用的特点是缓慢、持续时间长。此外，肾上腺素、去甲肾上腺素及生长激素分泌增加，促使细胞新陈代谢率加强，使产热量迅速增加，但其维持时间短。

（2）神经调节　寒冷刺激可使位于下丘脑后部的战栗中枢兴奋，经传出通路到达脊髓前角运动神经元，引起战栗；还能引起下丘脑释放促甲状腺激素释放激素，后者刺激腺垂体释放促甲状腺激素，从而促进甲状腺产生和分泌甲状腺激素；也可通过交感神经系统兴奋，促进肾上腺髓质释放肾上腺素和去甲肾上腺素，通过神经—体液调节使代谢性产热增加。

（二）机体的散热

机体的主要散热部位是皮肤。皮肤的表面积大，大部分热量通过皮肤表面的辐射、传导、对流和蒸发等方式散发于外界；一小部分热量随呼出气及尿、粪等排泄物散发到体外。

1．机体的散热方式

（1）辐射散热（thermal radiation）　指人体以热射线的形式将体热传给外界较冷的物质的一种散热方式。辐射散热量的多少主要取决于皮肤与周围环境的温度差，当皮肤温度高于环境温度时，温度差值越大，散热量就越多，以此种方式散发的热量，约占机体安静时总散热量的60%；如果环境温度高于皮肤温度，则机体不仅不能散热，反而会吸收周围的热量。此外，辐射散热还与机体的有效散热面积有关，有效散热面积越大，散热量就越多，四肢的面积较大，因而在辐射散热中起着重要作用。

（2）传导散热（thermal conduction）　指机体的热量直接传给与机体接触的温度较低物体的一种散热方式。经此种方式散发的热量取决于皮肤温度与所接触物体的温度差、接触的面积，以及与皮肤接触的物体的导热性能。导热性能越好，散热量越大。人体的脂肪是不良导热体，因此，肥胖者通过表层的传导散热较一般人为少。由于水的导热性能好，临床上常利用冰袋、冰帽为高热的患者降温。

（3）对流散热（thermal convection）　指通过气体或液体的流动进行热量交换的一种散热方式。当人体温度高于环境温度时，皮肤把热量传导给与之接触的冷空气，由于空气不断流动（对流），便将体热散发到空间。对流散发热量的多少，除取决于皮肤温度与周围环境的温度差和机体的有效散热面积外，还与风速有关，风速越大，对流散热量越多。挥扇子就是加速空气对流，起到散热作用。

以上皮肤的3种散热方式均是在皮肤温度高于环境温度时的主要散热方式；当环境温度等于或高于皮肤温度时，上述3种散热方式将失去作用，此时皮肤将从外界获得热量，在这种情况下，蒸发散热便成为机体散热的唯一方式。

（4）蒸发散热（evaporation）　指水分从体表汽化时吸收热量而散发体热的一种方式。这是一种十分有效的散热方式，蒸发1 g水分可带走2.43 kJ的热量。临床上用酒精给高热患者擦浴，就是利用酒精的蒸发，起到降温作用。

蒸发散热分为不感蒸发和出汗两种方式。

不感蒸发（insensible perspiration）是指体内水分从皮肤和呼吸道黏膜不断地渗出而被蒸发。其中皮肤的水分蒸发又称不显汗。不感蒸发是一种自然的水分蒸发，即使在非常寒冷的环境中，也会持续地进行，它与汗腺的活动无关。随着环境温度升高，不感蒸发量随之增加。人体每天不感蒸发量约为1 000 mL，其中通过皮肤的为600～800 mL，通过呼吸道黏膜的为200～400 mL。临床上给患者补液时，应注意补充由不感蒸发丢失的体液量。婴幼儿不感蒸发的速率比成年人

笔记

大，故更容易发生严重的脱水；有些动物如狗，在高温下不能排汗，必须通过热喘呼吸来增加蒸发散热。

出汗(sweating)是指汗腺主动分泌汗液的活动。通过汗液蒸发可有效带走大量体热。出汗可被意识到，故又称可感蒸发(sensible evaporation)。人体皮肤上分布有两种汗腺，即大汗腺和小汗腺。大汗腺局限于腋窝和阴部等处，开口于毛根附近，从青春期开始活动，可能和性功能有关，而与体温调节反应无关。小汗腺可见于全身皮肤，其分布密度因部位而异，手掌和足跖最多，额部和手背次之，四肢和躯干最少。然而，汗腺的分泌能力却以躯干为最强。小汗腺是体温调节反应重要的效应器，在炎热的环境下，以及运动和劳动时对维持体热平衡起到关键的作用。

在汗液的成分中，水分约占99%，固体成分约占1%。在固体成分中，大部分为NaCl，也有乳酸、少量KCl和尿素等。当汗腺分泌时，分泌管腔内的压力可高达250 mmHg以上，表明汗液不是简单的血浆滤出物，而是汗腺细胞主动分泌产生的。刚从汗腺分泌出来的汗液与血浆是等渗的，但在流经汗腺管腔时，在醛固酮的作用下，汗液中的Na^+和Cl^-被重吸收，最后排出的汗液是低渗的。因此，当机体大量出汗时可导致血浆晶体渗透压升高，造成高渗性脱水。当出汗速度加快时，由于NaCl不能被充分吸收，汗液中的NaCl浓度较高，此时机体在丢失大量水分的同时，也丢失了一部分的NaCl。因此，在短时间内大量出汗时应注意在补充水分的同时补充NaCl，否则易引起水和电解质平衡紊乱，甚至导致神经系统和骨骼肌组织的兴奋性改变而发生热痉挛。

在体内引起汗腺分泌的因素不同，其出汗的情形也各有不同。由温热性刺激引起的机体出汗称为温热性出汗(thermal sweating)。控制温热性出汗的中枢位于下丘脑的体温调节中枢。当机体接受温热性刺激时，中枢通过支配汗腺的交感胆碱能纤维使全身小汗腺分泌汗液。温热性出汗的生理意义在于通过汗液的蒸发散热，维持体温的相对稳定。精神紧张或情绪激动时也会引起出汗，称为精神性出汗(mental sweating)，其中枢位于大脑皮层的运动区，通过支配汗腺的交感肾上腺素能纤维引起汗腺分泌。出汗的部位主要在掌心、足底及前额等处。精神性出汗与体温调节的关系不大，而是机体应激反应的表现之一。温热性出汗和精神性出汗常同时出现，不能截然分开。此外，在进食辛辣食物时，口腔内的痛觉神经末梢受到刺激，可反射性地引起头面部和颈部出汗，称为味觉性出汗(gustatory sweating)。

2. 机体散热的调节

(1)皮肤血流量改变对散热的影响 如前所述，机体通过辐射、传导和对流的散热方式散失热量的多少，主要取决于皮肤和环境之间的温度差，而皮肤温度的高低与皮肤的血流量有关。机体通过交感神经控制皮肤血管的口径，调节皮肤的血流量，使散热量符合当时条件下体热平衡的需要。如在炎热环境中，交感神经紧张性降低，皮肤小动脉舒张，动—静脉吻合支开放，皮肤血流量显著增多，较多的体热可从机体深部被带到表层，促进散热。另外，汗腺活动加强时，皮肤血流量增多也给汗腺分泌带来必要的水源。在寒冷环境中，交感神经紧张性增强，皮肤血管收缩，血流量减少，身体表层宛如一个隔热器，可起到防止体热散失的作用。此外，由于四肢深部的静脉和动脉相伴行，这相当于一个热量的逆流交换系统，从四肢远端回流的静脉血温度较低，可从与其伴行的动脉摄取热量，带回到机体核心，而动脉血在流向四肢远端的过程中温度逐渐降低，可以减少热量的散失。

(2)影响蒸发散热的因素 汗腺受交感胆碱能纤维支配，当交感神经兴奋时，末梢释放ACh增多，通过作用于M受体促进汗腺分泌。出汗量和出汗速度还受环境温度、湿度及机体活动程度等因素的影响。人在安静状态下，当环境温度达到30 ℃左右时便开始出汗；如果空气湿度较高且衣着较多，气温在25 ℃时便可出汗，加之湿度较高时汗液不易被蒸发，体热不易散失，可反射性引起大量出汗。在劳动或运动时，气温虽在20 ℃以下也可出汗，而且出汗量往往较多。但若在高温环境中停留时间过久，出汗速度可因汗腺疲劳而明显减慢。

笔记

三、体温的调节

环境温度发生变化时，人和其他恒温动物维持体温的相对稳定，有赖于体温调节系统控制下的产热和散热之间的平衡。人体体温调节机制包括两方面：① 自主性体温调节，是指机体在环境温度变化时，在下丘脑体温调节中枢的控制下，通过增减皮肤血流量、发汗、战栗等生理反应，维持产热和散热过程的平衡，使体温维持在相对稳定的水平；② 行为性体温调节，是指机体在不同温度环境中，为了保暖或降温而有意识采取的特殊的姿势和行为，如拱肩缩背、增减衣着、改善气候环境等。

这两种体温调节机制相互关联和补充，使人体更好地适应自然环境。

（一）温度感受器

温度感受器分布于体表皮肤、黏膜、内脏及中枢神经系统等部位，感受机体各部位的温度变化，在体温调节中发挥重要作用。

1．外周温度感受器

外周温度感受器是指位于中枢神经系统以外的温度感受器，广泛存在于皮肤、黏膜、内脏、肌肉等部位。其中，对冷刺激敏感的感受器称为冷感受器或冷敏感点；对热刺激敏感的感受器称为热感受器或热敏感点。人体皮肤冷感受器比热感受器的数量多 4 ~ 10 倍。外周温度感受器的实质是游离神经末梢，分别感受相应部位的温度变化。

2．中枢温度感受器

中枢温度感受器是指位于脊髓、延髓、脑干网状结构、下丘脑及大脑皮质运动前区等部位，对中枢温度变化敏感的神经元，分为以下两类：

（1）*热敏神经元*　指中枢内对局部血液温度升高时敏感、放电频率增加的神经元。这类神经元在视前区/下丘脑前部（PO/AH）较多，并且尚能对下丘脑以外的部位（如中脑、延髓、脊髓、皮肤、内脏等）的温度变化发生反应。

（2）*冷敏神经元*　指中枢内对局部血液温度降低时敏感、放电频率增加的神经元。这类神经元在脑干网状结构和下丘脑弓状核居多。

这两类温度敏感神经元数目较多，而且对其局部温度变化非常敏感。局部温度即使变动 0.1 ℃，它们的放电频率便会反映出来，而且不出现适应现象。同时，这两类神经元可直接对致热原或 5-HT、去甲肾上腺素及多种肽类物质发生反应，并导致体温的改变。

（二）体温调节中枢

与体温调节有关的中枢结构，广泛地存在于中枢神经系统的各级部位。脑分段切除、部分破坏、电刺激等实验研究表明，只要保持下丘脑及其以下部位神经系统结构完整，动物便具有维持体温恒定的能力。由此认为，体温调节的基本中枢在下丘脑。现在普遍认为，应从中枢整合作用的观点来理解体温调节中枢的功能。脊髓、延髓及脑干网状结构的温度敏感神经元不仅对局部温度变化敏感，还具有接受来自皮肤等处的外周温度信息并向视前区/下丘脑前部输送的功能。下丘脑的视前区/下丘脑前部温度敏感神经元，不仅能感受局部组织温度变化的刺激，还能对由其他途径传入的温度变化信息做整合处理。因此，视前区/下丘脑前部（PO/AH）是体温调节中枢整合机构的中心部位。

（三）体温调节的调定点学说

笔记

正常人体温为何能维持 37 ℃左右，有人提出调定点（set point）学说加以解释。调定点学说认为，体温的调节类似于恒温器的调节（图 7-2-2）。一般认为，人的正常体温调定点的数值为 37 ℃，当体温与调定点水平一致时，机体的产热与散热取得平衡；当体温高于调定点的水平时，中枢的调节活动立即使产热活动降低，散热活动加强，使升高的体温降回到调定点，然后产热和散热达到平衡；当体温低于调定点水平时，产热活动加强，散热活动降低，使降低了的体温回升到调定点，然后产热和散热达到平衡，这样就可使体温较稳定地维持在 37 ℃的水平上。

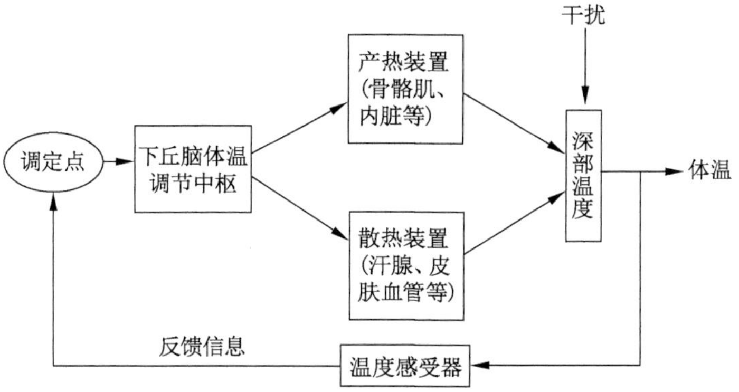

图 7-2-2 体温调节的自动控制机制

调定点水平是由视前区/下丘脑前部中热敏神经元和冷敏神经元之间相互制约而又协调地活动形成的。无论何种原因，只要改变视前区/下丘脑前部温度敏感神经元的状态，就会引起调定点位移，而由它所调定的体温水平也随之升降。

依据调定点学说，微生物引起的发热，是由这些致热原使热敏感神经元兴奋性下降，调定点上移所致。假如，在致热原的作用下，调定点上移至 39 ℃，但实际体温为 37 ℃，则可兴奋冷敏感神经元引起畏寒，甚至战栗的产热反应，体温升高，表现为发热。只有体温超过 39 ℃时，才兴奋热敏感神经元，在此水平上保持产热与散热的平衡，使体温维持在 39 ℃。只要致热原不清除，产热和散热过程就继续在新的水平上保持平衡。可见，发热时体温调节功能并无障碍，只是因为调定点上移，才把体温调到一个高水平上。

第三节 发 热

一、概述

1．病理性体温升高

病理性体温升高包括发热（调节性体温升高）和过热（非调节性体温升高）。

（1）发热　由于致热原的作用使体温调定点上移而引起的调节性体温升高（超过 0.5 ℃），称为发热（fever）。发热时体温调节功能正常，但由于调定点上移，体温调节在高水平上进行。

（2）过热　又称非调节性体温升高，是由于体温调节中枢功能障碍、散热障碍或产热器官功能异常等，使体温不能控制在与调定点相适应的水平上，此时调定点未发生改变，是被动性体温升高，超过调定点水平，把这类体温升高称为过热（hyperthermia）。

2．生理性体温升高

某些生理情况也能出现体温升高，如剧烈运动、月经前期、应激等，由于它们属于生理性反应，称为生理性体温升高。

二、病因和发病机制

笔 记

发热激活物作用于机体，激活产内生致热原细胞使之产生和释放能引起体温升高的物质，即内生致热原(endogenous pyrogen, EP),再经一些后继环节引起发热。发热激活物包括外致热原(exogenous pyrogen)和某些体内产物。

(一) 发热激活物

1. 外致热原

来自体外的致热物质称为外致热原,包括以下几种:

(1) *细菌* ① 革兰阳性菌:常见的有葡萄球菌、链球菌、肺炎球菌等,致热物质是全菌体及其代谢产物。② 革兰阴性菌:常见的有大肠埃希菌、伤寒杆菌、淋球菌、志贺菌等,主要致热物质是内毒素(endotoxin, ET),还有全菌体和肽聚糖等,ET 是最常见的外致热原。③ 分枝杆菌:典型菌群为结核杆菌,其全菌体及胞壁中的肽聚糖、多糖和蛋白质都有致热作用。

(2) *病毒* 常见的有流感病毒、SARS(severe acute respiratory syndrome)病毒、麻疹病毒、柯萨奇病毒等,主要致热物质是全病毒体及血细胞凝集素。

(3) *真菌* 见于白色念珠菌、组织胞浆菌、球孢子菌、新型隐球菌感染等,致热物质是全菌体及菌体内所含的荚膜多糖和蛋白质。

(4) *螺旋体* 包括钩端螺旋体、回归热螺旋体和梅毒螺旋体,钩体的溶血素和细胞毒因子、回归热螺旋体的代谢裂解产物、梅毒螺旋体外毒素等均有致热作用。

(5) *疟原虫* 大量裂殖子和代谢产物(疟色素等)由破裂的红细胞释入血液可引起高热。

2. 体内产物

(1) *抗原—抗体复合物* 可激活产 EP 细胞引起发热。

(2) *类固醇* 如睾丸酮的中间代谢产物——本胆烷醇酮可引起某些周期性发热。

(3) *体内组织的大量破坏* 如严重的心脏病急性发作、大手术后、X 线或核辐射等。

(二) 内生致热原

产 EP 细胞在发热激活物的作用下,产生和释放的能引起体温升高的物质,称为内生致热原。

1. 内生致热原的种类

(1) *白细胞介素-1*(interleu-1,IL-1) ① 由单核细胞、巨噬细胞、内皮细胞、星状细胞及肿瘤细胞等产生的多肽类物质;② 将其导入大鼠的体温调节中枢(PO/AH),能引起热敏神经元的放电频率下降、冷敏神经元的放电频率增加;③ 这些反应可被水杨酸钠阻断。

(2) *肿瘤坏死因子*(tumor necrosis factor,TNF) ① 由巨噬细胞、淋巴细胞等产生;② 动物静脉内或脑室内注射均可引起明显的发热反应;③ 大剂量可引起双相热;④ 可被环加氧酶抑制剂布洛芬阻断。

(3) *干扰素*(interferon,IFN) ① 主要由白细胞产生,有多种亚型;② 引起的发热反应有剂量依赖性,反复注射可产生耐受性。

(4) *白细胞介素-6*(interleukin-6,IL-6) ① 由单核细胞、成纤维细胞和内皮细胞等产生;② ET、病毒、IL-1、TNF、血小板生长因子等都可诱导其产生和释放;③ 布洛芬或吲哚美辛可阻断其作用。

(5) *巨噬细胞炎症蛋白-1* (macrophage inflammatory protein-1, MIP-1) 为内毒素作用于巨噬细胞所诱生的肝素-结合蛋白质。它包括两种类型,即 MIP-1α 和 MIP-1β,两者同源性很高。已证明用纯化 MIP-1 给家兔静脉注射会引起剂量依赖性单相热。

2. 内生致热原的产生和释放

笔记

所有能够产生和释放 EP 的细胞都称为 EP 细胞,包括单核细胞、巨噬细胞、内皮细胞、淋巴细胞、星状细胞及肿瘤细胞等。当这些细胞与发热激活物结合后,即被激活,启动 EP 的合成和释放。经典的产内生致热原细胞活化方式主要有两种:Toll 样受体(Toll-like receptors, TLR)介导的细胞活化,T 细胞受体(T cell receptor, TCR)介导的 T 淋巴细胞活化途径。

(三)发热时的体温调节机制

1. 体温调节中枢

体温调节中枢由两部分组成;一部分是正调节中枢,主要包括视前区-下丘脑前部(PO/AH)等;一部分是负调节中枢,主要包括中杏仁核、腹中膈和弓状核等。当外周致热信号传入体温调节中枢后,一方面通过正调节介质使体温上升;另一方面通过负调节介质限制体温升高。正负调节相互作用的结果决定调定点上移的水平及发热的幅度和时程。

2. 致热信号传入中枢的途径

(1) *血脑屏障* 在血脑屏障的毛细血管床部位分别有 IL-1,IL-6,TNF 的可饱和转运机制,可将相应的 EP 特异性地转运入脑;EP 也可从脉络丛部位渗入或者易化扩散入脑,通过脑脊液循环分布到 PO/AH。

(2) *终板血管器* 终板血管器紧靠 PO/AH,该处存在有孔毛细血管,对大分子物质有较高的通透性,EP 可能由此入脑。也有人认为,EP 与分布于此处的相关细胞(巨噬细胞、神经胶质细胞等)膜受体结合,产生新的信息传入 PO/AH。

(3) *肝迷走神经* 细胞因子可刺激肝巨噬细胞周围的迷走神经将信息传入中枢。

3. 发热中枢调节介质

(1) *正调节介质* ① 前列腺素 E(prostaglandin E,PGE):脑室注射 PGE 引起明显的发热反应,潜伏期比 EP 短;EP 诱导的发热期间,动物脑脊液(cerebrospinal fluid,CSF)中 PGE 水平也明显升高;PGE 合成抑制剂如阿司匹林、布洛芬等都具有解热作用,并且在降低体温的同时,也降低了 CSF 中 PGE 浓度;ET 和 EP 都能刺激下丘脑组织合成和释放 PGE。② 环磷酸腺苷(cAMP):外源性 cAMP 脑室注入迅速引起发热,潜伏期明显短于 EP 性发热,其中枢致热作用可被磷酸二酯酶抑制剂增强,被磷酸二酯酶激活剂减弱。EP 发热时动物 CSF 中 cAMP 明显增高,并与发热效应呈明显正相关;ET 和 EP 双相热期间,CSF 中 cAMP 含量与体温呈同步性双相变化。③ Na^+/Ca^{2+} 比值:动物脑室灌注 Na^+ 使体温升高,灌注 Ca^{2+} 则使体温下降;降钙剂(例如 ECTA)脑室内灌注也引起体温升高。实验表明,EP→下丘脑 Na^+/Ca^{2+} ↑→CAMP↑→调定点上移,可能是多种致热原引起发热的重要途径。

此外促肾上腺皮质激素释放激素(CRH)及 NO 也属于正调节介质。

(2) *负调节介质* 发热时体温极少超过 41℃,说明体内有自我限制机制。体内对抗体温升高或使体温降低的物质,称为负调节介质,主要有精氨酸加压素、黑素细胞刺激素和膜联蛋白 A1 等。

4. 体温调节的方式

调定点理论认为,PO/AH 内有一个调定点,正常设定值在 37 ℃左右;发热激活物使产 EP 细胞产生和释放 EP,EP 再经一定的途径将致热信号传入 PO/AH,引起发热中枢介质释放,后者使调定点上移。由于调定点高于机体中心温度,PO/AH 仍对产热和散热进行调整,使体温升高到与调定点相适应的水平;同时,负调节中枢也产生负调节介质,限制调定点上移和体温上升。正负调节相互作用的结果决定体温上升的水平。

5. 发热的时相

(1) *体温上升期* 即发热的开始阶段。① 发生机制:由于调定点上移,原来的正常体温变成"冷刺激"传至中枢,中枢发出指令经交感神经到达散热中枢,引起皮肤血管收缩和血流减少,使皮肤散热减少,同时指令到达产热器官,引起寒战和物质代谢加强,产热增加,患者感到寒冷甚至有寒战、"鸡皮疙瘩"出现。② 热代谢特点:产热大于散热。

笔记

(2) 高温持续期(高峰期) ① 发生机制:体温升高到调定点水平,并在新调定点的水平上下波动;寒战停止并开始出现散热反应,患者不再感到寒冷,反而由于皮温升高而有酷热感,由于水分蒸发加强使皮肤和唇干燥。② 热代谢特点:产热和散热持衡。

(3) 体温下降期(退热期) ① 发生机制:由于激活物、EP 及发热介质的消除而使调定点回到正常水平,PO/AH 的温敏神经元发放冲动使交感神经紧张性活动降低,体温逐渐降至正常水平。② 热代谢特点:散热增强,产热减少。

三、发热时代谢与功能的改变

(一) 物质代谢的改变

体温升高时物质代谢加快。体温每升高 1℃,基础代谢率提高 13%。

1. 糖代谢

分解代谢加强,糖原贮备减少;寒战时肌肉运动量加大,对氧的需求增加,供氧不足而产生氧债,使无氧酵解增强,乳酸堆积,可发生酸中毒。

2. 脂肪代谢

交感—肾上腺髓质系统兴奋性增高,脂解激素分泌增加,脂肪分解代谢加强;机体动员脂肪贮备。

3. 蛋白质代谢

由于高体温和 EP 的作用(EP→PGE↑→骨骼肌蛋白分解),蛋白质分解加强,尿氮增加,出现负氮平衡。

4. 水、盐及维生素代谢

体温上升期,尿量明显减少,Na^+ 和 Cl^- 的排泄也减少;退热期,因尿量的恢复和大量出汗,Na^+ 和 Cl^- 排出增加;高温持续期的皮肤和呼吸道水分蒸发的增加及退热期的大量出汗,可导致水分的大量丢失,严重者可引起脱水。

发热患者尤其是长期发热患者,由于糖、脂肪和蛋白质分解代谢加强,各种维生素的消耗也增多,应注意及时补充维生素。

(二) 生理功能改变

1. 中枢神经系统

兴奋性升高,患者可有烦躁、谵妄、幻觉等;小儿易引起抽搐(热惊厥),与小儿中枢神经系统未发育成熟有关。

2. 循环系统

心率加快:由于交感—肾上腺髓质系统兴奋,使心率加快、心肌收缩力加强,有心肌劳损或心脏潜在病灶的人容易诱发心力衰竭。寒战期间,由于心率加快和外周血管的收缩,可使血压轻度升高。高温持续期和退热期因外周血管舒张,血压可轻度下降。少数患者可因大汗而致虚脱,甚至循环衰竭。

3. 呼吸系统

出现呼吸加快、加强,与血温升高刺激呼吸中枢及代谢加强、CO_2 生成增多有关。

4. 消化系统

由于交感神经兴奋可引起消化液分泌减少,产生食欲减退、口腔黏膜干燥、腹胀、便秘等。

笔记

（三）防御功能改变

1．抗感染能力的改变

发热可灭活某些致病微生物，使某些免疫细胞功能加强，促进白细胞向感染局部游走，提高抗感染能力；也有资料表明，发热可抑制自然杀伤细胞的活性和降低机体抗感染能力。

2．对肿瘤细胞的影响

EP（IL-1，TNF，IFN 等）除引起发热外，还具有一定程度的抑制或杀灭肿瘤细胞的作用；高热（41 ℃左右）可使肿瘤细胞生长受到抑制并部分灭活。

3．急性期反应

发热时可引起急性期反应，导致急性期蛋白增多、血浆微量元素浓度改变、白细胞计数增多等。

四、防治的病理生理基础

（一）治疗原发病

多数发热与自限性感染有关，最常见的是病毒感染，在这种情况下，发热的原因很容易确定。因此，针对其原发病进行治疗。

（二）一般性发热的处理

对于不过高的发热（体温 <38.5 ℃）且不伴有其他严重疾病者，可不急于解热。发热不仅能增强机体的某些防御功能，还是疾病的信号，体温曲线的变化可以反映病情和转归。特别是某些有潜在病灶的病例，除了发热以外，其他临床征象不明显（如结核病早期），若过早予以解热，便会掩盖病情，延误原发病的诊断和治疗。因此，对于一般发热的病例，主要应针对物质代谢的加强和大汗脱水等情况，补充足够的营养物质、维生素和水。

（三）必须及时解热的病例

对于发热会加重病情或促进疾病的发生发展或威胁生命的那些病例，应不失时机地及时解热，如高热（>40 ℃）病例、心脏病患者、妊娠期妇女、肿瘤患者。

（四）解热措施

1．药物解热

（1）化学药物　水杨酸盐类，其解热机制可能是作用于 PO/AH 附近使中枢神经元的功能复原；阻断 PGE 合成；可能还以其他方式发挥作用。

（2）类固醇解热药　以糖皮质激素为代表，主要解热机制可能是：抑制 EP 的合成和释放；抑制免疫反应和炎症反应；中枢效应。

（3）清热解毒中草药　该类药物也有很好的解热作用，可适当选用。

2．物理降温

在高热或病情危急时，可采用物理方法降温。如用冰帽或冰带冷敷头部、在四肢大血管处用酒精擦浴以促进散热等。也可将患者置较低的环境温度中，加强空气流通，以增加对流散热。

笔记

第八章

泌尿系统

第一节　概　述

一、排泄的概念和途径

在生理学中，排泄（excretion）是指机体将新陈代谢的终产物、过剩的物质，以及进入机体的异物，经血液循环通过相应的途径排出体外的过程。

机体主要的排泄器官有呼吸道、消化道、皮肤及肾，肾是机体最重要的排泄器官。未被消化吸收的食物残渣经大肠排出体外的过程不属于生理学的排泄范畴。

二、肾的功能概述

（一）泌尿功能

肾通过泌尿功能排泄代谢终产物、进入体内的异物和过剩的物质。正常成人 24 h 排出的尿量为 1 500～2 500 mL。在异常情况下，24 h 尿量长期在 2 500 mL 以上，称为多尿；24 h 尿量在 100～400 mL，称为少尿；24 h 尿量在 100 mL 以下，称为无尿。多尿会引起脱水；少尿或无尿会使代谢产物在体内堆积，破坏内环境相对稳定，严重者可引起尿毒症。

正常尿液呈淡黄色，当尿量减少而浓缩时，颜色变深。正常尿相对密度为 1.015～1.025，但也随尿量而变动，最大变动范围为 1.001～1.035。尿中含水 95%～97%，固体物只有 3%～5%。固体物可分为有机物和无机盐两大类。有机物中主要是尿素，还有肌酐、马尿酸、尿胆素等代谢终产物。无机盐中主要是氯化钠，还有硫酸盐、磷酸盐，以及钾、钙等盐类物质。

（二）内分泌功能

肾脏也是一个内分泌器官，它能合成和释放多种生物活性物质，如合成和释放肾素，参与动脉血压的调节；合成和释放促红细胞生成素，促进红细胞的生成；肾脏中的 1α-羟化酶可使 25-羟维生素 D_3 转化为 1,25-二羟维生素 D_3，调节钙的吸收和血钙水平；肾脏还能生成激肽和前列腺素，参与局部或全身血管活动的调节。

笔记

三、肾的功能解剖

（一）肾脏的功能单位——肾单位

1．肾单位

人体每个肾含有 80 万 ~ 100 万个肾单位（nephron），每个肾单位都有单独生成尿液的功能，是肾脏的基本功能单位，它与集合管共同完成尿的生成过程。每个肾单位由肾小体及与之相连接的肾小管构成（图 8-1-1）。肾小体由肾小球和肾小囊组成。肾小球是位于入球小动脉和出球小动脉之间的一团毛细血管簇，由入球小动脉分支成 40 ~ 50 条平行且相互吻合成网的毛细血管网，最后又汇合在一起形成出球小动脉。肾小球外侧被肾小囊所包裹，肾小囊的脏层和壁层之间的间隙称为肾小囊腔。从肾小球滤过的液体流入肾小囊中。肾小囊延续即为肾小管。肾小管包括近端小管、髓袢和远端小管。肾小管的初始段高度屈曲，称为近端小管。肾小管走行在髓质的一段呈 U 形，称为髓袢。髓袢由降支和升支组成。与近曲小管连接的降支其管径比较粗，称为降支粗段；随后管壁变薄，管腔缩窄，称为降支细段。随后折返形成升支细段，继续上行管径增粗成为髓袢升支粗段。髓袢接着连接远曲小管。近曲小管和髓袢降支粗段，称为近端小管；髓袢升支粗段和远曲小管，称为远端小管。远曲小管与集合管相连接。髓质又分为外髓部和内髓部。

- 肾单位
  - 肾小体
    - 肾小球
    - 肾小囊
  - 肾小管
    - 近端小管
      - 近曲小管
      - 髓袢降支粗段
    - 髓袢细段
      - 髓袢降支细段
      - 髓袢升支细段
    - 远端小管
      - 髓袢升支粗段
      - 远曲小管

图 8-1-1 肾单位的组成

2．集合管

集合管不属于肾单位。每条集合管都与多条远曲小管相连，收集其转运过来的尿液，最后经过肾乳头顶部进入肾盏、肾盂和输尿管后进入膀胱。每个肾脏大约有 250 个大的集合管，每个大的集合管收集大约 4 000 个肾单位的尿液。集合管在尿液浓缩过程中起重要作用。

3．皮质肾单位和近髓肾单位

根据肾小体在肾皮质所处的位置，肾单位可分为皮质肾单位和近髓肾单位（图 8-1-2）。

（1）皮质肾单位

皮质肾单位的肾小体位于皮质的外 2/3 处，占肾单位总数的 85% ~ 90%。这类肾单位的特点为：① 肾小球体积较小，髓袢较短，不到髓质，或有的只到达外髓部。② 其入球小动脉的口径比出球小动脉的大，两者的比例约为 2∶1。③ 出球小动脉分支形成肾小管周围毛细血管网，包绕在肾小管的周围，有利于肾小管的重吸收。

（2）近髓肾单位

近髓肾单位的肾小体位于皮质层靠近髓质的位置，占肾单位总数的 10% ~ 15%。其特点是：① 肾小球体积较大，髓

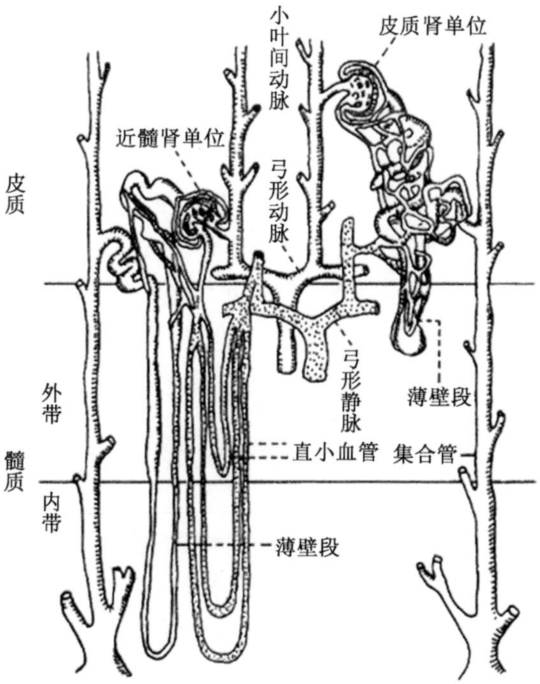

图 8-1-2 两类肾单位示意图

笔 记

袢较长，可深入内髓部，有的可到达肾乳头部。② 入球小动脉和出球小动脉口径无明显差异。③ 出球小动脉进一步分支形成两种小血管，一种为肾小管周围毛细血管网，缠绕在近曲小管和远曲小管周围，有利于肾小管重吸收；另一种是细长成袢状的 U 形直小血管，深入髓质，与髓袢伴行，在维持肾脏髓质高渗和尿液浓缩稀释方面起重要作用。

（二）球旁器

球旁器又称近球小体，由球旁细胞、致密斑和球外系膜细胞三部分组成（图 8-1-3）。球旁细胞也称颗粒细胞，是入球小动脉管壁中一些特殊分化的平滑肌细胞，细胞内含分泌颗粒，能合成、储存和释放肾素（renin）。

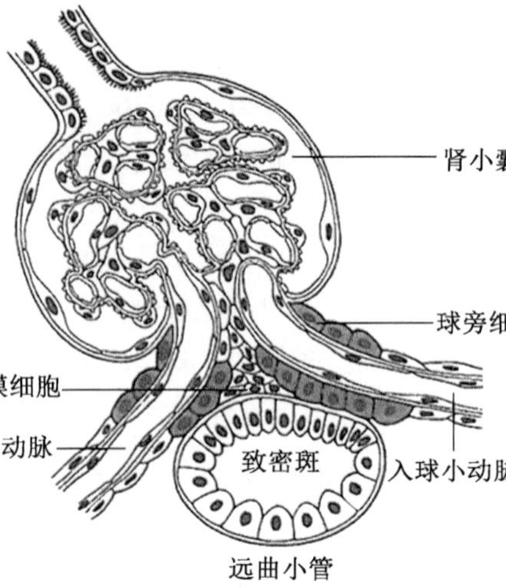

图 8-1-3　肾小球和球旁器示意图

致密斑位于穿过入球小动脉和出球小动脉之间的远曲小管起始部，该处小管的上皮细胞成高柱状，使管腔内局部呈现斑状隆起，称为致密斑。致密斑能够感受小管液中 NaCl 含量的变化，将信息传递至邻近的球旁细胞，调节肾素分泌，从而调节尿量生成。这一调节过程称为管—球反馈。

球外系膜细胞是位于入球小动脉、出球小动脉和致密斑之间的一群细胞，细胞聚集成一锥形体，其底面朝向致密斑。这些细胞具有吞噬和收缩等功能。

球旁器主要分布在皮质肾单位，因而皮质肾单位含肾素较多，而近髓肾单位几乎不含肾素。

（三）滤过膜的构成

肾小球毛细血管内的血浆经滤过进入肾小囊，毛细血管与肾小囊之间的结构称为滤过膜。滤过膜由三层结构组成（图 8-1-4）：① 内层是毛细血管内皮细胞，细胞上有许多直径为 70～90 nm 的小孔，称为窗孔。水和小分子溶质（如各种离子、尿素、葡萄糖及小分子蛋白质等）可自由地通过，但毛细血管的内皮细胞表面有带负电荷的糖蛋白，能阻止带负电荷的蛋白质通过。② 中间层为毛细血管基膜，含有 IV 型胶原、层粘连蛋白和蛋白多糖等成分，带负电荷，厚度约为 300 nm。膜上有直径为 2～8 nm 的多角形网孔，可以通过机械屏障和电荷屏障影响滤过。③ 外层是具有足突的肾小囊上皮细胞，又称足细胞。足细胞的足突相互交错，形成裂隙（slit），裂隙上有一层滤过裂隙膜，膜上有直径 4～11 nm 的小孔，它是滤过的最后一道屏障。肾小球滤过屏障上有一种蛋白质，称为裂孔素，是足细胞裂隙膜的主要蛋白质成分，其作用是阻止蛋白质的漏出。缺乏裂孔素时，尿中将出现蛋白质。

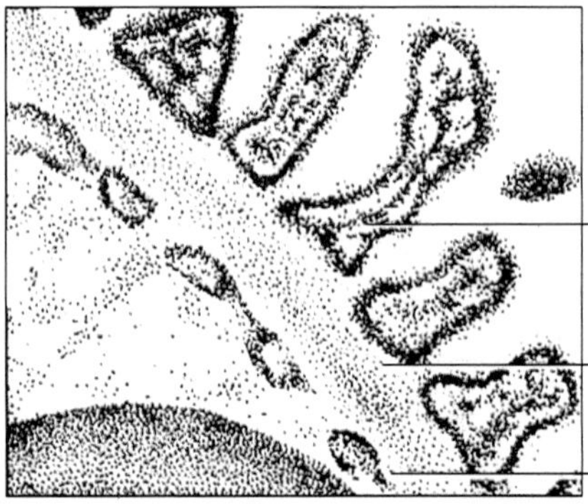

图 8-1-4　滤过膜结构示意图

正常人两个肾脏肾小球的滤过面积达 1.5 m^2 左右，且保持相对稳定。不同物质通过滤过膜的能力取决于滤过物质分子的大小及其所带的电荷。一般说来，分子有效半径小于 2.0 nm 的中性物质可自由滤过（如葡萄糖）；有效半径大于 4.2 nm 的物质不能滤过；而有效半径在 2.0～4.2 nm 之间的各种物质，则随有效半径的增加，滤过量逐渐降低。用不同有效半径的中性右旋糖酐分子进行实验，可清楚地证明滤过物质分子大小与滤过的关系。

笔记

然而,有效半径约为 3.6 nm 的血浆白蛋白(相对分子质量为 69 000)却很难滤过,因为白蛋白带负电荷。用带不同电荷的右旋糖酐进行实验观察到,即使有效半径相同,带正电荷的右旋糖酐较易通过,而带负电荷的右旋糖酐则较难通过。以上结果表明,滤过膜的通透性不仅取决于滤过膜孔的大小,还取决于滤过膜所带的电荷。

在某些病理情况下,肾脏基底膜上负电荷减少或消失,结果带负电荷的血浆白蛋白可以被滤过,出现蛋白尿或白蛋白尿。

(四) 肾脏的神经支配

肾交感神经主要由脊髓的胸 12 至腰 2 脊髓节段发出,其节前纤维进入腹腔神经节和主动脉、肾动脉部的神经节。节后纤维与肾动脉伴行,支配肾动脉(尤其是入球小动脉和出球小动脉的血管平滑肌)、肾小管和球旁细胞。肾交感神经节后纤维末梢释放的递质是去甲肾上腺素,可调节肾血流量、肾小球滤过率、肾小管的重吸收和肾素的释放。有资料表明,肾神经中有少量纤维释放多巴胺,可引起肾血管舒张。肾脏各种感受器的感觉信息可经肾传入神经纤维传入中枢(包括脊髓及更高位的中枢),从而调节肾脏的功能。

一般认为肾脏无副交感神经末梢分布。

(五) 肾脏的血液供应

肾动脉由腹主动脉垂直分出,入肾后依次分支形成叶间动脉、弓状动脉、小叶间动脉和入球小动脉。入球小动脉分支并相互吻合形成肾小球毛细血管网,然后汇集而形成出球小动脉。离开肾小体后,出球小动脉再次分支形成肾小管周围毛细血管网或直小血管,再汇合成小静脉,流经小叶间静脉、弓状静脉、叶间静脉、肾静脉,入下腔静脉返回心脏。

肾血液循环有两套毛细血管床:肾小球毛细血管和管周毛细血管,它们通过出球小动脉以串联方式相连。① 肾小球毛细血管网中的血压较高,有利于肾小球毛细血管中血浆快速滤过;② 管周毛细血管包绕在肾小管的周围,毛细血管内血压低,同时血管内胶体渗透压高,有利于肾小管的重吸收。

四、肾血流量的调节

正常成人安静状态下,流经两肾的血流量,即肾血流量,约为 1 200 mL/min,相当于心输出量的 20%~25%,而肾脏仅占体重的 0.5% 左右,因此肾脏是机体供血量最丰富的器官。其中,约 94% 的血流供应肾皮质,约 5% 供应外髓部,剩余不到 1% 供应内髓部。

(一) 肾血流量的自身调节

肾血流量在不同状态下有很大变化,安静时可保持相对稳定,紧急状态时则急剧减少。

在没有外来神经、体液影响的情况下,当动脉血压在一定范围内变动时肾血流量能保持恒定的现象,称为肾血流量的自身调节。人体在安静时,当肾动脉灌注压在某一范围内 (70 ~ 180 mmHg) 变动时,肾血流量基本保持不变,即使在离体实验中也是如此(图 8-1-5)。肾血流量经自身调节而保持相对稳定,使肾小球滤过率在此血压范围内保持相对稳定,机体对钠、水和其他物质的排泄不会因血压的波动而发生较大的变化。

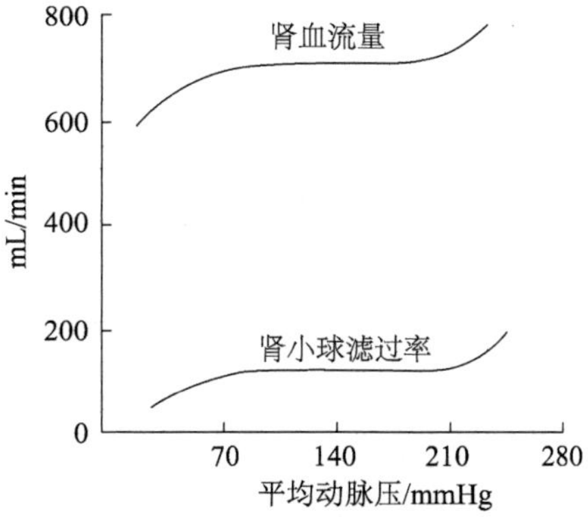

图 8-1-5　肾血流量和肾小球滤过率与动脉血压的关系

关于肾血流量自身调节的机制,目前用肌源学说和管—球反馈学说来解释。

笔记

（二）肾血流量的神经和体液调节

入球小动脉和出球小动脉的血管平滑肌受肾交感神经支配。安静时，肾交感神经的紧张性活动使血管平滑肌保持一定程度的收缩。肾交感神经兴奋时，可引起肾血管强烈收缩，肾血流量减少。体液因素中，去甲肾上腺素、肾上腺素、血管升压素、血管紧张素和内皮素等，均可引起血管收缩，使肾血流量减少。肾组织中生成的 PGI_2、PGE_2、NO 和缓激肽等可引起肾血管舒张，使肾血流量增加；而腺苷则引起入球小动脉收缩，肾血流量减少。

在正常血压情况下，肾主要通过自身调节来保持肾血流量和肾小球滤过率的相对稳定，以维持正常的尿生成；但在紧急情况下，则通过交感神经和肾上腺髓质激素等使全身血量重新分配，减少肾血流量，以确保心、脑等重要器官的血液供应。所以，肾血流量的神经和体液调节主要是使肾血流量与全身循环血量相配合。

第二节　肾小球的滤过功能

一、肾小球的滤过作用

（一）肾小球滤过液的成分

肾小球滤过是指血液流经肾小球毛细血管时，除蛋白质外，血浆中其余成分均能被滤过进入肾小囊腔内生成超滤液，这是尿生成的第一步。用微穿刺方法获取肾小囊腔超滤液并进行分析，结果表明肾小囊内液体的成分，除蛋白质外，其余成分如葡萄糖、氯化物、无机磷酸盐、尿素、尿酸和肌酐等的浓度与血浆非常接近，渗透压及酸碱度也与血浆非常接近。因此，可以认为肾小球滤液是血浆的超滤液。

（二）肾小球滤过率和滤过分数

单位时间内（每分钟）两肾生成的超滤液量称为肾小球滤过率（glomerular filtration rate，GFR）。据测定，体表面积为 1.73 m^2 的个体，其肾小球滤过率约为 125 mL/min。照此计算，24 h 两侧肾脏肾小球滤过的血浆总量将高达 180 L。

肾小球滤过率与肾血浆流量的比值称为滤过分数（filtration fraction，FF）。据测定，肾血浆流量约为 660 mL/min，则滤过分数为 $(125/660)\times100\% =19\%$。这就意味着血液流经肾脏时，大约有 1/5 的血浆经肾小球毛细血管滤出，进入肾小囊形成超滤液。

肾小球滤过率和滤过分数均可作为衡量肾功能的重要指标。

临床上发生急性肾小球肾炎时，肾血浆流量变化不大，而肾小球滤过率却明显降低，因此滤过分数减小；而发生心力衰竭时，肾血浆流量明显减少，而肾小球滤过率却变化不大，因此滤过分数增大。

（三）有效滤过压

肾小球毛细血管上任何一点的滤过动力可用有效滤过压来表示（图 8-2-1）。与体循环毛细血管床生成组织液的情况类似，肾小球有效滤过压是指促进超滤的动力与对抗超滤的阻力之间的差值，即有效滤过压 =（肾小球毛细血管静水压 + 肾小囊内液胶体渗透压）-（血浆胶体渗透压 + 肾小囊内压）。

皮质肾单位的入球小动脉口径较出球小动脉粗一倍，因此，肾小球毛细血管血压较其他器官的毛细血管血压高。用微穿刺法测得肾小球毛细血管血压平均值为 45 mmHg，约为主动脉平均压的 40%，囊内液胶体渗透压接近于 0 mmHg，肾小球毛细血管始端胶体渗透压约为 25 mmHg，

笔记

肾小囊内压(有时简称囊内压)约为 10 mmHg,则肾小球入球小动脉端的有效滤过压 = (45 + 0) - (25 + 10) = 10 mmHg。

肾小球毛细血管不同部位的有效滤过压并不相同,越靠近入球小动脉端,有效滤过压越高,当毛细血管血液从入球小动脉端流向出球小动脉端时,由于不断生成超滤液,有效滤过压就逐渐减小,当滤过阻力等于滤过动力时,有效滤过压降为零,称为滤过平衡,此时滤过便停止(图 8-2-2)。由此可见,肾小球毛细血管只有在入球小动脉端到出现滤过平衡处才能滤过。出现滤过平衡处距入球小动脉端越近,能滤过形成超滤液的毛细血管越短,总有效滤过面积越小,肾小球滤过率越低。相反,滤过平衡点越靠近出球小动脉端,能够滤过的毛细血管越长,肾小球滤过率就越高。

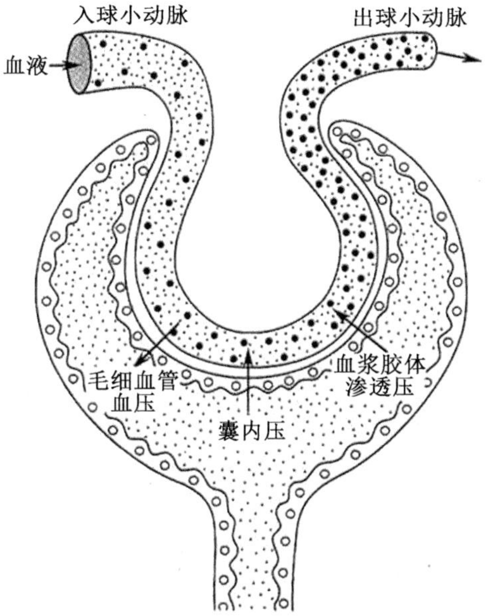

图 8-2-1 肾小球有效滤过压示意图

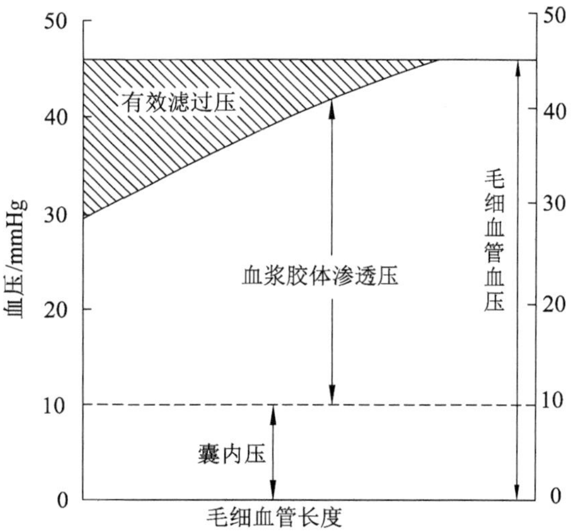

图 8-2-2 肾小球毛细血管血压、血浆胶体渗透压和囊内压对肾小球有效滤过压的影响

二、影响肾小球滤过的因素

(一) 滤过膜的通透性和滤过面积

正常滤过膜的通透性和滤过面积比较稳定,在某些病理情况下,可发生较大变化。如肾小球肾炎和缺氧都可以使滤过膜通透性增大,可出现蛋白尿,甚至血尿。急性肾小球肾炎时,肾小球毛细血管腔变窄或阻塞,有滤过功能的肾小球数量减少,肾小球滤过率降低,可导致少尿,甚至无尿。

(二) 有效滤过压

1. 肾小球毛细血管血压

在正常条件下肾小球毛细血管血压约为 45 mmHg。肾小球毛细血管血压的变化是生理状态下调节 GFR 的主要方式。全身动脉血压在 70 ~ 180 mmHg 范围内波动时,由于肾血流量存在自身调节机制,肾血流量保持相对稳定,GFR 不会受大的影响。但超出这一范围,动脉血压升高或降低,肾小球毛细血管血压可发生相应变化,肾小球滤过率也会随之变化。肾小球毛细血管血压升高时 GFR 增加;反之,GFR 则减小。

2. 囊内压

正常情况下囊内压一般比较稳定,约 10 mmHg。当肾盂或输尿管结石、肿瘤压迫或任何原

笔记

因引起输尿管阻塞时，小管液或终尿不能排出，可引起逆行性压力升高，最终导致囊内压升高，从而使有效滤过压和肾小球滤过率降低。

3．血浆胶体渗透压

正常情况下，血浆胶体渗透压不会发生大幅度波动。静脉快速输入大量生理盐水使血浆白蛋白被稀释，血浆胶体渗透压下降，使有效滤过压和肾小球滤过率增加。

（三）肾血浆流量

肾血浆流量对肾小球滤过率的影响是通过改变滤过平衡点。如肾血浆流量增大时，肾小球毛细血管中血浆胶体渗透压上升的速度减缓，滤过平衡点向出球小动脉端移动，甚至不出现滤过平衡的情况，即有效滤过面积增大，故肾小球滤过率增加；反之，当肾血浆流量减少时，滤过平衡点则靠近入球小动脉端，即有效滤过面积减小，故肾小球滤过率减少。当肾交感神经强烈兴奋引起入球小动脉阻力明显增加时（如剧烈运动、大失血、缺氧和中毒性休克等），肾血流量和肾血浆流量明显减少，肾小球滤过率也显著降低。

第三节　肾小管和集合管的重吸收与分泌

一、肾小管和集合管中各种物质的重吸收与分泌

超滤液进入肾小管称为小管液，小管液经肾小管和集合管的重吸收和分泌形成终尿。肾小管和集合管的重吸收（reabsorption）是指小管液中的成分被肾小管上皮细胞转运返回血液的过程。肾小管和集合管的分泌（secretion）是指肾小管上皮细胞将一些物质经顶端膜分泌到小管液的过程。

与小管液相比，终尿的质和量都发生了很大变化。正常人两肾生成的超滤液可达 180 L/d，而终尿量仅约 1.5 L/d，表明其中约 99% 的水被肾小管和集合管重吸收。此外，小管液中的葡萄糖和氨基酸全部被重吸收，Na^+、Ca^{2+} 和尿素等不同程度地被重吸收，而肌酐、H^+ 等则可被分泌到小管液中而排出体外。可见，肾小管和集合管上皮细胞对小管液中的各种物质进行了高度选择性重吸收和主动分泌或排泄。

（一）Na^+，Cl^- 和水的重吸收

肾小球每天滤过的 Na^+ 约有 500 g，而每天随尿排出的 Na^+ 仅 3～5 g，表明滤过的 Na^+ 中约 99% 被肾小管和集合管重吸收。小管液中 65%～70% 的 Na^+，Cl^- 和水在近端小管被重吸收，约 20% 的 Na^+，Cl^- 和约 15% 的水在髓袢被重吸收，约 12% 的 Na^+，Cl^- 和不等量的水则在远曲小管和集合管被重吸收。

1．近端小管

近端小管是 Na^+、Cl^- 和水重吸收的主要部位，其中约 2/3 经跨细胞途径被重吸收，主要发生在近端小管的前半段；约 1/3 经细胞旁途径被重吸收，主要发生在近端小管的后半段（图 8-3-1）。

近端小管的前半段，Na^+ 进入上皮细胞的过程与 H^+ 的分泌，以及与葡萄糖、氨基酸的转运相耦联。小管液中的 Na^+ 和细胞内的 H^+ 由顶端膜的 Na^+-H^+ 交换体（钠泵）进行逆向转运，H^+ 被分泌到小管液中。小管液中的 Na^+ 可由顶端膜中的 Na^+-葡萄糖同向转运体和 Na^+-氨基酸同向转运体与葡萄糖、氨基酸共同转运，将葡萄糖和氨基酸转运入细胞内，进入细胞内的 Na^+ 再经基底侧膜中的钠泵被泵出细胞，进入组织间液。进入细胞内的葡萄糖和氨基酸则经载体易化扩散的方式通过基底侧膜离开上皮细胞，进入组织间液和血液循环。由于上皮细胞间存在紧密连

笔记

接，故细胞间液的静水压升高，可促使Na^+进入毛细血管而被重吸收。在近端小管前半段，由于Na^+-H^+交换使细胞内的H^+进入小管液，HCO_3^-便被重吸收，而Cl^-却不被重吸收，其结果使小管液中的Cl^-浓度高于管周组织间液中的Cl^-浓度。

在近端小管后半段，Cl^-浓度较细胞间液中的Cl^-浓度高20%～40%，Cl^-顺浓度梯度经紧密连接进入细胞间液（即细胞旁途径）而被重吸收。由于Cl^-被动扩散进入间隙后，小管液中正离子相对增多，造成管内外电位差，驱使小管液内的部分Na^+顺电位梯度也通过细胞旁途径被动重吸收。

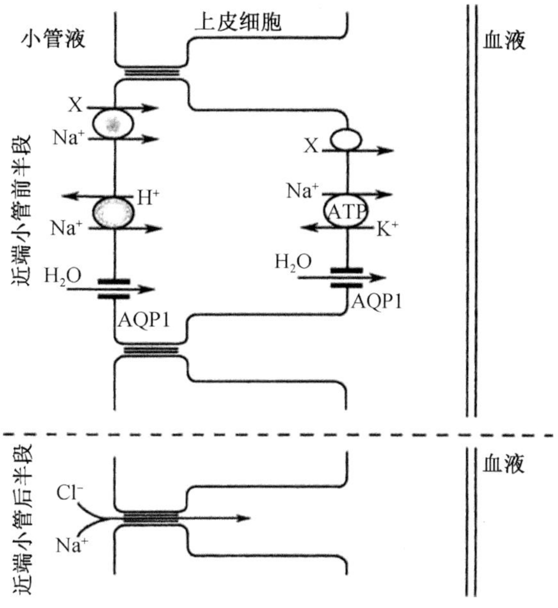

图8-3-1　近端小管的物质转运示意图

注：X代表葡萄糖、氨基酸、磷酸盐和Cl^-。

近端小管对水的重吸收主要是通过水通道蛋白1（aquaporin 1，AQP1）在渗透压作用下完成的。AQP1主要分布在近端小管上皮细胞顶端膜和基底侧膜，参与超滤液中60%～70%水的重吸收，具有极高的水渗透通透性，是完成水的跨细胞重吸收的主要通道。近端小管中物质的重吸收为等渗性重吸收，小管液为等渗液。

2．**髓袢**

髓袢降支细段对溶质的通透性很低。这段小管上皮细胞的顶端膜和基底外侧膜存在大量AQP1，促进水的重吸收，使水能迅速地进入组织液，小管液渗透压不断升高。

髓袢升支细段对水不通透，对Na^+和Cl^-易通透，NaCl不断通过被动的易化扩散进入组织间液，小管液渗透压逐渐降低。

髓袢升支粗段对Na^+，K^+和Cl^-具有主动重吸收作用（图8-3-2）。升支粗段重吸收钠的机制是：① 升支粗段上皮细胞基底侧膜上的钠泵是维持细胞内低Na^+浓度的动力，有助于Na^+的重吸收。② 升支粗段中Na^+跨管腔膜的迁移是通过Ⅱ型Na^+-K^+-$2Cl^-$同向转运体介导的，同向转运1个Na^+、1个K^+和2个Cl^-。管腔膜上这种同向转运体利用Na^+顺浓度梯度扩散进入细胞释放的势能驱动K^+和Cl^-逆浓度梯度进入细胞。③ 进入细胞内的Na^+通过基底侧膜中的钠泵泵至组织间液，Cl^-顺浓度梯度经基底侧膜中的氯通道进入组织间液，而K^+则顺浓度梯度经顶端膜返回小管液中，并使小管液呈正电位。④ K^+返回小管内造成小管液正电位，这一电位差又使小管液中的Na^+，K^+和Ca^{2+}等正离子经细胞旁途径被动重吸收。用哇巴因抑制钠泵后，Na^+和Cl^-的重吸收明显减少；呋塞米（furosemide）和依他尼酸（ethacrynic acid）抑制Na^+-K^+-$2Cl^-$同向转运体后，能抑制髓袢对Na^+和Cl^-的重吸收，是较强的利尿剂。

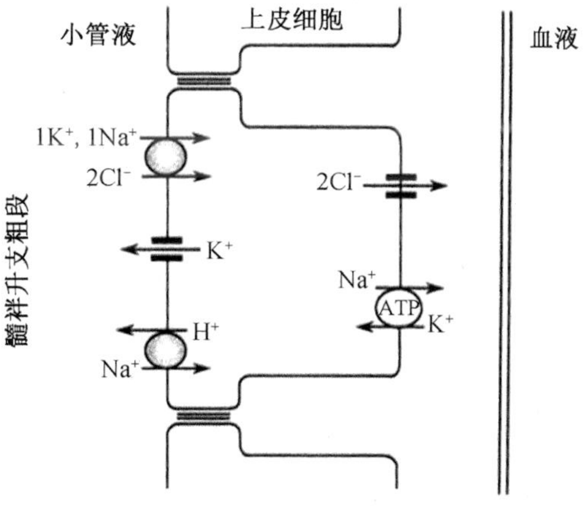

图8-3-2　髓袢升支粗段的重吸收机制示意图

髓袢升支粗段对水不通透，故小管液在沿升支粗段流动时，渗透压逐渐降低，而管外渗透压却逐渐升高。这种水、盐重吸收分离的现象是尿液稀释和浓缩的重要基础。

3．远曲小管和集合管

此处 Na^+ 的重吸收主要受醛固酮的调节，水的重吸收则主要受抗利尿激素的调节。

在远曲小管上皮细胞顶端膜存在 Na^+–Cl^- 同向转运体，主动重吸收 NaCl，小管液中的 Na^+ 和 Cl^- 进入细胞内，细胞内的 Na^+ 由钠泵泵出。噻嗪类（thiazide）利尿剂可抑制此转运体，产生利尿作用。远曲小管对水仍不通透，因而随着 NaCl 的重吸收，小管液渗透压继续降低。

集合管上皮细胞重吸收 NaCl、K^+ 和水，分泌 K^+。细胞基底侧膜中的钠泵活动可造成并维持细胞内低 Na^+，并成为小管液中 Na^+ 经顶端膜上皮钠通道进入细胞的动力来源。而 Na^+ 的重吸收又造成小管液呈负电位，可驱使小管液中的 Cl^- 经细胞旁途径而被动重吸收，也成为 K^+ 从细胞内分泌入小管腔的动力。利尿剂阿米洛利（amiloride）可抑制膜上皮钠通道，既可减少 Na^+ 的重吸收，又能减少 Cl^- 经细胞旁途径的被动转运。

集合管对水的重吸收量取决于主细胞对水的通透性。主细胞顶端膜和胞质中的囊泡内含水通道蛋白 2（aquaporin 2，AQP2），而在基底侧膜中则有 AQP3 和 AQP4 分布。上皮细胞对水的通透性取决于顶端膜 AQP2 的数量，而 AQP2 的数量又受抗利尿激素的调节。

（二）HCO_3^- 的重吸收与 H^+ 的分泌

肾脏通过重吸收 HCO_3^-、分泌 H^+ 及分泌氨，在排出固定酸和维持机体的酸碱平衡中起重要作用。

在正常情况下，从肾小球滤过的 HCO_3^- 约 80% 由近端小管重吸收。前已述，近端小管上皮细胞通过 Na^+–H^+ 交换分泌 H^+。进入小管液的 H^+ 与 HCO_3^- 结合为 H_2CO_3，又很快解离成 CO_2 和水。近端小管重吸收 HCO_3^- 的机制如图 8-3-3 所示。CO_2 很快以单纯扩散的方式进入上皮细胞，在细胞内，CO_2 和水又在碳酸酐酶的催化下形成 H_2CO_3，后者又很快解离成 H^+ 和 HCO_3^-。H^+ 通过顶端膜中的 Na^+–H^+ 逆向转运进入小管液，再次与 HCO_3^- 结合形成 H_2CO_3。细胞内大部分 HCO_3^- 与其他离子以同向转运的方式进入细胞间液；少部分则通过 Cl^-–HCO_3^- 交换的方式进入细胞间液。可见，近端小管重吸收 HCO_3^- 是以 CO_2 的形式进行的。此外，有小部分 H^+ 可由近端小管顶端膜中的 H^+–Na^+–ATP 酶主动分泌入管腔。近端小管是分泌 H^+ 的主要部位，并以 Na^+–H^+ 交换的方式为主。

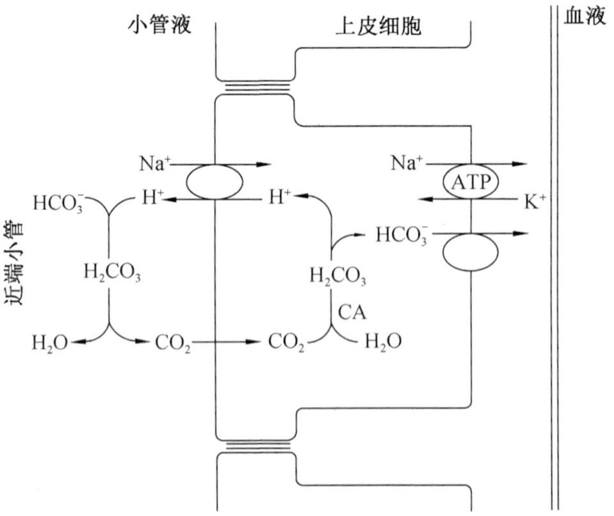

图 8-3-3 近端小管重吸收 HCO_3^- 的细胞机制示意图

笔记

髓袢对 HCO_3^- 的重吸收主要发生在升支粗段，其机制与近端小管相同。远曲小管上皮细胞通过 Na^+–H^+ 交换，参与 HCO_3^- 的重吸收。集合管的上皮细胞膜中存在两种质子泵，一种是氢泵

（H^+-ATP 酶），另一种为 H^+-K^+ 交换体（H^+，K^+-ATP 酶），两者均可将细胞内的 H^+ 泵入小管液中。小管液 pH 降低时，H^+ 的分泌减少。当小管液 pH 降至 4.5 时，H^+ 的分泌便停止。

肾小管和集合管上皮细胞的碳酸酐酶活性受 pH 的影响，当 pH 降低时，其活性增加，可生成更多的 H^+，有利于肾的排 H^+ 保碱。碳酸酐酶抑制剂乙酰唑胺（acetazolamide）可抑制 H^+ 的分泌。

（三）NH_3 的分泌

近端小管、髓袢升支粗段和远端小管上皮细胞内的谷氨酰胺在谷氨酰胺酶的作用下脱氨，生成谷氨酸根和 NH_4^+；谷氨酸根在谷氨酸脱氢酶作用下生成 α-酮戊二酸和 NH_4^+；α-酮戊二酸又可生成 2 分子 HCO_3^-。在这一反应过程中，谷氨酰胺酶是生成 NH_3 的限速酶。在细胞内，NH_4^+ 与 $NH_3 + H^+$ 两种形式处于一定的平衡状态。NH_4^+ 通过上皮细胞顶端膜 Na^+-H^+ 交换体进入小管液（由 NH_4^+ 代替 H^+）；NH_3 是脂溶性分子，可以单纯扩散的方式进入小管腔，也可通过基底侧膜进入细胞间液；而 HCO_3^- 与 Na^+ 则一同跨基底侧膜进入组织间液。因此，1 分子谷氨酰胺被代谢时，可生成 2 个 NH_4^+ 进入小管液，同时回收 2 个 HCO_3^-。这一反应过程主要发生在近端小管（图 8-3-4）。

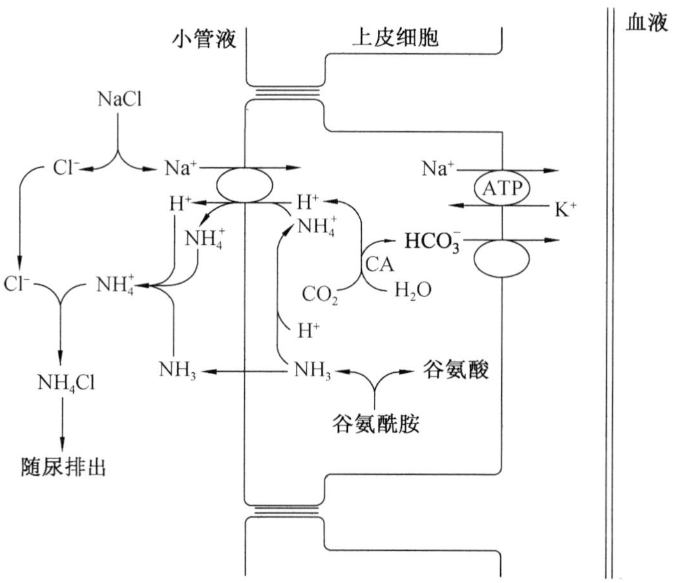

图 8-3-4　肾小管分泌 H^+ 和 NH_3/NH_4^+ 的机制和作用示意图

在集合管，氨的分泌机制有所不同。集合管上皮细胞膜对 NH_3 高度通透，而对 NH_4^+ 的通透性则较低，故细胞内生成的 NH_3 以扩散方式进入小管液，与小管液中的 H^+ 结合形成 NH_4^+，并随尿排出体外。这一反应过程中，尿中每排出 1 个 NH_4^+ 可有 1 个 HCO_3^- 被重吸收。

NH_3 的分泌与 H^+ 的分泌密切相关。如果集合管分泌 H^+ 被抑制，则随尿排出的 NH_4^+ 也减少。在生理情况下，肾脏分泌的 H^+ 约有 50% 由 NH_3 缓冲。慢性酸中毒时可刺激肾小管和集合管上皮细胞谷氨酰胺的代谢，增加 NH_4^+ 和 NH_3 的排泄和生成 HCO_3^-。故氨的分泌也是肾脏调节酸碱平衡的重要机制之一。

（四）K^+ 的重吸收和分泌

小管液中的 K^+ 有 65%～70% 在近端小管被重吸收，25%～30% 在髓袢被重吸收，K^+ 在这些部位的重吸收比例是比较固定的，但目前对 K^+ 重吸收的机制未完全了解。肾脏对 K^+ 的排出量主要取决于远端小管和集合管上皮细胞 K^+ 的分泌量。

（五）葡萄糖和氨基酸的重吸收

肾小囊超滤液中的葡萄糖浓度与血浆相等，但正常情况下，尿中几乎不含葡萄糖，表明葡萄

笔记

糖全部被重吸收。微穿刺实验证明，滤过的葡萄糖均在近端小管，特别是近端小管的前半段被重吸收。已如前述，小管液中的葡萄糖是通过近端小管上皮细胞顶端膜中的 Na^+-葡萄糖同向转运体，以继发性主动转运的方式被转入细胞的。进入细胞内的葡萄糖则由基底侧膜中的葡萄糖转运体2（glucose transporter 2, GLUT2）以易化扩散的方式转运入细胞间液。

近端小管对葡萄糖的重吸收是有一定限度的。当血糖浓度达 180 mg/100 mL 血液时，有一部分肾小管对葡萄糖的吸收已达极限，尿中开始出现葡萄糖，此时血浆葡萄糖的浓度称为**肾糖阈**（renal glucose threshold）。每一肾单位的肾糖阈并不完全相同。当血糖浓度继续升高时，尿中葡萄糖浓度随之增高；当血糖浓度升至 300 mg/100 mL 时，全部肾小管对葡萄糖的重吸收均已达到或超过近曲小管对葡萄糖的最大转运率（maximal rate of glucose transport），又称**葡萄糖重吸收极限量**，此时每分钟葡萄糖的滤过量达两肾葡萄糖重吸收极限，尿糖排出率则随血糖浓度升高而增加。正常人两肾的葡萄糖重吸收的极限量：男性平均为 375 mg/min，女性平均为 300 mg/min。

和葡萄糖一样，由肾小球滤过的氨基酸也主要在近端小管被重吸收，其吸收方式也是继发性主动重吸收，也需 Na^+ 的存在，但有多种类型氨基酸转运体。

（六）其他一些代谢产物和进入体内的异物的排泄

肌酐可通过肾小球滤过，也可被肾小管和集合管分泌和重吸收（少量）；青霉素、酚红和一些利尿剂可与血浆蛋白结合，不能被肾小球滤过，但可在近端小管被主动分泌进入小管液中而被排出。进入体内的酚红，94%由近端小管主动分泌进入小管液中并随尿液排出。因此，检测出的尿中酚红的排泄量可作为判断近端小管排泄功能的粗略指标。

二、影响肾小管和集合管重吸收与分泌的因素

（一）小管液中溶质的浓度

肾小管和集合管小管液和上皮细胞之间的渗透浓度梯度可以影响水的重吸收。当小管液中某些溶质因未被重吸收而留在小管液中时，可使小管液溶质浓度升高，由于渗透作用，也使一部分水保留在小管内，导致小管液中的 Na^+ 被稀释而浓度降低，于是小管液和上皮细胞之间的 Na^+ 浓度梯度降低，从而使 Na^+ 的重吸收减少而小管液中有较多的 Na^+，进而又使小管液中保留较多的水，结果使水的重吸收减少，尿量和 NaCl 排出量增多，这种现象称为**渗透性利尿**。糖尿病患者由于血糖浓度升高而使超滤液中的葡萄糖量超过近端小管对糖的最大转运率，造成小管液溶质浓度升高，结果使水和 NaCl 的重吸收减少，尿量增加。

临床上利用渗透性利尿的原理，给患者静脉滴注可经肾小球自由滤过但不被肾小管重吸收的物质，如甘露醇（mannitol）和山梨醇（sorbitol）等，可用作脱水药，治疗脑水肿和青光眼等，以降低颅内压和眼内压，也可用于心肾功能正常的水肿和少尿，以及预防肾衰竭。

（二）球—管平衡

近端小管对溶质（特别是 Na^+）和水的重吸收随肾小球滤过率的变化而改变，即当肾小球滤过率增大时，近端小管对 Na^+ 和水的重吸收率也增大；而肾小球滤过率减小时，近端小管对 Na^+ 和水的重吸收率也减小。实验证明，近端小管中 Na^+ 和水的重吸收率总是占肾小球滤过率的65%~70%，这称为近端小管的定比重吸收，这种定比重吸收的现象称为球—管平衡。

球—管平衡的生理意义在于保持尿量和尿钠的相对稳定，使随尿排出的钠和水不会随肾小球滤过率的增减而出现大幅度的变化。

笔记

第四节 尿液的浓缩和稀释

尿液的浓缩和稀释是尿渗透压和血浆渗透压相比而言的。尿渗透压可随着体内液体量的变化而大幅变动。当体内缺水时,尿液被浓缩,尿渗透压明显高于血浆渗透压,即高渗尿;当体内液体量过多时,尿液被稀释,尿渗透压低于血浆渗透压,为低渗尿。正常人尿液的渗透压在50～1 200 mOsm/(kg·H_2O)之间波动,表明肾脏有较强的浓缩和稀释能力。肾脏对尿液的浓缩和稀释能力在维持体内液体平衡和渗透压稳定方面起着极为重要的作用。

一、尿液的浓缩机制

尿液的浓缩是因为小管液中的水被重吸收,而溶质仍留在小管液中造成的。机体产生浓缩尿液有两个必要因素:① 肾小管特别是集合管对水的通透性。抗利尿激素(ADH)可以增加肾脏集合管上皮细胞顶端膜上水通道蛋白2的表达,促进肾脏对水的重吸收。② 肾脏髓质组织间液形成高渗透浓度梯度,进一步促进水的重吸收。用冰点降低法测定鼠肾组织的渗透浓度,发现肾皮质部的渗透浓度与血浆是相等的,由髓质外层向乳头部逐渐升高,内髓部的渗透浓度为血浆渗透浓度的4倍(图8-4-1),约1 200 mOsm/(kg·H_2O)。在不同动物的实验中观察发现,动物的肾髓质越厚,内髓部的渗透浓度也越高,尿的浓缩能力也越强。如沙鼠肾脏可产生20倍于血浆渗透浓度的高渗尿。人类肾脏最多能生成4～5倍于血浆渗透浓度的高渗尿。

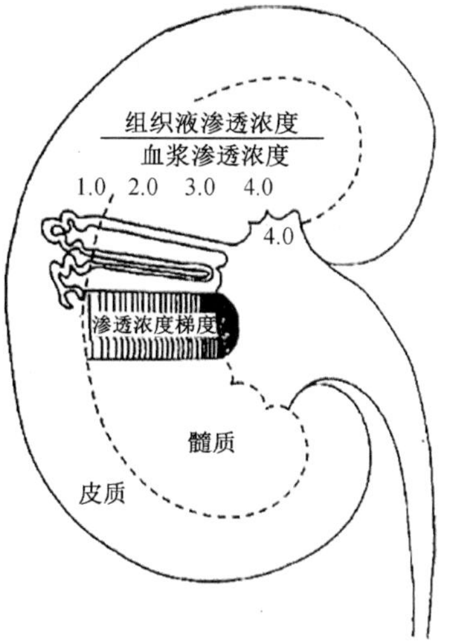

图8-4-1 肾髓质渗透浓度梯度示意图

当有抗利尿激素存在时,集合管水通道蛋白2的表达增加,对水的通透性增加,加之周围组织液渗透浓度较高,小管液中大量的水进入组织间液,小管液被浓缩,形成高渗尿。

(一)肾髓质间液渗透浓度梯度的形成

髓袢的形态和功能特性是形成肾髓质间液渗透浓度梯度的重要条件,而且常用逆流倍增和逆流交换现象来解释肾髓质间液高渗透浓度梯度的形成。

1. 逆流倍增机制

由于髓袢的U形结构、髓袢和集合管各段对水和溶质的通透性和重吸收不同,以及髓袢和集合管小管液的流动方向,肾脏可通过逆流倍增机制建立从外髓部至内髓部间液由低到高的渗透浓度梯度。

髓袢和集合管的结构排列:"逆流"是指两个并行管道中液体流动方向相反。小管液从近端小管经髓袢降支向下流动,折返后经髓袢升支向相反方向流动,再经集合管向下流动,最后进入肾小盏(图8-4-2)。髓袢和集合管的结构排列构成逆流系统。

笔记

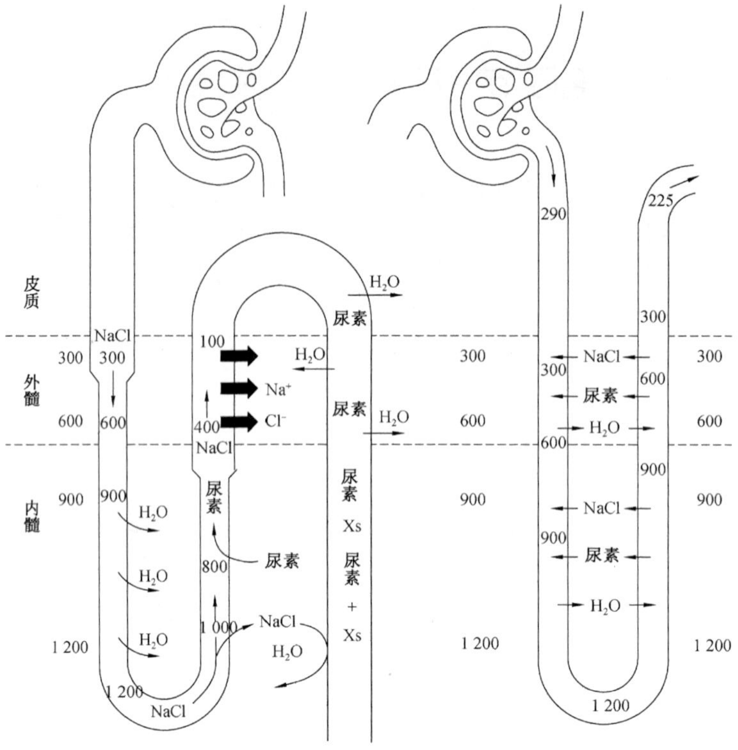

图 8-4-2　尿液浓缩机制示意图

注：粗箭头表示髓袢升支粗段主动重吸收 Na^+ 和 Cl^-；Xs 表示未被重吸收的溶质；图中各个数字表示该处的渗透浓度[单位：mOsm/(kg · H_2O)]。

髓袢和集合管各段对水和溶质的通透性和重吸收不同(表 8-4-1)。

髓袢降支细段：当渗的小管液流入髓袢降支细段时，小管液中的水通过上皮细胞中的 AQP1 不断地被重吸收进入组织间液。而这段肾小管对 NaCl 却相对不通透，同时髓质的组织间液中高浓度的尿素则通过尿素通道蛋白 UT-A2 从组织间液进入小管腔，这样就使小管液从上至下形成一个逐渐升高的浓度梯度，至髓袢折返处，管内液体的渗透压达到峰值。

髓袢升支细段：高渗的小管液从降支细段折返进入髓袢升支细段，这段肾小管对水不通透，对 NaCl 可通透。由于小管液中 NaCl 浓度较高，结果 NaCl 被动重吸收至髓质的组织间液，增加内髓部的渗透浓度。

髓袢升支粗段：小管液流经髓袢升支粗段时，上皮细胞通过顶端膜上的 Na^+-K^+-$2Cl^-$ 同向转运体主动重吸收 NaCl，使外髓部组织间液 NaCl 堆积，髓袢升支粗段对水并不通透，外髓部组织间液渗透浓度升高。

远曲小管：远曲小管上皮细胞可通过 Na^+-Cl^- 同向转运体对 NaCl 进行重吸收，而对水不通透，小管液的渗透浓度降至最低。

集合管：集合管通过上皮钠通道对 Na^+ 进行重吸收，对水则通过 AQP2、AQP3 和 AQP4 进行重吸收。皮质部和外髓部集合管对尿素没有通透性，随着水的重吸收，小管液中的尿素浓度不断升高；达到内髓部后，上皮细胞对尿素通透性高，通过尿素通道蛋白 UT-A1 和 UT-A3 使尿素重吸收进入内髓部组织间液，增加内髓部间液的渗透浓度。所以内髓部组织间液高渗是由 NaCl 和尿素共同形成的（各占 50%）。

笔记

表 8-4-1　各段肾小管和集合管对不同物质的通透性和作用

	水	Na^+	尿素	作用
髓袢降支细段	易通透	不易通透	中等通透	水进入内髓部组织间液使小管液中 NaCl 浓度和渗透压逐渐升高;部分尿素由内髓部组织间液进入小管液,加入尿素再循环
髓袢升支细段	不易通透	易通透	不易通透	NaCl 由小管液进入内髓部组织间液,使渗透压升高
髓袢升支粗段	不易通透	Na^+ 主动重吸收,Cl^- 继发性主动重吸收	不易通透	NaCl 进入外髓部组织液,使渗透压升高
远曲小管	不易通透	Na^+ 主动重吸收,Cl^- 继发性主动重吸收	不易通透	NaCl 进入皮质组织间液,使小管液渗透压进一步降低
集合管	在有抗利尿激素时,易通透	主动重吸收	在皮质和外髓部不易通透,内髓部易通透	水重吸收使小管液中尿素浓度升高;NaCl 和尿素进入内髓部组织间液,使渗透压升高

综上所述,肾髓质区的高渗状态是由髓袢的逆流倍增作用形成的;肾髓质间液渗透浓度梯度的建立主要是由于 NaCl 和尿素在小管外组织间液中积聚造成的。

2．直小血管的逆流交换机制

肾髓质间液高渗环境的维持,与直小血管所起的逆流交换作用密切相关。直小血管壁对水和溶质都高度通透。在直小血管降支进入髓质处,血浆渗透浓度接近 300 mOsm/(kg · H_2O),当血液沿直小血管降支向髓质深部流动时,在任一平面的组织间液渗透浓度均比直小血管内血浆渗透浓度高,故组织间液中的溶质顺浓度差向直小血管内扩散,而直小血管内的水则顺渗透压差进入组织间液,使直小血管降支内各段血浆的渗透压与同一水平面髓质间隙之间趋于平衡。愈向内髓部深入,直小血管中血浆的渗透浓度越高,在折返处,其渗透浓度达最高值,约1 200 mOsm/(kg · H_2O)。当血液在直小血管升支内流动时,由于血浆渗透压比同一水平髓质间隙的渗透压要高,使得血液中的溶质扩散进入髓质间液,而髓质间液的水则渗入升支的血液。逆流交换过程仅将髓质间液中多余的溶质和水带回循环血液,这样溶质(主要是 NaCl 和尿素,尿素可以通过自身特异的直小血管尿素循环机制)就可连续地在直小血管降支和升支之间循环,有利于髓质间液高渗透压的维持。

直小血管对维持髓质间液高渗梯度的能力是流量依赖性的。如果直小血管的血流量过多及流速加快,会导致髓质渗透梯度的减小,从而影响尿液的浓缩。

(二)抗利尿激素促进集合管对水的重吸收,浓缩尿液

如前所述,小管液在流经近端小管、髓袢直至远曲小管时,其渗透压的变化基本是固定的,而终尿的渗透浓度则随机体内水和溶质的情况可发生较大幅度的变化,即可低至 50 mOsm/(kg · H_2O),或可高达 1 200 mOsm/(kg · H_2O)。髓质高渗是小管液中水的重吸收动力,但重吸收的量则取决于集合管对水的通透性。抗利尿激素是决定集合管上皮细胞对水通透性的关键激素。抗利尿激素分泌增加, 集合管上皮细胞对水的通透性增加,水的重吸收量增加,小管液的渗透浓度就升高,即尿液被浓缩。当抗利尿激素分泌减少,集合管对水的通透性降低时,水的重吸收减少,远曲小管的低渗小管液得不到浓缩,同时,集合管还主动重吸收 NaCl,使尿液的渗透浓度进一步降低,即尿液被稀释。

笔记

二、尿液的稀释机制

终尿的渗透浓度若低于血浆的渗透浓度，称为低渗尿，尿液的渗透浓度可低至 50 mOsm/(kg · H_2O)。尿液的稀释主要发生在集合管。如上所述，小管液在到达髓袢升支粗段末端时为低渗液。如果体内水过多造成血浆晶体渗透压降低，可使抗利尿激素的释放被抑制，集合管对水的通透性很低，水不能被重吸收，而小管液中的 NaCl 将继续被主动重吸收，这种溶质重吸收大大超过水的重吸收，使小管液的渗透浓度进一步下降。饮大量清水后，血浆晶体渗透压降低，可引起抗利尿激素释放减少，导致尿量增加，尿液被稀释。

三、影响尿液浓缩和稀释的因素

如上所述，尿液的浓缩和稀释过程，主要在集合管调节。髓质间液高渗环境是水重吸收的动力，而抗利尿激素则调节集合管对水的通透性，造成终尿的渗透浓度随机体内水和溶质的情况而发生较大幅度的变化，产生高渗尿或低渗尿。

（一）肾髓质高渗梯度的改变

当肾疾病损害到内髓质区，以及某些利尿药（如呋塞米、利尿酸）抑制髓袢升支粗段对 NaCl 的转运，均可影响髓质渗透梯度的形成，导致尿浓缩能力降低；有些营养不良的患者，由于蛋白质缺乏，体内尿素生成量减少，影响髓质渗透梯度的建立，也会使尿浓缩能力降低。

（二）集合管对水的通透性改变

由于尿崩症患者体内抗利尿激素分泌不足，集合管对水不易通透，因而此类患者可排出大量的稀释尿；肾淀粉样变性患者体内集合管可被淀粉样物质所环绕，影响集合管对水的重吸收，因而此类患者尿浓缩能力降低。

（三）直小血管血流量和血流速度的改变

直小血管血流速度过快（如高血压）时，可从肾髓质组织间液中带走较多的溶质，渗透压梯度因而不能维持；血流过慢，则水分不能及时被血液带走，渗透压梯度也不易维持，故血流速度过快或过慢均可使尿浓缩能力降低。

第五节　尿生成的调节

在正常情况下，肾脏通过自身调节机制保持肾血流量相对稳定，从而使肾小球滤过率和终尿的生成量保持相对恒定。此外，在整体状态下，尿生成的全过程，包括肾小球的滤过、肾小管和集合管的重吸收和分泌，都受神经和体液因素的调节。

一、神经调节

肾交感神经在肾脏内不仅支配肾血管，还支配肾小管上皮细胞和球旁细胞。

肾交感神经兴奋时，释放去甲肾上腺素，通过下列方式调节尿液的生成：① 与肾脏血管平滑肌 α 受体相结合，引起肾血管收缩而减少肾血流量。由于入球小动脉比出球小动脉收缩更明显，使肾小球毛细血管血流量减少，毛细血管血压下降，肾小球滤过率下降。② 通过激活 β 受体，使球旁器的球旁细胞释放肾素，导致循环血液中血管紧张素Ⅱ和醛固酮浓度增加，增加肾小

笔记

管对水和 NaCl 的重吸收，使尿量减少。③ 与 α_1－肾上腺素能受体结合，刺激近端小管和髓袢（主要是近端小管）对 Na^+、Cl^- 和水的重吸收。这一效应可被 α_1－肾上腺素能受体拮抗剂哌唑嗪（prazosin）所阻断。

肾交感神经活动受许多因素的影响。例如，循环血量增加，可以通过心肺感受器反射，抑制交感神经的活动。动脉血压增高，可以通过压力感受器反射，减弱交感神经活动。当机体出现功能紊乱，如严重失血时，机体处于应激状态，肾交感神经兴奋，传出冲动使肾小球滤过率减小，以保证重要器官的血供。

二、体液调节

（一）抗利尿激素

1．抗利尿激素的作用

血管升压素（vasopressin，VP）也称抗利尿激素（antidiuretic hormone，ADH），是一种九肽激素。在人和某些哺乳动物体内，其第八位氨基酸残基为精氨酸，故又称精氨酸血管升压素（arginine vasopressin，AVP）。它由位于下丘脑视上核和室旁核的神经内分泌细胞所合成。抗利尿激素的受体有 V_1 和 V_2 两种。V_1 受体分布于血管平滑肌，激活后可引起平滑肌收缩，血流阻力增大，血压升高。V_2 受体主要分布在肾集合管上皮细胞基底侧膜，激活后使水的重吸收增加，从而使尿液浓缩。

抗利尿激素与肾脏主细胞基底侧膜受体结合，促使细胞内含有水通道蛋白 AQP2 的囊泡转移并镶嵌到细胞的顶端膜，从而使顶端膜对水的通透性增加。小管液中的水重吸收进入细胞内，随即通过表达在基底侧膜的水通道蛋白 AQP3 和 AQP4 的作用，进入组织间隙，最后被重吸收入血（图 8-5-1）。这个过程可以在几分钟内发生，持续几个小时。一旦刺激消失，AQP2 通过形成囊泡载体，重新返回到胞质中，降低膜对水的通透性。

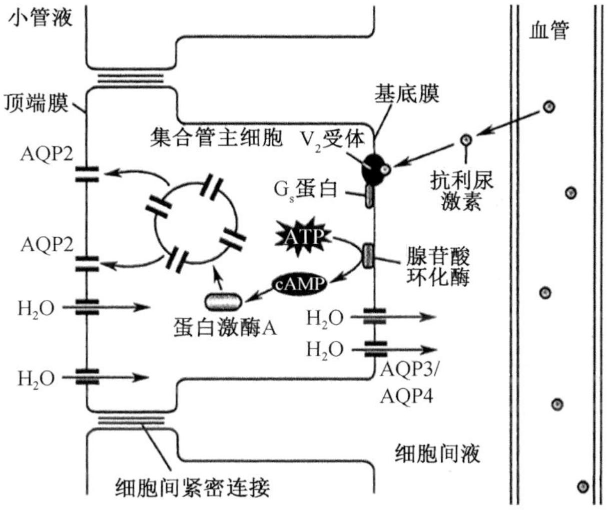

图 8-5-1 抗利尿激素的作用机制

当抗利尿激素合成和释放减少，如创伤或者手术引起的下丘脑损伤，或 X 染色体连锁的肾性尿崩症中集合管主细胞的 V_2 受体出现缺陷，都可使集合管对水的重吸收减少，尿量明显增加，尿渗透压降低。

2．抗利尿激素分泌的调节

（1）血浆晶体渗透压 在正常生理状态下，血浆晶体渗透压是调节抗利尿激素分泌最重要的因素。血浆晶体渗透压改变，刺激位于下丘脑前部室周器的渗透压感受器，引起抗利尿激素分泌量的改变。渗透压感受器对 Na^+ 和 Cl^- 形成的渗透压变化最为敏感，当血浆晶体渗透压升高 1%～2% 时，即可以引起反应，使抗利尿激素分泌增加。

大量出汗、严重腹泻、呕吐、高热等导致机体失水多于溶质的丢失，血浆晶体渗透压升高，视上核及其周围区域渗透压感受器受刺激，使神经垂体释放抗利尿激素，集合管管腔膜对水的通透性增加，水的重吸收增多，尿液浓缩，尿量减少。

笔记

当大量饮清水后，血液被稀释，血浆晶体渗透压降低，引起抗利尿激素分泌减少，集合管对水的重吸收减少，尿液稀释，尿量增加。例如，一次饮 1 000 mL 清水后，约过 30 min 后尿量就开始增加，1 h 末尿量可达最高峰，2 ~ 3 h 后尿量恢复到原水平。若饮 1 000 mL 生理盐水，则排尿量不出现饮清水后那样的变化（图 8-5-2）。这种大量饮用清水后引起尿量增多的现象，称为**水利尿**，临床上可利用此现象来检测肾的稀释能力。

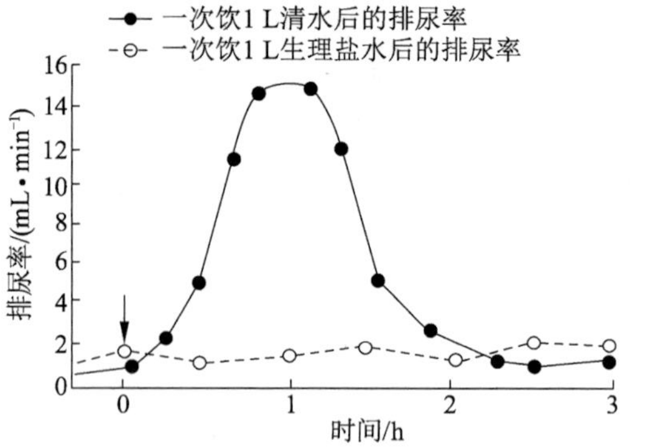

图 8-5-2 水利尿示意图

注：箭头表示饮水时间.

（2）循环血量　当循环血量减少时，静脉回心血量减少，对心肺感受器的刺激减弱，经迷走神经传入至下丘脑的冲动减少，对抗利尿激素释放的抑制作用减弱或消失，故抗利尿激素释放增加；反之，当循环血量增多时，静脉回心血量增加，可刺激心肺感受器，抑制抗利尿激素释放。动脉血压的改变也可通过压力感受性反射对抗利尿激素的释放进行调节。

在对抗利尿激素释放的调节中，心肺感受器和压力感受器对相应刺激的敏感性要比渗透压感受器低，一般需要循环血量或动脉血压降低 5% ~ 10% 以上时，才能刺激抗利尿激素释放。但循环血量或动脉血压降低时，可降低引起抗利尿激素释放的血浆晶体渗透浓度阈值，即提高渗透压感受器对相应刺激的敏感度；反之，当循环血量或动脉血压升高时，可升高引起抗利尿激素释放的血浆晶体渗透压浓度阈，即降低渗透压感受器的敏感度。

（3）其他因素　恶心是引起抗利尿激素分泌的有效刺激；疼痛、窒息、应激刺激、低血糖和血管紧张素等均可刺激抗利尿激素分泌；某些药物，如烟碱和吗啡等，也能刺激抗利尿激素分泌；乙醇则可抑制抗利尿激素分泌，故饮酒后尿量可增加。

（二）肾素—血管紧张素—醛固酮系统

肾素是一种蛋白水解酶，由球旁器的球旁细胞合成、储存和释放，可以催化血浆中的血管紧张素原转变为血管紧张素 I。血管紧张素 I（十肽）在血管紧张素转换酶作用下生成血管紧张素 II（八肽）。血管紧张素 II 可刺激肾上腺皮质球状带合成和分泌醛固酮。这一系统称为肾素—血管紧张素—醛固酮系统（RAAS）。

1. 肾素分泌的调节

肾内机制：肾内机制是指可在肾内完成的调节，也就是肾内自身调节机制，其感受器是牵张感受器和致密斑。位于入球小动脉的牵张感受器能感受肾动脉的灌注压（对动脉壁的牵张程度），位于远曲小管起始部的致密斑能感受流经该处小管液中的 NaCl 量。当肾动脉灌注压降低时，入球小动脉壁受牵拉的程度减小，则刺激肾素释放；反之，当灌注压升高时则肾素释放减少。当肾小球滤过率减少或其他原因导致流经致密斑的小管液中 NaCl 量减少时，肾素释放增加；反之则肾素释放减少。

神经机制：肾交感神经兴奋时其末梢释放去甲肾上腺素，后者作用于球旁细胞膜中的 β 受体，可直接刺激肾素释放。如急性大失血时，血量减少，血压下降，可反射性兴奋肾交感神经，从而使肾素释放增加。

体液机制：循环血液中的儿茶酚胺（肾上腺素和去甲肾上腺素），肾内生成的 PGE_2 和 PGI_2，均可刺激球旁细胞释放肾素，低盐饮食也可显著增加肾素表达水平。血管紧张素 II、抗利尿激素、心房钠尿肽、内皮素和 NO 则可抑制肾素的释放。

笔记

2. 醛固酮的功能

醛固酮主要作用于肾远曲小管和集合管的上皮细胞，增加 K^+ 的排泄和 Na^+、水的重吸收。

醛固酮进入远曲小管和集合管上皮细胞胞质后，与胞质内受体结合，形成激素—受体复合物。激素—受体复合物穿过核膜进入核内，通过基因调节机制，生成多种醛固酮诱导蛋白。这些诱导蛋白包括：① 顶端膜上皮钠通道蛋白，有利于小管液中的 Na^+ 向细胞内扩散；② 线粒体中合成 ATP 的酶，有利于 ATP 的生成，为基底侧膜钠泵提供生物能；③ 基底侧膜上的钠泵，加速将 Na^+ 泵出细胞和 K^+ 泵入细胞，增大细胞内与小管液之间的 K^+ 浓度差，有利于促进 K^+ 的分泌（图 8-5-3）。由于 Na^+ 的重吸收，小管腔呈负电位，也有利于 K^+ 的分泌，同时有利于 Cl^- 和水的重吸收。

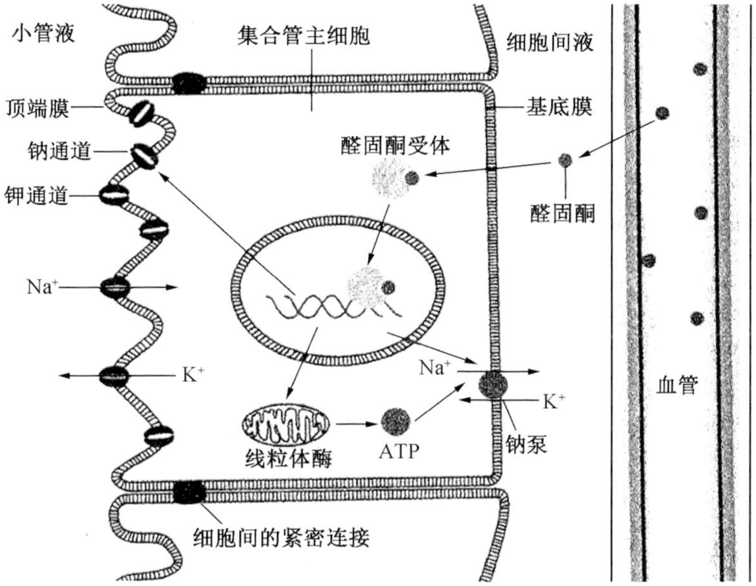

图 8-5-3　醛固酮作用机制

总之，当体内细胞外液量和（或）循环血量不足时，或动脉血压明显下降时，交感神经兴奋，肾上腺髓质激素（儿茶酚胺）释放增多，肾血流量减少均可通过以上各种机制（包括肾内机制、神经和体液机制）刺激肾素释放，通过 RAAS 的激活，使细胞外液量和（或）循环血量，以及动脉血压得以恢复正常，因此，这一调节属于负反馈调节。

（三）心房钠尿肽

心房钠尿肽具有利钠和利尿作用（详见第四章“循环系统”）。

（四）其他因素

肾脏可生成多种局部激素，如缓激肽可使肾小动脉舒张，抑制集合管对 Na^+ 和水的重吸收；NO 可对抗血管紧张素 II 和去甲肾上腺素的缩血管作用；PGE_2 和 PGI_2 能舒张小动脉，增加肾血流量，抑制近端小管和髓袢升支粗段对 Na^+ 的重吸收，导致尿钠排出量增加，且可对抗抗利尿激素，使尿量增加，刺激球旁细胞释放肾素。

第六节　清除率

一、清除率的概念及计算方法

两肾在单位时间（一般为每分钟）内能将一定毫升血浆中所含的某种物质完全清除，这个能完全清除的某物质的血浆毫升数就称为该物质的清除率（clearance rate，C）。由清除率的定义可知，具体计算某种物质（X）的清除率（C_X），需要测定三个数据：① 尿中该物质的浓度（U_X，

笔 记

mg/100 mL);② 每分钟尿量(V,mL/min);③ 血浆中该物质的浓度(P_X,mg/100 mL)。由于尿中的物质均来自血浆(滤过或分泌),所以 $U_X \cdot V = P_X \cdot C_X$,即

$$C_X = \frac{U_X \cdot V}{P_X}$$

清除率能反映肾对不同物质的排泄能力,是一个较好的测定肾功能方法。但实际上,肾不可能将某一部分血浆中的某种物质完全清除出去,所以清除率只是一个推算的数值,它主要反映每分钟内所清除的某种物质的量来自多少毫升血浆,或相当于多少毫升血浆中所含的某种物质的量。

二、测定清除率的意义

测定清除率的意义在于:

① 测定肾小球滤过率;② 测定有效肾血浆流量、滤过分数和肾血流量;③ 推测肾小管的功能;④ 自由水清除率。

第七节 尿的排放

肾生成尿是连续不断的过程,尿持续不断地进入肾盂,由于压力差及肾盂的收缩而被送入输尿管,输尿管中的尿通过输尿管的周期性蠕动而被送入膀胱。但是,膀胱的排尿是间歇进行的。尿在膀胱内储存并达到一定量时,能引起反射性排尿动作,将尿液经尿道排放于体外。膀胱的排尿动作受中枢神经系统的控制。

一、膀胱和尿道的神经支配

膀胱逼尿肌和内括约肌受副交感和交感神经的双重支配(图 8-7-1)。副交感神经节前纤维行走于盆神经中,在膀胱壁内换元后,节后纤维分布于逼尿肌和尿道内括约肌,其末梢释放乙酰胆碱,能激活逼尿肌的 M 受体,使逼尿肌收缩和尿道内括约肌舒张,故能促进排尿。盆神经中也含感觉纤维,能感受膀胱壁被牵拉、膀胱充胀的程度。支配膀胱的交感神经起自腰段脊髓,经腹下神经到达膀胱。交感神经末梢释放去甲肾上腺素,后者作用于 β 受体使膀胱逼尿肌松弛;作用于 α 受体引起内括约肌收缩和血管收缩。交感神经亦含感觉传入纤维,可将引起膀胱痛觉的信号传入中枢。此外,阴部神经支配膀胱外括约肌。阴部神经为躯体运动神经,膀胱外括约肌为骨骼肌,其活动可受意识控制。阴部神经兴奋时,外括约肌收缩;反之,外括约肌舒张。排尿反射时可反射性抑制阴部神经的活动。传导尿道感觉的传入纤维在阴部神经中。

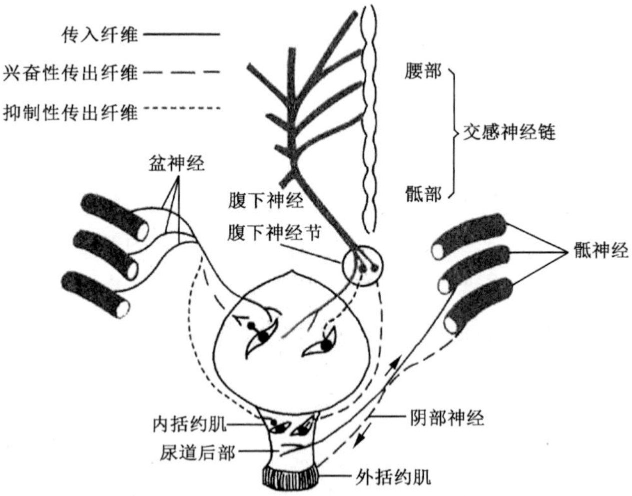

图 8-7-1 膀胱和尿道的神经支配

笔记

二、排尿反射

排尿反射(micturition reflex)是一种脊髓反射,即该反射在脊髓水平就能完成,但在正常情况下,排尿反射受脑的高级中枢控制,可有意识地抑制或加强其反射过程。

当膀胱内尿量充盈达一定程度时(400～500 mL 或以上),膀胱壁的牵张感受器受到刺激而兴奋。冲动沿盆神经传入,到达骶髓的排尿反射初级中枢;同时,冲动也上传到脑干和大脑皮层的排尿反射高位中枢,并产生排尿欲。排尿反射进行时,冲动沿盆神经传出,引起逼尿肌收缩、尿道内括约肌松弛,于是尿液进入后尿道。这时尿液还可以刺激后尿道的感受器,冲动沿传入神经再次传到脊髓排尿中枢,进一步加强其活动,使尿道外括约肌开放,于是尿液被强大的膀胱内压驱出。尿液对尿道的刺激可进一步反射性地加强排尿中枢活动。这是一个正反馈过程,它使排尿反射一再加强,直至膀胱内的尿液排完为止(图 8-7-2)。

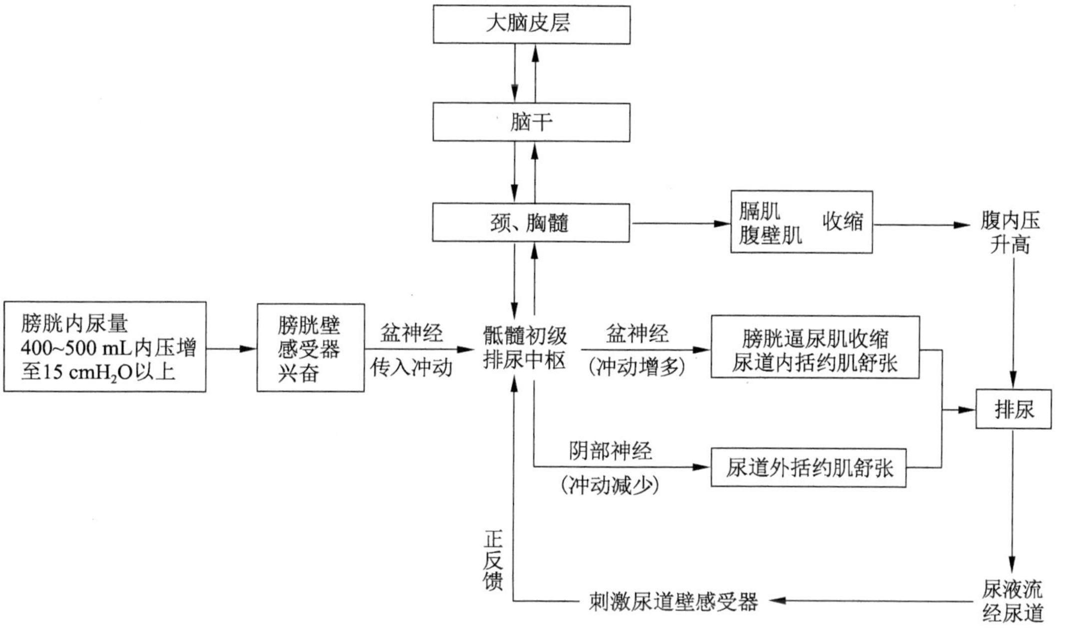

图 8-7-2　排尿反射过程

排尿是一个反射过程,但受高位中枢的随意控制。如果排尿反射弧的任何一个部位受损,或骶段脊髓排尿中枢与高位中枢失去联系,都将导致排尿异常。

第八节　水、电解质代谢紊乱

一、水、钠代谢障碍

(一) 水、钠的正常代谢

正常情况下,血清钠浓度为 135～150 mmol/L,细胞内液中的 Na^+ 浓度仅为 10 mmol/L 左右。一般摄入与排出相等,Na^+ 主要经肾排出。细胞外液容量和渗透压的相对稳定是通过神经—内分泌系统的调节实现的。渗透压感受器主要分布在下丘脑视上核和室旁核,当细胞外液的渗透压升高时,可反射引起口渴的感觉,并通过分泌抗利尿激素、醛固酮和心房钠尿肽等来进行调节。

笔记

（二）水、钠代谢障碍

1．低钠血症(hyponatremia)

低钠血症指血清钠浓度低于135 mmol/L。

（1）低容量性低钠血症　其特征是失钠大于失水，血清钠浓度＜135 mmol/L，血浆渗透压＜290 mmol/L。伴有细胞外液减少，也称为低渗性脱水。

（2）高容量性低钠血症　其特征是血清钠浓度＜135 mmol/L，血浆渗透压＜290 mmol/L；体液总量正常或增多；有水潴留，使细胞外液和细胞内液都增加，又称为水中毒。

（3）等容量性低钠血症（isovolemic hyponatremia）　特征是血清钠浓度＜135 mmol/L，血浆渗透压＜290 mmol/L；血容量无明显改变或仅轻度升高，细胞外液轻度增加，细胞内液明显增加。

2．高钠血症(hypernatremia)

高钠血症指血清钠浓度高于150 mmol/L。

（1）低容量性高钠血症　其特征是失钠小于失水，血清钠浓度＞150 mmol/L，血浆渗透压＞310 mmol/L。伴有细胞外液和细胞内液均减少，也称为高渗性脱水。

（2）高容量性高钠血症　血容量和血钠均升高，血清钠浓度＞150 mmol/L，血浆渗透压＞310 mmol/L。伴有细胞外液增多和细胞内液减少。

（3）等容量性高钠血症　血清钠浓度＞150 mmol/L，血浆渗透压＞310 mmol/L。血容量无明显改变。

（三）水肿

水肿（edema）是指过多的液体在组织间隙或体腔内积聚。

1．水肿的分类

① 按水肿波及的范围，分为全身性水肿、局部性水肿；

② 按发生水肿的器官组织，可分为皮下水肿、脑水肿、肺水肿等；

③ 按水肿发生原因，分为心性水肿、肝性水肿、肾性水肿、炎性水肿、淋巴性水肿、营养不良性水肿、变态反应性水肿。

2．水肿的发病机制

（1）血管内外液体交换失衡　① 毛细血管流体静压增高；② 血浆胶体渗透压降低；③ 微血管壁通透性增加；④ 淋巴回流受阻。

（2）体内外液体交换失衡　① 肾小球滤过率下降；② 近曲小管重吸收水、钠增多：见于滤过分数增加，心房利钠肽分泌减少；③ 远曲小管和集合管重吸收水、钠增多：见于ADH和醛固酮分泌增加。

3．水肿的特点

（1）水肿液的性状　水肿液根据蛋白的含量不同分为漏出液和渗出液。

（2）全身性水肿的分布特点　心性水肿受重力作用，先出现于低垂部位；肾性水肿先出现在组织结构疏松部位；肝性水肿受局部血流动力学因素影响易伴发腹水。

4．水肿对机体的影响

水肿会导致组织细胞营养不良，器官组织机能活动障碍，是人体调节血容量的安全阀，水肿对某些病灶有利。

笔记

二、钾代谢障碍

(一) 正常钾代谢

钾的体内分布:钾是体内最重要的无机阳离子之一,人体内的钾有90%存在于细胞内,细胞内、外液钾浓度分别为140~160 mmol/L和4.2±0.3 mmol/L。正常人血清钾浓度的范围为3.5~5.5 mmol/L。

钾排泄主要靠远曲小管和集合管对钾的分泌和重吸收来调节。

钾的生理功能:维持细胞新陈代谢,保持细胞静息膜电位,调节细胞内外的渗透压和酸碱平衡。

(二) 低钾血症(hypokalemia)

血清钾浓度低于3.5 mmol/L称为低钾血症。低钾血症时,机体的含钾总量不一定减少。但是,在大多数情况下,低钾血症的患者也伴有体钾总量的减少——缺钾(potassium deficiency)。

(1) 对心肌的影响 ① 对心肌生理特征的影响:心肌兴奋性升高,传导性降低,自律性升高,收缩性减弱;② 心电图的改变:T波低平,U波增高,ST段下降,心率增快和异位心律,QRS波增宽;③ 心肌功能损害的表现:心律失常,对洋地黄类强心药物毒性的敏感性增高。

(2) 对神经肌肉的影响 骨骼肌的兴奋性降低,轻者肌无力,重者肌麻痹。胃肠道平滑肌发生肌无力,甚至麻痹性肠梗阻。

(3) 与细胞代谢障碍有关的损害 ① 骨骼肌损害;② 肾损害。

(4) 对酸碱平衡的影响 诱发代谢性碱中毒。

(三) 高钾血症(hyperkalemia)

血清钾浓度高于5.5 mmol/L称为高钾血症。

(1) 对心肌的影响 ① 对心肌生理特征的影响:心肌兴奋性先升高后降低,传导性降低,自律性降低,收缩性减弱;② 心电图的改变:T波高尖,P波和QRS波振幅降低,间期增宽,多种心律失常。

(2) 对骨骼肌的影响 骨骼肌的兴奋性先增高后降低,表现为肢体刺痛,感觉异常及肌无力,甚至麻痹。

(3) 对酸碱平衡的影响 诱发代谢性酸中毒。

第九节 酸碱平衡和酸碱平衡紊乱

一、酸碱平衡紊乱的概念

(一) 酸碱平衡紊乱

酸碱平衡紊乱(acid-base disturbance)是指某些病理情况可引起机体酸、碱超负荷或(和)调节机制障碍,导致体液酸、碱稳态被破坏,简称酸碱平衡紊乱。

(二) 酸碱平衡的调节

正常情况下,机体在代谢过程中不断产生,同时也从食物中不断摄取一些酸性或碱性物质,但体液的酸碱度并不发生显著变化,这是机体的调节机制不断调节的结果。主要调节机制有:① 细胞内外的缓冲系统的缓冲作用;② 肺通过控制CO_2的排出量,调节血液中挥发性酸—碳酸

笔记

(H_2CO_3)的含量;③ 肾脏通过排酸(H^+,NH_4^+)和保碱(重吸收 $H_2CO_3^-$)功能来调节血液中 HCO_3^- 的含量。

二、反映酸碱平衡状况的常用指标及意义

1. pH

pH 指氢离子浓度的负对数。正常人动脑血的 pH 为 7.35~7.45。pH 升高或降低仅表明发生了失代偿性碱中毒或酸中毒,但不能区分是代谢性还是呼吸性酸碱失衡。

2. 动脉血 CO_2 分压($PaCO_2$)

动脉血 CO_2 分压指物理溶解于血浆中的 CO_2 分子产生的压力。正常值为 33~46 mmHg,平均 40 mmHg。PCO_2 >46 mmHg,表明肺通气不足,见于呼吸性酸中毒或代偿后的代谢性碱中毒;PCO_2 <33 mmHg,表明肺泡通气过度,见于呼吸性碱中毒或代偿后的代谢性酸中毒。

3. 标准碳酸氢盐(SB)和实际碳酸氢盐(AB)

SB 是指全血在标准条件下(温度 38℃,血红蛋白氧饱和度为 100%,PCO_2 为 40 mmHg)测得的血浆 HCO_3^- 的含量,正常值为 22~27mmol/L,平均为 24 mmol/L。因排除了呼吸因素的影响,SB 是反映代谢性因素的指标。代谢性酸中毒时 SB 降低;代谢性碱中毒时 SB 升高。

AB 是指隔绝空气的血液标本,在实际 PCO_2、体温及血氧饱和度条件下测得的血浆 HCO_3^- 的含量。AB 受呼吸、代谢两方面因素的影响。正常人 SB 与 AB 相等,为 24 mmol/L。AB 与 SB 的差值反映呼吸性因素对酸碱平衡的影响。若 SB 正常,AB > SB,表明有 CO_2 潴留,可见于呼吸性酸中毒;AB < SB,表明有 CO_2 排出过多,多见于呼吸性碱中毒。

4. 缓冲碱(BB)

BB 指血液中所有具有缓冲作用的负离子碱的总和。正常值为 45~52 mmol/L,平均 48 mmol/L。BB 是反映代谢性因素的指标:代谢性酸中毒时 BB 降低;代谢性碱中毒时 BB 升高。

5. 碱剩余(BE)

BE 指在标准条件下用酸或碱滴定 1 升全血至 pH = 7.40 时所用酸或碱的量。正常值为 0 ± 3 mmol/L。BE 是反应代谢性成分的指标。代谢性酸中毒时 BE 负值增大,代谢性碱中毒时 BE 正值增大。

6. 阴离子间隙(AG)

AG 指血浆中未测定的阴离子(UA)与未测定的阳离子(UC)的差值,即 AG = UA - UC。正常值为 12 ± 2 mmol/L。AG 常用于区分代谢性酸中毒类型和诊断混合性酸碱平衡紊乱。

可以看出,pH 直接反映酸碱度;AB 既反映代谢性因素,又反映呼吸性因素;$PaCO_2$ 反映呼吸性因素;而 SB,BB,BE 均为反映代谢性因素的指标;AG 一般用于区分代谢性酸中毒的不同类型。通过这些指标,大概可以推断它们之间的关系及其在各型酸碱平衡紊乱中的意义。如代谢性酸中毒时,HCO_3^- 原发性降低,故 SB,BB 降低,BE 负值增大,经肺代偿后 H_2CO_3 继发性降低,故 $PaCO_2$ 降低,由于是酸中毒,所以 pH 降低。同理可推断出其他类型酸碱平衡紊乱时这些指标的变化。

三、单纯性酸碱平衡紊乱的分类

笔记

根据原发性变化是代谢性还是呼吸性因素,把由 HCO_3^- 原发性降低或升高引起的酸碱平衡紊乱称为代谢性酸中毒或代谢性碱中毒;而把由 $PaCO_2$ 原发性降低或升高引起的酸碱平衡紊乱

称为呼吸性碱中毒或呼吸性酸中毒。

（一）代谢性酸中毒

代谢性酸中毒(metabolic acidosis)是指固定酸增多和(或)HCO_3^- 丢失引起的 pH 下降，以血浆 HCO_3^- 原发性减少为特征，是临床上常见的酸碱平衡紊乱类型。

1. 指标变化

由于 HCO_3^- 原发性降低，因此 AB，SB，BB 均降低，BE 负值增大。由于肺的代偿作用，$PaCO_2$ 继发性降低，AB < SB；pH 可降低或正常。

2. 分类

根据 AG 的变化，代谢性酸中毒可分为两型：AG 增高型和 AG 正常型。

3. 机体的代偿

(1) 血液的缓冲及细胞内外离子交换的缓冲作用　由于细胞外液[H^+]增加，细胞外液碳酸氢盐缓冲系统立即对其进行缓冲，结果[H^+]有所降低，HCO_3^- 和其他缓冲碱消耗降低；2 ~ 4 h 后，约 1/2 的 H^+ 通过离子交换方式进入细胞内，由细胞内缓冲系统缓冲，同时 K^+ 由细胞内逸出，并发生高钾血症。

(2) 肺的代偿作用　[H^+]升高，刺激颈动脉体和主动脉体化学感受器，反射性引起呼吸加深加快，CO_2 排出增多，以致 $PaCO_2$ 降低，[HCO_3^-]/[H_2CO_3]比值及 pH 趋于正常。

(3) 肾的代偿作用　泌 H^+、泌 NH_4^+、重吸收 H_2CO_3 增加，使血液中[HCO_3^-]增加。必须注意，由肾排酸功能障碍引起的代谢性酸中毒，肾的代偿作用几乎不能发挥。

4. 对机体的影响

代谢性酸中毒主要引起心血管系统和中枢神经系统功能障碍。

(1) 心血管系统　① 心律失常：严重时可引起室性心律失常，主要是由代谢性酸中毒引起的高钾血症所致。② 心肌收缩力减弱：其机制包括 H^+ 竞争性抑制 Ca^{2+} 与肌钙蛋白结合；抑制细胞外 Ca^{2+} 内流。③ 血管平滑肌对儿茶酚胺的反应性降低，以毛细血管前括约肌最明显，可引起血管容量增大，回心血量减少，血压下降，甚至导致休克。

(2) 中枢神经系统　主要出现中枢神经系统功能抑制症状，表现为淡漠、意识障碍、嗜睡、昏迷等。机制包括：① 酸中毒时，谷氨酸脱羧酸活性增强，使抑制性神经递质 γ-氨基丁酸生成增多；② 酸中毒影响氧化磷酸化，使脑组织 ATP 生成减少。

（二）呼吸性酸中毒

呼吸性酸中毒(respiratory acidosis)是指 CO_2 排出障碍或吸入过多引起的 pH 下降，以血浆 H_2CO_3 浓度原发性升高为特征。

1. 指标变化

由于 CO_2 原发性增多，$PaCO_2$ 升高；急性呼吸性酸中毒多是失代偿的，因此 pH 值降低；慢性呼吸性酸中毒，由于肾脏的代偿作用，使 HCO_3^- 继发性增多，因此 AB、SB、BB 均升高，BE 正值增大，AB > SB，pH 值可正常或降低。

2. 机体的代偿

(1) 急性呼吸性酸中毒　主要通过细胞内外离子交换形式进行代偿。

急性呼吸性酸中毒时血液中 H_2CO_3 增加，H_2CO_3 解离出 H^+ 和 HCO_3^-，H^+ 进入细胞内由细胞内缓冲系统缓冲，同时与细胞内 K^+ 进行交换，可引起高钾血症；而 HCO_3^- 留在血浆中，使血浆[HCO_3^-]有所增加，但这种代偿作用十分有限，而肾脏又来不及代偿，因此急性呼吸性酸中毒往往是失代偿的。

笔记

(2) 慢性呼吸性酸中毒　主要通过肾脏代偿。其方式与代谢性酸中毒相同,通过排酸保碱增强,使血浆中[HCO_3^-]继发性增高。

3. 对机体的影响

与代谢性酸中毒相似,但由于呼吸性酸中毒时 $PaCO_2$ 升高,高浓度的 CO_2 能直接扩张脑血管使脑血流量增加,常引起持续性头痛;同时 CO_2 能迅速通过血脑屏障引起高碳酸血症,出现多种精神神经功能异常,甚至发生肺性脑病,而 HCO_3^- 为水溶性,通过血脑屏障极为缓慢,因而脑脊液 pH 值的降低较一般细胞外液更为显著,故呼吸性酸中毒对中枢神经系统的影响比代谢性酸中毒大。

(三) 代谢性碱中毒

代谢性碱中毒(metabolic alkalosis)是指细胞外液碱增多和(或)H^+ 丢失引起的 pH 升高,以血浆 HCO_3^- 原发性增多为特征。

1. 指标变化

由于血浆 HCO_3^- 浓度原发性升高,因此 AB,SB,BB 均升高,BE 正值增大。由于肺的代偿作用,$PaCO_2$ 继发性升高,AB > SB;pH 可升高或正常。

2. 机体的代偿

代谢性碱中毒时机体的代偿调节机制与代谢性酸中毒相同,但调节方向和结果与代谢性酸中毒相反。

(1) 血液的缓冲及细胞内外离子交换的缓冲作用　由于细胞外液[H^+]降低、[OH^-]升高,OH^- 可被缓冲系统中的弱酸所缓冲,结果使[HCO_3^-]升高;同时 H^+ 由细胞内逸出,K^+ 进入细胞内而发生低钾血症。

(2) 肺的代偿作用　[H^+]降低,使呼吸变浅变慢,CO_2 排出减少,使[H_2CO_3]继发性升高。

(3) 肾的代偿作用　代谢性碱中毒时,肾小管上皮细胞的碳酸酐酶(CA)及谷氨酰胺酶活性降低,使肾小管上皮细胞泌 H^+、泌 NH_4^+、重吸收 HCO_3^- 减少,血液中[HCO_3^-]有所降低。

3. 对机体的影响

(1) 中枢神经系统　其表现及机制与代谢性酸中毒相反。主要出现中枢神经系统兴奋症状,表现为烦躁不安、精神错乱、谵妄等。机制包括:① 碱中毒时,γ-氨基丁酸转氨酶活性增强,使抑制性神经递质 γ-氨基丁酸分解增多;② 血红蛋白氧离曲线左移:血红蛋白不易释放氧而引起脑组织缺氧,可引起精神症状。

(2) 神经—肌肉应激性升高　与 pH 升高使血浆游离[Ca^{2+}]降低有关。

(3) 缺氧　由于 pH 升高,氧离曲线左移,使血红蛋白与氧的亲和力增强。

(4) 低钾血症　碱中毒可引起低钾血症,由细胞内外 H^+-K^+ 交换所致。

(四) 呼吸性碱中毒

呼吸性碱中毒(respiratory alkalosis)是指肺通气过度引起的 $PaCO_2$ 降低、pH 升高,以血浆 H_2CO_3 浓度原发性降低为特征。

1. 指标变化

由于 CO_2 原发性减少,$PaCO_2$ 降低;急性呼吸性碱中毒多是失代偿的,因此 pH 值升高;慢性碱中毒,由于肾脏的代偿作用,使 HCO_3^- 继发性减少,因此 AB,SB,BB 均降低,BE 负值增大,AB < SB,pH 值可正常或升高。

笔记

2. 机体的代偿

呼吸性碱中毒时机体的代偿调节机制与呼吸性酸中毒相同,但调节方向和作用与呼吸性酸中毒相反。

（1）*急性呼吸性碱中毒*　主要通过细胞内外离子交换形式进行代偿。① 由于血浆[H_2CO_3]降低，而HCO_3^-相对增多。此时H^+与细胞内HCO_3^-结合生成H_2CO_3，使血浆[H_2CO_3]升高，[HCO_3^-]有所降低。② 血浆HCO_3^-进入红细胞内与细胞内H^+结合生成H_2CO_3，并进一步生成CO_2和H_2O，CO_2自红细胞进入血浆并与H_2O结合生成H_2CO_3，使血浆[H_2CO_3]有所升高。

（2）*慢性呼吸性碱中毒*　主要通过肾脏代偿。其方式与代谢性碱中毒相似。此时肾小管上皮细泌H^+、泌NH_4^+、重吸收HCO_3^-减少，使血浆[HCO_3^-]继发性降低。

3．对机体的影响

呼吸性碱中毒对机体的影响与代谢性碱中毒相似，但由于呼吸性碱中毒时的低碳酸血症可引起脑血管收缩，使脑血流量减少，因此呼吸性碱中毒对中枢神经系统的影响比代谢性碱中毒大。

第十节　肾功能衰竭

一、概述

肾脏是人体重要的生命器官，在维持机体内环境的稳定中起着十分重要的作用。但肾脏本身的各种疾病（如急、慢性肾小球肾炎）和肾外的一些疾病（如糖尿病）均会损害肾功能，甚至导致肾功能衰竭。

（一）概念

肾功能衰竭是指各种病因使肾脏泌尿功能严重障碍，体内代谢产物及毒素不能充分排出，并有水、电解质和酸碱平衡紊乱，以及内分泌功能障碍所致的临床综合征。临床上可见尿量、尿性质改变，水中毒等。

（二）分类

（1）*急性肾功能衰竭*　肾功能在短时间内急剧减退。

（2）*慢性肾功能衰竭*　病程长，肾功能进行性减退。

（3）*尿毒症*　急、慢性肾功能衰竭的终末表现，机体出现明显的自体中毒症状。

二、急性肾功能衰竭

（一）概念

急性肾功能衰竭（acute renal failure，ARF）又称急性肾衰竭，是指各种原因引起的肾脏泌尿功能在短时间内急剧减退，代谢产物不能充分排出，水、电解质及酸碱平衡紊乱，以致机体内环境出现严重紊乱的一种综合征。临床主要表现为尿的变化、水中毒、氮质血症、高钾血症和代谢性酸中毒。

（二）病因及分类

引起急性肾衰竭的病因很多，一般根据发病原因可将急性肾功能衰竭分为肾前性、肾性、肾后性三类。

1．肾前性急性肾衰竭

肾前性急性肾衰竭是指肾脏血液灌流量急剧减少所致的急性肾衰竭。肾脏无器质性病变，

笔记

见于急性循环功能障碍早期，如休克、心衰、脱水早期。有效循环血流量减少、心输出量减少、肾血管收缩，均导致肾血液灌流量减少，肾小球滤过率（GFR）明显降低而发生急性肾功能衰竭。由于早期肾小管功能正常，肾脏本身无实质性损伤，补足血容量能纠正。故此类 ARF，又称为功能性 ARF。

2．肾性急性肾衰竭

肾性急性肾衰竭是指由各种原因引起肾实质病变而导致的肾功能衰竭，又称器质性肾衰。引起肾实质病变的主要原因有：

（1）肾小球、肾间质和肾血管疾病　如急性肾小球肾炎、间质性肾炎、狼疮性肾炎、双侧肾动脉血栓形成或阻塞。

（2）急性肾小管坏死　急性肾小管坏死（acute tubular necrosis，ATN）是引起肾性急性肾衰竭的最常见、最重要原因。导致 ATN 的因素主要有以下两方面：

① 肾缺血和再灌注损伤：各种原因引起的休克如在早期未能得到及时抢救，持续剧烈的肾血管收缩，导致肾血流量持续减少而引起 ATN。此外，休克复苏后的再灌注损伤也是导致 ATN 的主要因素之一。

② 肾中毒：引起肾中毒的毒素很多，常见的有重金属（汞、砷、锑、铅、金、银、铜等）；有机溶剂（四氯化碳、氯仿、甲醇、酚、苯等）；药物（新霉素、庆大霉素、卡那霉素、链霉素、四环素、头孢菌素、两性霉素 B、磺胺类等）；生物毒素（生鱼胆、蛇毒、蕈毒等）。

3．肾后性急性肾衰竭

由于尿路（从肾盏到尿道口）急性梗阻所致的急性肾衰竭，称为肾后性急性肾衰竭，又称肾后性氮质血症，一般为双侧。最常见的病因有前列腺癌、前列腺肥大、双侧输尿管结石或肿瘤、血块等。

（三）发病机理

不同原因引起的 ARF，其发病机制各不相同。以下仅以急性肾小管坏死为重点，主要对少尿型 ARF 的发病机制进行讨论。

1．肾血流量减少

临床和实验研究证明，几乎所有的 ATN（包括缺血性或肾毒性）均有肾血流量的减少，肾小球滤过率（GFR）明显下降，这是引起 ATN 的起始因素，也是 ARF 初期的主要发病机制。ATN 早期，肾血流量减少 50%～70%，其中以肾皮质血流量减少最为明显。肾血流量减少与下列因素有关：

（1）交感—肾上腺髓质系统兴奋　休克和肾毒物引起 ATN 时，机体因受到强烈刺激而致交感—肾上腺髓质系统兴奋，儿茶酚胺分泌增多，肾内小动脉收缩，肾血流减少。

（2）肾素—血管紧张素系统激活　可能是通过管—球反馈调节机制而实现的。肾缺血或肾毒物直接损伤均可使肾近曲小管功能障碍，对钠重吸收减少，因而流至远曲小管的尿液钠浓度增加，刺激致密斑使近球细胞释放更多的肾素，肾内的血管紧张素 II 也因而增多，结果是使入球小动脉收缩，肾小球有效滤过压及滤过率降低，造成急性肾衰竭。

（3）肾内舒血管物质减少　肾缺血或肾中毒可使肾组织损伤，肾髓质的间质细胞合成的具有舒血管作用的前列腺素 A2、E2 及激肽减少，使肾血管收缩，肾血流量减少。

（4）肾血管阻塞　急性肾功能衰竭时，血液黏度升高，白细胞阻塞微血管，肾血管内皮细胞因缺血而发生肿胀，管腔变窄，均能使血管阻力增加，肾血流量减少。此外，肾小球毛细血管内有微血栓形成，可阻塞肾血管，影响肾血流量。

笔记

2．急性肾小管损害

（1）肾小管阻塞　肾小管坏死时，坏死脱落的小管上皮细胞及其碎片、蛋白质和色素等在管腔内形成管型。肾小管内有管型阻塞，导致阻塞部近端小管腔内压升高，继之肾小囊内压升高，可降低 GFR。

(2) 原尿返漏入肾间质 肾小管上皮细胞变性坏死后，原尿可经坏死部位向肾间质返漏，一方面漏入间质的原尿可进入肾血管，使排出的终尿量减少；另一方面引起肾间质水肿，使肾间质压升高，压迫肾小管，致使有效滤过压降低，GFR 下降。

(四) 发病过程及机体的机能代谢变化

1. 少尿型急性肾功能衰竭

少尿型急性肾功能衰竭的病因不同，起始表现也不同。一般按其病程演变分为少尿期、多尿期和恢复期三个阶段。

(1) 少尿期 成人 24 h 尿量少于 400 mL(或每小时尿量少于 17 mL)称为少尿，少于100 mL(或 12 h 内完全无尿)称为无尿。持续少尿者预后极差。少尿的发生机制与肾小球滤过率降低、肾小管阻塞和原尿返漏入间质等因素有关。由于尿量减少，体内分解代谢加强，可发生水中毒、氮质血症、代谢性酸中毒、高钾血症，严重者可并发肺水肿、脑水肿和心力衰竭。

(2) 多尿期 在多尿期，每日尿量可达 3 000 mL 或更多。当 ARF 患者每 24 h 尿量大于 400 mL 时，提示肾小管上皮细胞已开始修复再生，此为肾功能开始恢复的征兆。本期经过约 2 周。

(3) 恢复期 多尿期后，肾功能已显著改善，尿量逐渐恢复正常，血肌酐、尿素氮此时基本恢复正常，水、电解质和酸碱平衡紊乱及其引起的临床症状也完全消失，但肾功能完全恢复正常要经过 2 ~ 3 个月，尤其是肾小管浓缩功能，恢复更慢，需半年至一年以上，个别病例可因肾小管基底膜上皮破坏严重，使上皮再生和修复不完全并出现纤维化而转变成慢性肾功能衰竭。

2. 非少尿型急性肾功能衰竭

非少尿型急性肾功能衰竭的特点：① 临床过程无明显分期，病程相对较短，严重并发症少，预后较好；② 尿量不减少，每昼夜尿量可在 400 ~ 1 000 mL，但尿比重低且固定，尿钠含量较低；③ 血尿素氮和肌酐含量升高，但程度较轻，持续时间较短，肾功能恢复较快。其发病机理可能是 GFR 降低程度不如少尿型严重，肾小管功能障碍以浓缩功能障碍为主，故尿量减少不明显。

三、慢性肾功能衰竭

慢性肾功能衰竭(chronic renal failure, CRF)是指各种慢性肾脏疾病使肾实质遭到严重破坏，残存肾单位逐渐减少，以致肾脏不能充分排出代谢废物，不能维持内环境稳定，从而出现代谢废物和毒性物质在体内储留，水、电解质和酸碱平衡紊乱及内分泌功能障碍的临床综合征。

由于肾实质的破坏是逐渐的，加之肾脏具有强大的贮备与代偿能力，CRF 的病程是进行加重的，因此，肾功能损害不严重时，尚能保持机体内环境的稳定，为代偿期。当病变继续发展，代偿功能不足，则出现慢性肾功能衰竭。

CRF 是肾脏疾病的晚期，病程较长，可达数月、数年或更久，常以尿毒症为最终结局而死亡。随着透析疗法的广泛应用和肾移植的开展，不少患者的生存期明显延长。

四、尿毒症

急性和慢性肾功能衰竭晚期，代谢终末产物和内源性毒性物质在体内潴留，水、电解质和酸碱平衡紊乱，且内分泌功能失调，因而出现一系列自体中毒症状，称为尿毒症(uremia)。临床上可出现神经肌肉、消化、呼吸、泌尿、免疫等系统的一系列症状和体征。与体内的毒素作用密切相关。

笔 记

第十一节 利尿药

利尿药直接作用于肾脏，使水和电解质排泄增多，而呈现利尿作用。在临床上，利尿药主要用于治疗各种水肿、心功能不全、高血压、肾结石和高钙血症等疾病。

一、常用利尿药

（一）高效能利尿药

该类药物主要作用于髓袢升支粗段，抑制 Na^+-K^+-$2Cl^-$ 共同转运体，亦称髓袢利尿药。利尿作用迅速而强大，排钠量为肾小球滤过钠量的 20%～30%。作用持续时间较短，而且不易导致酸中毒，是目前最有效的利尿药，常用药物有呋塞米（furosemide）、依他尼酸（ethacrynic acid）、布美他尼（bumetanide）、托拉塞米（torasemide）等。

呋塞米

呋塞米（furosemide，呋喃苯胺酸，速尿）是最常用的高效利尿药。

【药理作用】

（1）利尿作用　利尿作用迅速、强大而短暂。本药作用于髓袢升支粗段，抑制管腔膜上 Na^+-K^+-$2Cl^-$ 同向转运系统，使尿中 Na^+，K^+，Cl^- 增多，降低了肾的稀释功能。同时髓质间液渗透压随之降低，肾的浓缩功能也降低，故而排出大量近于等渗的尿液。呋塞米还可通过抑制髓袢对 Mg^{2+} 和 Ca^{2+} 的重吸收，而增加 Mg^{2+} 和 Ca^{2+} 的排泄。Cl^- 的排出量往往超过 Na^+，连续应用可引起低氯性碱血症。

（2）扩血管作用　有资料表明，呋塞米能抑制前列腺素分解酶的活性，使 PGE_2 活性增强，具有扩张肾血管、增加肾血流量的作用，故有利于防治急性肾衰竭。同时还可扩张肺部容量血管，降低肺毛细血管通透性，加上其利尿作用，可减少血容量和回心血量，使充血性心力衰竭的左室充盈压降低，从而减轻肺水肿。

【临床应用】

（1）严重水肿　本药利尿作用强大，易致水和电解质紊乱，对一般水肿不宜常规使用。临床主要用于其他利尿药疗效不佳的心源性、肝源性和肾源性等严重或顽固性水肿。

（2）急性肺水肿和脑水肿　静脉注射呋塞米可迅速、有效地消除左心衰竭所致的急性肺水肿。通过利尿作用，使血容量和细胞外液明显减少，故可降低颅内压，有助于消除脑水肿。若配合脱水药应用，疗效更佳。

（3）急、慢性肾衰竭　利用其降低肾血管阻力，增加肾皮质血流量，有助于改善急性肾衰竭初期尤为严重的皮质缺血缺氧状态。同时，通过强大的利尿作用，可以减轻细胞水肿和肾小管阻塞，故可用于预防急性肾衰竭和治疗急性肾衰竭初期的少尿患者。大剂量呋塞米可以治疗慢性肾衰竭，增加尿量，在其他药物无效时，仍能产生作用。

（4）高钙血症　本类药可以抑制 Ca^{2+} 的重吸收，降低血钙。通过联合应用袢利尿药和静脉输入生理盐水而大大增加 Ca^{2+} 的排泄，这对迅速控制高钙血症有一定临床意义。

（5）加速毒物排泄　某些药物或毒物急性中毒时，应用呋塞米同时配合输液，以强迫性利尿，可促进毒物自尿排出。

【不良反应】

笔记

（1）水、电解质紊乱　多见于大剂量或长期应用本药时，主要表现为低血容量、低血钾、低血钠、低血镁、低血氯性碱中毒等，其中以低血钾最为常见，症状为恶心、呕吐、腹胀、肌乏力及心律失常。若与强心苷合用时，血钾过低易诱发或加重强心苷对心脏的毒性。低血钾对晚期肝硬化者可引起肝昏迷。故本药在应用过程中应与氯化钾或保钾利尿药配伍使用。

(2) 耳毒性 见于大剂量静脉注射时，与氨基糖苷类耳毒性药物合用时更易发生，常可出现眩晕、耳鸣、听力障碍，甚至暂时性耳聋，少数为不可逆性。耳毒性的产生与本药引起耳内淋巴液、电解质浓度迅速改变和耳蜗外毛细胞损伤有关。

(3) 高尿酸血症 长期用药后患者可能出现高尿酸血症，易引发痛风。其原因主要为低血容量致细胞外液浓缩，使近曲小管对尿酸盐的重吸收增加，也与本药从近曲小管分泌、竞争性抑制尿酸排泄有关。

(4) 其他 如消化道症状，大剂量甚至引起胃肠道出血，还可引起粒细胞、血小板减少及溶血性贫血等过敏反应。因本药可通过胎盘屏障，经乳汁分泌，故孕妇、哺乳妇女及小儿应慎用本药。

(二) 中效利尿药

本类利尿药包括噻嗪类(thiazides)和吲达帕胺(indapamide)。人们在研究和发展更有效的碳酸酐酶抑制药时，发现了噻嗪类利尿药。噻嗪类药物中以氢氯噻嗪最为常用，而环戊氯噻嗪作用最强。其他类似噻嗪类的利尿药有吲达帕胺、氯酞酮(chlorthalidone)、美托拉宗(metolazone)等，虽无噻嗪环但有磺胺结构，它们的利尿作用与噻嗪类相似(表 8-11-1)，故在此一并介绍。

表 8-11-1 常用中效利尿药作用的比较

药物	剂量/($mg \cdot d^{-1}$)	药理特性(与氢氯噻嗪比较)
氢氯噻嗪	50～100	本类药的原型药物
吲达帕胺	2.5～10	利尿强度相等，对碳酸酐酶抑制作用强
氯酞酮	50～100	利尿强度相等，作用持久
美托拉宗	2.5～10	利尿作用强，作用持久

【药理作用与临床应用】

(1) 利尿作用 噻嗪类药物作用于髓袢升支粗段皮质部远曲小管前段，抑制该部位 Na^+-Cl^- 共同转运系统，减少 NaCl 的重吸收，仅仅影响尿液的稀释功能而利尿，但不影响尿的浓缩过程。另外，本类药物对碳酸酐酶也有轻度抑制作用，影响 H^+ 的产生，从而代偿性促进 K^+-Na^+ 交换而使 K^+ 的排出增加，HCO_3^- 的排出也有增加。此外，与高效利尿药相反，本药能促进远曲小管由 PTH 调节的 Ca^{2+} 的重吸收过程，而减少尿钙含量，甚至可出现高钙血症。

临床用于各种类型水肿，是轻、中度心源性水肿的首选药。与强心苷合用时应注意补钾；对肾性水肿的疗效受肾功能损害程度的影响，轻者较好，重者则差。对肝性水肿也有效，但应慎用，以防低血钾诱发肝昏迷。

(2) 降压作用 单独应用时降压效应较弱，其机制除与排钠利尿作用有关外，可能还有肾外作用机制参与(详见抗高血压药)，常作为基础降压药与其他降压药合用，广泛用于高血压病的治疗。

(3) 抗利尿作用 对尿崩症患者，噻嗪类药物则产生抗利尿效应，可使该类患者尿量明显减少，主要用于肾性尿崩症及抗利尿激素无效的垂体性尿崩症。其机制可能系本药可抑制磷酸二酯酶，增加肾小管细胞内 cAMP 浓度。而 cAMP 能提高远曲小管对水的通透性，增加水的再吸收。同时，因 NaCl 的排出增加，致患者血浆渗透压降低，减轻口渴症状和饮水量。

笔记

【不良反应】

(1) 电解质紊乱　临床上最为重要和最易发生的是低钾血症,亦可引起低镁血症及低钠低氯血症。

(2) 高血糖症　长期应用可降低糖耐量,使血糖升高,故糖尿病患者慎用。

(3) 高尿酸血症　本药能与尿酸竞争排泄途径而使尿酸潴留,故痛风患者应慎用,以免诱发痛风急性发作或加重症状。

(4) 其他　偶致皮疹、血小板减少性紫癜、光敏性皮炎等过敏反应。

(三) 低效利尿药

本类利尿药主要作用部位在集合管,作用较弱,包括保钾利尿药螺内酯(spironolactone)、氨苯蝶啶(triamterene)、阿米洛利(amiloride)和碳酸酐酶抑制药乙酰唑胺(acetazolamide)。

螺内酯

【药理作用】 本药结构与醛固酮相似,为醛固酮的竞争性拮抗剂。醛固酮自肾上腺皮质释放后可在远曲小管远端和集合管细胞质内与受体结合,形成醛固酮—受体复合物,再转移至细胞核内,启动 DNA 基因转录,促进特异 mRNA 形成和醛固酮诱导蛋白的合成。后者可调控管腔膜对 Na^+,K^+ 的通透性,促进 K^+–Na^+ 交换。螺内酯与醛固酮竞争远曲小管和集合管细胞质内的醛固酮受体,进而干扰醛固酮对 K^+–Na^+ 交换的调节作用,减少 Na^+ 的重吸收和 K^+ 的分泌,产生留钾排钠的利尿效应。

【临床应用】 螺内酯利尿作用较弱,且利尿作用依赖体内醛固酮水平,仅在体内醛固酮存在时才发挥作用。

(1) 治疗伴有醛固酮增多的顽固性水肿　如肝硬化腹水、肾病综合征水肿等较有效。

(2) 充血性心力衰竭　近年来认识到醛固酮在心力衰竭发生发展中起重要作用,因而螺内酯用于心衰的治疗已经不仅仅限于通过排 Na^+、利尿消除水肿,而是通过抑制心肌纤维化等多方面作用而改善患者状况。

【不良反应】 久用可致高钾血症,故肾功能不良或血钾偏高者禁用。少数患者可出现头痛、嗜睡、皮疹和性激素样作用,如女性面部多毛、月经周期紊乱,男性乳腺发育等,停药后均可消失。

二、渗透性利尿药

本类药又称脱水药,包括甘露醇、山梨醇、高渗葡萄糖、尿素等。静脉注射后,可以提高渗透压,产生组织脱水作用,当这些药物通过肾脏时,不易被重吸收,使水在髓袢升支和近曲小管的重吸收减少,肾排水增加,产生渗透性利尿作用。该类药一般具备如下特点:① 静脉注射后不易通过毛细血管进入组织;② 易经肾小球滤过;③ 不易被肾小球再吸收。

甘露醇

甘露醇(mannitol)属单糖类,相对分子质量为 182,临床常用 20% 高渗液静注。静脉注射后迅速进入细胞外液而不进入细胞内,10 min 即能增加尿量,2 ~ 3 h 达高峰。降低颅内压作用于静注后 20 min 内出现,作用维持 6 h 以上。

【药理作用与临床应用】

(1) 脱水作用　口服甘露醇不被吸收,只能发挥渗透性腹泻作用,与活性炭合用,可迅速排出胃肠道的毒物。静脉注射或滴注时,因其不易透过毛细血管壁进入组织,故可迅速提高血浆渗透压,使组织内过多的水分向血浆转移而产生脱水作用。1 g 甘露醇可产生渗透压 5.5 mmol/L,注射 100 g 甘露醇可使细胞内 2 000 mL 的水转移至细胞外,尿钠排泄 50 g,因此甘露醇作为因脑瘤、颅脑外伤或组织缺氧等引起的颅内压升高和脑水肿的首选药。亦可用于急性青光眼,或术

笔记

前应用以降低眼内压。

（2）利尿作用　甘露醇产生利尿作用的因素包括：① 脱水作用可增加血容量及肾小球滤过率。② 因甘露醇在肾小管内不被重吸收，以其渗透压作用，可使肾小管内保持足够的水分而维持渗透压平衡，于是间接影响髓袢升支对 Na^+ 的重吸收，同时降低髓间质高渗区渗透压，致集合管对水的重吸收减少，尿量增加。③ 由于扩张肾血管和增加肾髓质血流量，致髓质内尿素和 Na^+ 易随血液流失增多，从而破坏髓间质渗透梯度而有助于利尿。临床上甘露醇可用于预防急性肾衰竭，通过其脱水作用，可减轻肾间质水肿。由于肾血流量增加，可改善肾实质缺血、缺氧状态，同时渗透性利尿效应可维持足够的尿流量，稀释小管内有害物质，以保护肾小管，从而防止肾小管萎缩坏死。

【不良反应】　不良反应轻微，注射过快可引起一过性头痛、眩晕、视力模糊、心悸等，心功能不全及活动性颅内出血者禁用。

笔记

第九章

神经系统

人体神经系统(nervous system)分为中枢神经系统和周围神经系统两部分,前者是指脑和脊髓,后者则为脑和脊髓以外的部分。

第一节　神经系统功能活动的基本原理

一、神经细胞和神经胶质细胞

神经系统内主要含神经细胞和神经胶质细胞两类细胞。神经细胞又称神经元(neuron),是神经系统功能活动的主要承担者,是构成神经系统结构和功能的基本单位。神经胶质细胞简称胶质细胞,主要对神经元起支持、保护和营养等辅助作用,并通过再生修复受损的神经组织。

(一) 神经元

1. 神经元的一般结构和功能

人类中枢神经系统内约含 10^{11} 个神经元,每个神经元由细胞体和突起构成。突起分为树突和轴突两类。不同神经元的树突数目多寡不一,但通常只有一个轴突。在功能上,胞体和树突通常是接收和整合信息的部位,轴突始段是产生动作电位的部位,轴突是传导动作电位的部位,而轴突末梢则是信息从一个神经元传递给另一个神经元或效应细胞的部位(图 9-1-1)。

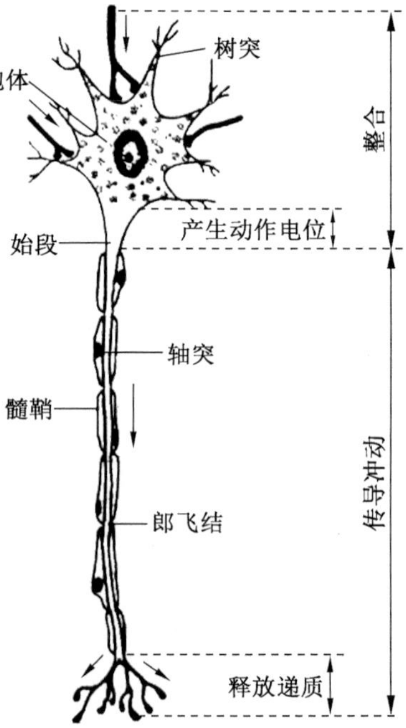

图 9-1-1　神经元结构与功能示意图

2. 神经纤维及其功能

轴突和感觉神经元的周围突二者统称为轴索,轴索外面包有髓鞘或神经膜便成为神经纤维(nerve fiber)。根据髓鞘的有无,神经纤维可分为有髓神经纤维和无髓神经纤维。神经纤维末端称为神经末梢。神经纤维具有兴奋传导和轴浆运输的双重功能。

(1) 神经纤维的兴奋传导　神经纤维的主要功能是传导兴奋。在神经纤维上传导的兴奋或动作电位称为神经冲动(nerve impulse),简称冲动。

① 神经纤维传导兴奋的特征:a. 完整性。神经纤维只有在其结构和功能上都完整时才能传导兴奋。b. 绝缘性。一根神经干内含有许多神经纤维,在传导神经兴奋(动作电位)时互不干扰。c. 双向性。神经兴奋可沿神经纤维向两个方向传播。但在在体情况中,神经冲动总是由

笔记

胞体传向末梢，表现为传导的单向性，这是由神经元的极性所决定的。d. 相对不疲劳性。连续电刺激神经数小时至十几小时，神经纤维始终能保持其传导兴奋的能力，表现为不易发生疲劳；而神经元之间的突触传递则容易疲劳，可能与递质耗竭有关。

② 影响神经纤维兴奋传导速度的因素：不同类型的神经纤维传导兴奋的速度有很大的差别，这与神经纤维直径的大小、有无髓鞘、髓鞘的厚度及温度的高低等因素有关。一般来说，直径粗的纤维比直径细的传导速度快；有髓鞘的纤维比无髓鞘的传导速度快。温度对传导速度的影响也很大，通常温度降低则传导速度减慢。

③ 神经纤维的分类：根据电生理学的特征，主要是根据传导速度和后电位的差异，可将哺乳类动物的神经纤维分为 A，B，C 三类，其中 A 类纤维又分为 α，β，γ，δ 四类。A 类神经纤维传导速度最快，C 类神经纤维传导速度最慢。

根据神经纤维的直径和来源又可将神经纤维分为Ⅰ，Ⅱ，Ⅲ，Ⅳ四类。Ⅰ类神经纤维传导速度最快，而Ⅳ类神经纤维传导速度最慢。

以上两种分类之间存在交叉重叠，为避免使用中的混乱，目前倾向于对传出纤维采用第一种分类法，对传入纤维采用第二种分类法（表 9-1-1）。

表 9-1-1　神经纤维的分类

按电生理学的特征分类	传导速度/（$m \cdot s^{-1}$）	直径/μm	来源	按来源及直径分类
A（有髓鞘）				
α	70～120	12～22	躯体运动传出纤维，肌梭、腱器官传入纤维	I_a，I_b
β	30～70	8～13	皮肤触—压觉传入纤维	Ⅱ
γ	15～30	4～8	梭内肌传出纤维	
δ	12～30	1～4	皮肤痛、温觉传入纤维	Ⅲ
B（有髓鞘）	3～15	1～3	自主神经节前纤维	
C（无髓鞘）				Ⅳ
交感神经	0.7～2.3	0.3～1.3	自主神经节后纤维	
脊髓后根	0.6～2.0	0.4～1.2	脊髓后根痛觉传入纤维	

（2）神经纤维的轴浆运输　轴浆运输（axoplasmic transport）是指借助于轴突内轴浆流动而进行的物质运输。轴浆流动是双向的。轴浆由胞体向轴突末梢流动，称为顺向运输；轴浆由轴突末梢流向细胞体，称为逆向运输。如果切断轴突，不仅轴突远端部分会发生变性，近端部分胞体甚至还将发生变性。可见，轴浆运输对维持神经元的结构和功能的完整性具有重要意义。

① 顺向轴浆运输：根据轴浆运输的速度，顺向轴浆运输又可分为快速轴浆运输和慢速轴浆运输两类。快速轴浆运输主要运输具有膜结构的细胞器，如线粒体、突触囊泡和分泌颗粒等；在猴、猫等动物坐骨神经内的运输速度约为 410 mm/d。慢速轴浆运输是指轴浆内可溶性成分随微管、微丝等结构不断向前延伸而发生移动，其速度为 1～12 mm/d。

② 逆向轴浆运输：一些能被轴突末梢摄取的物质，如神经营养因子、狂犬病毒、破伤风毒素等，在入胞后可沿轴突被逆向运输到胞体，对神经元的活动和存活产生影响。逆向轴浆运输的速度约为 205 mm/d。神经科学中常利用辣根过氧化物酶进行神经通路的逆向示踪。

3. 神经的营养性作用

神经纤维末梢经常释放某些营养性因子，持续地调整所支配组织的内在代谢活动，影响其结构、生理和生化的变化，这一作用称为神经的营养性作用。用局部麻醉药阻断神经冲动的传导，一般不能使所支配的肌肉发生代谢改变，表明神经的营养性作用与神经冲动关系不大。当神经被切断后，它所支配的肌肉内的糖原合成减慢，蛋白质分解加速，肌肉逐渐萎缩。例如，一

笔记

旦脊髓灰质炎患者的前角运动神经元变性死亡，该神经元支配的肌肉就会发生萎缩。

4．神经营养因子

神经元也需要其支配组织或其他组织的营养性支持。神经营养因子是一类由神经所支配的组织（如肌肉）和星形胶质细胞产生的、神经元生长与存活所必需的蛋白质分子。神经营养因子通常在神经末梢以受体介导入胞的方式进入末梢，再经逆向轴浆运输抵达胞体，促进胞体合成有关的蛋白质，从而发挥其支持神经元生长、发育和功能完整性的作用。

（二）神经胶质细胞

神经胶质细胞广泛分布于中枢和周围神经系统中。在人类的中枢神经系统中，胶质细胞主要有星形胶质细胞、少突胶质细胞和小胶质细胞三类，其总数达$(1\sim5)\times10^{12}$个，为神经元的10～50倍。在周围神经系统中，胶质细胞主要有形成髓鞘的施万细胞和位于神经节内的卫星细胞等。

一般认为，神经胶质细胞有以下几方面的功能：支持和引导神经元迁移；隔离中枢神经系统内各个区域；修复和再生作用；免疫应答作用；参与脑屏障的形成；物质代谢和营养作用；稳定细胞外K^+浓度；参与某些活性物质的代谢等。

二、突触传递

神经元与神经元之间、神经元与效应细胞之间的信息传递都是通过突触（synapse）进行的。根据不同的信息传媒，可将突触传递分为电突触传递和化学性突触传递两大类。前者通过缝隙连接以离子电流为其信息传媒，后者则以某些特定的化学物质（即神经递质）为其信息传媒。根据突触前、后两部分之间有无紧密的解剖学关系，又可将化学性突触传递分为定向突触传递和非定向突触传递两种类型。经典的突触传递通常指定向突触传递。

（一）突触的结构和分类

化学性突触由突触前膜、突触间隙和突触后膜三部分组成，定向突触是指突触前、后两部分之间有紧密解剖关系的突触，即突触前末梢释放的递质仅作用于范围极为局限的突触后膜结构（图9-1-2）。根据定向突触前、后神经元结构构成不同又将其分为轴—树突触、轴—胞突触和轴—轴突触等类型（图9-1-3）。

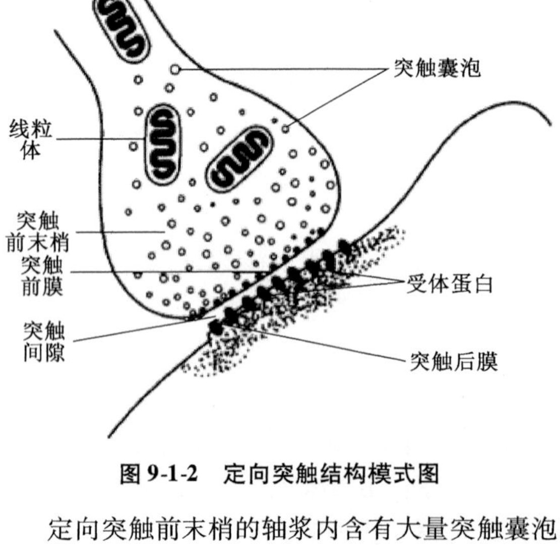

图9-1-2 定向突触结构模式图

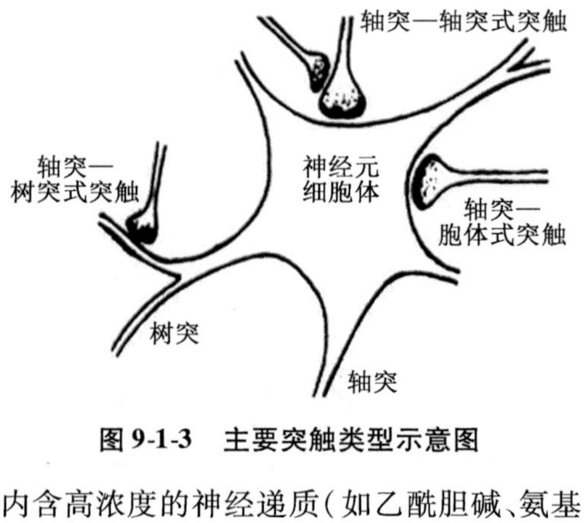

图9-1-3 主要突触类型示意图

笔记

定向突触前末梢的轴浆内含有大量突触囊泡，其内含高浓度的神经递质（如乙酰胆碱、氨基酸类等），其相对应的突触后膜中则存在相应的特异性受体或递质门控通道。

（二）突触传递的过程

当突触前神经元的兴奋传到末梢时，突触前膜去极化，触发突触前膜中的电压门控钙通道开放，Ca^{2+}顺浓度梯度从细胞外进入突触前末梢轴浆内，导致突触囊泡移动、与突触前膜融合及将神经递质释放到突触间隙。递质的释放量与进入轴浆内的 Ca^{2+} 量呈正相关关系。释放入突触间隙的递质经扩散抵达突触后膜，作用于后膜中的特异性受体或递质门控通道，引起后膜对某些离子通透性的改变，使某些带电离子进出后膜，突触后膜即发生一定程度的去极化或超极化。突触后膜的这种电位变化称为突触后电位（postsynaptic potential）。根据突触后膜发生去极化或超极化，可将突触后电位分为兴奋性突触后电位和抑制性突触后电位两种。

1．兴奋性突触后电位

突触后膜在某种神经递质作用下产生的局部去极化电位变化称为兴奋性突触后电位（excitatory postsynaptic potential，EPSP）。EPSP的形成是兴奋性递质作用于突触后膜的相应受体，使某些离子通道开放，后膜对 Na^+ 和 K^+ 的通透性增大，且 Na^+ 内流大于 K^+ 外流，故发生净内向电流，导致突触后膜出现局部去极化（图 9-1-4）。

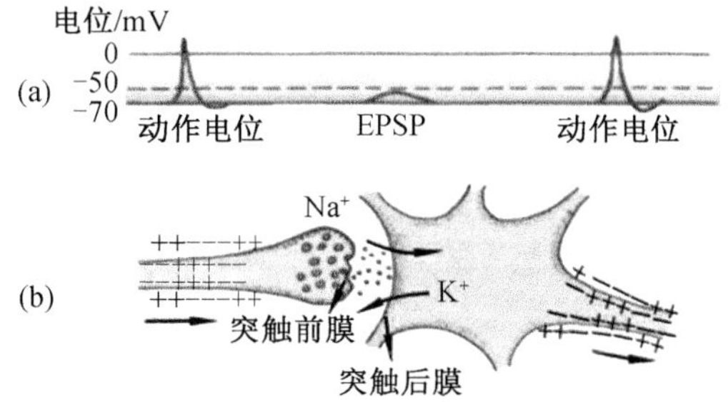

图 9-1-4 兴奋性突触后电位产生机制

2．抑制性突触后电位

突触后膜在某种神经递质作用下产生的局部超极化电位变化称为抑制性突触后电位（inhibitory postsynaptic potential，IPSP）。IPSP 的产生机制是突触前神经元释放的抑制性递质作用于突触后膜，使后膜中的 Cl^- 通道或 K^+ 通道开放，引起 Cl^- 内流或 K^+ 外流，使突触后膜发生超极化（图 9-1-5）。

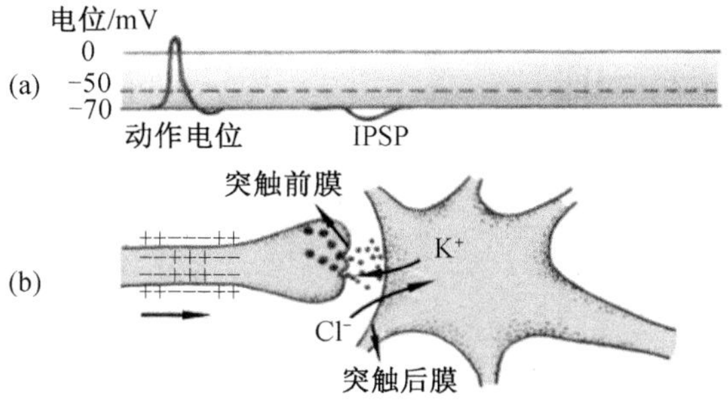

图 9-1-5 抑制性突触后电位产生机制

三、中枢神经元的联系方式

神经系统活动的基本方式是反射。反射是指在中枢神经系统的参与下，机体对内外环境各种刺激的规律性应答。反射活动的结构基础是反射弧，神经中枢是反射弧中最复杂的部位，其神经元之间的联系方式多种多样，不同的联系方式产生不同的传递效应，归纳起来主要有以下几种（图 9-1-6）。

（一）单线式联系

单线式联系是指一个突触前神经元仅与一个突触后神经元发生的突触联系（图 9-1-6a）。例如，视网膜黄斑部的一个视锥细胞通常只与一个双极细胞形成突触联系，而该双极细胞也只与一个神经节细胞形成突触联系，这种联系方式使信息传递准确。单线式联系方式在神经中枢中很少见。

（二）辐散式联系

辐散式联系又称发散式联系，是指一个神经元可通过其轴突末梢分支与多个突触后神经元形成的突触联系（图 9-1-6b），从而使与之相联系的许多神经元同时兴奋或抑制。这种联系方式在传入通路中较多见。

笔 记

（三）聚合式联系

聚合式联系又称会聚式联系，是指一个神经元可接受来自许多神经元轴突末梢的投射而建立的突触联系（图 9-1-6c），因而有可能使来源于不同神经元的兴奋和抑制在同一神经元上整合，导致后者兴奋或抑制。这种联系方式在传出通路中较多见。

（四）链锁式联系

神经元之间通过侧支依次连接，形成传递信息的链锁，称为链锁式联系（图 9-1-6d）。兴奋通过连锁式联系，在空间上扩大了作用范围。

（五）环路式联系

一个神经元通过轴突侧支与中间神经元联系，该中间神经元的轴突分支又直接或间接地返回作用于原先发生兴奋的神经元，这种联系方式称环路式联系（图 9-1-6e）。环路式联系是反馈调节与后发放（after discharge）的结构基础。若中间神经元为抑制性神经元，则将产生负反馈；若中间神经元为兴奋性神经元，则将产生正反馈。

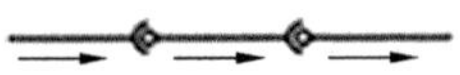

(a) 单线式联系

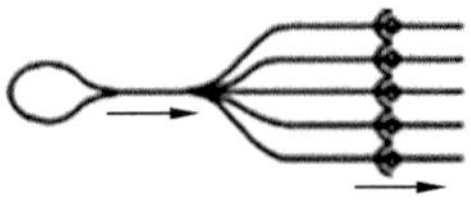

(b) 辐散式联系

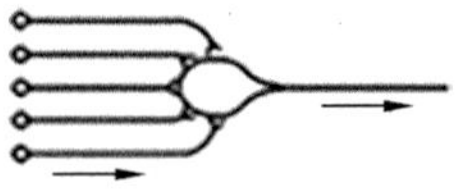

(c) 聚合式联系

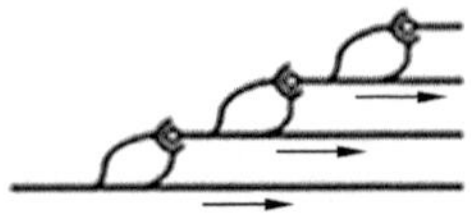

(d) 链锁式联系

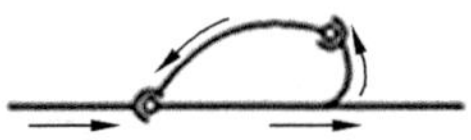

(e) 环路式联系

图 9-1-6　中枢神经元之间的联系方式

四、兴奋在反射中枢内传播的特征

反射活动中，兴奋的传递往往需要经过一个或一个以上的突触接替，因此要比兴奋在神经纤维上的传导复杂得多，表现为以下特征。

（一）单向传递

受突触的结构特点及突触的传递性质的限制，突触传递只能朝一个方向传递，即只能由突触前神经元传向突触后神经元，而不能逆向传递。

（二）突触延搁

兴奋通过突触时，要经历递质的释放、扩散、与突触后膜受体结合产生突触后电位等一系列过程，因而耗时较长，这种现象称为突触延搁（synaptic delay）。兴奋通过一个突触需要 0.5 ~ 1.0 ms，在反射活动中，反射路径通过的突触数目越多，反射所需时间就越长。

（三）总和

由于突触后电位是局部电位，所以有总和现象，包括空间性总和和时间性总和。突触后神经元上相继产生的多个兴奋性突触后电位叠加起来，达到阈电位水平而爆发动作电位。

（四）兴奋节律的改变

在反射活动中，传出神经和传入神经的冲动频率并不相同。说明中枢可以改变兴奋的节律。这是因为突触后神经元常同时接收多个突触前神经元的信号传递，突触后神经元自身状态也可能不同。因此，最后传出冲动的节律取决于各种影响因素的综合效应。

笔记

（五）后发放

在反射活动中，当刺激停止后，传出神经在一定时间内仍继续发放神经冲动，使反射效应持续一段时间，这个现象称为后发放（after discharge），也称后放。

（六）对内环境变化敏感和容易发生疲劳

突触间隙与细胞外液相通，因此内环境理化因素的变化，如缺氧、麻醉药等药物均可影响突触传递。另外，突触传递相对容易发生疲劳，这可能与递质的耗竭有关。

五、中枢抑制

在反射活动中，中枢既有兴奋性作用也有抑制性作用，正常的神经活动是由兴奋和抑制协调统一而完成的。根据抑制性作用在突触中发生的部位，将中枢抑制分为突触后抑制和突触前抑制。此处介绍一下突触后抑制。

突触后抑制是通过抑制性中间神经元释放抑制性递质，使突触后神经元产生 IPSP，从而使突触后神经元发生抑制效应。突触后抑制有传入侧支性抑制和回返性抑制两种形式。

（一）传入侧支性抑制（afferent collateral inhibition）

传入冲动进入中枢后，一方面通过突触联系兴奋某一中枢神经元；另一方面通过侧支兴奋一个抑制性中间神经元，再通过后者的活动抑制另一个中枢神经元。这种抑制称为传入侧支性抑制，也称为交互性抑制（图 9-1-7a）。如屈肌收缩的同时，支配该关节的伸肌舒张。这种抑制的意义是保证反射活动的协调控制。

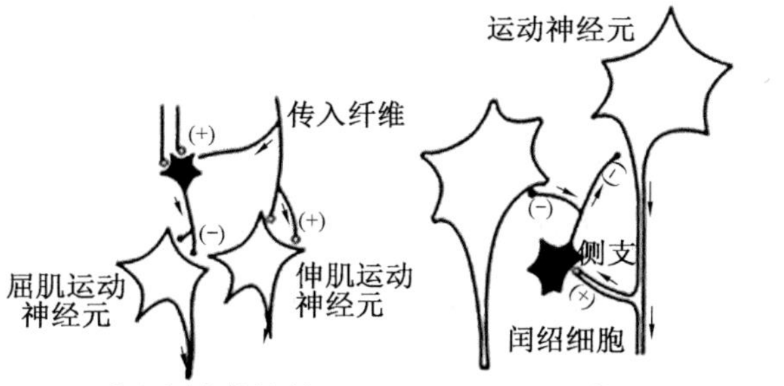

图 9-1-7 两类突触后抑制

注：黑色神经元代表抑制性中间神经元；（+）代表兴奋，（-）代表抑制。

（二）回返性抑制（recurrent inhibition）

中枢神经元兴奋时，神经冲动沿轴突传出，同时又经轴突的侧支兴奋一个抑制性中间神经元；后者释放抑制性神经递质，返回去抑制最初兴奋它的神经元及同一中枢的其他神经元。如脊髓前角运动神经元的轴突支配骨骼肌，同时通过其轴突侧支与抑制性中间神经元闰绍细胞构成突触联系；闰绍细胞再通过抑制性递质（甘氨酸）回返性抑制该运动神经元和同类的其他运动神经元（图 9-1-7b）。这种负反馈性抑制方式可及时终止神经元的活动，并使同一中枢内许多神经元的活动同步化。

第二节 神经系统的感觉功能

体内外各种刺激作用于人体的各种感受器，感受器把刺激信号转换成传入神经的动作电位，通过感觉传导通路逐级上传到大脑皮质的特定部位，最后大脑皮质对传入的信息进行分析、整合，引起各种感觉。在此过程中，中枢神经系统从低级部位的脊髓到高级部位的大脑皮质都发挥了各自不同的作用。

笔记

一、感觉概述

（一）感受器和感觉器官

感受器（sensory receptor，receptor）是指生物体内一些专门感受体内、外环境变化的结构或装置。最简单的感受器是游离神经末梢，如痛觉和温度觉感受器；有些感受器在裸露的神经末梢周围包绕一些结缔组织膜样结构，如环层小体、鲁菲尼小体和肌梭等；也有一些感受器是结构和功能上都高度分化的感受细胞，如视网膜中的视杆细胞和视锥细胞及耳蜗中的毛细胞等，这些感受细胞连同它们的附属结构（如眼的屈光系统、耳的集音与传音装置），就构成了专门传递某一特定感觉类型的器官，即感觉器官。人和高等动物最主要的感觉器官有眼、耳（含耳蜗和前庭）、鼻、舌等。

（二）感受器的分类

感受器有多种分类方法。按所受刺激的来源分为内感受器和外感受器，分别感受体内、外环境变化；按所受刺激性质分为光感受器、机械感受器、温度感受器和化学感受器等。目前使用较普遍的分类法是综合考虑刺激类型和所引起的感觉或效应，如分为视觉、听觉、触—压觉、平衡觉、动脉压力感受器等。

（三）感受器的一般生理特性

1．感受器的适宜刺激

一种感受器通常只对某种特定形式的刺激最敏感，这种形式的刺激被称为该感受器的适宜刺激（adequate stimulus）。如一定波长的电磁波是视网膜感光细胞的适宜刺激，一定频率的机械振动是耳蜗毛细胞的适宜刺激等。感受器对其他非适宜刺激也有一定的反应，如压迫眼球可刺激视网膜感光细胞产生光感，但非适宜刺激引起反应所需的刺激强度通常要比适宜刺激大得多。

2．感受器的换能作用

感受器本质上是一种生物换能器，能将作用于它们的各种形式的刺激能量转换为传入神经的动作电位，这一作用称为感受器的换能作用（transducer function）。在换能过程中，感受器一般不直接把刺激能量转变为神经冲动，而是先在感觉神经纤维末端或感受细胞上产生一种过渡性的局部电位，称为感受器电位。感受器电位通常是局部电位，以电紧张形式传播，在感觉神经元轴突始段爆发动作电位（神经冲动）并沿感觉神经向远处传导。

3．感受器的编码功能

感受器在把外界刺激转换为神经动作电位时，不仅发生了能量的转换，还把刺激所包含的环境变化的信息转移到了动作电位的序列之中，起到了信息的转移作用，这就是感受器的编码（coding）功能。

4．感受器的适应现象

若以一个强度恒定的刺激持续作用于某一感受器，相应的感觉神经纤维上的动作电位频率将随刺激持续时间的延长而降低，这一现象称为感受器的适应（adaptation）。不同感受器发生适应的快慢不同，可将其分为快适应感受器和慢适应感受器两类。有些感受器适应很快，如触觉、嗅觉感受器，有利于机体不断接受新刺激；而痛觉感受器不容易产生适应，对机体有保护作用。

二、躯体和内脏感觉

笔记

躯体感觉包括浅感觉和深感觉两大类，浅感觉又包括触—压觉、温度觉和痛觉；深感觉即为本体感觉，主要包括位置觉和运动觉，还包括皮肤的精细触—压觉（辨别两点距离和物体纹理粗细等的触觉及深部压觉）。内脏感觉主要是痛觉，包括内脏痛和牵涉痛两种形式。

（一）脊髓与脑干的感觉传导功能

躯体感觉由脊髓上传至大脑皮质的感觉传导通路一般经三级神经元传入：第一级神经元的胞体位于脊神经节或脑神经节内，其周围突（长树突）与感受器相连，中枢突（轴突）进入脊髓或脑干；第二级神经元位于脊髓后角或脑干的有关脑神经核内；第三级神经元位于丘脑的感觉接替核内（图 9-2-1）。

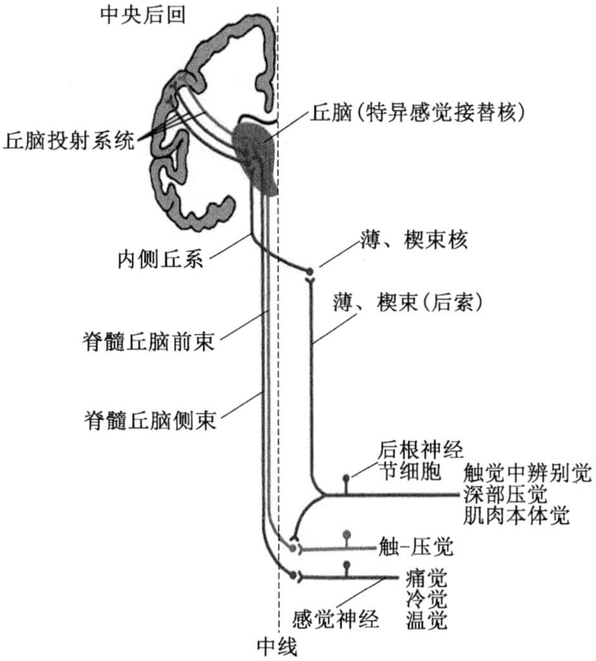

图 9-2-1　四肢和躯干的体表感觉传导通路

脊髓是重要的感觉传导通路。浅感觉传导通路的初级传入纤维由后根的外侧部（细纤维部分）进入脊髓，然后在同侧后角更换神经元，再发出纤维在中央管前交叉至对侧，分别经脊髓丘脑侧束（痛、温觉）和脊髓丘脑前束（轻触觉）上行抵达丘脑。深感觉传导通路的传入纤维由后根的内侧部（粗纤维部分）进入脊髓后，其上行分支在同侧后索上行，抵达延髓下部薄束核和楔束核后更换神经元，再发出纤维交叉到对侧，经内侧丘系至丘脑。皮肤触觉中的辨别觉，其传导路径却和深感觉传导路径一致。所以，浅感觉传导通路的传导路径是先交叉再上行，而深感觉传导通路的传导路径是先上行再交叉。在脊髓半离断的情况下，浅感觉的障碍发生在离断的对侧，深感觉的障碍发生在离断的同侧。脊髓空洞症患者体内的中央管部分有空腔形成，破坏了在中央管前进行交叉的浅感觉传导路径，造成浅感觉障碍。

（二）丘脑的感觉投射系统

丘脑由许多细胞群紧密连接而成。各种感觉（除嗅觉外）的上行神经纤维投射到背侧丘脑的核团，与此处的神经元发生突触联系，换元后再发出神经纤维投射到大脑皮质。故丘脑是除嗅觉外的各种感觉的总换元站，并能对感觉传入信息进行初步的分析与综合。

丘脑的各种细胞群（核团）按其功能大致分为感觉接替核、联络核和髓板内核群三类，根据丘脑各部分核团向大脑皮层投射特征的不同，可把丘脑向大脑皮质的感觉投射分为以下两个不同的系统（图 9-2-2）。

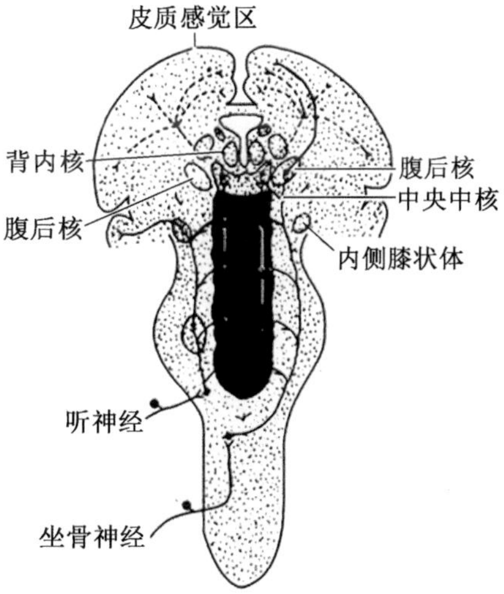

图 9-2-2　感觉投射系统示意图

注：实线表示特异性投射系统；虚线表示非特异性投射系统。

1. 特异投射系统

特异投射系统（specific projection system）是指丘脑特异感觉接替核和联络核及其投射至大脑皮层的神经通路。丘脑的感觉接替核和联络核在接收各种感觉神经纤维的传入信息后，发出投射纤维到达大脑皮质特定区域，主要与皮层第四层神经元形成突触联系。这种投射在丘脑特定部位和大脑皮质特定投射区域之间有较好的点对点对应关系，故称为特异性投射系统。其主要功能是引起特定感觉，并

笔记

激发大脑皮质发出传出神经冲动。

2．非特异投射系统

非特异投射系统（nonspecific projection system）是指丘脑非特异投射核（髓板内核群）及其投射至大脑皮层的神经通路。特异感觉传导纤维上行经过脑干时发出侧支与脑干网状结构的神经元发生联系，并在脑干网状结构内多次换元后到达丘脑髓板内核群，然后弥散地投射到大脑皮质的广泛区域，这一投射途径称为非特异性投射系统。该系统弥散性投射到大脑皮层的广泛区域，与大脑皮层不具有点对点的投射特征，失去了专一的特异性传导功能，是各种不同感觉的共同上传途径。

非特异性投射系统的功能是维持和改变大脑皮质的兴奋状态，而大脑皮质保持兴奋状态是其他各种功能的基础。

脑干网状结构的上行冲动经丘脑非特异核团中继后引起大脑皮质广泛区域的兴奋，这一作用称为脑干网状结构上行激动作用，相应的传导系统则称为脑干网状结构上行激动系统。一旦该系统功能受到阻滞，大脑皮质将受到抑制。这可能是乙醚和巴比妥类麻醉药的作用机制。

（三）大脑皮质的感觉分析功能

机体各种感觉的传入冲动最终都抵达大脑皮质，通过分析和综合产生感觉。因此，大脑皮质是感觉分析的最高级中枢。不同性质、不同部位的感觉信息投射到大脑皮质的不同部位。

1．体表感觉代表区

大脑皮质的体表感觉代表区主要有第一躯体感觉区和第二躯体感觉区。

（1）第一躯体感觉区　位于中央后回，相当于 Brodmann 分区的 3—1—2 区（图 9-2-3）。其接收感觉投射的规律为：① 左右交叉，即身体一侧传入冲动向对侧皮质投射，但头面部的感觉投射是双侧性的。② 倒置关系，即身体下部的感觉投射到中央后回的顶部和中央旁小叶的后部，身体上部的感觉投射到中央后回的中间部位，头面部感觉投射到中央后回的底部，但头面部代表区的内部安排仍是正立的。③ 代表区的大小与体表部位的感觉分辨精细程度有关，分辨愈精细的部位代表区愈大，如感觉灵敏度高的拇指、食指、口唇等部位的代表区较大，而躯干部位的感觉灵敏度低，其大脑皮质的代表区也较小（图 9-2-4）。

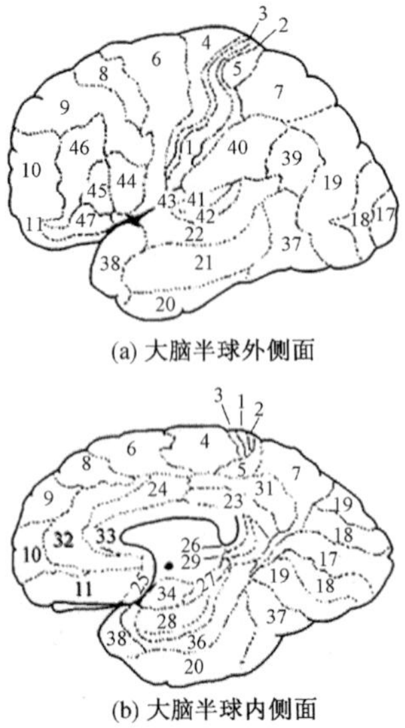
(a) 大脑半球外侧面

(b) 大脑半球内侧面

图 9-2-3　人类大脑皮质分区

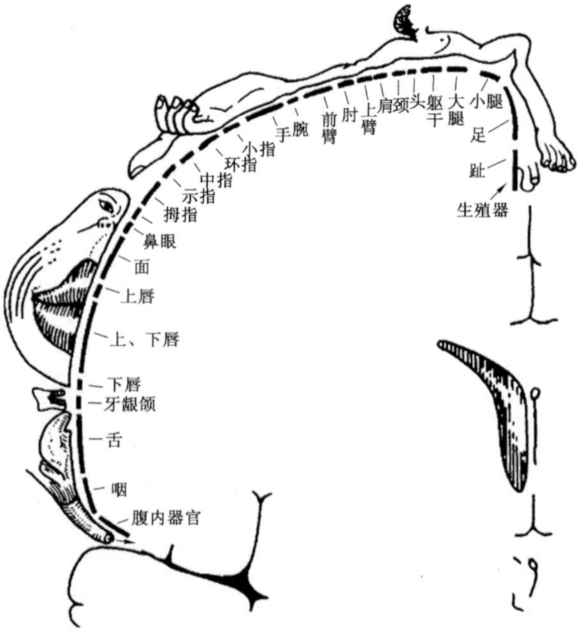

图 9-2-4　大脑皮质的感觉区

(2) 第二躯体感觉区　位于中央前回与岛叶之间，面积远小于第一体表感觉区。全身体表感觉在此区的投射呈双侧性，投射分布的安排是正立的，其功能是对感觉信息进行粗糙分析。切除第二感觉区并不引起显著的感觉障碍。其功能可能与痛觉有关。

2．本体感觉代表区

本体感觉是深部感觉，主要指躯体深部的肌肉、肌腱、骨膜和关节等处的位置觉和运动觉。中央前回既是运动区，也是肌肉本体感觉代表区。刺激人脑的中央前回，可引起受试者试图发起运动的主观感觉。

3．其他特殊感觉的皮质代表区

视觉代表区位于枕叶距状沟周围的皮质。听觉代表区位于颞横回和颞上回(41 和 42 区)，听觉的投射是双侧性的。高等动物的嗅觉代表区位于边缘皮层的前底部区域，包括梨状区皮层的前部、杏仁核的一部分等。味觉投射区在中央后回头面部感觉投射区的下方。

(四) 痛觉

痛觉(pain)是机体受到伤害性刺激时产生的一种不愉快的感觉，通常伴有不愉快的情绪反应和防御反应，对机体具有保护作用。痛觉感受器是游离的神经末梢，一般认为它是一种化学感受器。任何形式的刺激只要达到一定强度造成组织细胞损伤时，受损的组织就释放 K^+ 和 H^+、组胺、5-羟色胺、缓激肽等致痛性化学物质，这些物质作用于游离神经末梢，产生痛觉传入冲动，抵达大脑皮质引起痛觉。痛觉感受器不易发生适应，属于慢适应感受器，因而痛觉可成为机体遭遇危险的警报信号，对机体具有保护意义。

1．躯体痛

躯体痛包括体表痛和深部痛。发生在体表某处的疼痛称为体表痛。发生在躯体深部，如骨、关节、骨膜、肌腱、韧带和肌肉等处的疼痛称为深部痛。

(1) 体表痛　当伤害性刺激作用于皮肤时，可先后出现两种不同性质的痛觉，即快痛和慢痛。快痛是受到刺激时立即发生的尖锐“刺痛”，产生和消失迅速，感觉清晰，定位准确，对刺激的性质分辨力强；慢痛表现为一种定位不准确的“烧灼痛”，一般在受刺激后 0.5 ~ 1.0 s 才被感觉到，持续时间较长，痛感强烈而难以忍受，并伴有不愉快的情绪反应和心血管、呼吸等方面的改变。快痛和慢痛分别由有髓 Aδ 类纤维和无髓 C 类纤维传导。

(2) 深部痛　深部痛一般表现为慢痛，其特点是定位不明确，可伴有恶心、出汗和血压改变等自主神经反应。出现深部痛时，可反射性引起邻近骨骼肌收缩而导致局部组织缺血，而缺血又使疼痛进一步加剧。

2．内脏痛

内脏痛是指内脏组织器官受到伤害性刺激时产生的疼痛感觉。与皮肤痛相比，内脏痛具有一些显著的特征：① 疼痛缓慢，持续时间较长；② 定位不准确，对刺激的分辨力差；③ 对于机械性牵拉、痉挛、缺血、炎症等刺激敏感，而对切割、烧灼等刺激不敏感；④ 有明显的情绪反应，并往往伴有牵涉痛。

体腔壁痛和牵涉痛是较为特殊的内脏痛，在临床上对某些疾病的诊断具有一定的意义。

体腔壁痛是指内脏疾患引起邻近体腔壁浆膜受刺激或骨骼肌痉挛而产生的疼痛。例如，胸膜或腹膜炎症时可发生体腔壁痛。

牵涉痛(referred pain)是指由某些内脏疾病引起的远隔体表部位发生疼痛或痛觉过敏的现象。例如，心肌缺血或梗死时，在心前区、左肩和左上臂尺侧发生疼痛；胆囊病变时，可在右肩区出现疼痛；阑尾炎时，可有脐周围或上腹部疼痛。

由于出现牵涉痛的部位是相对固定的，因此，牵涉痛在临床上对某些疾病的诊断具有一定的价值。目前，人们常用会聚学说和易化学说来解释牵涉痛的形成机制(图 9-2-5)。

笔记

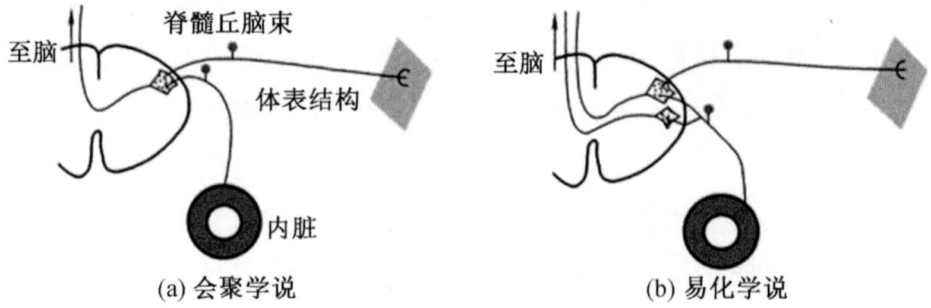

图 9-2-5　牵涉痛产生机制示意图

三、视觉

视觉是人们从外部世界获取信息最主要的途径。眼是视觉的感觉器官。人眼的适宜刺激是波长为 380～760 nm 的电磁波，即可见光。人体视觉功能是通过视觉器官、视神经和视觉中枢的共同活动来完成的。外界物体的光线（发光或反射光）经眼球的折光系统成像于视网膜上，通过感光换能将成像信息转变为生物电信号，然后由视神经传入中枢，在大脑皮层视觉中枢进行分析处理后形成视觉（vision）。

（一）眼的折光功能及其调节

1. 简化眼

眼的折光系统是一个复杂的光学系统，包括角膜、房水、晶状体、玻璃体 4 种折光率和曲率半径均不同的折光体。光线需要经过多次折射才能成像于视网膜上。其中晶状体的折光率最大，而且其凸度的大小可以调节，因此，它是眼中最重要的折光体。眼折光成像的原理与凸透镜的成像原理基本相似，但复杂得多。为便于理解，通常用简化眼说明折光系统的成像功能（图 9-2-6）。

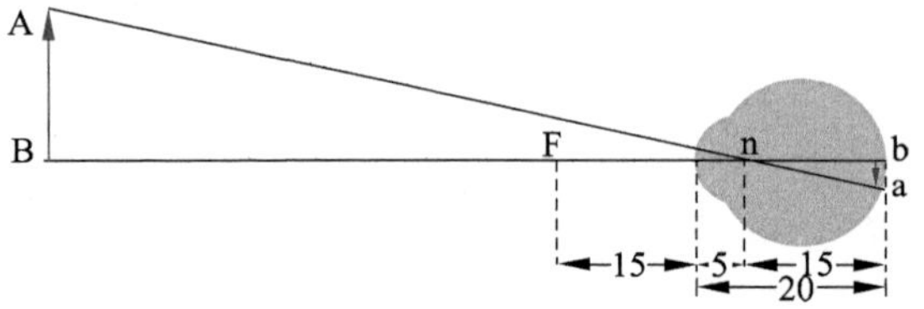

AB—被视物体；ab—被视物体在视网膜上的成像；n—简化眼成像节点；F—前焦点

图 9-2-6　简化眼成像示意图

简化眼是一个前后径 20 mm 的单球面折光体，节点在球形界面的后方 5 mm 处，折射率为 1.333，入眼光线只在由空气进入球形界面时折射一次，平行光线可聚焦于后主焦点。眼前 6 m 以外的物体发出的光线近于平行，经过正常成人眼的折光系统折射后，不需要调节，恰好聚焦于视网膜上。利用这个模型还可计算出不同远近的物体在视网膜上成像的大小。

2. 眼的调节

当眼注视 6 m 以外的物体（远物）时，从物体发出的所有进入眼内的光线可被认为是平行光线，对正常眼来说，不需做任何调节即可在视网膜上形成清晰的像。通常将人眼不需做任何调节时所能看清物体的最远距离称为远点（far point），远点在理论上可在无限远处。为使 6 m 以内的物体（近物）成像清晰，眼会发生相应的调节反应，使物像能清晰地落在视网膜上，这些调节称为眼的近反射。

（1）晶状体变凸　在眼视远物时，睫状肌是处于松弛状态的，此时悬韧带保持一定的紧张度，晶状体受悬韧带的牵拉成扁平状态；当眼视近物时，由于视网膜上成像模糊，信息经视神经上传到大脑皮层视觉中枢，通过动眼神经的反射性调节引起睫状肌收缩，使悬韧带松弛，晶状体

笔记

利用自身的弹性而向前和向后凸出(尤以前凸更显著),从而增大折光能力,使物像前移而成像于视网膜上,形成清晰的视觉。这是一个神经反射调节过程。

晶状体的这种视近物调节能力有一定的限度,取决于晶状体变凸的最大限度。其最大调节能力可用近点(near point)来表示,它是指眼做充分调节时所能看清楚物体的最近距离。近点离眼越近,说明晶状体的弹性越好,即眼的调节能力越强。正常人随年龄的增长,近点将逐渐移远。老年人的近点移远表明晶状体的弹性减小(硬度增加),眼的调节能力降低,这种现象称为老视(presbyopia)。

(2) 瞳孔缩小 视近物时,可反射性地引起双眼瞳孔缩小,称为瞳孔近反射或瞳孔调节反射。在上述晶状体变凸的反射中,由缩瞳核发出的副交感纤维也到达虹膜环行肌,使之收缩,引起瞳孔缩小。瞳孔缩小的意义是减少折光系统的球面像差(像呈边缘模糊的现象)和色像差(像的边缘呈色彩模糊的现象),使视网膜成像更为清晰。

瞳孔对光反射:瞳孔对光反射是指瞳孔在强光照射时缩小而在光线变弱时散大的反射。这是眼的一种重要的适应功能,而与视近物无关,其意义在于调节进入眼内的光量,使视网膜不至于因光量过强而受到损害,也不会因光线过弱而影响视觉。瞳孔对光反射的效应是双侧性的,光照一侧眼的视网膜时,双侧眼的瞳孔均缩小,故又称互感性对光反射。

(3) 视轴会聚 当双眼注视某一近物或被视物由远移近时,两眼视轴向鼻侧会聚的现象,称为视轴会聚,也称辐辏反射。在上述晶状体变凸的反射中,当冲动到达动眼神经核后,经动眼神经的活动能使两眼内直肌收缩,结果引起视轴会聚,其意义在于使物像始终落在两眼视网膜的对称点上以避免复视。

3. **眼的折光异常**

正常人眼看近处物体时,只要距离不小于近点,通过眼的调节,便能成像于视网膜上产生清晰的视觉,称为正视眼(图9-2-7a)。如果眼的折光能力异常或眼球形态异常,使平行光线不能在视网膜上聚焦成像,导致视物模糊不清或变形,这种现象称为非正视眼或屈光不正,主要包括近视、远视和散光。

(1) 近视 由眼球前后径过长(轴性近视)或折光能力过强(屈光性近视)所致,故远处物体发出的平行光线聚焦在视网膜的前方而成像模糊(图9-2-7b)。近视眼看近物时,由于近物发出的是辐散光线,故不需调节或只需进行较小程度的调节,就能使视网膜上的成像清晰。因此,近视眼的近点和远点都移近。近视眼可用凹透镜加以矫正。

(2) 远视 远视的发生是由于眼球的前后径过短(轴性远视)或折光系统的折光能力过弱(屈光性远视),来自远物的平行光线聚焦在视网膜的后方,使视网膜上的成像模糊(图9-2-7c)。远视眼在视远物时就需要调节,视近物时则需要进行更大程度的调节,因此,远视眼的近点比正视眼的远。远视眼可用凸透镜矫正。

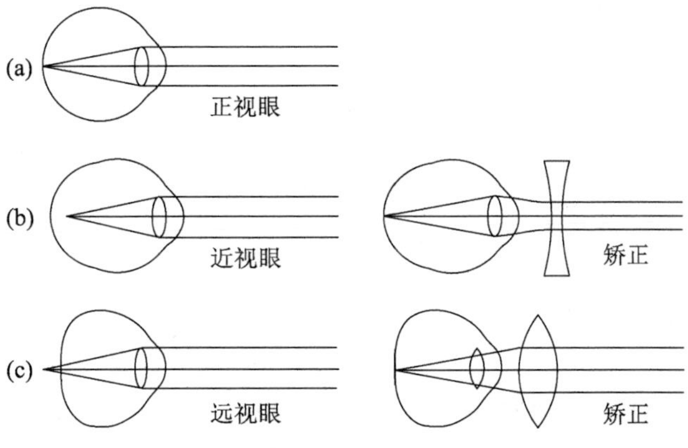

图9-2-7 正常眼与近视眼和远视眼及其矫正的示意图

笔记

（3）散光　正常人眼的角膜表面呈正球面，球面各经线上的曲率都相等，因而到达角膜表面各个点上的平行光线经折射后均能聚焦于视网膜上。散光主要是由角膜表面不同经线上的曲率不等所致。散光时平行光线经角膜表面的不同经线入眼后不能聚焦于同一焦平面上，造成视物不清或物像变形。规则散光通常可用柱面镜加以矫正。

（二）眼的感光换能功能

1．视网膜的感光换能系统

视网膜是位于眼球壁最内层的一层透明的神经组织膜，自外向内可将其分为四层：色素细胞层、感光细胞层、双极细胞层和神经节细胞层（图 9-2-8）。色素细胞层对感光细胞起营养作用和保护作用。感光细胞层有视锥和视杆两种特殊分化的感光细胞，都含有特殊的感光色素，是真正的光感受细胞。两种感光细胞都通过终足与双极细胞层中的双极细胞发生突触联系，双极细胞再与神经节细胞层中的神经节细胞联系，神经节细胞的轴突构成视神经。视神经穿出视网膜的部位形成视乳头，视乳头无感光细胞，故无视觉感受能力，形成视野中的生理盲点。由于正常人都是双眼视物，一侧视野中的盲点可被另一侧视觉所弥补，所以人们并不感觉到视野中盲点的存在。

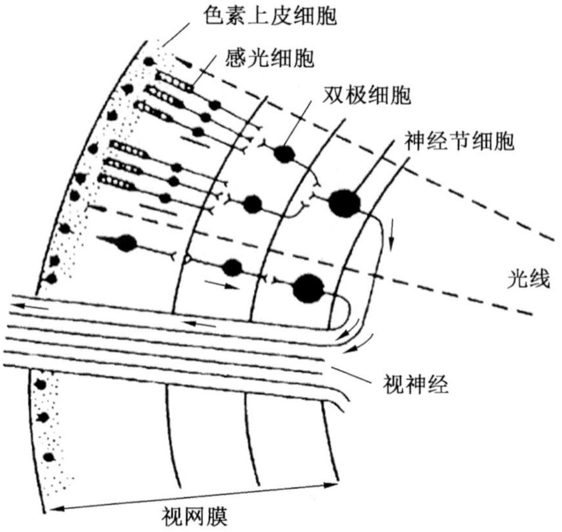

图 9-2-8　视网膜结构模式图

视锥细胞与双极细胞、神经节细胞的联系方式是 1∶1∶1 的单线式联系，在视网膜中央凹处共同构成视锥系统。视锥系统又称昼光觉或明视觉系统，它们对光的敏感性较低，只有在强光条件下才能被激活，但视物时可辨别颜色，且对被视物体的细节具有较高的分辨能力。视杆细胞主要分布在视网膜周边部，由多个视杆细胞与一个双极细胞联系，再由多个双极细胞与一个神经节细胞发生聚合式的联系，构成视杆系统。视杆系统又称晚光觉或暗视觉系统，它们对光的敏感度较高，能在昏暗环境中感受弱光刺激而引起暗视觉，但无色觉，对被视物细节的分辨能力较低。

2．视网膜的光化学反应

感光细胞在感光换能时，其内部发生了一系列的光化学反应。以视杆细胞为例略做介绍。

视杆细胞中含有感光物质，称为视紫红质，视紫红质是一种结合蛋白质，由一个视蛋白分子和一个视黄醛（11－顺型）生色基团分子结合而成。视紫红质在光照时迅速分解为视蛋白和视黄醛。在此过程中，视黄醛由原来的 11－顺型转变为 11－反型。视黄醛分子的这种变化导致视蛋白分子构象的改变，最终诱导视杆细胞产生感受器电位。感受器电位经双极细胞传到神经节细胞时，可使神经节细胞去极化达阈电位而产生动作电位，从而完成视网膜的感光换能作用（图 9-2-9）。

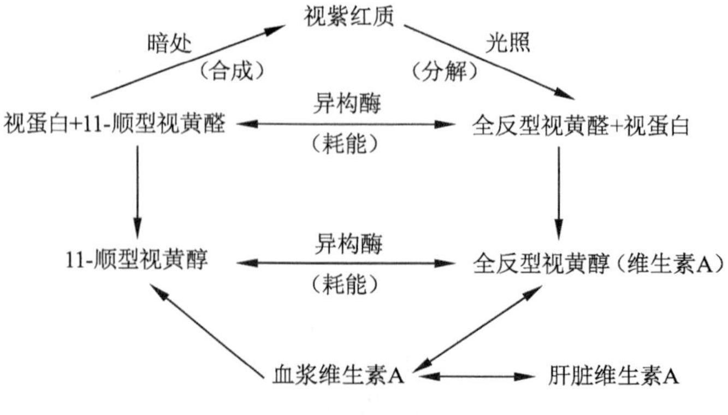

图 9-2-9　视紫红质的光化学反应

笔记

视紫红质的光化学反应是可逆的。光照时分解，在暗处又重新合成，其反应的平衡点取决于光照的强度。在视紫红质的合成过程与分解过程中，一部分视黄醛会被消耗掉，这就需要通过补充维生素 A 来达到平衡。因此，若维生素 A 的摄取量长期不足，会影响人在暗处的视力，引起夜盲症的发生。

（三）颜色视觉及其产生机制

1．颜色视觉

视锥细胞的功能特点之一是对不同颜色的识别。颜色视觉简称色觉，是指不同波长的可见光刺激人眼后在脑内产生的一种主观感觉。

2．三原色学说

三原色学说认为，视网膜中存在三种不同的视锥细胞，分别含有对红、绿、蓝三种光敏感的视色素。当某一波长的光线作用于视网膜时，可以一定的比例使三种不同的视锥细胞发生兴奋，这样的信息传至中枢，就产生某一种颜色的感受。例如，红、绿、蓝三种视锥细胞以 4：1：0 的比例兴奋时，便产生红色视觉；以 2：8：1 的比例兴奋时，便产生绿色视觉。

三原色学说也大体上可解释色盲与色弱的发生。色盲是一种对全部颜色或某些颜色缺乏分辨能力的色觉障碍。全色盲表现为只能分辨光线的明暗，呈单色视觉，但全色盲极少见。部分色盲可分为红色盲、绿色盲和蓝色盲。有些色觉异常的产生并非由于缺乏某种视锥细胞，而是由于某种视锥细胞的反应能力较弱，这就使患者对某种颜色的识别能力较正常人稍差（辨色功能不足），这种色觉异常称为色弱。

（四）与视觉有关的若干生理现象

1．视力

视力也称视敏度（visual acuity），是指眼对物体细微结构的辨别能力，即眼分辨相邻两点间最小距离的能力，通常以视角的大小作为衡量标准。所谓视角，是指物体上两点发出的光线射入眼球后，在节点交叉处所形成的夹角（图9-2-10）。眼能辨别两点所构成的视角越小，表示视力越好。当视角为 1′时，视网膜上物像的两点间距离约为 4.5 μm，稍大于一个视锥细胞的平均直径，此时两点间刚好隔着一个未被兴奋的视锥细胞，当冲动传入中枢后可形成两点分开的感觉。视力表就是根据这个原理设计的，国际标准视力表的 1.0（或对数视力表的 5.0）相当于视角为 1′的分辨力。

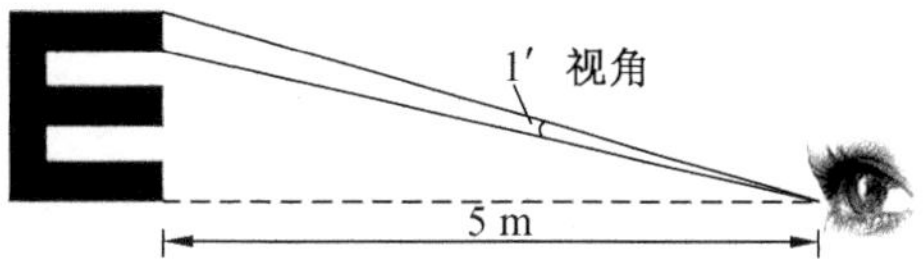

图 9-2-10　视力与视角示意图

2．视野

单眼固定注视正前方一点时所能看到的空间范围，称为该眼的视野（visual field）。视野大小可能与各类感光细胞在视网膜的分布有关。另外，由于面部结构的影响，正常人颞侧视野大于鼻侧视野，下方视野大于上方视野（图 9-2-11）。不同颜色的视野不同，白色视野最大，蓝色视野和红色视野次之，绿色视野最小。临床上检查视野，有助于诊断视神经、视觉传导路和视网膜的病变。

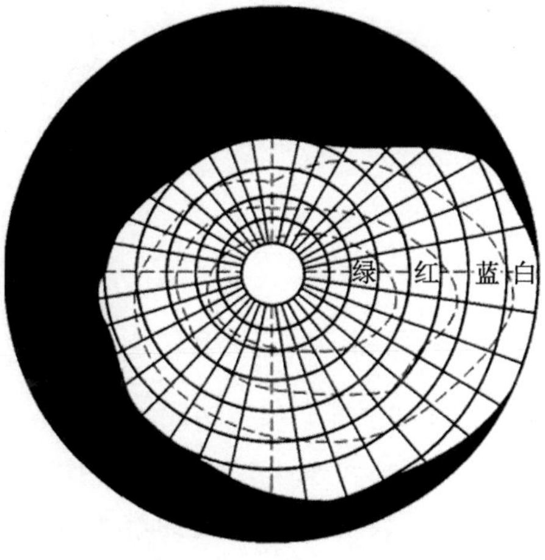

图 9-2-11　人右眼视野图

3．暗适应和明适应

（1）暗适应（dark adaptation）　长时间待在明亮环境中的人突然进入暗处时，最初看不见任何

笔记

东西，经过一定时间后，视觉敏感度才逐渐提高，能逐渐看清楚暗处的物体，这种现象称为暗适应。暗适应是人眼在暗处对光的敏感度逐渐提高的过程。一般在刚进入暗处后的 5 ~ 8 min 之内，人眼光感觉阈值出现一次明显的下降，主要与视锥细胞视色素的合成增加有关；以后再次出现更为明显的下降，到进入暗处 25 ~ 30 min 时，视觉阈值下降到最低点，并稳定于这一水平，此时人眼在暗处的视觉敏感度达到最高水平，与视杆细胞中视紫红质的合成增加有关（图 9-2-12）。

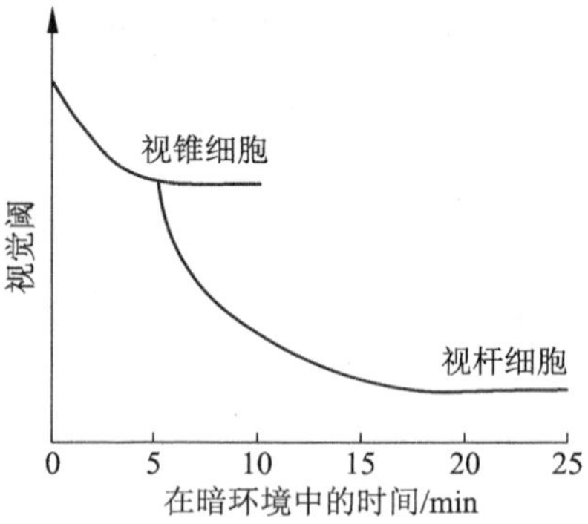

图 9-2-12　暗适应曲线

（2）明适应（light adaptation）　长时间待在暗处的人突然进入明亮处时，最初感到一片耀眼的光亮，不能看清物体，稍待片刻后才能恢复视觉，这种现象称为明适应。明适应与视杆细胞中视紫红质的迅速分解有关。

4．双眼视觉和立体视觉

两眼同时观看同一物体时形成的视觉称为双眼视觉。双眼视觉不仅可以扩大视野、弥补生理性盲点的缺陷、形成对物体距离的判断，还能感知物体的深度（厚度），产生立体视觉。

四、听觉

听觉器官由外耳、中耳和内耳的耳蜗组成（图 9-2-13）。人听觉器官的适宜刺激是 20 ~ 20 000 Hz 的空气振动疏密波，即声波。声波通过外耳和中耳组成的传音系统传向内耳，再经内耳耳蜗的感音换能作用将声波的机械能转变为听神经纤维上的神经冲动，后者沿听神经传到大脑皮层的听觉中枢，产生听觉（hearing）。因此，听觉是由耳、听神经和大脑皮层听觉中枢三者的共同活动而完成的。

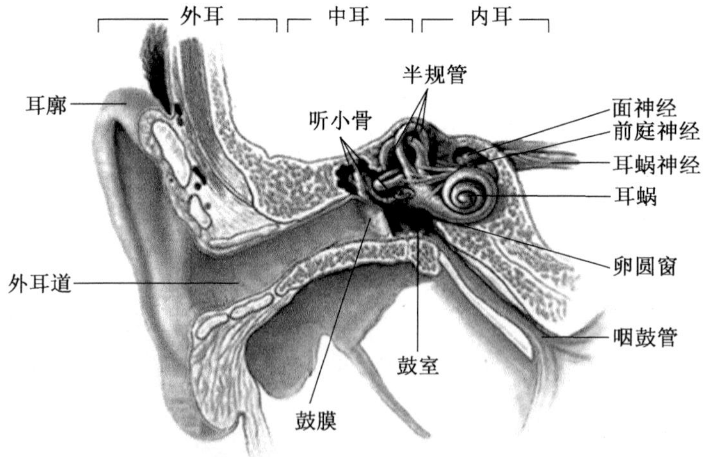

图 9-2-13　人耳模式图

（一）外耳和中耳的传音功能

1．外耳和中耳的传音功能

外耳由耳郭和外耳道组成，主要作用是聚集声波、判断声源方位、传音及产生共鸣。声波由外耳道传导至鼓膜时，其强度约增加 10 倍。

中耳由鼓膜、听骨链、鼓室和咽鼓管等结构组成。中耳的主要功能是将外耳道空气中的声波振动能量准确高效地传给内耳，使内耳淋巴液随之振动。鼓膜将外耳道的声波振动如实传递

笔记

给听骨链。听骨链由锤骨、砧骨和镫骨连接形成，对声波有减幅增压效应。由于听骨链的杠杆作用及鼓膜面积与卵圆窗面积之比在增大作用力的同时减小受力面积，使声波在由鼓膜经听骨链传至卵圆窗时，其振动压强增大了约22倍，而振幅约减小1/4。

咽鼓管是连接鼓室和鼻咽部的通道，其开放时可使鼓室与外界大气相通而维持鼓膜内外两侧的压力平衡，对维持鼓膜的振动性能具有重要意义。

2．声波的传导途径

声波由外耳传入内耳有气传导和骨传导两条途径。

（1）气传导（air conduction）　指声波经外耳道引起鼓膜振动，再经听骨链和卵圆窗膜传入耳蜗的传导途径，是声波传导的主要途径。此外，鼓膜的振动也可引起鼓室内空气的振动，再经圆窗膜传入耳蜗。这一途径也属气传导，但听力较正常时明显降低。

（2）骨传导（bone conduction）　指声波直接引起颅骨的振动，进而引起耳蜗内淋巴的振动。骨传导的效能远低于气传导，在引起正常听觉中的作用甚微。但当鼓膜或中耳病变引起传音性耳聋时，气传导明显受损，而骨传导却不受影响，甚至相对增强。

（二）内耳耳蜗的感音换能功能

1．耳蜗的结构特点

内耳又称迷路，由耳蜗和前庭器官组成。耳蜗是听觉的感受装置，而前庭器官是平衡觉和运动觉的感受装置。耳蜗是一个形似蜗牛壳的骨性管道，管腔内被前庭膜和基底膜分隔为三部分，分别称为前庭阶、蜗管和鼓阶（图9-2-14）。

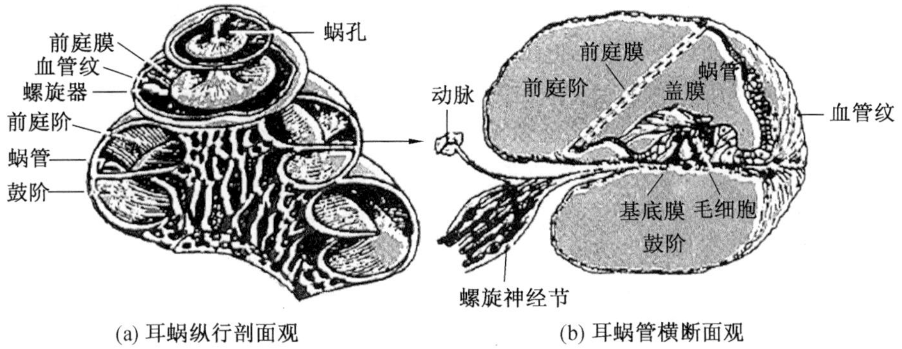

图9-2-14　耳蜗纵行剖面和耳蜗管横断面示意图

前庭阶和鼓阶在蜗顶部有蜗孔相通，其内充满外淋巴。蜗管是一根盲管，其内充满内淋巴。前庭阶底端有卵圆窗，鼓阶底端有圆窗，各有膜与中耳鼓室相接。基底膜上有声音感受器——螺旋器（Corti器）。螺旋器由内、外毛细胞和支持细胞等组成。毛细胞是真正的声波感受细胞，每个毛细胞的底部都有听神经末梢，而每个毛细胞的顶部表面则有上百条排列整齐的纤毛，称为听毛，有些较长的听毛顶端埋植在一种称为盖膜的胶冻状物质中。盖膜内侧与耳蜗轴相连，盖膜外侧则游离于内淋巴当中。

2．耳蜗的感音换能功能

耳蜗的功能是将由中耳传递来的机械振动转变成听神经上的动作电位，即感音换能功能。在此过程中，基底膜的振动起着关键作用。

当声波振动通过听骨链传到卵圆窗膜时，如果振动使卵圆窗膜内陷，前庭阶中的外淋巴液压力就升高，前庭膜就下移，使蜗管内淋巴液压力升高，进而使基底膜也下移，鼓阶外淋巴液压迫圆窗膜使之向外凸起。如果声波振动使卵圆窗膜向鼓室凸起，则整个耳蜗内的淋巴液和膜性结构等就都做相反方向的运动。如此反复，就形成了基底膜的振动（图9-2-15）。基底膜振动时，盖膜与基底膜之间的相对位置发生改变，使其毛细胞顶部的纤毛发生弯曲或偏转，从而引起

笔记

毛细胞膜电位的变化，即产生感受器电位。感受器电位传至毛细胞底部，引起神经递质的释放，最后形成听神经纤维上的动作电位，传入大脑皮层听觉中枢引起听觉（图 9-2-16）。

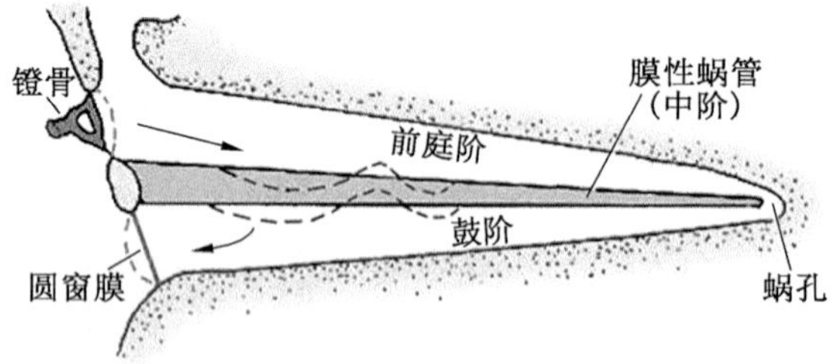

图 9-2-15　耳蜗基底膜振动示意图

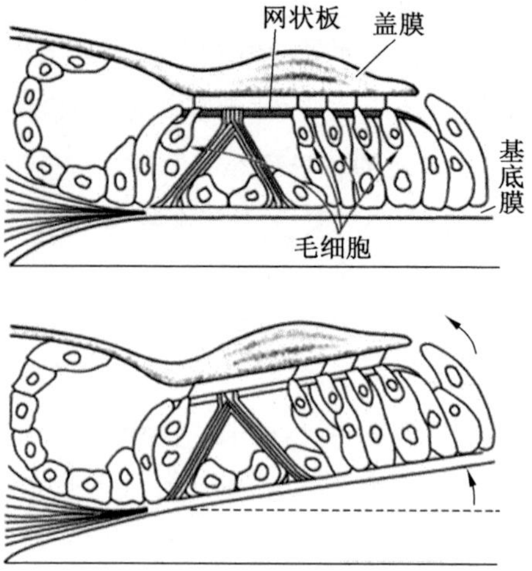

图 9-2-16　基底膜和盖膜振动时毛细胞顶部听毛受力情况

基底膜的振动和行波理论通常用行波学说来解释。基底膜的振动是以行波的方式进行的。当声波传入内耳时，最先引起基底膜底部（即靠近卵圆窗处的基底膜）的振动，然后振动以行波的方式向基底膜的顶部传播。声波振动的频率不同，基底膜振动传播的距离和最大振幅出现的部位也不同。声波振动的频率越低，行波传播的距离就越远，最大振幅出现的部位就越靠近基底膜的顶部。声波振动的频率越高，行波传播的距离就越近，最大振幅出现的部位就越靠近基底膜的底部（图 9-2-17）。因此，每一个频率的声波振动在基底膜上都有一个特定的行波传播距离和最大振幅点，就会导致基底膜上该区域的毛细胞受到最大的刺激。这样，来自基底膜不同区域的听神经的冲动传到中枢的不同部位，就会引起不同音调的听觉。

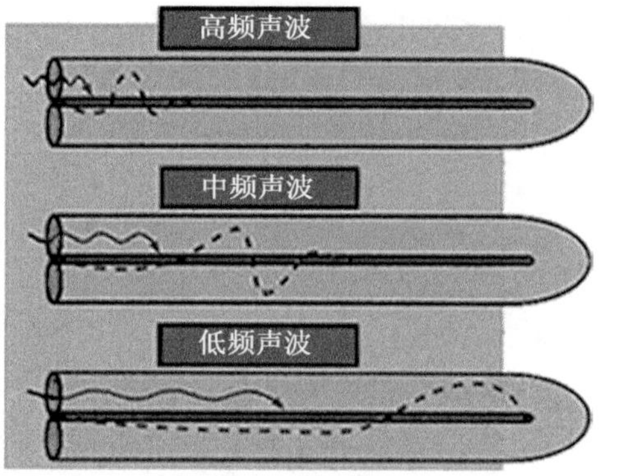

图 9-2-17　基底膜对不同声波频率共振示意图

五、平衡感觉

内耳除了有司听觉功能的耳蜗外，还有前庭器官。前庭器官由椭圆囊、球囊和三个半规管组成，是机体运动觉和头部位置觉的感受器，在调节肌紧张和维持身体平衡中起着重要的作用。

（一）椭圆囊和球囊的功能

椭圆囊和球囊内部充满内淋巴，囊内分别有椭圆囊斑和球囊斑，囊斑中均有毛细胞。毛细胞顶部的纤毛插入耳石膜的胶质中（图 9-2-18），耳石膜内含有许多微细的耳石，主要成分为碳酸钙，其比重大于内淋巴。毛细胞的基底部有前庭神经的末梢分布。

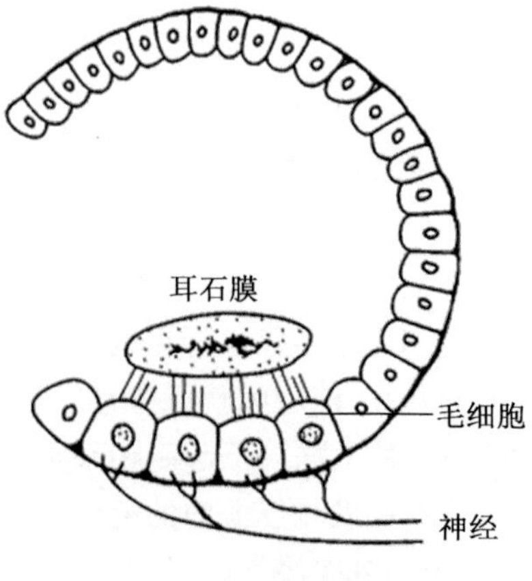

图 9-2-18　囊斑示意图

笔记

人体直立时，椭圆囊斑呈水平位，毛细胞呈垂直位，耳石膜在纤毛的上方。当人体在水平方向做直线变速运动时，由于惯性作用，使毛细胞与耳石发生相对位移，引起纤毛弯曲。纤毛的弯曲会触发毛细胞产生感受器电位，通过一些传递过程，最终在前庭神经形成动作电位传向中枢，从而引起相应的感觉。而此时球囊斑则处于垂直位，毛细胞呈水平位，耳石膜悬在纤毛的外侧。当人体在垂直方向做直线变速运动时，毛细胞与耳石发生相对位移，引起纤毛弯曲，通过与椭圆囊类似的机制感觉机体垂直方向的直线变速运动和头部位置的变化，并引发相应反射调整骨骼肌的运动以维持身体平衡。可见，椭圆囊和球囊是头部空间位置和直线变速运动的感受器。

（二）半规管的功能

人体每侧内耳有三个两两相互垂直的半规管。半规管根部均膨大，称为壶腹。壶腹内各有一个隆起，称为壶腹嵴，壶腹嵴内有毛细胞，毛细胞顶部的纤毛埋在胶状物的终帽内。当身体绕不同方位的轴做旋转变速运动时，均有相应半规管内毛细胞上的纤毛因内淋巴的惯性运动而弯曲。纤毛的弯曲可使毛细胞产生电位变化，最终引发动作电位沿前庭神经传入中枢（图 9-2-19）。人脑可根据两侧半规管传入信息的不同，来判定是否开始旋转和旋转方向，引起骨骼肌紧张的改变，以调整姿势，保持平衡；同时冲动上传到大脑皮质，引起旋转的感觉。

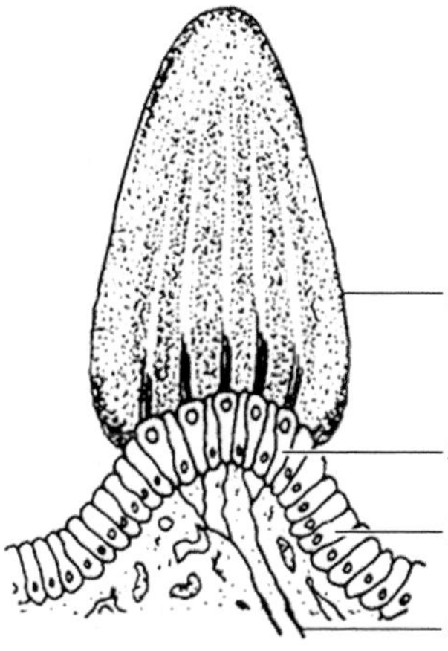

图 9-2-19　壶腹嵴示意图

第三节　神经系统对躯体运动的调控

运动是人体最基本的功能活动之一。躯体运动都是以骨骼肌的收缩和舒张活动为基础的，而骨骼肌的收缩和舒张活动又是在神经系统的调节下实现的，其调节机制是复杂的反射活动，是在大脑皮质、皮质下核团、小脑、脑干及脊髓等多个水平中枢活动的协调配合下共同完成的。

一、脊髓对躯体运动的调控

脊髓是调节躯体运动的最基本中枢。直接支配躯干和四肢骨骼肌的神经元位于脊髓，可以完成一些简单的躯体运动反射。

（一）脊髓前角运动神经元和运动单位

脊髓灰质的前角中存在大量支配骨骼肌的运动神经元，分为 α 和 γ 两类，它们发出躯体运动神经纤维到达所支配的骨骼肌，其末梢均释放乙酰胆碱（图 9-3-1）。

α 运动神经元发出的神经纤维支配梭外肌纤维，引起梭外肌兴奋和收缩。α 运动神经元既接收来自外周深、浅感受器的传入信息，又接收来自大脑皮质、脑干等高位中枢的下行信息。各种信息在 α 运动神经元总和后，产生一定的传出冲

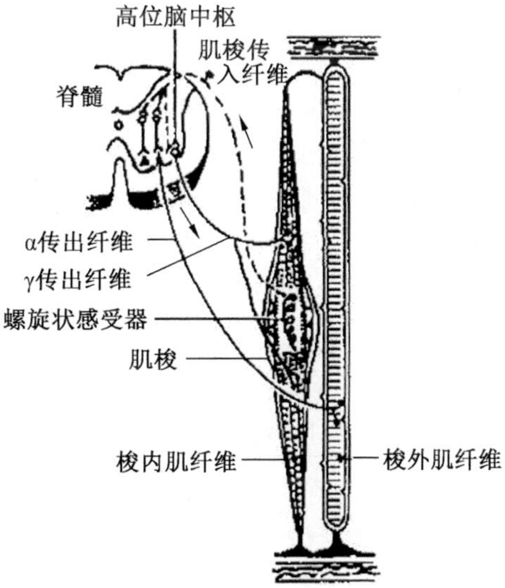

图 9-3-1　脊髓运动神经元及其支配的肌纤维模式图

动，引起梭外肌收缩。因此，α 运动神经元被认为是支配躯干和四肢骨骼肌运动的最后公路。α 运动神经元的轴突末梢在其所支配的肌肉中分成若干小支，每一小支支配一根骨骼肌纤维。由一个 α 运动神经元及其所支配的所有肌纤维组成的功能单位，称为运动单位(motor unit)。肌肉精细活动的程度与运动单位的大小有关。

γ 运动神经元的数目较少，其胞体也较小，属于小运动神经元。γ 运动神经元不直接支配梭外肌纤维，它们所发出的神经纤维支配骨骼肌的梭内肌纤维，可调节肌梭的敏感性。

（二）脊休克

当脊髓与高位中枢离断后，机体的反射活动能力暂时丧失而进入无反应状态的现象称为脊髓休克(spinal shock)，简称脊休克。

脊休克的表现主要有：断面以下的脊髓所支配的躯体与内脏的反射活动均减退或消失，如骨骼肌的紧张性降低，甚至消失，外周血管扩张，血压下降，发汗反射消失，粪、尿潴留。脊休克期过后，一些以脊髓为基本中枢的反射活动可逐渐恢复，恢复的速度与动物的进化水平、反射复杂程度等有关。

脊休克产生的原因：由于断面下的脊髓失去了高位中枢的调节，特别是失去了大脑皮质、脑干网状结构等的易化作用，脊髓处于兴奋性极低的状态，以致一段时间内对任何刺激无反应。而脊休克的恢复则说明脊髓具有完成某些简单的躯体反射和内脏反射的能力。

（三）脊髓的躯体运动反射

1．屈肌反射与对侧伸肌反射

当机体一侧肢体的皮肤受到伤害性刺激时，可反射性引起受刺激侧肢体关节的屈肌收缩而伸肌舒张，使肢体屈曲，这一反射称为屈肌反射(flexor reflex)。屈肌反射使受刺激肢体避开有害刺激，对机体有保护意义。随着刺激强度的加大，除引起同侧肢体屈曲外，还可引起对侧肢体的伸展，这称为对侧伸肌反射(crossed extensor reflex)。对侧伸肌反射是一种姿势反射，在保持身体平衡中具有重要意义。

2．牵张反射

牵张反射(stretch reflex)指体内有完整神经支配的骨骼肌在受到外力牵拉伸长时，引起被牵拉的同一肌肉发生收缩的反射。牵张反射有腱反射和肌紧张两种类型。

(1) 腱反射　腱反射是指快速牵拉肌腱时发生的牵张反射，因为表现出迅速而明显的肌肉收缩，又称为位相性牵张反射，如膝跳反射。正常情况下，腱反射要受到脊髓以上高位中枢的控制，临床上常通过检查腱反射来了解神经系统的功能状态。腱反射减弱或消失，说明该反射的反射弧的某一部分受到损伤；而腱反射亢进，则提示高位中枢可能有病变。

(2) 肌紧张　肌紧张是指缓慢持续地牵拉肌腱时引起的牵张反射，表现为受牵拉的肌肉发生微弱而持续性的收缩，肌肉张力增加而不出现明显的缩短，因此也称为紧张性牵张反射，如人体处于直立位时，抗重力肌(伸肌)为对抗重力的持续牵拉发生的牵张反射。肌紧张是维持躯体姿势最基本的反射活动，是姿势反射的基础。

二、脑干对肌紧张的调节

脑干对肌紧张的调节主要是通过脑干网状结构易化区和抑制区的活动而实现的。脑干以外的其他结构中也存在调节肌紧张的区域或核团。图 9-3-2 所示为猫脑内与肌紧张调节有关的脑区及其下行路径示意图。这些区域或核团与脑干网状结构易化区和抑制区具有结构和功能上的联系，它们对肌紧张的调节可通过影响脑干网状结构易化区和抑制区活动来完成。易化区是指能加强肌紧张和肌肉运动的区域，范围较广，包括延髓网状结构的背外侧部分、脑桥的被

笔记

盖、中脑的中央灰质与被盖等脑干中央区域，还包括延髓前庭核和小脑前叶两侧部。抑制区是指脑干网状结构中能抑制肌紧张和肌肉运动的区域，该区域较小，位于延髓网状结构的腹内侧部分及大脑皮质运动区、纹状体与小脑前叶蚓部等脑干以外的其他结构。

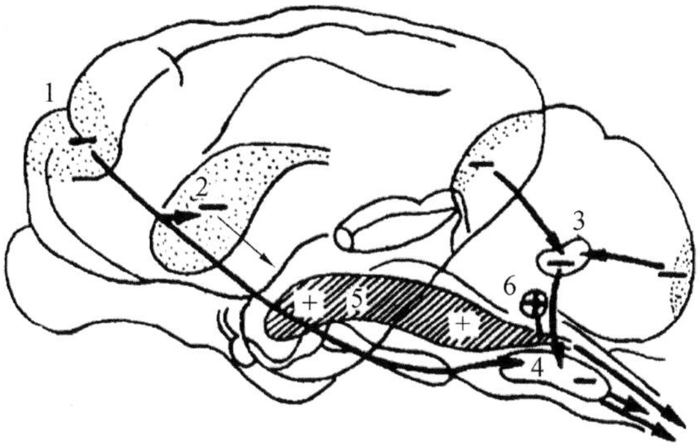

+—易化区；-—抑制区

1—大脑皮层；2—尾状核；3—小脑；4—网状结构抑制；5—网状结构易化区；6—延髓前庭核

图 9-3-2　猫脑内与肌紧张调节有关的脑区及其下行路径示意图

正常情况下，易化肌紧张和抑制肌紧张的活动保持着一种动态平衡。若在中脑的上、下丘之间切断麻醉动物的脑干，动物立即出现四肢伸直、脊柱后挺、头尾昂起，呈角弓反张状态的现象，这种现象称为去大脑僵直（图 9-3-3）。去大脑僵直产生的原因是脑干网状结构抑制区失去了与大脑皮质运动区和纹状体的联系，使网状结构抑制区的活动大大减弱，而网状结构易化区的活动相对增强，造成牵张反射过度增强。临床上也可见到人类患某些脑内疾病时会出现类似的去大脑僵直现象。

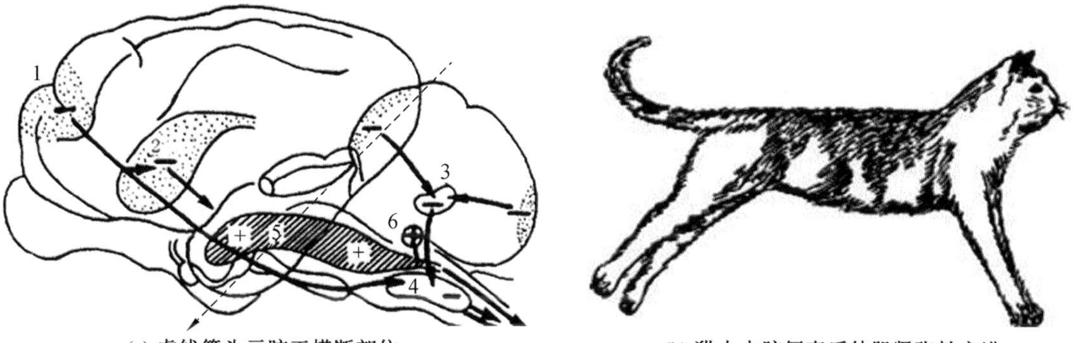

(a) 虚线箭头示脑干横断部位　　(b) 猫去大脑僵直后伸肌紧张性亢进

图 9-3-3　动物去大脑僵直示意图

三、小脑对躯体运动的调控

小脑不仅与大脑皮层有双向纤维联系，即小脑接收大脑皮层下行的纤维，也发出纤维到大脑皮层；还与脑干及脊髓有大量的纤维联系。小脑在维持身体平衡、调节肌紧张和协调随意运动中起重要作用。根据小脑的传入、传出纤维联系，可将小脑划分为三个主要的功能部分，即前庭小脑、脊髓小脑和皮层小脑。（图 9-3-4）。

笔记

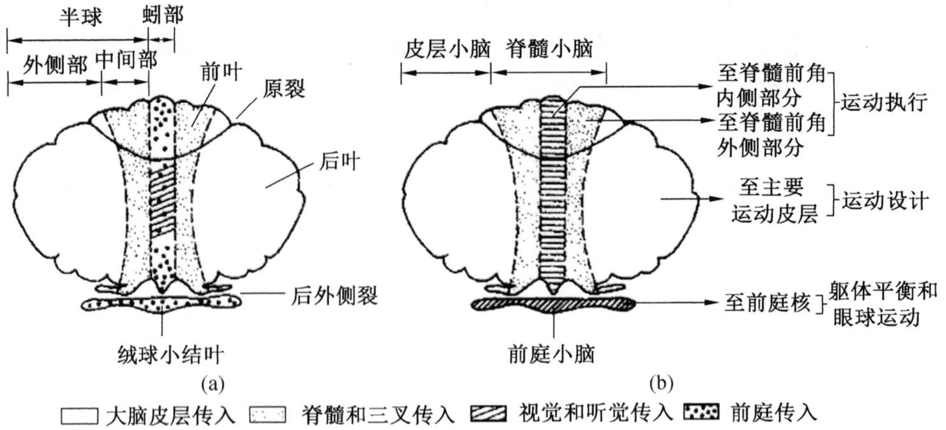

图 9-3-4　小脑分区示意图

(一) 前庭小脑(古小脑)

前庭小脑主要由绒球小结叶构成,具有维持身体平衡的作用。此区受损的患者会出现站立不稳、步态蹒跚、容易跌倒等平衡失调的症状。

(二) 脊髓小脑(旧小脑)

脊髓小脑由小脑蚓部和小脑半球中间部构成,主要接收来自脊髓的本体感觉信息,也接收视觉和听觉等传入信息,具有调节肌紧张的功能。其对肌紧张的调节具有易化和抑制双重作用。抑制肌紧张的区域是前叶蚓部。加强肌紧张的区域是小脑前叶两侧部和半球中间部。在进化过程中,前叶的肌紧张抑制作用逐渐减退,而易化作用逐渐占主要地位。所以脊髓小脑损伤后,主要表现为肌紧张降低,造成肌无力等症状。

(三) 皮层小脑(新小脑)

皮层小脑主要是指小脑半球的外侧部,其主要功能是协调随意运动。这部分小脑与大脑皮质运动区、联络区、基底神经节之间存在着联合活动,并共同参与运动计划的形成和运动程序的编制过程。通过皮层小脑的作用,大脑皮质发动的随意运动快速、协调、精巧。小脑半球损伤的患者不能完成弹钢琴、打字等相关的精巧活动,并出现随意运动的不协调现象。

四、基底神经节对躯体运动的调控

基底神经节是皮层下神经核团的总称,主要包括尾状核、豆状核、丘脑底核和中脑的黑质及红核。豆状核又分为壳核和苍白球。基底神经节具有重要的躯体运动调节功能,它与随意运动的产生和稳定、肌紧张的调节、本体感受器传入冲动信息的处理都有关系。

目前对基底神经节功能的认识,主要是根据它们损伤时出现的临床症状和治疗结果进行推测得来的。临床上基底神经节损伤的主要表现可分为两大类:一类是肌紧张亢进、运动过少的综合征,如帕金森病(又称震颤麻痹);另一类是肌紧张减退、运动过多的综合征,如舞蹈病(又称亨廷顿病)和手足徐动症。帕金森病的病变主要位于黑质,而舞蹈病与手足徐动症的病变主要位于纹状体。

五、大脑皮质对躯体运动的调控

笔记

大脑皮质是调节躯体运动的最高级中枢部位。大脑皮质运动区受损将导致随意运动的障碍。

（一）大脑皮质运动区

1．主要运动区

大脑皮质的主要运动区位于中央前回，该区控制随意运动，具有下列功能特征（图9-3-5）：

（1）交叉支配　即一侧皮层主要支配对侧躯体的肌肉运动，但在头面部主要为双侧支配。

（2）倒置分布　运动区在皮质的分布与躯体部位的安排是倒置的，即下肢代表区在顶部，上肢代表区在中间部，头面部肌肉代表区在底部，但头面部代表区内部的安排仍为正立的。

（3）功能定位精细　运动愈精细而复杂的肌肉，其代表区也愈大，如手和五指所占的区域几乎与整个下肢所占的区域大小相等。

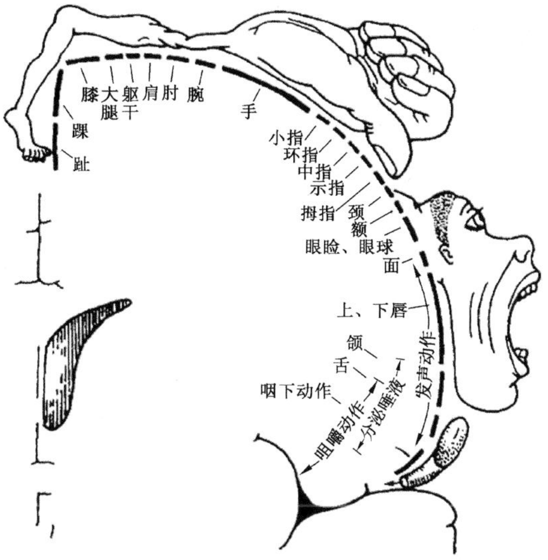

图9-3-5　大脑皮质运动区

2．其他运动区

运动辅助区（两半球纵裂的内侧壁）和第二运动区（中央前回与岛叶之间）均与运动有关，刺激这些区域时，可引起双侧肢体的运动反应。

（二）运动传导系统及其功能

大脑皮质运动中枢通过一定的通路将兴奋传到骨骼肌。运动传导通路常分为锥体系和锥体外系两个系统。

锥体系是指皮质脊髓束和皮质脑干束。皮质脊髓束是由皮质发出，经内囊、脑干下行到达脊髓前角运动神经元的传导束；皮质脑干束是由皮质出发，经内囊到达脑干运动神经核的传导束。大脑皮质的运动神经元常称为上运动神经元，脊髓前角和脑神经运动核内的神经元常称为下运动神经元。锥体系的主要功能是传达大脑皮质运动区的指令，发动随意运动。

锥体外系是指起源于大脑皮质广泛区域的、锥体系以外的所有控制脊髓运动神经元活动的下行通路。它主要由大脑皮质、纹状体、小脑、背侧丘脑、中脑红核和黑质、前庭核、脑干网状结构等发出的纤维组成。从大脑皮质发出的纤维须在这些部位多次换元，再到脊髓前角运动神经元，常有反馈回路。锥体外系的主要功能是调节肌紧张和肌群的协调动作。

第四节　神经系统对内脏活动的调节

一、自主神经系统的结构和功能特征

内脏器官的活动主要受自主神经系统的调节。自主神经又称为内脏神经或植物神经。按其结构和功能的不同，分为交感神经和副交感神经两部分。

（一）自主神经系统的结构特征

交感神经起源于脊髓胸腰段（$T_1 \sim L_3$）灰质侧角；副交感神经起源于脑干内副交感核和脊髓骶段（$S_2 \sim S_4$）灰质，相当于侧角的部位（图9-4-1）。

笔记

自主神经由节前纤维和节后纤维组成。从中枢发出的自主神经纤维在抵达效应器之前必须先进入外周神经节内换元，由节内神经元再发出纤维支配效应器，其中由中枢发出的纤维称为节前纤维，由节内神经元发出的纤维称为节后纤维。交感神经节离效应器较远，因此节前纤维短而节后纤维长；副交感神经节离效应器较近，有的神经节就在效应器官的壁内，因此节前纤维长而节后纤维短。

交感神经的分布较广泛，几乎所有内脏器官都受它支配；而副交感神经的分布较局限，某些器官不受副交感神经支配。如皮肤和肌肉内的血管、汗腺、竖毛肌、肾上腺髓质和肾脏就只由交感神经支配。

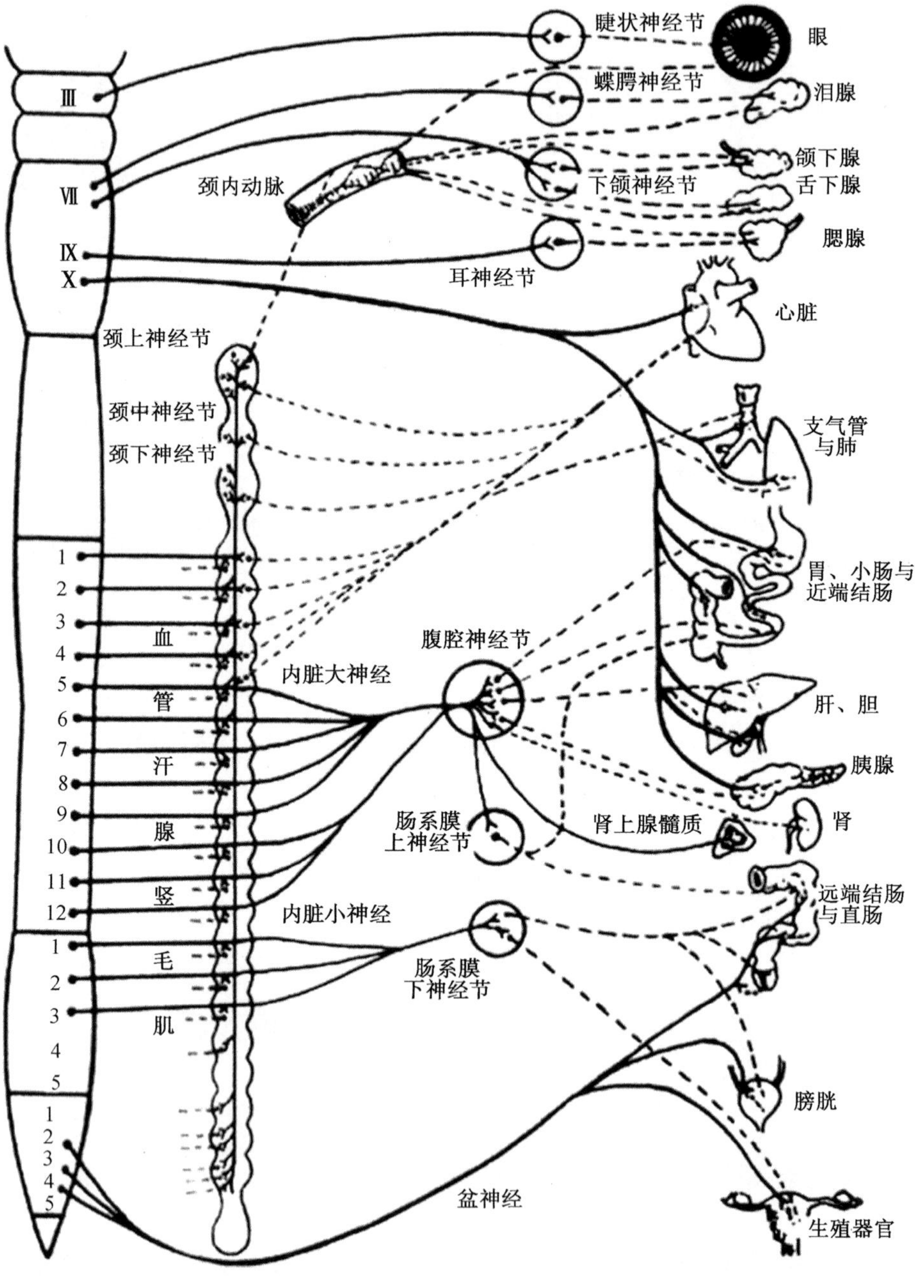

图 9-4-1　自主神经系统分布示意图

（二）自主神经系统的功能及功能特点

交感神经和副交感神经的主要功能见表 9-4-1。

笔 记

表 9-4-1　自主神经的主要生理功能

效应器	交感神经	副交感神经
循环器官	心搏加强加快，腹腔内脏血管、皮肤血管及分布于唾液腺、外生殖器的血管均收缩，肌肉血管可收缩（肾上腺素能神经）或舒张（胆碱能神经）	心搏减慢，心房收缩减弱，部分血管（如软脑膜动脉和分布于外生殖器的血管）舒张
呼吸器官	支气管平滑肌舒张	支气管平滑肌收缩，促进黏膜腺体分泌
消化器官	分泌黏稠唾液，抑制胃肠运动，促进括约肌收缩，抑制胆囊活动	分泌稀薄唾液，促进胃液、胰液分泌，促进胃肠运动和胆囊收缩、括约肌舒张
泌尿生殖器官	逼尿肌舒张，括约肌收缩；有孕子宫收缩，无孕子宫舒张	逼尿肌收缩，括约肌舒张
眼	瞳孔扩大，睫状肌松弛，上睑平滑肌收缩	瞳孔缩小，睫状肌收缩，促进泪腺分泌
皮肤	竖毛肌收缩，汗腺分泌	
代谢	促进糖原分解，促进肾上腺髓质分泌	促进胰岛素分泌

交感和副交感神经系统的功能活动表现为以下特点：

1．功能相互拮抗

多数内脏器官同时受交感神经和副交感神经的双重支配，但它们的作用往往是相互拮抗的。如心交感神经兴奋时加强心脏的活动，而心迷走神经（副交感神经）兴奋则起相反作用；副交感神经兴奋可促进胃肠的运动和消化液的分泌，而交感神经兴奋则起抑制作用。

2．紧张性作用

在安静状态下，自主神经持续发放一定频率的冲动，使所支配的器官处于一定程度的活动状态，称为自主神经的紧张性作用。

3．受效应器所处功能状态的影响

自主神经的活动与效应器本身的功能状态有关。例如，刺激交感神经可抑制未孕动物的子宫平滑肌，但可兴奋有孕动物的子宫平滑肌，这是因为未孕子宫和有孕子宫表达的受体不同。胃幽门处于收缩状态时，刺激迷走神经能使之舒张；而幽门处于舒张状态时，刺激迷走神经则使之收缩。

二、各级中枢对内脏活动的调节

（一）脊髓

交感神经和部分副交感神经起源于脊髓，故脊髓是内脏反射活动的初级中枢，如血管张力反射、发汗反射、排尿反射、排便反射、阴茎勃起反射等可在脊髓水平完成。

（二）低位脑干

延髓是部分副交感神经的发源地，存在心血管活动中枢、呼吸中枢及与消化有关的中枢。如损伤延髓的动物可立即死亡，故延髓有“生命中枢”之称。同时，延髓也是吞咽、咳嗽、打喷嚏等反射活动的整合部位。此外，脑桥有呼吸调整中枢，中脑有瞳孔对光反射中枢。

（三）下丘脑

下丘脑是调节内脏活动的较高级中枢，也是调节内分泌活动的高级中枢。下丘脑通过对内

笔记

脏活动、内分泌活动和躯体活动等的联系、整合作用,实现对机体的体温、水平衡、本能行为(摄食、饮水和性行为)和情绪、内分泌活动及生物节律等多方面生理功能的调节。

(四)大脑皮质

大脑皮质对内脏活动的调节是通过边缘系统和新皮质来实现的。边缘系统是调节内脏活动的重要中枢,参与对血压、心率、呼吸、胃肠、瞳孔、竖毛、体温、汗腺、排尿、排便等活动的调节,故有人称其为内脏脑。此外,边缘系统还与情绪、食欲、生殖、防御、学习和记忆等活动有密切关系。

第五节 脑的高级功能

人体大脑皮层高度发达,除了前述的感觉分析、调节躯体和内脏活动等功能外,还有更为复杂的高级功能。

一、学习和记忆

学习和记忆都是脑的高级功能。学习(learning)是指人和动物通过神经系统的活动获取外界环境的各种信息并影响自身行为方式的过程;记忆(memory)是指大脑将获取的信息进行编码、储存及“读出”的过程。学习是记忆的前提和基础,而记忆是学习的结果,两者密切联系,构成一切认知活动的基础。

(一)学习

学习有两种形式,一种是非联合型学习(nonassociative learning),这种学习形式不需要在两种刺激或刺激与反应之间建立联系,只要单一刺激的重复进行即可产生。习惯化和敏感化就属于非联合型学习。另一种是联合型学习(associative learning),它是最主要的学习形式,是两种刺激或一种行为与一种刺激之间在时间上很接近地重复发生,最后在脑内逐渐形成联系的过程。人类的学习方式多数是联合型学习,如条件反射的建立和消退。

条件反射是在非条件反射的基础上,在大脑皮层参与下建立起来的高级反射活动。

1. 经典条件反射

在动物实验中,给狗吃食物会引起唾液分泌,这是非条件反射。如果每次给狗吃食物之前先出现一次铃声,然后再给以食物,这样多次结合以后,当铃声一出现,狗就会出现唾液分泌。此时,铃声就由原来的无关刺激转变成了引起唾液分泌的信号刺激或条件刺激,这样的反射就称为条件反射。可见,条件反射是在后天生活中形成的。形成条件反射的基本条件就是无关刺激与非条件刺激在时间上的结合,这个过程称为强化。任何无关刺激与非条件刺激结合应用,都可以形成条件反射。

条件反射建立后,如果只反复给予条件刺激,不再用非条件刺激强化,条件反射将会逐渐减弱,甚至消退。

2. 操作式条件反射

操作式条件反射是一种更为复杂的条件反射,它要求人或动物必须完成某种动作或操作,并在此操作基础上建立条件反射。其经典的动物实验是先训练动物学会主动踩动杠杆而获取食物,然后以灯光作为条件刺激,要求动物在灯光信号出现后必须踩动杠杆才能得到食物,从而建立起条件反射。这类条件反射的特点是,动物必须自己完成某种动作或操作后才能得到强化,故称为操作式条件反射。

笔记

（二）记忆和遗忘

1．记忆

记忆的分类方式有多种，一般根据记忆保留的时间长短将记忆分为感觉性记忆、第一级记忆、第二级记忆和第三级记忆四个阶段（图 9-5-1）。前两个阶段是短时程记忆，特点是保存时间短，仅几秒到几分钟，容易受干扰且不稳定，记忆容量有限。后两个阶段是长时程记忆，特点是保留时间长，可持续几小时、几天或几年；有些记忆甚至可保持终生，称为永久记忆。

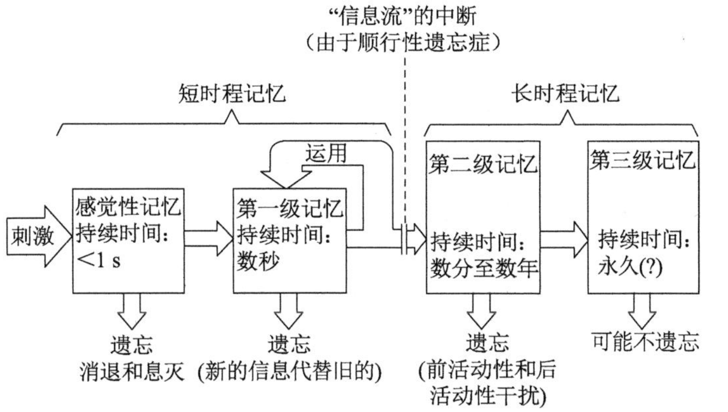

图 9-5-1　人类记忆过程的信息流程示意图

2．遗忘

遗忘是指部分或完全失去记忆和再认的能力。遗忘是一种不可避免的生理现象。临床上把由于脑疾患引起的记忆障碍称为遗忘症，分为顺行性遗忘症和逆行性遗忘症两种。顺行性遗忘症指患者不能再形成新的记忆，而已形成的记忆则不受影响，多见于慢性酒精中毒患者。逆行性遗忘症是指患者不能回忆发生记忆障碍之前一段时间的经历，但仍可形成新的记忆。一些非特异性脑疾患（如脑震荡、电击等）和麻醉均可引起逆行性遗忘。

二、语言功能

语言是人类相互交流思想和传递信息的工具。语言中枢所在的大脑半球称为优势半球。习惯使用右手的成年人，其语言中枢主要在左侧大脑皮层。这种一侧优势的现象仅见于人类，与人类习惯使用右手有关。一侧优势现象虽与遗传有关，但主要是在后天生活中逐步形成的。

左侧大脑皮层在语言功能活动上占优势，并不意味着右侧半球不重要。右侧半球在非语词性的认知功能上占优势，如对空间辨认、深度知觉、触—压觉认识、图像视觉认识、音乐欣赏等。但是，这种优势是相对的，因为左侧半球也有一定的非语词性认知功能，而右侧半球同样具有一定的简单的语词活动功能。

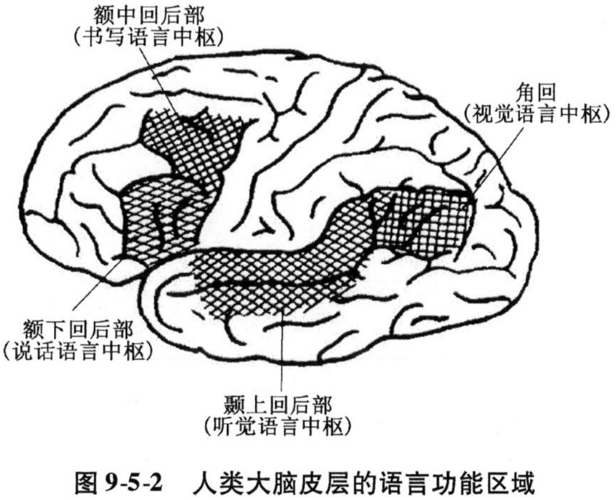

图 9-5-2　人类大脑皮层的语言功能区域

语言通常被分为听、说、读、写四种技能，实际上这些技能在大脑皮层有着不同的代表区。临床发现，大脑皮层不同区域的损伤，可引起不同的语言活动功能障碍（表 9-5-1），可见，人类大脑皮层的语言功能具有一定的分区（图 9-5-2）。

笔　记

表 9-5-1　大脑皮层功能区损伤及语言功能障碍

语言中枢	中枢部位	损伤后语言障碍	临床特征
说话语言中枢	额下回后部（Broca 区）	运动性失语症	不会说话（并非与发音有关的结构损伤），但能看懂文字，也能听懂别人的讲话
书写语言中枢	额中回后部	失写症	能听懂别人的讲话和看懂文字，也会说话，手的功能也正常，但却丧失了书写的功能
听觉语言中枢	颞上回后部	感觉性失语症	能说话、书写、看懂文字，也能听见别人的发音，但听不懂别人讲话的内容含义
视觉语言中枢	角回	失读症	视觉和其他语言功能正常，但看不懂文字的含义

第六节　脑电活动及睡眠与觉醒

一、脑电活动

脑电活动包括自发脑电活动和皮层诱发电位两种不同形式。

（一）自发脑电活动

自发脑电活动（spontaneous electrical activity of brain）是在无明显刺激情况下，大脑皮层自发产生的节律性电位变化。用脑电图仪在头皮表面记录到的自发脑电活动，称为脑电图（electroencephalogram，EEG）。

脑电图的基本波形有 α、β、θ 和 δ 波四种（图 9-6-1）。α 波的频率为 8～13 Hz，幅度为 20～100 μV，常表现为波幅由小变大，再由大变小，反复变化而形成 α 波的梭形。α 波在枕叶皮层最为显著，成年人在清醒、安静并闭眼时出现，睁眼或接收其他刺激时立即消失而呈快波（β 波），这一现象称为 α 波阻断（alpha block）。β 波的频率为 14～30 Hz，幅度为 5～20 μV。β 波在额叶和顶叶较显著，是新皮层处于紧张活动状态的标志。θ 波的频率为 4～7 Hz，幅度为 100～150 μV。θ 波是成年人困倦时的主要脑电活动表现，可在颞叶和顶叶记录到。δ 波的频率为 0.5～3 Hz，幅度为 20～200 μV。δ 波常出现在成人入睡后，或处于极度疲劳或麻醉时，在颞叶和枕叶比较明显。

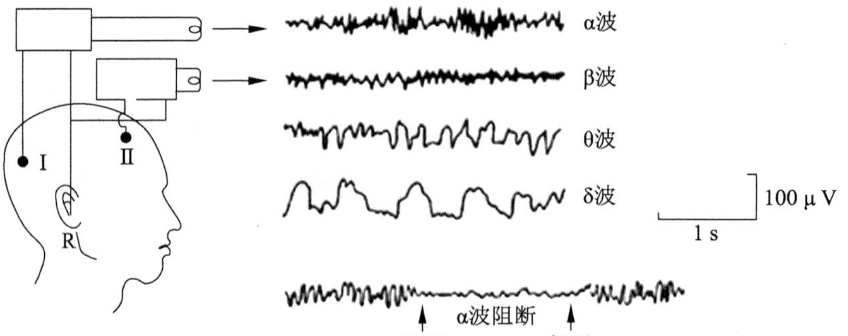

Ⅰ、Ⅱ—引导电极放置位置（分别为枕叶和额叶）；R—无关电极放置位置（耳郭）

图 9-6-1　正常脑电波的四种基本波形示意图

笔记

（二）皮层诱发电位

皮层诱发电位（evoked cortical potential）是指刺激感觉传入系统或脑的某一部位时，在大脑皮层一定部位引出的电位变化。皮层诱发电位可由刺激感受器、感觉神经或感觉传入通路的任何一个部位而引出。

二、觉醒与睡眠

觉醒与睡眠（wakefulness and sleep）是人和动物的正常生理活动。人只有在觉醒状态下，才能从事各种活动，如工作、学习和生活等；而只有通过良好的睡眠才可使机体的体力和精力得到恢复。

（一）觉醒

觉醒状态的维持与脑干网状结构上行激动系统的“唤醒”作用有关。乙酰胆碱可能是参与脑干网状结构上行唤醒系统作用的递质，此外，蓝斑上部的去甲肾上腺素系统和黑质的多巴胺递质系统可能也参与了觉醒状态的维持。

（二）睡眠

睡眠是一个主动的生理活动，分为慢波睡眠和快波睡眠两种时相。

1. 慢波睡眠

慢波睡眠（slow wave sleep, SWS）又称为正相睡眠或非快速眼动睡眠。在此时相内脑电图呈现同步化慢波；各种感觉功能减退；骨骼肌的反射活动和肌紧张均减弱；副交感神经的功能活动占优势（但发汗功能增强），如心率和呼吸频率减慢、血压下降、代谢降低、体温下降、尿量减少、胃液分泌增加（唾液分泌减少）等；生长素的分泌量明显增多。可见，慢波睡眠有利于促进发育和体力的恢复。

2. 快波睡眠

快波睡眠（fast wave sleep, FWS）又称异相睡眠或快速眼动睡眠（rapid eye movement sleep, REMS）。在此时相内脑电图呈现去同步化快波；睡眠更加深，感觉功能进一步减退，唤醒阈大大提高；骨骼肌的反射活动和肌紧张也进一步减弱，肌肉几乎完全松弛，但可有部分肢体抽动和发生快速的眼球运动；自主神经系统功能活动不稳定，如出现阵发性呼吸加快、心率加快、血压升高等，这可能与某些疾病如心绞痛、哮喘等在夜间发作有关；脑组织蛋白质合成增加；此外，梦的发生多在此时相。一般认为快波睡眠可促进机体精力的恢复，并对幼儿神经系统的发育、成熟和对成年人建立新的突触联系及增强记忆有着重要的意义。

第七节　中枢神经系统药物

一、镇静催眠药

镇静催眠药（sedative-hypnotics）是一类抑制中枢神经系统功能、起镇静催眠作用的药物。小剂量时引起安静或嗜睡的镇静作用，较大剂量时引起类似生理性睡眠的催眠作用，更大剂量时可深度抑制中枢，引起麻醉，严重者出现昏迷、呼吸循环衰竭而致死。苯二氮䓬类药物有镇静催眠作用，还有抗焦虑、抗惊厥和抗癫痫作用，由于安全范围大，几乎无麻醉或致死作用，不良反应较少，在镇静催眠方面已基本上取代了传统的药物如巴比妥类和水合氯醛，为目前最常用的药

笔记

物。研究表明，催眠药增加抑郁症的发生率。故当有抑郁症危险时，应避免服用催眠药，选择镇静性抗抑郁药。

常用的镇静催眠药有苯二氮䓬类和巴比妥类。

（一）苯二氮䓬类

苯二氮䓬类（benzodiazepines，BZ）药物的基本化学结构为1，4-苯并二氮䓬。目前在临床上应用的有20多种同类化学结构的药物，其抗焦虑、镇静催眠、抗惊厥、肌肉松弛作用各有侧重。根据各个药物（及其活性代谢物）的消除半衰期的长短，苯二氮䓬类药物可分为三类：长效类如地西泮；中效类如劳拉西泮；短效类如三唑仑等（表9-7-1）。

表9-7-1 常用苯二氮䓬类药物的作用时间及分类

作用时间	药物	达峰浓度时间/h	$t_{1/2}$/h	代谢物 $t_{1/2}$/h
短效类（3～8 h）	三唑仑（triazolam）	1	2～3	有活性（7）
	奥沙西泮（oxazepam）	2～4	10～20	无活性
中效类（10～20 h）	阿普唑仑（alprazolam）	1～2	12～15	无活性
	艾司唑仑（estazolam）	2	10～24	无活性
	劳拉西泮（lorazepam）	2	10～20	无活性
	替马西泮（temazepam）	2～3	10～40	无活性
	氯硝西泮（clonazepam）	1	24～48	弱活性
长效类（24～72小时）	地西泮（diazepam）	1～2	20～80	有活性（80）
	氟西泮（flurazepam）	1～2	40～100	有活性（80）
	氯氮䓬（chlordiazepoxide）	2～4	15～40	有活性（80）
	夸西泮（quazepam）	2	30～100	有活性（73）

【药理作用与临床应用】

（1）抗焦虑作用　焦虑是多种精神失常的常见症状，患者多有恐惧、紧张、忧虑、失眠并伴有心悸、出汗、震颤等症状。苯二氮䓬类药物的抗焦虑作用是通过对边缘系统中的BZ受体的作用而实现的，选择性较高，小剂量即可明显改善上述症状，对各种原因引起的焦虑均有显著疗效。主要用于焦虑症，常选用地西泮、阿普唑仑、三唑仑、艾司唑仑等。

（2）镇静催眠作用　随着使用剂量加大，可出现镇静和催眠作用，明显缩短入睡时间，延长睡眠持续时间，减少觉醒次数；但即使加大剂量也不引起麻醉。作为催眠药，与巴比妥类相比有以下优点：① 明显缩短或取消非快动眼睡眠第4相，因此可减少发生于此时期的夜惊或夜游症，但对快动眼睡眠（REMS）的影响较小，停药后出现反跳性REMS延长较巴比妥类轻，可产生近似生理性睡眠；② 治疗指数高，对呼吸影响小，安全范围大；③ 对肝药酶几乎无诱导作用，不影响其他药物的代谢；④ 依赖性、戒断症状较轻。基于这些优点，以地西泮为代表的本类药物已几乎取代了巴比妥类，成为临床上最常用的一类镇静催眠药。

（3）抗惊厥、抗癫痫作用　苯二氮䓬类药物有抗惊厥作用，临床上可用于辅助治疗破伤风、子痫、小儿高热惊厥及药物中毒性惊厥。地西泮静脉注射是目前治疗癫痫持续状态的首选药物。

（4）中枢性肌肉松弛作用　苯二氮䓬类药物有较强的肌肉松弛作用，可缓解动物的去大脑僵直，也可缓解人类大脑损伤所致的肌肉僵直。

（5）其他　较大剂量可致暂时性记忆缺失。一般剂量对正常人呼吸功能无影响，较大剂量可轻度抑制肺泡换气功能，有时可致呼吸性酸中毒。对慢性阻塞性肺部疾病患者，上述作用可加剧。对心血管系统，小剂量作用轻微，较大剂量可降低血压、减慢心率。常用作心脏电击复律及各种内窥镜检查前用药。

笔记

【作用机制】　目前认为，苯二氮䓬类药物的中枢作用主要与药物加强中枢抑制性神经递质

γ-氨基丁酸(GABA)的功能有关,还可能和药物作用于不同部位的 $GABA_A$受体密切相关。$GABA_A$是一个大分子复合体,为神经元膜上的配体-门控性 Cl^-通道。在 Cl^-通道周围含有 5 个结合位点(binding sites),包括 γ-氨基丁酸(GABA)、苯二氮䓬类、巴比妥类(barbiturates)、印防己毒素(picrotoxin)和乙醇(ethanol)。GABA 作用于 $GABA_A$受体,使细胞膜对 Cl^-通透性增加,Cl^-大量进入细胞膜内引起膜超极化,使神经元兴奋性降低。

【不良反应】　苯二氮䓬类药物的毒性较小,安全范围大,很少因用量过大而引起死亡。

最常见的不良反应是嗜睡、头晕、乏力和记忆力下降。大剂量时偶见共济失调。静脉注射速度过快可引起呼吸和循环功能抑制,严重者可致呼吸及心搏停止。与其他中枢抑制药、乙醇合用时,中枢抑制作用增强,导致嗜睡、昏睡、呼吸抑制、昏迷程度加重,严重者可致死。长期应用仍可产生耐受性,需增加剂量。久服可发生依赖性和成瘾,停用可出现反跳现象和戒断症状,表现为失眠、焦虑、兴奋、心动过速、呕吐、出汗及震颤,甚至惊厥。

(二) 巴比妥类

巴比妥类(barbiturates)是巴比妥酸的衍生物。巴比妥酸本身并无中枢抑制作用,用不同的基团取代 C_5上的两个氢原子后,可获得一系列中枢抑制药。这些药产生中枢抑制强弱不等的镇静催眠作用。取代基长且有分支(如异戊巴比妥)或双键(如司可巴比妥),则作用强而短;若其中一个氢原子被苯基取代(如苯巴比妥),则具有较强的抗惊厥、抗癫痫作用;若 C_2的 O 被 S 取代(如硫喷妥钠),则脂溶性增高,作用迅速,但维持时间缩短(表 9-7-2)。

表 9-7-2　巴比妥类药物的作用及用途比较

亚类	药物	显效时间/h	作用维持时间/h	主要用途
长效	苯巴比妥	0.5～1	6～8	抗惊厥
	巴比妥	0.5～1	6～8	镇静催眠
中效	戊巴比妥	0.25～0.5	3～6	抗惊厥
	异戊巴比妥	0.25～0.5	3～6	镇静催眠
短效	司可巴比妥	0.25	2～3	抗惊厥、镇静催眠
超短效	硫喷妥钠	静脉注射,立即	0.25	静脉麻醉

【药理作用与临床应用】　巴比妥类药物对中枢神经系统有普遍性抑制作用。其随着剂量的增加,中枢抑制作用由弱变强,相应表现为镇静、催眠、抗惊厥及抗癫痫、麻醉等作用。大剂量对心血管系统也有抑制作用,10 倍催眠量可引起呼吸中枢麻痹而致死。由于安全性差,易发生依赖性,其应用已日渐减少,目前在临床上主要用于抗惊厥、抗癫痫和麻醉。

(1) 镇静催眠　小剂量巴比妥类药物可起到镇静作用,可缓解焦虑、烦躁不安状态。中等剂量可催眠,即缩短入睡时间,减少觉醒次数和延长睡眠时间。巴比妥类药物可改变正常睡眠模式,缩短 REMS 睡眠,引起非生理性睡眠。久用停药后,可"反跳性"地显著延长 REMS 睡眠时相,伴有多梦,引起睡眠障碍。因此,巴比妥类药物越来越少用于镇静催眠。

巴比妥类药物在非麻醉剂量时主要抑制多突触反应。减弱易化,增强抑制,与其激活 GABA 受体有关。在没有 GABA 时,巴比妥类能模拟 GABA 的作用,增加 Cl^-的通透性,使细胞膜超极化。此外,巴比妥类还可减弱或阻断谷氨酸作用于相应的受体后去极化导致的兴奋性反应,引起中枢抑制作用。

(2) 抗惊厥　苯巴比妥有较强的抗惊厥作用及抗癫痫作用。临床用于癫痫大发作和癫痫持续状态的治疗;也应用于小儿高热、破伤风、子痫、脑膜炎、脑炎及中枢兴奋药引起的惊厥。

(3) 麻醉　硫喷妥钠可用作静脉麻醉。

【不良反应】　催眠剂量的巴比妥类药物可致眩晕、困倦,精细运动不协调。偶可引起剥脱

笔记

性皮炎等严重过敏反应。中等剂量可轻度抑制呼吸中枢，严重肺功能不全和颅脑损伤所致呼吸抑制者禁用。其肝药酶诱导作用可加速其他药物的代谢，影响药效。

长期连续服用可使患者产生对该药的精神依赖性和躯体依赖性，迫使患者继续用药，终至成瘾。成瘾后停药，会出现戒断症状，表现为激动、失眠、焦虑，甚至惊厥。

二、治疗中枢神经系统退行性疾病药

中枢神经系统退行性疾病是一类慢性、进行性神经系统疾病，主要包括帕金森病、阿尔茨海默病、肌萎缩侧索硬化、亨廷顿病、脊髓性肌萎缩、脊髓小脑性共济失调等。虽然这些疾病的病因、病变部位及病理机制各不相同，但神经细胞发生退行性病理学改变是它们的共同特征。除帕金森病和阿尔茨海默病外，其他神经系统退行性疾病的药物治疗还未有显著突破，因此本章就帕金森病和阿尔茨海默病的主要治疗药物进行概述。

（一）抗帕金森病药

帕金森病（Parkinson's disease，PD）又称震颤麻痹，是锥体外系功能紊乱引起的一种慢性进行性中枢神经系统退行性疾病，好发于中老年人。临床上，患者以运动减少、肌强直、静止性震颤和体位不稳为主要表现，严重者伴有记忆障碍和痴呆等症状。目前公认发生帕金森病的决定因素是黑质神经元缺乏多巴胺（dopamine，DA）。生理状态下 DA 与 ACh 处于动态平衡状态，共同参与调节机体的运动功能。帕金森病患者由于黑质病变，DA 合成减少，使纹状体内 DA 含量降低，造成黑质—纹状体通路多巴胺能神经功能减弱，而胆碱能神经功能相对占优势，使锥体外系功能失调，出现肌张力增高等帕金森病的症状。

在治疗策略上，应设法调整和恢复 ACh 和 DA 间的平衡。主要方法有两种：一是补充 DA 或兴奋（激活）DA 受体；二是抑制或阻断 ACh 受体的作用。故临床上将抗帕金森病药分为拟多巴胺类药和中枢抗胆碱药两大类。

1. 拟多巴胺类药

（1）*增加 DA 前体物质*　补充 DA 是一个行之有效的治疗 PD 的策略，但是口服的左旋多巴在外周会发生脱羧反应，产生多巴胺，使得进入中枢神经系统的药物浓度很低，还会引发不良反应。因此口服拟多巴胺药物通常由芳香族氨基酸脱羧酶抑制剂和左旋多巴合并组成的复方制剂所构成。

复方左旋多巴

复方左旋多巴又名美多巴、多巴丝肼，由左旋多巴（levodopa，L-dopa）和苄丝肼按 4∶1 的比例组成。

【体内过程】　本药口服后，苄丝肼在消化道迅速吸收，0.5～1 h 血药浓度达峰值。多巴丝肼缓释制剂的相对生物利用度为常规制剂的 60%～70%。口服多巴丝肼 1 个月后即可达到最大治疗效应。左旋多巴经甲基化、转氨基、氧化及脱羧作用代谢，主要代谢产物为多巴胺（有活性），如图 9-7-1 所示。苄丝肼主要在肠道进行代谢，通常在到达动脉血之前就已完全降解。

【药理作用】　左旋多巴可透过血—脑脊液屏障，而苄丝肼不能透过血—脑脊液屏障，故苄丝肼能选择性地抑制脑外组织（如胃肠壁、肝脏、肾）及血—脑脊液屏障对左旋多巴的脱羧作用，使左旋多巴在纹状体及下丘脑形成多巴胺。由苄丝肼和左旋多巴组成的复方制剂，既可减少左旋多巴的用量，又可降低外周不良反应的发生率。

【临床应用】　适用于帕金森病及脑炎后、动脉硬化性或中毒性帕金森综合征。

【不良反应】

① 较常见的不良反应有恶心，呕吐，直立性低血压，头、面部、舌、上肢和身体上部的异常不

笔记

随意运动，精神抑郁，排尿困难。

② 较少见的不良反应有高血压、心律失常、溶血性贫血、胃痛、易疲劳或无力。

③ 常年使用本药，最后几乎都会发生运动不能或“开关”现象。该不良反应可能与血浆中左旋多巴浓度不稳定有关。情绪紧张可促进患者发生反常运动不能或“起步困难”。

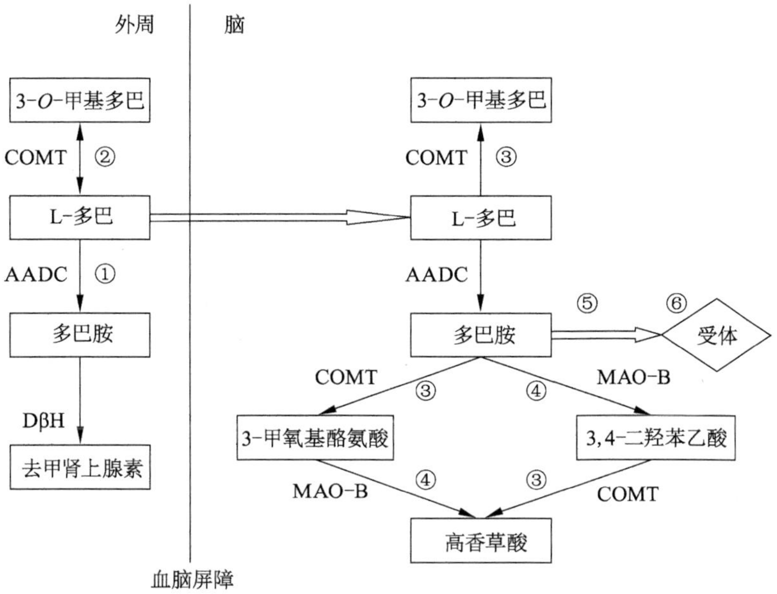

AADC—芳香氨基酸脱羧酶；DβH—多巴胺-β-羟化酶；COMT—儿茶酚-*O*-甲基转移酶；MAO-B—B型单胺氧化酶；①—外周 AADC 抑制剂；②—外周 COMT 抑制剂；③—中枢 COMT 抑制剂；④—MAO-B 抑制剂；⑤—促 DA 释放；⑥—DA 受体激动剂

图 9-7-1　L-多巴在外周和中枢的代谢途径及其 PD 相关治疗靶点

卡比多巴-左旋多巴

卡比多巴-左旋多巴又名复方卡比多巴、息宁，由左旋多巴和卡比多巴按 4∶1 或 10∶1 的比例组成。

卡比多巴为外周左旋芳香氨基酸脱羧酶抑制剂，不能通过血脑屏障而进入脑，本品与左旋多巴合用的优点如下：① 减少左旋多巴剂量；② 明显减轻或防止左旋多巴对心脏的毒性作用；③ 在治疗开始时能更快达到左旋多巴的有效治疗浓度。

（2）单胺氧化酶 B（MAOB）抑制剂　MAOB 的抑制可以减少脑中多巴胺的分解代谢，临床上常用的 MAOB 抑制剂主要为司来吉兰和雷沙吉兰。

司来吉兰

本药为丙炔苯丙胺，是一种不可逆的单胺氧化酶 B 抑制剂，通过抑制 MAOB 而阻止多巴胺的降解，增加多巴胺含量，补充神经元合成多巴胺能力的不足。此外本药还能通过下列机制增强多巴胺能神经的功能：① 抑制突触前膜多巴胺的再摄取；② 其代谢产物可干扰神经元对多种神经递质（去甲肾上腺素、多巴胺、5-羟色胺）的摄取，使神经递质含量增加；③ 抗氧化剂作用，可减少长期使用左旋多巴后 MAOB 对脑内 DA 的氧化产生的自由基，因而早期应用可以对细胞起到保护作用，延缓 PD 的发展，延缓患者必须使用左旋多巴的时间。

【临床应用】

① 用于原发性帕金森病、帕金森综合征。

② 用于痴呆（包括阿尔茨海默病、血管性痴呆）。

③ 用于抑郁症。

④ 用于严重的胆道感染。

笔记

【不良反应】

① 有引起口干、短暂性血清氨基转移酶升高及睡眠障碍(如失眠)的报道。

② 少见疲乏、头昏、腹痛、胃痛、出汗增加、直立性低血压、心律失常、记忆障碍(多见于每日量超过 10 mg 者)、肌肉痉挛或趾指麻木、口周或喉头烧灼感、皮肤及眼对日光过敏。

③ 可见龋齿、牙周病、口腔念珠菌病(因本药可抑制或减少唾液分泌)。

④ 与左旋多巴合用,可增加左旋多巴的副作用,如出现恶心、头痛、眩晕、激越、幻觉、精神错乱、不随意运动等,也曾有排尿困难及皮疹的报道。

(3) 儿茶酚-*O*-甲基转移酶(COMT)抑制药　左旋多巴在外周的代谢酶主要是 COMT,COMT 抑制剂可以明显增加左旋多巴进入脑内的量,进而增加疗效。

恩他卡朋

恩他卡朋是 COMT 的选择性、可逆性抑制药。与左旋多巴/卡比多巴合用,可减少 3-*O*-甲基多巴的血浆浓度,增加左旋多巴进入脑组织的药量,延长左旋多巴的消除半衰期,但不影响血药峰浓度的时间。本药与左旋多巴和外周脱羧酶抑制剂联用,可减少左旋多巴的用量。

【临床应用】　可作为标准药物左旋多巴/苄丝肼或左旋多巴/卡比多巴的辅助用药,治疗以上药物不能控制的帕金森病及剂末现象(症状波动)。

【不良反应】

① 心血管系统:可见直立性低血压。

② 精神神经系统:可出现运动障碍(27%)、运动功能亢进、头晕、头痛、疲乏、幻觉、震颤、意识模糊、梦魇、失眠及帕金森病症状加重。

③ 肌肉骨骼系统:引起肌张力障碍、腿部痉挛。

④ 泌尿生殖系统:可见尿色异常。

⑤ 胃肠道:可引起恶心、腹泻、腹痛、口干、便秘及呕吐。

(4) 多巴胺受体激动药　对于 PD 的严重病例,左旋多巴或其复方制剂可毫无疗效,这可能是由纹状体缺乏多巴脱羧酶,不能把左旋多巴转化为 DA 所致。DA 受体激动药可直接兴奋锥体外系的 DA 受体,因而可治疗 PD。目前,临床上常用的药品为普拉克索和吡贝地尔。

普拉克索

【体内过程】　普拉克索(pramipexole)口服 2 h 起效,2～4 周出现峰反应。本药很少经体内代谢,90%以原药形式经肾脏排泄。

【药理作用】　本药是一种非麦角类 DA 激动药。体外研究显示,本药对 D_2受体的特异性较高并具有完全的内在活性,对 D_3受体的亲和力高于 D_2和 D_4受体。对晚期帕金森病,本药与左旋多巴联用,可使患者对后者的需要量减少 27%～30%。

【临床应用】　单独或与左旋多巴合用于治疗帕金森病,可减少静息时的震颤。

【不良反应】

① 心血管系统:可出现低血压,但不常见。

② 代谢/内分泌系统:常见外周水肿,可能出现性欲异常(增加或降低)。

③ 神经系统:常见头晕、失眠、眩晕、运动障碍(多发生于与左旋多巴合用初期)、嗜睡(日剂量高于 1.5 mg 时发生率增加)。

④ 精神:常见幻觉及精神错乱。

⑤ 胃肠道:常见恶心、便秘。

(5) 促进 DA 的合成与释放

金刚烷胺

本药可促进纹状体内多巴胺的合成及释放,减少神经细胞对多巴胺的再摄取,并加强中枢神经系统的多巴胺与儿茶酚胺的作用,增加神经元的多巴胺含量,也有对 DA 受体的直接兴奋作

笔 记

用。其抗帕金森病的特点为用药后显效快，作用持续时间短，应用数天即可获得最大疗效，但连用6～8周后疗效逐渐减弱，对PD的肌肉强直震颤和运动障碍的缓解作用较强，优于抗胆碱药物，但不及左旋多巴。长期用药时常见下肢皮肤出现网状青斑，此外，可引起精神不安、失眠和运动失调等。偶致惊厥，癫痫患者禁用。

2．抗胆碱药

胆碱受体阻断药曾经是治疗帕金森病最有效的药物，自从左旋多巴问世，此类药已经退居次要位置。M受体阻断药主要用于轻症患者、由于不良反应或禁忌证不能耐受左旋多巴及左旋多巴治疗无效的患者。对抗精神病药引起的帕金森综合征也有效。其作用机制是通过阻断中枢胆碱受体，减弱纹状体中乙酰胆碱的作用，恢复纹状体中多巴胺能与乙酰胆碱能神经的平衡，从另一角度帮助PD患者恢复DA和ACh这一对神经递质间的平衡，改善帕金森病的症状。

苯海索

本药可部分阻断神经中枢（纹状体）的胆碱受体，抑制乙酰胆碱的兴奋作用，同时抑制突触间隙中多巴胺的再摄取，使基底核的胆碱与多巴胺的功能获得平衡有关。用药后可减轻流涎症状，缓解帕金森病症状及药物诱发的锥体外系症状，但迟发性运动障碍不会减轻，反而加重。抗帕金森病药的总疗效不如左旋多巴、金刚烷胺。

【临床应用】

① 用于治疗帕金森病、脑炎后或动脉硬化引起的帕金森综合征。主要用于轻症及不能耐受左旋多巴的患者。

② 也可用于抗精神病药物引起的锥体外系反应。

③ 还可用于肝豆状核变性、痉挛性斜颈和面肌痉挛。

【不良反应】　常见的不良反应有抗胆碱反应（表现为口干、便秘、排尿困难或疼痛、腹胀、少汗、瞳孔散大、视物模糊等），禁用于青光眼和前列腺肥大患者。尚可见精神障碍和兴奋。此外，有报道认为本类药物可能加重PD患者伴有的痴呆症状，因此，伴有明显痴呆症状的PD患者应慎用本类药物。

（二）治疗阿尔茨海默病药

阿尔茨海默病（Alzheimer's disease，AD）是一种以进行性认知功能障碍和记忆损害为特征的神经系统退行性疾病。其临床表现为患者在意识清醒的状态下出现的全面持久的智能减退，包括记忆力、计算力、抽象思维能力和语言功能的减退，情感和行为异常。AD的病因十分复杂，其中胆碱能神经元退行性病变是目前公认的造成AD认知障碍的重要因素之一。

1．胆碱酯酶抑制剂

多奈哌齐

本药为第二代胆碱酯酶抑制剂，为临床常用药物，是一种脑内选择性可逆性地乙酰胆碱酯酶（AChE）抑制药，能使乙酰胆碱水解减少，增加受体部位乙酰胆碱的含量。其他机制可能包括对肽的作用、对神经递质受体或Ca^{2+}通道的直接作用。

【临床应用】　用于轻中度及重度阿尔茨海默病症状的治疗。

【不良反应】

① 常见恶心、呕吐、腹泻、乏力、倦怠、肌肉痉挛、食欲缺乏、失眠等，常为一过性、轻度反应，继续用药可缓解。还可出现瘙痒、焦虑、尿失禁、普通感冒、意外伤害。有胃及十二指肠溃疡、出血的报道。

② 较少见头晕、头痛、精神紊乱（幻觉、易激动、攻击行为）、抑郁、多梦、嗜睡、体重减轻、视力减退、胸痛、关节痛、胃痛、胃肠功能紊乱、皮疹、尿频或无规律。

③ 有报道极少见晕厥、心动过缓或心律不齐、窦房传导阻滞、房室传导阻滞。心脏杂音、癫

笔记

痫或黑便。罕见锥体外系症状、肝功能异常、肝炎。

石杉碱甲

石杉碱甲(huperzine A)是我国学者从石杉科植物千层塔中提取的生物碱,具有很强的拟胆碱活性,是一种高选择性的胆碱酯酶可逆性抑制剂,1994 年在我国上市。本品易通过血脑屏障进入中枢,可以促进记忆再现和增强记忆保持的作用,显著改善记忆功能和认知功能,效果优于同类药物。适用于老年性记忆功能减退及老年性痴呆患者。口服吸收完全,稳定性好,安全指数大,不良反应少,无肝毒性,具有很好的药用前途。

2. *N*-甲基-D-天门冬氨酸(NMDA)受体拮抗药

美金刚

本药为一种电压依赖性、中等程度亲和力的非竞争性 NMDA 受体拮抗药,可以阻断谷氨酸浓度病理性升高导致的神经元损伤。在谷氨酸释放减少的情况下,本药能改善神经传递,并激活神经元。而在谷氨酸突触前释放增多的病理情况下,本药能阻断 NMDA 受体,具有抗谷氨酸诱导的神经兴奋性毒性作用,防止神经元发生钙离子内流过度。

【临床应用】

① 用于治疗中至重度阿尔茨海默病。本药是第一个用于治疗晚期 AD 的 NMDA 受体非竞争性拮抗药。

② 用于震颤麻痹综合征。

③ 也可用于多发性硬化症及痉挛状态。

【不良反应】 服用后有轻微眩晕、不安、头重、口干等。饮酒可能加重不良反应。肝功能不良者、孕妇禁用。

三、抗精神失常药

精神失常是由多种原因引起的以精神活动障碍为特征的一类疾病,包括精神分裂症、躁狂症、抑郁症和焦虑症等。治疗精神疾病应采取综合措施,包括药物治疗、心理治疗、工作调整、环境改善等,其中药物治疗占重要地位。治疗这些疾病的药物统称为抗精神失常药,根据其临床用途分为抗精神病药、抗躁狂药、抗抑郁药和抗焦虑药(略)。

(一)抗精神病药

精神分裂症是以思维、情感、行为之间不协调,精神活动与现实脱离为主要特征的一类常见的精神病。根据临床症状,将其分为两型,即Ⅰ型和Ⅱ型。前者以幻觉、妄想、思维紊乱等阳性症状为主;后者则以情感淡漠、意志缺失、主动性缺乏等阴性症状为主。抗精神病药又称神经安定药,主要用于治疗精神分裂症,对其他精神病的躁狂症状也有效。

【作用机制】 精神分裂症的发病机制有许多学说,其中脑内多巴胺系统功能亢进的学说得到了广泛的接受和认可,此外,递质 ACh、NA 和 5-HT 增加及 GABA 功能不足等与发病也有一定关系。近年来发现谷氨酸能系统也可能参与其病理生理过程。

DA 是一种重要的中枢神经递质,参与人类神经精神活动的调节,其功能紊乱(亢进或减弱)可导致严重的神经精神疾病。人类中枢神经系统主要存在 4 条 DA 通路:

① 中脑—边缘系统,主要调控情绪反应。

② 中脑—皮质系统,主要参与认知、思维、感觉、理解和推理能力的调控。抗精神分裂症药主要药效与中脑—边缘系统及中脑—皮质系统 D_2受体阻断有关。

③ 黑质—纹状体系统,是锥体外系运动功能的高级中枢。抗精神分裂症药的锥体外系副作用与该通路 D_2受体阻断有关。

笔记

④ 结节—漏斗系统,主要调控垂体激素的分泌,如抑制催乳素的分泌、促进促肾上腺皮质激素(ACTH)和生长激素(GH)的分泌等,应用抗精神病药物则可产生相反的作用,使催乳素分泌增加,ACTH 和 GH 分泌减少,这是其不良反应的基础。

1．第一代抗精神病药物

氯丙嗪

氯丙嗪(chlorpromazine)是第一个问世的吩噻嗪类抗精神分裂症药,由于其疗效确切,至今仍是临床常用药物之一。

【体内过程】 氯丙嗪口服或注射均易吸收,口服后 2 ~ 4 h 血药浓度达峰值,出现镇静作用。服药后 1 ~ 3 周出现抗精神病作用。食物、胆碱受体阻断药可显著延缓其吸收。肌注吸收迅速,但因刺激性强应深部注射。吸收后约 90% 与血浆蛋白结合,可分布到全身各组织,以肺、肝、脑、脾和肾中较多。脑内浓度可达血浆浓度的 10 倍,其中以下丘脑、基底神经节、丘脑和海马等部位浓度最高。氯丙嗪主要在肝经 P450 系统代谢为多种产物,主要经肾排泄,亦可通过乳汁分泌。由于其脂溶性高,易蓄积于脂肪组织,停药后数周乃至半年后,尿中仍可检出其代谢产物。不同个体口服相同剂量氯丙嗪后,血药浓度可相差 10 倍以上,所以给药剂量应个体化。由于老年患者对氯丙嗪的代谢与消除速率减慢,故应适当减量。

【药理作用与作用机制】 氯丙嗪为 DA 受体阻断药。对肾上腺素 α 受体、M 胆碱受体也有阻断作用,因此其药理作用广泛。

(1) 中枢神经系统

① 抗精神病作用:正常人一次口服 100 mg 氯丙嗪后,可出现安静、活动减少、感情淡漠、对周围事物不感兴趣、注意力降低,但理智正常。在安静环境下易入睡,但易被唤醒,醒后神志清楚。与巴比妥类催眠药不同,氯丙嗪加大剂量也不引起麻醉。精神分裂症患者服药后,在不过分抑制的情况下,可迅速控制兴奋躁动,大剂量连续用药可减少或消除幻觉、妄想、躁动及精神运动性兴奋,恢复理智,达到生活自理的地步,产生良好的抗精神病作用。对抑郁无效,甚至可使之加剧。

氯丙嗪等吩噻嗪类药物的抗精神病作用主要是由阻断了中脑—边缘系统和中脑—皮质系统的 D_2样受体所致。此外,氯丙嗪对中枢胆碱受体、肾上腺素受体、组胺受体和 5-HT 受体也有一定的阻断作用,从而产生较强的抗精神病作用。

② 镇吐作用:氯丙嗪有较强的镇吐作用。小剂量时即可对抗 DA 受体激动剂阿扑吗啡引起的呕吐反应,这是由于氯丙嗪阻断了延脑第四脑室底部催吐化学感受区的 D_2样受体;大剂量时又可直接抑制呕吐中枢,但不能对抗前庭刺激引起的呕吐。对顽固性呃逆也有效,其机制可能是氯丙嗪抑制位于延髓与催吐化学感受区旁的呃逆中枢调节部位。

③ 对体温调节的作用:氯丙嗪可抑制体温调节中枢,使体温调节失灵。

④ 加强中枢抑制药的作用:氯丙嗪可加强全身麻醉药、镇静催眠药、镇痛药及乙醇等的作用,故上述药物与氯丙嗪联合应用时,应适当降低剂量。

(2) 自主神经系统　氯丙嗪阻断 α 受体,可翻转肾上腺素的升压效应,同时还能抑制血管运动中枢,引起血管扩张、血压下降,故肾上腺素不适合用于氯丙嗪引起的低血压。但反复应用后,其降压作用可产生耐受性而逐渐减弱,且有较多副作用,故不作为抗高血压药应用。

(3) 内分泌系统　氯丙嗪阻断结节—漏斗系统的 D_2样受体,减少下丘脑催乳素抑制因子的释放,使催乳素分泌增加,引起乳房肿大及泌乳;抑制促性腺激素释放因子的释放,减少卵泡刺激素和黄体生成素的释放,引起排卵延迟;抑制 ACTH 的释放,使糖皮质激素分泌减少;抑制垂体生长激素的分泌,可试用于巨人症的治疗。

【临床应用】

(1) 精神分裂症　氯丙嗪能够显著缓解阳性症状,如进攻、亢进、幻觉、妄想等,但对抑郁、

笔记

木僵等阴性症状疗效差。急性期药物起效较快，临床主要用于Ⅰ型精神分裂症(精神运动性兴奋和幻觉妄想为主)的治疗，尤其对急性患者效果显著，但不能根治，需长期用药，甚至终生治疗；对慢性精神分裂症患者疗效较差。对Ⅱ型精神分裂症患者无效，甚至加重病情。氯丙嗪对其他精神病伴有的兴奋、躁动、紧张、幻觉和妄想等症状也有显著疗效。对各种器质性精神病(如脑动脉硬化性精神病、感染中毒性精神病)和症状性精神病的兴奋、幻觉和幻想症状也有效，但剂量要小，控制症状后应立即停药。

(2) 呕吐和顽固性呃逆　临床主要用于强心苷、吗啡、四环素等多种药物和疾病如尿毒症、恶性肿瘤、放射病等引起的呕吐。对顽固性呃逆也具有显著疗效；对晕动症引起的呕吐无效。

(3) 低温麻醉与人工冬眠　氯丙嗪配合物理降温(冰袋、冰浴)可用于低温麻醉，减少组织耗氧量，有利于某些手术。氯丙嗪与哌替啶、异丙嗪合用，可使患者深睡，降低体温、基础代谢率及组织耗氧量，增强患者耐缺氧的能力，并使自主神经传导阻滞及中枢神经系统反应性降低，此种状态称为“人工冬眠”，有利于机体度过危险的缺氧缺能期，为进行其他有效的对因治疗争取时间，可用于辅助治疗严重感染性休克、创伤性休克、高热及甲状腺危象等。

【不良反应】　氯丙嗪的安全范围虽然较大，但其药理作用广泛，临床用药时间长，所以不良反应较多。

(1) 一般不良反应　中枢抑制症状(嗜睡、淡漠、无力等)；M受体阻断症状(视力模糊、口干、便秘、无汗和眼内压升高等)；α受体阻断症状(鼻塞、血压下降、体位性低血压及反射性心悸等)。青光眼患者禁用。本药局部刺激性较强，宜深部肌内注射。静脉注射可致血栓性静脉炎，应用生理盐水或葡萄糖溶液稀释后缓慢静注。为防止体位性低血压，注射氯丙嗪后应卧床休息1～2h，然后缓慢起立。

(2) 锥体外系反应　长期大量服用氯丙嗪可出现3种锥体外系反应：a. 药源性帕金森综合征，多见于中老年人，表现为肌张力增高、面容呆板、动作迟缓、肌肉震颤和流涎等。一般用药数周至数月发生。b. 静坐不能，青中年人多见，表现为坐立不安、反复徘徊。c. 急性肌张力障碍，多见于青少年，出现在用药后1～5日，由于舌、面、颈及背部肌肉痉挛，引起强迫性张口、伸舌、斜颈、呼吸运动障碍及吞咽困难。上述反应是阻断黑质—纹状体通路的D_2样受体，使纹状体中的DA功能减弱、胆碱功能占优势的结果。减少药量或停药后，症状可减轻或自行消除，也可用中枢性胆碱受体阻断药(苯海索)或促DA释放药(金刚烷胺)等缓解锥体外系反应。

此外，还可见迟发性运动障碍，或称为迟发性多动症，仅见于长期用药的部分患者，表现为不自主、有节律的刻板运动，出现口—舌—颊三联症，如吸吮、舔舌、咀嚼及广泛性舞蹈样手足徐动症等。如早期发现及时停药可以恢复，但也有少数在停药后仍不恢复，其机制可能与氯丙嗪长期阻断突触后DA受体，使DA受体敏感性增加或反馈性促进突触前膜DA释放增加有关。此反应一旦发生，很难治疗，抗胆碱药反可使症状加重，抗DA药使此反应减轻。

(3) 药源性精神异常　氯丙嗪本身可以引起精神异常，如意识障碍、萎靡、淡漠、兴奋、躁动、消极、抑郁、幻觉、妄想等，一旦发生应立即停药。

(4) 惊厥与癫痫　少数患者用药过程中出现局部或全身抽搐，有惊厥或癫痫史者更易发生，应禁用，必要时加用抗癫痫药。

(5) 过敏反应　常见症状有皮疹、接触性皮炎、光敏性皮炎。少数患者出现肝损害、黄疸，也可出现粒细胞减少、溶血性贫血和再生障碍性贫血等。

(6) 内分泌紊乱　部分患者可见乳腺增大、泌乳、月经停止、阳痿。轻度抑制儿童生长。啮齿类动物服用本品可能诱发乳腺癌。乳腺增生症和乳腺癌患者禁用。

(7) 心血管系统反应　阻断α受体可致体位性低血压，可用去甲肾上腺素、间羟胺等药物治疗。也可致心动过速、心动过缓、心电图改变(ST－T改变和Q－T间期延长)等。

笔记

(8) 急性中毒　一次吞服大量(1～2 g)氯丙嗪可致急性中毒，患者出现昏睡、血压下降、心肌损害、心动过速、心电图异常(P－R间期或Q－T间期延长，T波低平或倒置)，应立即对症处理，但禁用肾上腺素，以防血压进一步降低。

其他吩噻嗪类药物

吩噻嗪类药物还有奋乃静、氟奋乃静、三氟拉嗪和硫利达嗪(甲硫达嗪)，与氯丙嗪相比，奋乃静、氟奋乃静和三氟拉嗪的抗精神病作用增强，锥体外系不良反应也增强，但镇静作用和心血管作用减弱，故较为常用。硫利达嗪的抗精神病作用不及氯丙嗪，但其锥体外系不良反应显著减轻。由于硫利达嗪可致Q－T间期延长，引起精神分裂症患者心律失常和猝死，部分国家已停止使用。

2. 第二代抗精神病药物

氯氮平

氯氮平(clozapine)是第一个用于临床的非典型抗精神病药，其抗精神病作用较强而迅速，特异性阻断中脑—边缘系统和中脑—皮质系统的D_4亚型受体，而对黑质—纹状体系统的D_2和D_3亚型受体几乎无亲和力。氯氮平还选择性阻断5-HT_{2A}受体，协调5-HT和DA系统的平衡和相互作用。临床用于治疗急、慢性精神分裂症，而且对其他药物无效的病例，包括慢性精神分裂症的退缩等阴性症状仍有较好的疗效；也可用于长期给予氯丙嗪等传统抗精神病药物引起的迟发性运动障碍。此外，氯氮平还具有抗胆碱作用、抗组胺作用、抗α受体作用，几乎无锥体外系反应及内分泌紊乱等不良反应。不良反应有流涎、便秘、发热、粒细胞减少，严重者可致粒细胞缺乏(女性多于男性)，可能由免疫反应引起，因此，用药前及用药期间须做白细胞计数检查。癫痫及严重心血管疾病患者慎用。增量过快易致体位性低血压。亦有引起染色体畸变的报道。

利培酮

利培酮(risperidone)是新一代非典型抗精神病药物，低剂量时可阻断中枢的5-HT_2受体，大剂量时又可阻断多巴胺D_2受体，对其他受体作用弱。本品全面解除精神分裂症患者的阳性和阴性症状的作用优于氟哌啶醇，适于治疗首发急性患者和慢性患者。不同于其他药物的是该药对精神分裂症患者的认知功能障碍和继发性抑郁也有治疗作用。由于利培酮有效剂量小、见效快，锥体外系反应轻，治疗依从性优于其他抗精神病药，自20世纪90年代应用于临床以来，很快在全球推广应用，已成为治疗精神分裂症的一线药物。

(二) 抗躁狂药

躁狂抑郁症是一种情感障碍性精神疾病。有单相型(即躁狂或抑郁两者之一反复发作)和双相型(躁狂和抑郁交替发作)。现认为脑内5-HT降低是躁狂和抑郁症的共同的病理生化基础。在此基础上，去甲肾上腺素(NA)功能亢进则为躁狂，表现为情绪高涨、联想敏捷、活动增多；NA功能降低则为抑郁，表现为情绪低落，言语减少，精神活动迟缓。目前临床用于治疗躁狂的药物包括典型抗躁狂药碳酸锂、某些抗精神病药(如氯丙嗪、氟哌啶醇、氯氮平、利培酮、匹莫齐特等)、抗癫痫药(如卡马西平、丙戊酸钠)、钙通道阻滞药(如维拉帕米)等，其中，碳酸锂是治疗躁狂症的基本药物。

碳酸锂

【体内过程】　碳酸锂(lithium carbonate)口服吸收快而完全，2～4 h血药浓度达峰值。锂不与血浆蛋白结合，$t_{1/2}$为18～36 h。锂虽吸收快，但通过血脑屏障进入脑组织和神经细胞需一定的时间，故显效慢。主要经肾排泄，约80%由肾小球滤过的锂在近曲小管与钠竞争性重吸收，所以增加钠摄入可促进锂的排泄。钠盐摄入不足或肾小球滤出减少可导致锂在体内潴留，引起中毒。碳酸锂的治疗需进行血药浓度监测指导用药。老年人锂盐排泄慢，应注意调整剂量。

笔记

【药理作用与作用机制】　治疗剂量的碳酸锂对正常人精神活动无明显影响，但可显著改善躁狂症或躁狂抑郁症患者失眠、多动等症状，使行为、言语恢复正常，亦可改善精神分裂症的情感障碍。锂盐发挥药理作用的是锂离子，其情绪安定的确切机制目前仍不清楚，可能与以下四方面有关：

① 在治疗浓度抑制去极化和 Ca^{2+} 依赖的NA和DA从神经末梢释放，但不影响或促进5-HT的释放。

② 促进突触间隙儿茶酚胺再摄取，并提高其灭活率，使突触间隙NA和DA浓度降低。

③ 抑制腺苷酸环化酶和磷脂酶C所介导的反应。

④ 影响 Na^{+}，Ca^{2+}，Mg^{2+} 的分布，影响葡萄糖的代谢。

【临床应用】 用于治疗躁狂症或躁狂抑郁症的躁狂状态，对精神分裂症的兴奋躁动也有效。可与抗精神病药合用提高疗效，减少抗精神病药剂量。锂盐对抑郁症也有一定的疗效。此外，锂盐还可治疗强迫症、周期性精神病、经前紧张征等。

【不良反应与禁忌证】 锂盐不良反应较多，安全范围较窄，最适浓度为0.8～1.5 mmol/L，超过2 mmol/L即出现中毒症状。用药早期症状有头昏、恶心、呕吐、腹泻、疲乏、肌无力、震颤、口干、多尿等，常在继续治疗1～2周内逐渐减轻或消失。此外可引起甲状腺肿大、黏液性水肿、体重增加等。锂在体内蓄积中毒时，可出现脑病综合征，如意识模糊、谵妄、反射亢进、眼震颤、惊厥发作，乃至昏迷、休克、肾功能损害等，一旦出现这些症状，应立即停药，采取措施，促进锂的排泄。静脉注射生理盐水可促进锂的排泄。为防止严重不良反应，最好每日做血药浓度监测。当血锂高达1.6 mmol/L时应立即减量或停药。严重心血管疾病、肾病、脑损伤、脱水、低钠血症及使用利尿药者禁用。

（三）抗抑郁药

1. 选择性5-HT再摄取抑制剂

5-HT再摄取抑制剂以其作用选择性强，多无抗胆碱、抗组胺作用，对心血管系统毒性小等优点，在临床抑郁症的治疗中日益受到重视，成为一线抗抑郁药物。

氟西汀

氟西汀（fluoxetine）是强效选择性5-HT再摄取抑制剂，能延长和增加5-HT的作用，从而产生抗抑郁作用。氟西汀对肾上腺素受体、组胺受体、GABA受体、M受体、5-HT受体几乎无亲和力，故无抗胆碱作用和心脏毒性。适用于治疗伴有焦虑的各种抑郁症，且对抑郁症的疗效与三环类相当。此外该药对强迫症、贪食症、社交恐惧症和神经性厌食症亦有疗效。本药口服吸收良好，6～8 h血药浓度达高峰，血浆蛋白结合率约为95%，血浆消除 $t_{1/2}$ 为2～3日，在肝脏经代谢生成去甲基活性代谢物去甲氟西汀，其活性与母体相同，但其消除 $t_{1/2}$ 为7～9日。应用本药时偶有恶心呕吐、头痛头晕、乏力、失眠、厌食、体重下降、震颤、惊厥、性欲降低等不良反应。本药不应与单胺氧化酶抑制剂（MAOI）合用，应在MAOI停药14日后使用。心血管疾病、糖尿病者应慎用。

2. 三环类抗抑郁药

丙米嗪

【体内过程】 丙米嗪（imipramine，米帕明）口服吸收良好，但个体差异大，生物利用度为29%～77%。口服后2～8 h血药浓度达高峰，$t_{1/2}$ 为10～20 h。在体内广泛分布于各组织，以脑、肝、肾及心肌分布较多，蛋白结合率为90%。丙米嗪主要在肝脏代谢，代谢产物去甲丙米嗪（地昔帕明）也有抗抑郁活性。代谢产物和少量原形药物经肾排泄，少量经胆汁排泄。2-羟代谢物与葡萄糖醛酸结合随尿排出。

【药理作用】 本品为最先应用的三环类抗抑郁药（tricyclic antidepressants，TCAs），具有较强的抗抑郁作用，但兴奋作用不明显，镇静作用弱。

笔记

（1）对中枢神经系统的作用 正常人服用丙米嗪后出现以镇静为主的症状，但抑郁症患者服药后却出现精神振奋、情绪提高、焦虑缓解、食欲增进、睡眠改善等,但疗效缓慢,连续用药2～3周后才显效。作用机制主要为丙米嗪可以抑制特定脑区神经组织突触前膜对NA的再摄取,对5-HT的再摄取也有抑制作用,提高突触间隙NA和5-HT的浓度,促进和改善突触传递功能,从而发挥抗抑郁作用。

(2)对自主神经系统的作用 治疗量丙米嗪有显著的M受体阻断作用,引起口干、便秘、尿潴留和视力模糊等不良反应。

(3)对心血管系统的作用 治疗量丙米嗪可阻断α受体,降低血压,引起心律失常,其中心动过速较常见。心电图可出现T波倒置或低平。这些作用可能与其抑制心肌中NA的再摄取有关。此外,丙米嗪对心肌还有奎尼丁样直接抑制作用,心血管疾病患者慎用。

【临床应用】 适用于各种类型的抑郁症治疗。对内源性抑郁症、更年期抑郁症疗效较好,其次为反应性抑郁症。对伴有焦虑的抑郁症患者疗效显著,对恐惧症亦有效。但对精神分裂症伴发的抑郁状态疗效较差。此外,还可用于小儿遗尿症等。

【不良反应】 常见的不良反应有口干、扩瞳、心动过速、视力模糊、便秘、尿潴留、眼内压升高等阿托品样作用,还可出现多汗、无力、头晕、失眠、精神紊乱、皮疹、震颤、心肌损害。大剂量可引起癫痫样发作。偶见粒细胞减少及黄疸等。长期应用应定期检查血常规和肝功能。

因抗抑郁药易致尿潴留和眼内压升高,故前列腺肥大、青光眼患者禁用。此外心脏病、肝、肾功能不全患者和孕妇禁用。

3. NA再摄取抑制剂

地昔帕明

地昔帕明(desipramine)又名去甲丙米嗪,是强效选择性NA再摄取抑制剂,对DA的摄取也有一定的抑制作用,对H_1受体有强阻断作用,对α受体和M受体阻断作用较弱。主要用于治疗抑郁症,对轻、中度的抑郁症疗效好,也可用于遗尿症的治疗。本品口服易吸收,2～6 h血药浓度达高峰,主要经肾排泄。与丙米嗪相比,不良反应较少,但对心脏的影响与丙米嗪相似,过量导致心律失常、震颤、惊厥、口干及便秘等,偶致体位性低血压,可能是由抑制NA再摄取、阻断α受体作用所致。

四、镇痛药

疼痛是机体受到伤害性刺激后的一种防御反应,也是多种疾病的一种症状,常伴有不愉快的情绪反应。疼痛发生的部位、疼痛的性质、疼痛发作时患者的体征和表现是疾病诊断的重要依据,故疾病未确诊之前须慎用镇痛药,以免掩盖病情,贻误诊治。另外,对于心肌梗死、晚期癌症及外伤时出现的剧烈疼痛,不仅使患者痛苦,还可引起生理功能严重紊乱,甚至休克、死亡,故应合理应用镇痛药,缓解疼痛,减轻患者痛苦。

镇痛药(analgesics)是一类主要作用于中枢神经系统,选择性地减轻或消除疼痛及疼痛引起的不愉快情绪反应,但不影响意识及其他感觉的药物。该类药物分为阿片生物碱类镇痛药、人工合成镇痛药及非麻醉性镇痛药。其中,阿片类生物碱及其合成品(或称阿片类药物,opioids)具有强大的镇痛作用,可用于各种原因引起的急、慢性疼痛,但有明显呼吸抑制、镇静和欣快等中枢作用;长期使用易致耐受性、依赖性和成瘾性,造成用药者出现药物滥用及停药戒断症状。因此,这类药物被称为麻醉性镇痛药或成瘾性镇痛药,属国际管制的麻醉类药品管理范围。

(一)阿片受体激动药

阿片受体激动药包括阿片生物碱类镇痛药(吗啡、可待因)及人工合成镇痛药(哌替啶、芬太尼、美沙酮等)。阿片(opium)为罂粟科植物罂粟未成熟蒴果浆汁的干燥物,内含吗啡、蒂巴因、

笔记

可待因等20余种生物碱，化学结构上分别属于菲类和异喹啉类。阿片中，菲类的吗啡（morphine）和可待因（codeine）约占10%和0.5%，均可激动阿片受体，产生镇痛作用；异喹啉类的罂粟碱（papaverine）约占1%，具有松弛平滑肌、舒张血管的作用。

吗啡

【体内过程】 吗啡（morphine）口服后易从胃肠道吸收，但首过消除显著，生物利用度仅为25%。皮下注射吸收快，30 min后可吸收60%，硬膜外或椎管内注射可快速渗入脊髓发挥作用。本品吸收后约1/3与血浆蛋白结合。游离型吗啡迅速分布于全身各组织器官，尤以肺、肝、肾和脾等血流丰富的组织中浓度最高。本品脂溶性较低，仅有少量透过血脑屏障，故脑内浓度较低，但足以产生高效的镇痛效应。吗啡可通过胎盘进入胎儿体内。大部分经肝脏代谢，在肝内与葡萄糖醛酸结合，代谢产物吗啡-6-葡萄糖醛酸的生物活性比吗啡强，其血浆浓度远远高于吗啡，半衰期较长，其镇痛强度是吗啡的2倍，但也不易透过血脑屏障。代谢物及原形药物主要经肾排泄，少量经胆汁排泄和乳汁排泄。$t_{1/2}$为2～3 h。肾功能减退者和老年患者体内吗啡-6-葡萄糖醛酸排泄缓慢，易致蓄积效应。

【药理作用】 吗啡是阿片受体激动剂，其镇痛、镇静、抑制呼吸和镇咳等作用均与激动阿片受体有关。

1．中枢神经系统

（1）镇痛和镇静 成人皮下注射吗啡5～10 mg即可提高痛阈60%～70%，明显减轻或消除各种疼痛，作用持续4～5 h。对慢性持续性钝痛的镇痛作用优于间断性锐痛。在镇痛剂量下还有明显的镇静作用，但无催眠作用；有些患者随着疼痛的缓解及情绪的好转还可出现欣快感，这些均有利于消除患者的紧张、恐惧、焦虑不安等情绪，提高患者对疼痛的耐受性，但欣快感却是吗啡成瘾的原因。

吗啡的致欣快作用与患者所处状态有关，对正处于疼痛折磨的患者十分明显，而对已经适应慢性疼痛的患者则不甚显著，甚至引起烦躁不安。

（2）抑制呼吸 治疗量的吗啡即可抑制脑干的呼吸中枢，使呼吸频率减慢，潮气量降低，肺泡内的二氧化碳分压升高。呼吸抑制的程度与剂量相关，剂量越大，抑制作用就越显著，中毒剂量时，可使呼吸频率减慢至3～4次/min，是吗啡急性中毒的主要死因。

（3）其他作用 抑制延髓咳嗽中枢，有强大的镇咳作用。兴奋动眼神经缩瞳核，引起瞳孔缩小，中毒量时瞳孔可呈针尖大小，此为诊断吗啡中毒的重要依据之一。吗啡作用于下丘脑体温调节中枢，改变体温调定点，使体温略有降低，但长期大剂量应用，体温反而升高。吗啡可兴奋延脑催吐化学感受区，引起恶心、呕吐，还可促进垂体后叶释放抗利尿激素，抑制促性腺释放激素和促肾上腺皮质释放激素的释放而致血中黄体生成素（LH）、促卵泡激素（FSH）和促肾上腺皮质激素（ACTH）水平降低。

2．平滑肌

（1）胃肠道平滑肌 胃肠道有高密度阿片受体分布，吗啡兴奋胃肠道平滑肌和括约肌，提高胃窦张力，减慢胃排空速度；增加小肠及结肠张力，减弱推进性蠕动，延缓肠内容物通过；同时由于提高回盲瓣及肛门括约肌的张力、减少消化液分泌、延缓食物消化及由于中枢抑制使便意迟钝，因而可引起便秘。便秘反应无耐受性。

（2）胆道平滑肌 治疗量吗啡可使胆道平滑肌痉挛，奥迪括约肌收缩，使胆囊内压力升高，引起上腹不适，甚至胆绞痛，阿托品可部分缓解。还可引起胆汁和胰液反流，造成血淀粉酶和脂肪酶水平升高。

笔记

（3）其他平滑肌 吗啡降低子宫张力、收缩频率和收缩幅度，影响分娩，延长产程，故不宜用于分娩止痛。吗啡提高膀胱括约肌张力，引起排尿困难、尿潴留；对输尿管也有收缩作用。治疗量吗啡对支气管平滑肌兴奋作用不明显，但大剂量可引起支气管平滑肌收缩，诱发或加重哮喘，可能与其促进柱状细胞释放组胺有关。

3．心血管系统

吗啡对心脏无明显影响，但可扩张阻力血管和容量血管，使血压下降，可引起体位性低血压。其降压作用除了降低中枢交感张力外，还与其释放组胺有关。此外，吗啡类药物能模拟缺血性预适应对心肌缺血性损伤的保护作用，减小梗死病灶，减少心肌细胞死亡。吗啡对脑循环的影响很小，但由于呼吸抑制，体内 CO_2 蓄积，可引起脑血管扩张和阻力降低，导致脑血流增加和颅内压升高。

4．免疫系统

吗啡对免疫系统有抑制作用，包括抑制淋巴细胞增殖，减少细胞因子的分泌，减弱自然杀伤细胞的细胞毒作用，抑制人类免疫缺陷病毒（HIV）蛋白诱导的免疫反应等，这可能是吗啡吸食者易感染 HIV 病毒及其他感染性疾患的主要原因。

【作用机制】 阿片受体（μ，δ，κ）和阿片肽共同组成机体的抗痛系统，调控痛觉，维持正常痛阈，发挥生理性止痛作用。痛觉向中枢传导的过程中，感觉神经末梢兴奋并释放 P 物质等兴奋性递质，后者作用于接收神经元的相应受体，通过脊髓丘脑束将痛觉冲动传入中枢。内源性镇痛物质如脑啡肽由特定神经元释放后可激动脊髓感觉神经突触前、后膜上的阿片受体，通过 G 蛋白偶联机制，抑制腺苷酸环化酶，关闭突触前膜电压敏感钙离子通道，减少 P 物质等神经递质释放，开放突触后膜钾离子通道，使突触后膜超极化而抑制痛觉冲动传导，产生镇痛作用。同时，内源性阿片肽还可通过增加中枢下行抑制系统对脊髓背角感觉神经元的抑制作用而产生镇痛作用。吗啡等外源性阿片类镇痛药作为阿片受体激动剂，通过激活上述抗痛系统，模拟内源性阿片肽对痛觉的调制功能而产生镇痛作用。

【临床应用】

（1）镇痛　吗啡对多种原因引起的疼痛均有效，但反复应用易致依赖性。所以除晚期癌性剧痛可长期应用外，一般只限于短期用于其他镇痛药无效的急性锐痛，如严重创伤、烧伤、手术等引起的剧痛。对急性心肌梗死引起的剧烈疼痛，不仅可以止痛，还可减轻患者焦虑情绪和心脏负担。对胆绞痛和肾绞痛等内脏绞痛需加用 M 胆碱受体阻断药如阿托品等。对神经压迫性疼痛的疗效较差。

晚期癌症患者常伴有严重的持续性疼痛，应常规给予止痛药物。有研究表明，定量定时给予镇痛药，维持一定的血药浓度而产生的镇痛作用往往优于疼痛发作时给药。目前，有吗啡的缓释剂上市。

（2）心源性哮喘　心源性哮喘系急性左心衰竭引起肺水肿，导致肺泡换气功能障碍，CO_2 潴留刺激呼吸中枢，引起呼吸加快所致。除吸氧及应用强心苷、氨茶碱、呋塞米等药物外，静脉注射小剂量吗啡可产生良好的效果，可迅速缓解患者的气促和窒息感，促进肺水肿液的吸收。其机制是吗啡降低呼吸中枢对 CO_2 的敏感性，减弱反射性的呼吸兴奋，使急促浅表的呼吸得以缓解。同时，吗啡扩张外周血管，降低外周阻力，减轻心脏前、后负荷。吗啡的镇静作用有利于消除患者的紧张、恐惧、焦虑不安情绪。但休克、昏迷及严重肺功能不全或痰液过多者禁用。对其他原因引起的肺水肿，如尿毒症所致肺水肿，也可应用吗啡。

（3）止泻　适用于非细菌性急、慢性消耗性腹泻，可选用阿片酊或复方樟脑酊。对细菌感染性腹泻，应同时服用抗菌药。

【不良反应】

（1）耐受性和依赖性　治疗量的吗啡连续反复应用后，除了缩瞳和便秘外，其他大部分效应都会逐渐减弱，形成耐受性，表现为吗啡使用剂量逐渐增大和用药间隔时间缩短。且阿片类

笔记

药物间有交叉耐受性。患者会发生病态性嗜好而产生依赖性,包括精神依赖性和躯体依赖性。成瘾性即躯体依赖性,停药后出现戒断症状,表现为烦躁不安、失眠、疼痛、流涕、流泪、出汗、震颤、呕吐、腹泻、发热、瞳孔散大、焦虑、虚脱和意识丧失。吗啡和海洛因停药后 6 ~ 10 h 开始出现戒断症状,停药后 36 ~ 48 h 最严重。成瘾者都有强迫性觅药行为,常不择手段去获取药品。

(2) 一般不良反应 治疗量吗啡可引起眩晕、头痛、恶心呕吐、便秘、嗜睡、呼吸抑制、排尿困难、胆绞痛;还可引起颅内压升高和体位性低血压。

(3) 急性中毒 吗啡过量可引起急性中毒,表现为昏迷、呼吸深度抑制(可至 2 ~ 4 次/min),瞳孔极度缩小呈针尖样,血压降低,甚至休克。呼吸肌麻痹是致死的主要原因。抢救措施主要是人工呼吸、吸氧、补液,并使用吗啡拮抗药(纳洛酮等)拮抗吗啡呼吸抑制。

【禁忌证】 鉴于吗啡的呼吸抑制、血管扩张和延长产程的作用,且能通过胎盘屏障或经乳汁分泌,抑制新生儿和婴儿呼吸,故禁用于分娩止痛和哺乳期妇女止痛。因抑制呼吸、抑制咳嗽反射及促组胺释放可致支气管收缩,禁用于支气管哮喘及肺心病患者。此外,甲状腺功能减退、肾上腺皮质功能不全、前列腺肥大、排尿困难、肝功能严重减退患者和颅脑损伤所致颅内压升高的患者,以及新生儿和婴儿禁用。

哌替啶

哌替啶(pethidine),又名杜冷丁(dolantin)、唛啶(meperidine),为苯基哌啶衍生物,于 1937 年人工合成阿托品类似物时发现其具有吗啡样作用,是目前临床最常用的人工合成镇痛药。

【体内过程】 口服生物利用度为 40% ~60%,故一般注射给药。血浆蛋白结合率为 60%,可通过胎盘屏障进入胎儿体内。血浆 $t_{1/2}$ 为 3 h。主要经肝转化为哌替啶酸及去甲哌替啶,后者 $t_{1/2}$ 为 15 ~20 h,有中枢兴奋作用,与中毒时发生的惊厥有关。代谢产物再以结合形式经肾排泄,仅少量以原形排出。

【药理作用】

(1) 中枢神经系统 作用与吗啡相似。皮下或肌内注射后 10 min 可产生镇静镇痛作用,但作用持续时间比吗啡短,仅 2 ~4 h。镇痛强度约为吗啡的 1/10。部分患者用药后有欣快感,成瘾性发生较慢,戒断症状持续时间较短。哌替啶亦使呼吸中枢对 CO_2 的敏感性降低而抑制呼吸,但较吗啡弱。可兴奋延脑催吐化学感受区及增加前庭器官的敏感性,故易产生眩晕、恶心和呕吐。无明显中枢性镇咳作用。

(2) 兴奋平滑肌 虽可中度提高胃肠道平滑肌及括约肌张力,减少推进性蠕动,但作用短暂,所以不引起便秘,亦无止泻作用。可引起胆道括约肌痉挛,提高胆道内压力,但比吗啡弱。治疗量对支气管平滑肌无影响,大剂量可引起支气管平滑肌收缩。对妊娠末期子宫,并不对抗催产素的作用,故不延缓产程。

(3) 心血管系统 促组胺释放,抑制血管运动中枢,引起血管扩张;对心脏具有负性肌力作用;偶可引起体位性低血压。呼吸抑制使体内 CO_2 蓄积,脑血管扩张,颅内压升高。

【临床应用】

(1) 镇痛 哌替啶对多种疼痛均有效,如手术、创伤、晚期癌症等引起的疼痛。镇痛作用虽弱于吗啡,但成瘾性较吗啡弱,产生也较慢,故常作为吗啡的代用品用于各种剧痛。因其能提高平滑肌的兴奋性,故对胆绞痛和肾绞痛等内脏绞痛患者需加用阿托品。新生儿对哌替啶的呼吸抑制作用非常敏感,故产妇于临产前 2 ~4 h 内禁用,以免抑制出生后新生儿的呼吸。每日使用剂量不应超过 600 mg。连续用药不应超过 48 h,故慢性钝痛不宜使用。

(2) 麻醉前给药及人工冬眠 哌替啶的镇静作用可消除或缓解患者对手术的紧张、恐惧情绪,减少麻醉药用量。与氯丙嗪、异丙嗪等组成冬眠合剂,用于人工冬眠疗法。

(3) 心源性哮喘和肺水肿 作用与机制同吗啡。扩张外周血管,降低外周阻力,减轻心脏负荷,有利于肺水肿的消除。降低呼吸中枢对 CO_2 的敏感性,减弱过度的反射性呼吸兴奋作用,

笔记

使急促或表浅的呼吸得以缓解。

【不良反应】 治疗量哌替啶可引起眩晕、出汗、口干、恶心呕吐、心悸、体位性低血压等。反复使用也易产生耐受性和成瘾性。过量可抑制呼吸。偶可引起震颤、肌肉痉挛甚至惊厥。有轻微的阿托品样作用，给药后可致心率加快，故室上性心动过速患者不宜使用。其他禁忌证同吗啡。

芬太尼

芬太尼(fentanyl)的化学结构与哌替啶相似，主要激动 μ 受体，属短效、强效镇痛药，作用与吗啡相似，镇痛效力为吗啡的 80～100 倍。起效快，静注后 1～2 min 达高峰，维持约 10 min；肌注 15 min 起效，维持 1～2 h。血浆蛋白结合率为 84%，经肝脏代谢而失活，$t_{1/2}$为 3～4 h。临床主要用于各种原因引起的剧痛。与氟哌利多合用可产生“神经安定镇痛”效果，以完成某些小手术或医疗检查，如烧伤换药、内窥镜检查等。与全身麻醉药或局部麻醉药合用，可减少麻醉药用量。

不良反应如恶心、呕吐及胆道括约肌痉挛等弱于吗啡。大剂量可产生明显肌肉僵直，静脉注射过快可致呼吸抑制，反复用药也能产生依赖性。不宜与单胺氧化酶抑制剂合用，禁用于支气管哮喘、重症肌无力、颅脑肿瘤或颅脑外伤引起昏迷的患者，以及 2 岁以下婴幼儿。

美沙酮

美沙酮(methadone)为 μ 受体激动药，其镇痛作用强度与吗啡相当，但作用持续时间明显长于吗啡，左旋体的作用强度为右旋体的 8～50 倍，临床常用其消旋体。口服生物利用度为 92%，血浆蛋白结合率为 89%，$t_{1/2}$为 35 h。达到稳态血药浓度的时间为 4～10 日。主要经肝脏代谢并从肾脏排泄，酸化尿液可促进其排泄。反复使用有一定的蓄积性。单次给药的镇静作用较弱，多次给药可产生显著的镇静作用。临床适用于创伤、手术后、晚期癌症等引起的剧痛。缩瞳、便秘、升高胆道内压力和抑制呼吸等作用亦较吗啡轻。由于美沙酮的耐受性和依赖性发生较慢，停药后的戒断症状较轻，也易于治疗，且使用美沙酮期间，注射吗啡不再产生欣快感，停用吗啡也不再出现明显的戒断症状，因此，美沙酮是常用的吗啡和海洛因等成瘾者脱毒治疗时的替代药物。

（二）阿片受体拮抗药

纳洛酮

纳洛酮(naloxone)的化学结构与吗啡相似，对 μ、δ、κ 受体有竞争性拮抗作用。与阿片受体的亲和力比吗啡强，能阻止吗啡和阿片类物质与阿片受体结合，但其本身无明显的药理效应。正常人注射 12 mg 后，不产生任何症状，注射 24 mg 后仅产生轻微困倦；但吗啡中毒患者仅需注射小剂量(0.4～0.8 mg)即能迅速翻转吗啡的作用，1～2 min 使呼吸抑制现象消失，增加呼吸频率。吗啡依赖者应用纳洛酮后迅速诱发戒断症状。纳洛酮口服生物利用度低于 2%，一般注射给药，血浆 $t_{1/2}$为 40～55 min；在血清峰浓度水平，纳洛酮的脑与血清药物浓度比是吗啡的 15 倍，在肝脏与葡萄糖醛酸结合而失活。与巴比妥类药物合用或长期饮酒诱导肝药酶，可缩短其血浆 $t_{1/2}$。临床主要用于阿片类镇痛药中毒的解救药，可迅速缓解呼吸抑制及其他中枢抑制症状，使昏迷患者苏醒。

近年来，纳洛酮还试用于乙醇中毒、中重度 CO 中毒、缺血性脑血管疾病、心力衰竭等疾病的治疗，虽然这些疾病的病因各不相同，但在发病过程中都有脑组织或血浆 β-内啡肽释放增加。用纳洛酮治疗后，能明显改善脑缺氧，抑制大脑白质脱髓鞘和小脑浦氏细胞变性；改善缺血区的供氧状态，提高脑灌注压，减轻脑水肿，降低迟发性脑病发生率；逆转心力衰竭时 β-内啡肽对心肌收缩力和呼吸的抑制，增加心肌收缩力和肾脏血流，减轻心脏前、后负荷，改善肾血流量，进一步缓解心力衰竭症状。

笔记

五、解热镇痛抗炎药

解热镇痛抗炎药是一类具有解热、镇痛，多数还有抗炎、抗风湿作用的药物。由于其化学结构与糖皮质激素的甾体结构不同，抗炎作用特点也不同，故称为非甾体抗炎药（nonsteroidal anti-inflammatory drugs，NSAIDs）。常用解热镇痛抗炎药按化学结构可分为水杨酸类、苯胺类、吲哚乙酸类、吡咯乙酸类、芳基乙酸类、芳基丙酸类、烯醇酸类、吡唑酮类、烷酮类、异丁酚酸类等。按对环氧酶的选择性，可分为非选择性环氧酶抑制药和选择性环氧酶-2 抑制药。解热镇痛药的作用机制是抑制机体内前列腺素（prostaglandin，PG）的生物合成。

PG 是一类含有一个五碳环和两条侧链的二十碳不饱和脂肪酸，广泛存在于人和哺乳动物的各种重要组织和体液中，多种细胞都可合成 PG。细胞膜的磷脂在磷脂酶 A_2 的作用下生成花生四烯酸（arachidonic acid，AA）。AA 转化途径有两条：一是经细胞微粒体内 PG 合成酶（环氧酶，cyclo-oxygenase，COX）的催化生成各种 PG，如 PGE_2，$PGF_{2\alpha}$，PGI_2 及血栓素 A_2（TXA_2）等。它们参与多种生理和病理过程的调节，如炎症、发热、疼痛、凝血、胃酸分泌，以及血管、支气管和子宫平滑肌的舒缩。二是经细胞质中的脂氧酶的催化生成白三烯类（leukotrienes，LTs），参与过敏反应、诱发炎症、增强白细胞和巨噬细胞的趋化，以及支气管、胃肠道平滑肌收缩等活动。AA 这两条代谢途径的产物有相互调节和制约作用（图 9-7-2）。

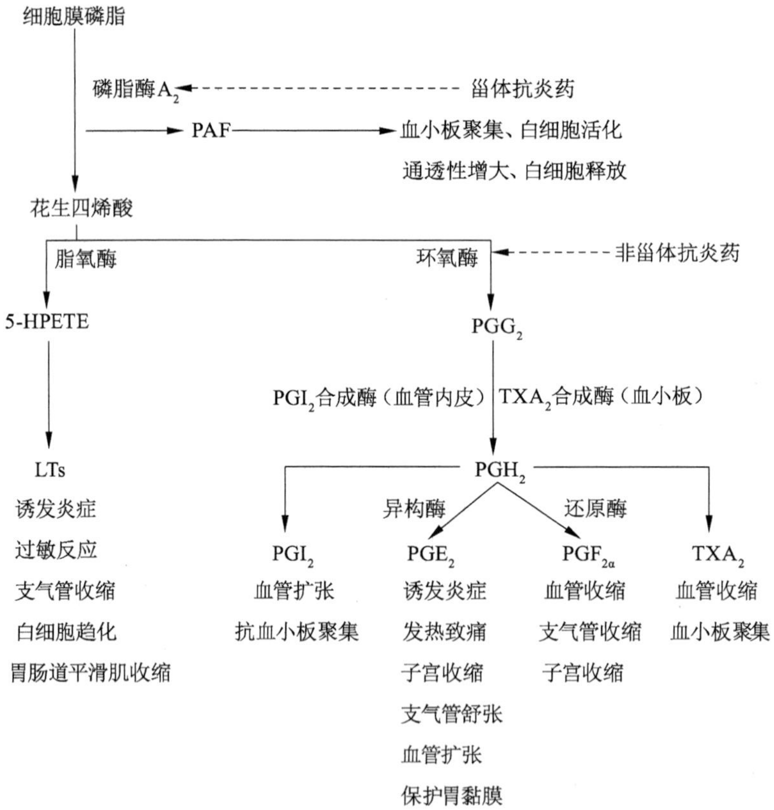

图 9-7-2 花生四烯酸的代谢途径及其主要代谢物的生理活性

NSAIDs 共同的 3 种主要作用：

（1）解热作用 NSAIDs 能降低发热者的体温，而对正常者体温几乎无影响。这和氯丙嗪对体温的影响不同。

笔记

正常体温的恒定有赖于下丘脑体温调节中枢对产热和散热两个过程的调节。病理条件下，病原微生物、非微生物抗原、炎症灶渗出物、致热性类固醇等，刺激血液单核细胞和组织巨噬细胞，产生与释放内热原（可能为白介素-1β、白介素-6、干扰素、肿瘤坏死因子等）。但内热原并非直接作用于体温调节中枢，而是使中枢合成与释放前列腺素增多。PG 再作用于体温调节中枢，使体温调定点提高到37℃以上，使产热增加，散热减少，引起体温升高。NSAIDs 仅对内热原引起的发热有解热作用，而对脑室内直接注射微量 PG 引起的发热无效；说明其解热作用机制是抑制了下丘脑温度敏感神经元，阻断中枢 PG 的合成，使体温调节中枢的体温调定点恢复正常而发挥解热作用。因此，NSAIDs 只能降低发热者的体温，对正常体温无影响。

一般的发热无须急于用药，但体温过高且持久发热，可消耗体力和精力，引起头痛、全身不适、失眠，甚至谵妄、昏迷，小儿高热易致惊厥，严重者可危及生命，因此应及时应用解热药，但必须同时对因治疗。

（2）镇痛作用　NSAIDs 仅有中等程度镇痛作用，只适用于轻、中度的慢性钝痛，如头痛、牙痛、神经痛、肌肉痛、关节痛和痛经等。但对严重创伤性剧痛及内脏平滑肌绞痛无效。一般不产生欣快感和依赖性，亦不抑制呼吸，故临床使用广泛。

PG 的释放对炎性疼痛起到了放大作用。本类药物的镇痛作用部位主要在外周，通过抑制外周病变部位的 COX，使 PG 合成减少而减轻疼痛。部分 NSAIDs 能通过中枢神经系统而发挥镇痛作用，主要作用于脊髓，可能与其阻碍中枢神经系统 PG 的合成或干扰伤害感受系统的介质和调制的产生与释放有关。由于解热镇痛抗炎药只能抑制 PG 的合成，因此只能缓解致痛物质引起的持续性钝痛（多为炎性疼痛），对直接刺激感觉神经末梢引起的锐痛无效。

（3）抗炎作用　除苯胺类外，大多数 NSAIDs 都有抗炎作用，对控制风湿性及类风湿性关节炎的症状有肯定的疗效，但只是对症治疗，不能根治，也不能防止疾病的发展及并发症的发生。PG 和缓激肽不仅是致痛物质，也是很强的致炎物质。此外，NSAIDs 可通过抑制转录因子 NF-κB 及 AP-1 产生抗炎作用。中性粒细胞和巨噬细胞生成的氧自由基可引起组织损伤，NSAIDs 不仅可以抑制 COX 的活性，还可清除过量的氧自由基而抑制组织损伤。

（一）非选择性环氧酶抑制药

传统的 NSAIDs 均是非选择性环氧酶抑制药，主要有阿司匹林、对乙酰氨基酚、吲哚美辛、双氯酚酸、布洛芬、吡罗昔康、美洛昔康、萘丁美酮及舒林酸等。

阿司匹林

【体内过程】　阿司匹林（aspirin）口服后，小部分在胃内被吸收，大部分在小肠内被吸收，在被吸收过程中和吸收后，可被胃黏膜、血浆、红细胞及肝中的酯酶迅速水解成水杨酸，因此，血浆中阿司匹林的浓度低，$t_{1/2}$短（约 15 min）。主要以水杨酸盐形式迅速分布到全身组织，也可进入关节腔及脑脊液，并可通过胎盘。肝对水杨酸的代谢能力有限。口服小剂量阿司匹林（1 g 以下）时，水解产生的水杨酸量较少，其代谢按一级动力学过程进行，水杨酸 $t_{1/2}$为 2 ~ 3 h；但当阿司匹林剂量达 1 g 以上时，水杨酸生成量增多，其代谢从一级动力学过程转变为零级动力学过程进行，水杨酸 $t_{1/2}$延长为 15 ~ 30 h。水杨酸与血浆蛋白结合率高达 80% ~ 90%。主要在肝代谢，随尿排出。尿液 pH 可明显影响水杨酸盐的排泄，碱性尿可促其排出。水杨酸盐是弱酸性药物，一旦血中含量过高引起中毒，可服用碳酸氢钠，碱化尿液增加其解离，减少水杨酸盐重吸收，加速其排泄，这是解救中毒的有效方法之一。

【药理作用与临床应用】

（1）解热镇痛　具有较强的解热镇痛作用，适用于感冒发热、头痛、牙痛、肌肉痛、关节痛、痛经、神经痛和癌症患者的轻、中度疼痛等。本品仅能缓解症状，不能治疗引起发热和疼痛的病因，故需要同时针对病因进行治疗。

（2）抗炎抗风湿　抗炎抗风湿作用也较强。可使急性风湿热患者于 24 ~ 48 h 内退热，关节红肿、疼痛缓解，血沉减慢，全身症状改善。由于控制急性风湿热的疗效迅速而确定，故也可用于鉴别诊断。对类风湿性关节炎亦可迅速镇痛，消除关节炎症，减轻关节损伤，目前仍是首选

笔记

药。但用于抗风湿痛时的剂量较大，需用至最大耐受剂量（成人一般为每日 3～5 g，分 4 次于饭后服用）。

（3）抑制血栓形成　血栓形成与血小板聚集有关。血栓素 A_2（TXA_2）是强大的血小板释放 ADP 和血小板聚集的诱导剂，而前列环素（PGI_2）则抑制血小板的聚集，是 TXA_2 的生理拮抗剂。低浓度阿司匹林能使 COX 活性中心的丝氨酸乙酰化失活，不可逆地抑制血小板中 TXA_2 的生成，影响血小板的聚集，产生抗血栓形成的作用。高浓度阿司匹林能直接抑制血管壁中 COX，减少 PGI_2 合成。PGI_2 的合成减少可能促进血栓形成。血小板中的 COX 对阿司匹林的敏感性远高于血管内皮细胞中的 COX，因此，临床上采用小剂量阿司匹林（每日口服 50～100 mg）预防血栓形成，治疗缺血性心脏病和心肌梗死，降低其病死率和再梗死率；也可用于心绞痛、血管或心脏瓣膜形成术、心房纤颤、有脑血栓倾向的一过性脑缺血等，预防栓塞。

（4）其他　儿科用于皮肤黏膜淋巴结综合征（川崎病）的治疗。近年来发现，长期并规律性服用小剂量阿司匹林可降低结肠癌的患病风险，阿司匹林可预防阿尔兹海默病的发生并与用药量有关。此外，还可治疗放射诱发的腹泻，驱除胆道蛔虫。

【不良反应】　小剂量或短期应用，不良反应较少；长期大量应用治疗风湿病，则不良反应发生率较高。

（1）消化道反应　最为常见。胃肠黏膜存在 COX-1，催化 PG 形成，后者对胃肠黏膜有重要的防御保护和修复作用。阿司匹林抑制 COX-1，干扰 PG（主要为 PGE_2）合成，刺激胃黏膜，引起上腹不适、胃灼痛，甚至诱发或加重溃疡和出血。大剂量时可刺激延脑催吐化学感受器而引起恶心和呕吐，并可损伤胃黏膜，呈无痛性出血（每天失血 3～8 mL）。饭后服药，服用抗酸药或服用肠溶片，或与 PGE_2 同服可减轻或避免胃肠道反应。

（2）凝血障碍　一般治疗量即可抑制血小板聚集而延长出血的时间。长期或大剂量（5 g/日以上）还可抑制凝血酶原激活而造成出血。可用维生素 K 预防。严重肝功能损害、低凝血酶原血症、维生素 K 缺乏和血友病患者禁用本品。长期应用本品者手术前 1 周应停用。

（3）变态反应　少数患者可出现荨麻疹、血管神经性水肿，甚至过敏性休克。少数患者服用本品或其他 NSAIDs 后可诱发哮喘，称为"阿司匹林性哮喘"，它不是以抗原—抗体反应为基础的变态反应，其发生原因是本品抑制了花生四烯酸代谢过程中的环氧酶途径，PG 合成受阻，而对脂氧酶无抑制作用，可造成脂氧酶代谢产物白三烯等增多，导致支气管痉挛而引发哮喘。β 受体激动药对阿司匹林哮喘无明显疗效，可用抗组胺药和糖皮质激素治疗。哮喘、鼻息肉及慢性荨麻疹患者禁用阿司匹林。

（4）水杨酸反应　阿司匹林剂量过大（5 g/日）或敏感者可引起头痛、眩晕、恶心、呕吐、耳鸣、视力及听力减退等中毒症状，称为水杨酸反应，是水杨酸类中毒的表现。严重者可出现谵妄、高热、大量出汗、脱水、过度呼吸，酸碱平衡失调，甚至精神错乱。应立即停药，静脉滴入碳酸氢钠溶液以碱化尿液，加速水杨酸盐随尿排出。

（5）瑞夷综合征（Reye's syndrome）　极少数病毒感染伴发热的儿童或青少年服用阿司匹林后出现严重肝功能损害合并脑病，严重者可致死，虽少见，但预后恶劣。病毒感染（如流感、水痘、麻疹、流行性腮腺炎等）患儿不宜用阿司匹林，可用对乙酰氨基酚代替。

（6）对肾脏的影响　前列腺素对正常肾脏的血管扩张作用很小，但伴有心、肝、肾功能损害的患者对前列腺素的扩张血管作用较正常人敏感。因此，阿司匹林对正常肾功能并无明显的影响。但在少数人，特别是老年人，伴有心、肝、肾功能损害的患者，即使用药前肾功能是正常的，也可能引起水肿等肾小管功能受损的症状，偶见间质性肾炎、肾病综合征，甚至肾功能衰竭，其机制不明。

笔记

【禁忌证】　葡萄糖-6-磷酸脱氢酶缺陷者，痛风及心、肝、肾功能不全者慎用。活动性溃疡病或其他原因引起的消化道出血、血友病或血小板减少症、有阿司匹林或其他非甾体抗炎药过敏史者，尤其是出现哮喘、神经血管性水肿或休克者禁用。阿司匹林可引起胎儿异常，妊娠期妇女尽量避免使用。

【药物相互作用】 阿司匹林与其他水杨酸类药物、双香豆素类抗凝血药、磺酰脲类降血糖药、巴比妥类、苯妥英钠、甲氨蝶呤等合用时，可增强它们的作用。与糖皮质激素合用更易诱发溃疡及出血。与碱性药(如碳酸氢钠)合用，可促进阿司匹林的排泄而降低疗效。

对乙酰氨基酚

【体内过程】 对乙酰氨基酚(acetaminophen)，又名扑热息痛(paracetamol)，是非那西丁(phenacetin)的体内代谢产物。口服易吸收，血浆药物浓度达峰时间为0.5～1 h，可分布到全身组织。在常用临床剂量下，绝大部分药物在肝脏与葡萄糖醛酸或硫酸结合为无活性代谢物，随尿排出，$t_{1/2}$为2～4 h。较高剂量下，上述催化结合反应的代谢酶饱和后，药物经肝微粒体混合功能氧化酶代谢为对乙酰苯醌亚胺(*N*-acetyl-*p*-benzoquinone imine)。对乙酰苯醌亚胺是有毒的代谢中间体，可与谷胱甘肽结合而解毒。但长期或大剂量服用后，体内谷胱甘肽被耗竭，此毒性中间体可以共价键形式与肝、肾中重要的酶和蛋白分子不可逆结合，引起肝细胞、肾小管细胞坏死。

【药理作用与临床应用】 对乙酰氨基酚的解热镇痛作用与阿司匹林相似，但抗炎、抗风湿作用很弱，仅在超过镇痛剂量时才有一定的抗炎作用，其原因未明。近年有报道认为，这可能与对乙酰氨基酚对中枢COX的抑制作用选择性相对较高有关。对血小板及凝血时间无明显影响。临床用于感冒发热、关节痛、头痛、神经痛和肌肉痛等。因无明显胃肠刺激，适合于阿司匹林过敏、消化性溃疡、阿司匹林诱发哮喘等不宜使用阿司匹林的头痛发热患者。由于不良反应相对较少，不诱发溃疡和瑞夷综合征，被世界卫生组织推荐为小儿首选解热镇痛药，成人也普遍应用。本药不能单独用于抗炎或抗风湿治疗。

【不良反应】 治疗量且疗程较短时，不良反应较少，可引起恶心、呕吐。偶见皮肤黏膜变态反应。过量(成人10～15 g)可致急性中毒性肝坏死。严重者可致昏迷，甚至死亡。若长期使用，极少数人可致肾毒性，如肾乳头坏死和慢性间质性肾炎等。长期反复应用可致药物依赖。3岁以下儿童及新生儿，因肝肾功能发育不全而不宜使用。

双氯芬酸

双氯芬酸(diclofenac)为强效解热镇痛抗炎药。解热、镇痛、抗炎效应强于阿司匹林、吲哚美辛、萘普生等，是阿司匹林的26～50倍。此外，可以通过改变脂肪酸的释放或摄取，降低白细胞间游离花生四烯酸的浓度。口服吸收迅速，有首过效应，其口服生物利用度约为50%，血浆蛋白结合率为99%，口服1～2 h血药浓度达峰值。本品可在关节滑液中聚集，经肝代谢后与葡萄糖醛酸或硫酸结合迅速排出体外，$t_{1/2}$为1.1～1.8 h，长期应用无蓄积作用。临床用于类风湿性关节炎、粘连性脊椎炎、椎关节炎等引起的疼痛、各种神经痛、手术及创伤后疼痛等中等程度疼痛。不良反应发生率为20%，服药初期有轻度胃肠刺激症状、轻度眩晕或头痛，继续用药数天后可自行消失，大约2%因不能耐受而停药；大剂量或长期使用，可使极少数患者出现溶血性贫血、骨髓抑制和暂时性肝肾功能异常。连续用药一般不应超过1周。儿童、哺乳期妇女、孕妇不宜使用。

布洛芬

布洛芬(ibuprofen，异丁苯丙酸)是苯丙酸的衍生物，为第一个应用到临床的丙酸类NSAIDs。口服吸收迅速且完全，吸收量较少受食物和药物影响。1～2 h达血药浓度峰值，99%与血浆蛋白结合，可缓慢进入滑膜腔，主要经肝脏代谢，90%的代谢物随尿液排出，$t_{1/2}$为2 h。本品解热、镇痛和抗炎作用强，2.4 g布洛芬的抗炎效果与4 g阿司匹林相同。主要用于风湿及类风湿性关节炎，也可用于一般解热镇痛。不良反应有轻度消化不良和皮疹，胃肠道出血和视力模糊少见，一旦出现视力障碍应立即停药。

笔 记

吡罗昔康

吡罗昔康(piroxicam)为强效、长效抗炎镇痛药。口服吸收完全,2～4 h 血浆浓度达峰值。对风湿性关节炎及类风湿性关节炎的疗效与吲哚美辛、阿司匹林和萘普生的相似。但不良反应较少,其优点是长效($t_{1/2}$长达 36～45 h),用药量小,每日服一次(20 mg)即有效。本品可通过抑制环氧酶使组织局部前列腺素的合成减少及抑制白细胞趋化性和溶酶体的释放,而发挥较强的镇痛抗炎作用。同时本品还可抑制软骨中黏多糖酶和胶原酶的活性,减轻软骨的破坏,减轻炎症反应。不良反应主要为消化道反应,剂量过大或长期应用可致溃疡、消化道出血等,故不宜长期服用。偶见头晕、浮肿、粒细胞减少、再生障碍性贫血等,停药后一般可自行消失。

美洛昔康

美洛昔康(meloxicam)是一种长效的 COX-2 抑制药,对各靶组织和器官的 COX-2 抑制作用比 COX-1 强 10 倍以上。因此,在产生抗炎作用的同时,对胃肠道和肾脏的不良反应较少。

美洛昔康口服吸收快而完全,6～8 h 血药浓度达峰值,生物利用度为 89%。经肝脏代谢,主要经肾脏排出。$t_{1/2}$长达 22 h 左右。一日服药一次即可维持疗效。临床研究证明,每日口服 7.5～15 mg 美洛昔康对风湿性关节炎、骨关节炎、类风湿性关节炎、神经炎、软组织炎均有良好的消炎镇痛作用,而对血小板聚集功能无明显影响。应用美洛昔康致胃黏膜损伤及胃肠出血的发生率也低于应用萘普生和双氯芬酸缓释片。

(二)选择性环氧酶-2 抑制药

塞来昔布

塞来昔布(celecoxib)是 COX-2 选择性抑制剂,对 COX-2 的选择性高于 COX-1 约 375 倍,治疗剂量下对 COX-1 无明显影响。通过抑制 COX-2 阻断花生四烯酸合成前列腺素而发挥抗炎镇痛作用。

该药口服吸收较好,2～4 h 血药浓度达峰值。血浆蛋白结合率高,分布广泛,$t_{1/2}$为 11 h。经肝脏代谢,主要从肠道中排出,少量(7%～10%)随尿排出。肝功能不良者的时量曲线下面积增加 40%～180%。多剂量给药无蓄积作用。与食物同服可延缓其吸收,抗酸剂氢氧化镁则可使其吸收减少约 10%。在肝中经细胞色素 P450 2C9(CYP2C9)代谢,代谢产物与葡萄糖醛酸结合成葡萄糖醛酸苷随粪便排出。

本药不良反应的发生率低于其他非选择性 NSAIDs。其中,消化道不良反应比传统 NSAIDs 低 8 倍;长期用药(12～24 周),胃、十二指肠溃疡的发生率亦比传统 NSAIDs 低 2.5～4 倍。本品常见的不良反应为上腹疼痛、腹泻与消化不良,偶见肝肾功能损害。由于白三烯拮抗剂扎鲁司特、抗真菌药氟康唑及他汀类调脂药氟伐他汀等是 CYP2C9 的抑制剂,与本品同服时可使本品代谢减慢而升高血药浓度。而塞来昔布又可抑制 CYP2D6 的活性,因而可使通过该酶代谢的 β 受体阻断药、抗抑郁药及抗精神病药的血药浓度升高。因此,本品与上述各药合用时要注意。

笔记

第十章

内分泌系统

第一节　概　述

内分泌系统是由内分泌腺和分散存在着某些组织器官中的内分泌细胞组成的一个体内信息传递系统。人体内主要的内分泌腺有垂体、甲状腺、甲状旁腺、肾上腺、胰岛、性腺等(图 10-1-1);在消化道黏膜、心、肾、肺、皮肤、胎盘等部位广泛存在着各种各样的内分泌细胞;此外,在中枢神经系统内,特别是下丘脑内存在着兼有内分泌功能的神经细胞。由内分泌腺或散在的内分泌细胞所分泌的高效能的生物活性物质,经组织液或血液传递而发挥其调节作用,此种化学物质称为激素(hormone)。

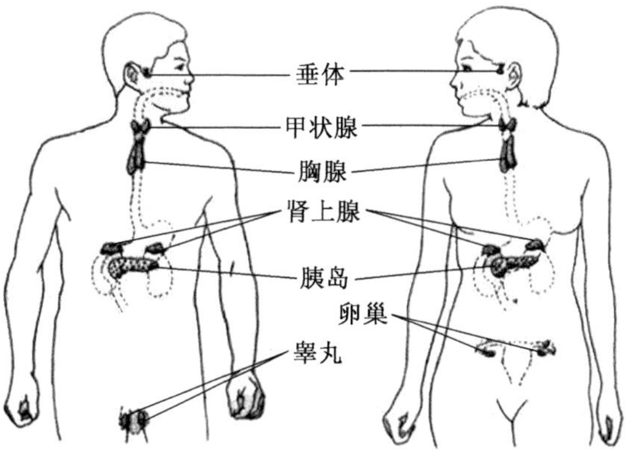

图 10-1-1　人体主要的内分泌腺

激素作为机体体液调节的主要信息分子,其信息传递主要有以下几种方式:

(1) 远距离分泌(telecrine)　多数激素经血液运输至远距离的靶细胞而发挥作用。

(2) 旁分泌(paracrine)　某些激素经组织液扩散而作用于邻近细胞。

(3) 自分泌(autocrine)　分泌的激素经局部扩散后又返回作用于分泌该激素的内分泌细胞。

(4) 神经分泌　下丘脑有许多具有内分泌功能的神经细胞,这类细胞既能产生和传导神经冲动,又能合成和释放激素,故称这类细胞为神经内分泌细胞,它们产生的激素沿神经细胞轴突借轴浆流动运送至末梢而释放,这种方式称为神经分泌(neurocrine)(图 10-1-2)。

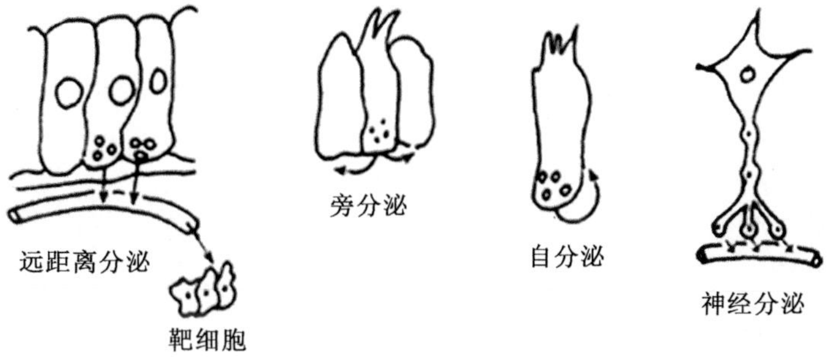

图 10-1-2　激素的递送方式

笔 记

一、激素的分类

激素的种类繁多，来源复杂，通常按其化学性质分为两大类（表 10-1-1）。

表 10-1-1 主要激素及其化学性质

主要来源	激素	英文缩写	化学性质
下丘脑	促甲状腺激素释放激素	TRH	肽类
	促性腺激素释放激素	GnRH	肽类
	生长激素释放抑制激素（生长抑素）	GHIH	肽类
	生长激素释放激素	GHRH	肽类
	促肾上腺皮质激素释放激素	CRH	肽类
	促黑（素细胞）激素释放因子	MRF	肽类
	促黑（素细胞）激素释放抑制因子	MIF	肽类
	催乳素释放因子	PRF	肽类
	催乳素释放抑制因子	PIF	胺类/肽类
	血管升压素（抗利尿激素）	VP（ADH）	肽类
	催产素（缩宫素）	OXT	肽类
腺垂体	促肾上腺皮质激素	ACTH	肽类
	促甲状腺激素	TSH	蛋白质类
	卵泡刺激素	FSH	蛋白质类
	黄体生成素（间质细胞刺激素）	LH（ICSH）	蛋白质类
	促黑（素细胞）激素	MSH	肽类
	生长激素	GH	肽类
	催乳素	PRL	肽类
甲状腺	甲状腺素（四碘甲腺原氨酸）	T4	胺类
	三碘甲腺原氨酸	T3	胺类
甲状腺 C 细胞	降钙素	CT	肽类
甲状旁腺	甲状旁腺激素	PTH	肽类
胰岛	胰岛素		蛋白质类
	胰高血糖素		肽类
肾上腺皮质	糖皮质激素（如皮质醇）		类固醇类
	盐皮质激素（如醛固酮）		类固醇类
肾上腺髓质	肾上腺素	E	胺类
	去甲肾上腺素	NE	胺类
睾丸	睾酮	T	类固醇类
	抑制素		蛋白质类
卵巢	雌二醇	E2	类固醇类
	雌三醇	E3	类固醇类
	孕酮	P	类固醇类
胎盘	绒毛膜生长激素	CS	肽类
	绒毛膜促性腺激素	CG	肽类
胃肠道	促胃液素（胃泌素）		肽类
	缩胆囊素	CCK	肽类
	促胰液素（胰泌素）		肽类

笔记

续表

主要来源	激素	英文缩写	化学性质
心房	心房钠尿肽	ANP	肽类
松果体	褪黑素		胺类
胸腺	胸腺素		肽类

（一）含氮类激素

（1）*肽类和蛋白质激素*　主要有下丘脑激素、神经垂体激素、腺垂体激素、胰岛素、甲状旁腺激素、降钙素及胃肠激素等。

（2）*胺类激素*　包括肾上腺素、去甲肾上腺素和甲状腺激素等。

（二）类固醇（甾体）类激素

类固醇激素是由肾上腺皮质和性腺分泌的激素，如皮质醇、醛固酮、雌激素、孕激素及雄激素等。

二、激素作用的一般特性

激素虽然种类很多，作用复杂，但它们在对靶组织发挥调节作用的过程中，具有某些共同的特点。

（一）激素的信息传递作用

激素作为一类信号分子，在作用于其靶细胞时，只是加强或减弱靶细胞原有的功能活动。在这些作用中，激素既不能添加成分，也不能提供能量，仅仅起着“信使”的作用。

（二）激素作用的相对特异性

激素随体液流动分布至全身各处，与各种组织细胞广泛接触，但它只是有选择性地影响某些细胞、组织或器官的活动，如腺垂体分泌的促甲状腺激素，只作用于甲状腺，影响甲状腺激素的合成与释放。被激素选择作用的细胞、组织和器官分别称为靶细胞、靶组织、靶器官。激素作用的特异性与靶细胞上/内存在着能与该激素发生特异性结合的受体有关。

（三）激素的高效能生物放大作用

激素在血液中的浓度都很低，一般为纳摩尔（nmol/L），甚至为皮摩尔（pmol/L）数量级，但其作用显著。这是由于激素与其受体结合后，在细胞内发生一系列酶促反应，逐级放大，形成一个高效能的生物信号放大系统。如 0.1 μg 促肾上腺皮质激素释放激素，可使腺垂体释放 1 μg 促肾上腺皮质激素，后者能引起肾上腺皮质分泌 40 μg 糖皮质激素，放大了 400 倍，从而增加约 6 000 μg 糖原储存。

（四）激素间的相互作用

当多种激素共同参与某一生理活动的调节时，激素与激素之间往往存在着协同作用或拮抗作用，这对维持其功能活动的相对稳定起着重要作用。例如，生长素、肾上腺素、糖皮质激素及胰高血糖素都能升高血糖水平，在升糖效应上表现出协同效应；相反，胰岛素能降低血糖，与上述激素的升糖效应有拮抗作用。

另外，某些激素本身对某一生理反应并不起直接作用，但在它存在的条件下，可使另一种激素的作用明显增强，即对另一种激素的效应起支持作用，这种现象称为激素的允许作用（permissive action）。如糖皮质激素对心肌和血管平滑肌并无收缩作用，但是必须在有糖皮质激素存在的情况下，儿茶酚胺类激素才能很好地对心血管发挥调节作用。

笔记

三、激素作用的机制

不同化学性质的激素，作用于不同的靶细胞受体，其调节机制也不相同。

（一）含氮类激素的作用机制——第二信使学说

含氮类激素一般分子较大，有较强的极性，不能通过细胞膜，而是先与细胞膜上的特异性受体结合，通过受体构象改变，激活细胞膜上与受体耦联的 G 蛋白，后者再激活 G 蛋白效应器酶（如腺苷酸环化酶）；在 Mg^{2+} 存在的条件下，腺苷酸环化酶将细胞内的 ATP 转变为环磷酸腺苷（cAMP），cAMP 可使无活性的蛋白激酶（PKA）激活。活化的蛋白激酶又激活磷酸化酶，通过催化细胞内多种蛋白质发生磷酸化反应，从而引起靶细胞的各种生理效应（图 10-1-3）。由于 cAMP 可将细胞外激素作用的信息，传递给细胞内的有关酶系，引起靶细胞一系列的功能变化，故将激素看作第一信使，cAMP 则是激素作用的第二信使。目前发现，cGMP（环鸟苷酸）、三磷酸肌醇、二酰甘油、Ca^{2+} 等也可作为第二信使。

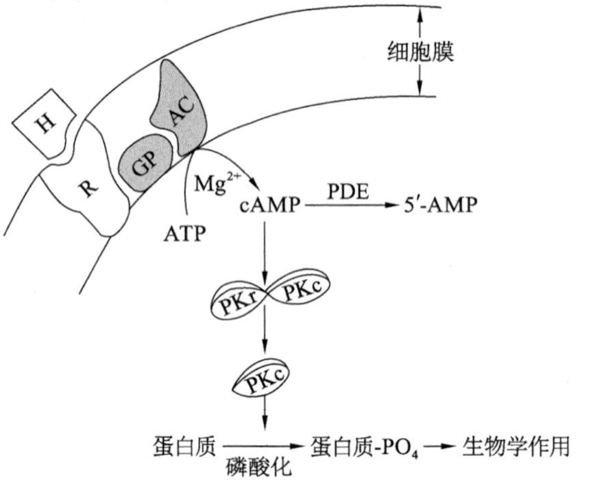

H—激素；R—受体；GP—G 蛋白；AC—腺苷酸环化酶；PDE—磷酸二酯酶；PKr—蛋白激酶调节亚单位；PKc—蛋白激酶催化亚单位

图 10-1-3 含氮类激素的作用机制示意图

（二）类固醇激素的作用机制——基因表达学说

类固醇激素的分子小，呈脂溶性，可透过靶细胞膜进入细胞内，与胞质受体结合，形成激素—胞质受体复合物，获得进入核内的能力，由胞质转移至核内，与核内受体相结合，形成激素—核受体复合物，激发 DNA 的转录过程，生成新的 mRNA，诱导蛋白质合成，产生相应的生理效应（图 10-1-4）。还有的激素（如性激素）进入细胞后可直接穿过细胞核膜进入细胞核中，与细胞核中的受体结合，调节基因表达。

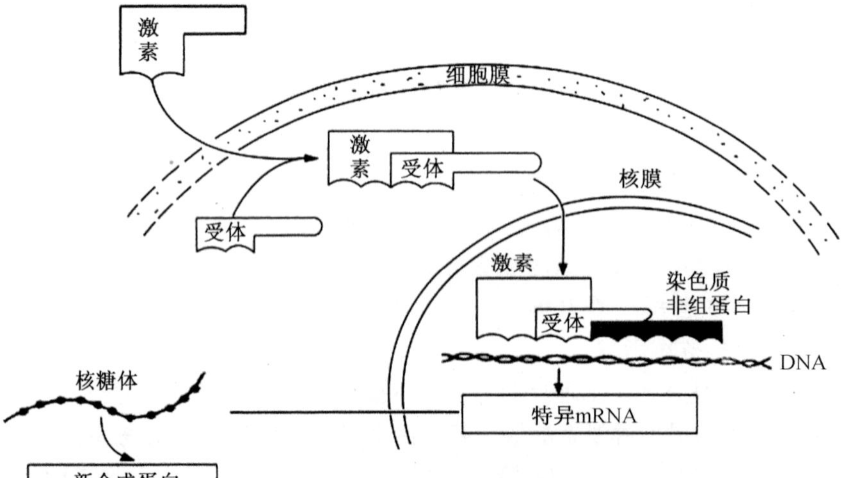

图 10-1-4 类固醇激素的作用机制示意图

笔记

第二节　下丘脑与垂体内分泌

下丘脑与神经垂体和腺垂体的联系非常密切。下丘脑视上核和室旁核的神经元的轴突延伸终止于神经垂体,形成下丘脑—垂体束。下丘脑与腺垂体之间通过垂体门脉系统发生功能联系。下丘脑作为中枢神经系统的一个重要部分,将从大脑或中枢神经系统其他部位传来的神经信息转变为激素的信息,从而以下丘脑为枢纽,把神经调节与体液调节紧密联系起来。所以,下丘脑与垂体一起组成下丘脑—垂体功能单位(图 10-2-1)。

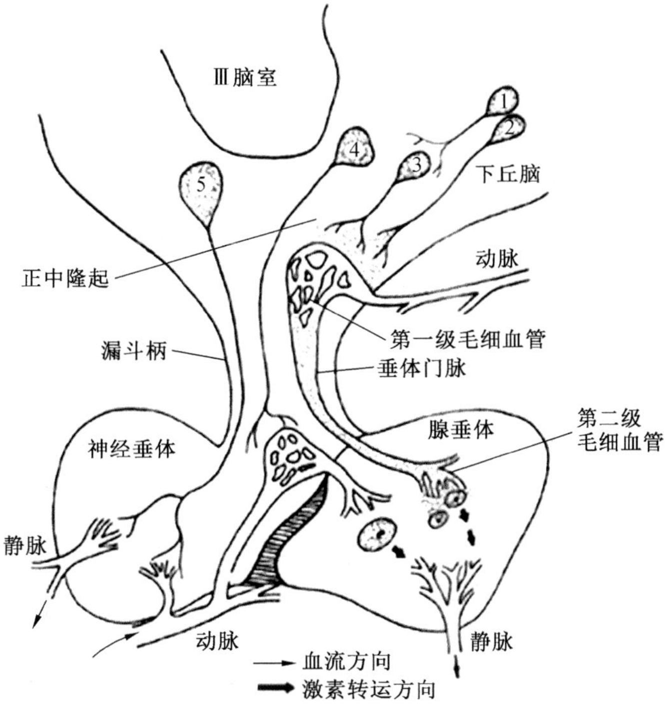

1—单胺能神经元; 2,3,4,5—下丘脑各类肽能神经元

图 10-2-1　下丘脑—垂体功能单位

一、下丘脑调节肽

下丘脑促垂体区的肽能神经元分泌 9 种肽类激素,主要作用是调节腺垂体的活动,因此称为下丘脑调节肽(hypothalamus regulatory peptide, HRP)(表 10-2-1)。当垂体和下丘脑的血管联系中断时,上述腺垂体激素的分泌反而增多。促进腺垂体激素分泌的释放因子,既能促进腺垂体激素的释放,又能促进其合成。

表 10-2-1　下丘脑调节肽的化学性质与主要作用

种类	英文缩写	化学性质	主要作用
促甲状腺激素释放激素	TRH	肽类	促进促甲状腺激素的分泌
促性腺激素释放激素	GnRH	肽类	促进黄体生成素、卵泡刺激素的分泌
生长激素释放激素	GHRH	肽类	促进生长激素的分泌
生长激素释放抑制激素	GHIH	肽类	抑制生长激素的分泌
促肾上腺皮质激素释放激素	CRH	肽类	促进促肾上腺皮质激素的分泌

笔记

续表

种类	英文缩写	化学性质	主要作用
催乳素释放因子	PRF	肽类	促进催乳素的分泌
催乳素释放抑制因子	PIF	胺类/肽类	抑制催乳素的分泌
促黑激素释放因子	MRF	肽类	促进促黑激素的分泌
促黑激素释放抑制因子	MIF	肽类	抑制促黑激素的分泌

二、垂体

垂体分为腺垂体和神经垂体两部分。它们的内分泌功能不同。

（一）腺垂体

腺垂体是体内最重要的内分泌腺，其腺细胞分泌7种激素：生长激素（GH）、促甲状腺激素（TSH）、促肾上腺皮质激素（ACTH）、促黑（素细胞）激素（MSH）、卵泡刺激素（FSH）、黄体生成素（LH）和催乳素（PRL）。在腺垂体分泌的激素中，TSH，ACTH，FSH与LH均有各自的靶腺，分别形成：① 下丘脑—腺垂体—甲状腺轴；② 下丘脑—腺垂体—肾上腺皮质轴；③ 下丘脑—腺垂体—性腺轴。腺垂体的这些激素是通过调节靶腺的活动而发挥作用的，而GH，PRL与MSH则不通过靶腺，分别直接调节机体的生长、乳腺发育与泌乳、黑色素细胞活动等。所以，腺垂体激素的作用极为广泛而复杂。

1．生长激素

人生长激素（human growth hormone，hGH）含有191个氨基酸，相对分子质量为22 000，其化学结构与催乳素近似，故生长激素有弱催乳素作用，而催乳素也有弱生长激素作用。

（1）生长激素的作用　GH的生理作用是促进机体的物质代谢与生长发育，对各个器官与各种组织均有影响，尤其是对骨骼、肌肉及内脏器官的作用更为显著。

① 促进生长作用：GH的促生长作用是通过一种叫作生长介素的物质介导的。生长介素的化学结构与胰岛素近似，所以又称为胰岛素样生长因子（insulin-like growth factor，IGF）。生长介素的主要作用是促进软骨生长，它除了可促进硫酸盐进入软髓组织外，还促进氨基酸进入软骨细胞，增强DNA，RNA和蛋白质的合成，促进软骨组织增殖与骨化，使长骨加长。

幼年动物摘除垂体后，生长即停止，如及时补充GH则可使其恢复生长。人幼年时期缺乏GH，将出现生长停滞，身材矮小，称为侏儒症；反之，如GH过多则患巨人症。人成年后GH过多，由于长骨骨骺已经钙化，长骨不再生长，只能使软骨成分较多的手脚肢端短骨、面骨及其软组织生长异常，以致出现手足粗大、鼻大唇厚、下颌突出等症状，称为肢端肥大症。

② 促进代谢作用：GH具有促进蛋白质合成、促进脂肪分解和升高血糖的作用。GH可通过生长介素促进氨基酸进入细胞，加速蛋白质合成，包括软骨、骨、肌肉、肝、肾、心、肺、肠、脑及皮肤等组织的蛋白质合成增强；GH促进脂肪分解，增强脂肪酸氧化，抑制外周组织摄取与利用葡萄糖，减少葡萄糖的消耗，从而升高血糖水平。GH分泌过多，可因血糖升高而引起糖尿病，称为垂体性糖尿病。

（2）生长激素分泌的调节　腺垂体GH的分泌受下丘脑释放的生长激素释放激素与生长抑素的双重调节，前者促进生长激素分泌，后者则抑制其分泌。GH的分泌还受睡眠和代谢因素的影响。运动、应激刺激、甲状腺激素、雌激素与睾酮也能促进GH分泌。

笔记

2．催乳素

催乳素（prolactin，PRL）的生理作用较为广泛，主要有：

（1）对乳腺的作用　PRL 促进乳腺腺泡的发育，引起并维持泌乳。

（2）对性腺的作用　小剂量的 PRL 对卵巢雌激素与孕激素的合成有促进作用，而大剂量的 PRL 则有抑制作用。男性在睾酮存在的条件下，PRL 促进前列腺及精囊的生长，还可增强黄体生成素对间质细胞的作用，使睾酮的合成增加。

（3）参与反激反应　在应激状态下，血中 PRL 的浓度与 ACTH 和 GH 的浓度一同增高，待刺激停止数小时后才逐渐恢复到正常水平。

3．促黑（素细胞）激素（MSH）

MSH 的主要生理作用是刺激黑色素细胞内的酪氨酸转化为黑色素，导致皮肤和毛发颜色加深。

4．促甲状腺激素（TSH）

TSH 的主要生理作用是促进甲状腺增生，促进甲状腺激素的合成与分泌。

5．促肾上腺皮质激素（ACTH）

ACTH 的主要生理作用是促进肾上腺皮质的发育与生长，促进糖皮质激素的分泌。

6．促性腺激素

促性腺激素包括卵泡刺激素（FSH）和黄体生成素（LH），促进生殖细胞的发育成熟及性激素的分泌。

（二）神经垂体

神经垂体不含腺细胞，不能合成激素。所谓的神经垂体激素是指在下丘脑视上核、室旁核产生后输送到神经垂体贮存的血管升压素（抗利尿激素）和催产素，在适宜的刺激作用下，这两种激素由神经垂体释放进入血液循环。

第三节　甲状腺内分泌

甲状腺是人体内最大的内分泌腺，其质量为 20～25 g。甲状腺由许多大小不等的单层上皮细胞围成的滤泡组成。滤泡上皮细胞是甲状腺激素合成与释放的部位。甲状腺激素以胶质形式储存于滤泡腔中。

在甲状腺腺泡之间和腺泡上皮细胞之间有滤泡旁细胞，又称 C 细胞，分泌降钙素。

一、甲状腺激素的合成与代谢

甲状腺激素是酪氨酸的碘化物，主要有四碘甲腺原氨酸（T_4）和三碘甲腺原氨酸（T_3）两种。

甲状腺激素合成的主要原料有碘和甲状腺球蛋白（TG），碘主要来源于食物。其合成过程如下：

（1）腺泡聚碘　血液循环中的碘化物被甲状腺细胞通过碘泵主动摄取。

（2）碘的活化　在过氧化物酶的作用下，碘化物被氧化成活性碘或氧化碘中间产物（I^+），活性碘与 TG 上的酪氨酸残基结合，生成一碘酪氨酸（MIT）和二碘酪氨酸（DIT）。

（3）酪氨酸的碘化与甲状腺激素的合成　在过氧化物酶的作用下，一分子 MIT 和一分子 DIT 偶联成 T_3，两分子 DIT 偶联成 T_4。T_3 和 T_4 贮存于滤泡腔内的胶质中。

（4）释放　在蛋白水解酶的作用下，T_3 和 T_4 从 TG 中释放并进入血液。

进入血浆中的 T_3 和 T_4，99% 以上与血浆中的甲状腺素结合球蛋白、甲状腺素结合前白蛋白

笔记

及白蛋白结合，其余以游离形式存在。只有游离型甲状腺激素才能进入靶组织细胞，发挥生理效应。游离型和结合型的甲状腺激素可相互转化，二者呈动态平衡。

二、甲状腺激素的生理作用

甲状腺激素的作用广泛、缓慢而持久。其主要作用是促进物质与能量代谢，促进生长和发育过程。此外，在甲状腺功能紊乱时常常影响心血管、生殖、消化等系统的功能。

（一）对代谢的影响

1．对能量代谢的影响

甲状腺激素能增加体内绝大多数组织细胞（除了性腺、淋巴结、肺、皮肤、脾和脑之外）的耗氧量，增加产热量，提高机体基础代谢率。甲状腺功能亢进时，产热量增加，基础代谢率升高，可较正常人高50%～100%；患者喜凉怕热，极易出汗。而甲状腺功能低下时，产热量减少，基础代谢率降低，可较正常人低30%～45%；患者喜热恶寒。上述两种情况都使患者无法适应环境温度的变化。

2．对蛋白质、糖和脂肪代谢的影响

（1）对蛋白质代谢的影响　生理水平的甲状腺激素可促进蛋白质的合成代谢，从而有利于机体的生长发育。

（2）对糖代谢的影响　甲状腺激素具有促进糖的吸收，增加糖原分解，抑制糖原合成，并能加强其他激素如肾上腺素、胰高血糖素、糖皮质激素、生长激素等的升糖作用，故甲状腺功能亢进时，血糖常常升高，有时出现糖尿。

（3）对脂肪代谢的影响　甲状腺激素可促进脂肪酸的氧化，加速胆固醇的降解，并增强儿茶酚胺与胰高血糖素对脂肪的分解作用。

（二）对生长发育的影响

甲状腺激素是维持正常生长和发育不可缺少的激素，特别是对脑和骨的发育尤为重要。甲状腺激素具有促进组织分化、生长与发育的作用。在胚胎时期缺碘而导致甲状腺激素合成不足或出生后甲状腺功能低下的婴幼儿，脑的发育有明显障碍，智力低下且身材矮小，称为呆小病（即克汀病，cretinism）。其主要表现为患儿脑部的神经细胞变小，神经髓鞘生长延迟，中枢神经系统某些酶的合成障碍，蛋白质、磷脂和神经递质的含量减少，以致智力低下；同时，骨化中心发育不全，骨髓愈合延迟，长骨生长停滞，导致身材矮小。对呆小病的治疗应在出生后3个月内进行为好，应及时补充甲状腺激素。

（三）对神经系统的影响

甲状腺激素不但影响中枢神经系统的发育，还能提高中枢神经系统的兴奋性。因此，甲状腺功能亢进症患者常有注意力不易集中、多愁善感、喜怒失常、烦躁不安、失眠多梦及肌肉颤动等表现。

（四）其他作用

甲状腺激素可直接作用于心肌，增加心肌细胞膜上β受体的数量，促进肾上腺素对心肌细胞的作用，使心率加快，心肌收缩力增加，心输出量增加，收缩压升高。此外，还可促进食欲，所以患甲状腺功能亢进症时，患者食欲旺盛，常感到饥饿，但机体却明显消瘦。

三、甲状腺功能的调节

笔记

甲状腺功能活动主要受下丘脑—腺垂体—甲状腺轴的调节。此外，还可进行一定程度的自身调节和神经调节(图 10-3-1)。

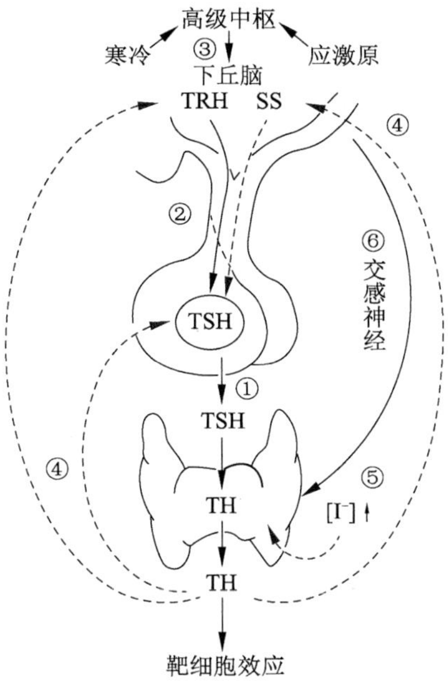

TRH—促甲状腺激素释放激素;SS—生长抑素;TSH—促甲状腺激素;TH—甲状腺激素;[I^-]—血碘水平
① TSH 维持甲状腺的生长,促进 TH 的合成与分泌;② TSH 的合成与分泌受下丘脑调节肽的调控,TRH 具有刺激作用,SS 具有抑制作用;③ 内外环境的变化可通过高级中枢,经下丘脑—腺垂体—甲状腺轴调节 TH 的分泌;④ TH 对 TRH 和 TSH 的分泌有负反馈抑制作用;⑤ 血碘水平过高可直接抑制甲状腺的功能;⑥ 交感神经兴奋可促进甲状腺分泌 TH

⟶促进作用或分泌活动;---➝负反馈抑制作用

图 10-3-1 下丘脑—腺垂体—甲状腺轴及甲状腺激素分泌的调节示意图

(一)下丘脑—腺垂体—甲状腺轴

下丘脑分泌促甲状腺激素释放激素(thyrotropin releasing hormone,TRH),TRH 经垂体门脉进入腺垂体,引起促甲状腺激素(thyrotropin,TSH)的分泌。TRH 和 TSH 最终促进甲状腺功能,使血中 T_3,T_4浓度升高;血中 T_3和 T_4的浓度又对 TSH 和 TRH 的释放起负反馈调节作用,维持甲状腺激素的正常水平。例如,当饮食中缺碘造成甲状腺激素合成减少时,甲状腺激素对腺垂体的负反馈作用减弱,TSH 的分泌量增多,从而刺激甲状腺细胞增生,甲状腺肿大,临床上称为单纯性甲状腺肿。

(二)自身调节

甲状腺能根据碘供应的情况,调整自身对碘的摄取和利用,以及甲状腺激素的合成与释放,这种调节完全不受 TSH 影响,故称自身调节。

碘摄入量增加时,最初 T_4,T_3合成增加,但超过一定限度后,T_4,T_3合成速度不再升高,反而明显下降。过量的碘产生的抗甲状腺效应称为 Wolff-Chaikoff 效应。自身调节作用使甲状腺机能适应食物中碘供应量的变化,从而保证腺体内合成激素量的相对稳定。利用过量碘产生的抗甲状腺效应,临床上常用大剂量碘处理甲状腺危象和做手术前准备。

(三)自主神经对甲状腺活动的影响

甲状腺受自主神经的支配。交感神经可促进甲状腺激素的合成与释放,而副交感神经则使甲状腺激素的合成、分泌减少。

笔记

第四节 甲状腺激素(药)与抗甲状腺药

一、甲状腺激素(药)

【体内过程】 T_3,T_4口服可吸收,生物利用度分别为90% ~95%和50% ~70%,与血浆蛋白结合率均可达99%。但T_3与蛋白质的亲和力低于T_4,其游离量可为T_4的10倍,且作用快、强、短,$t_{1/2}$为2天;而T_4则作用慢、弱、久,$t_{1/2}$为5天。T_3,T_4主要在肝、肾线粒体内脱碘,并与葡萄糖醛酸或硫酸结合而经肾排泄。甲状腺激素可通过胎盘和进入乳汁,妊娠和哺乳期应予注意。

【药理作用】

(1)维持正常生长发育 甲状腺激素为人体生长发育所必需,能促进蛋白质合成,对神经系统的发育影响尤其重要。在机体生长发育时期,甲状腺功能不足时,躯体和智力发育均受影响,可致呆小病。成人甲状腺功能不全时,则可引起黏液性水肿(myxedema)。

(2)促进代谢 甲状腺激素能促进物质氧化,增加组织耗氧量,提高基础代谢率,使产热增加。甲状腺功能亢进时有怕热、多汗等症状。

(3)神经系统及心血管效应 甲状腺激素能提高机体对儿茶酚胺的反应性,这可能与肾上腺素受体数目增多有关。甲状腺功能亢进时,患者出现情绪易激动、急躁、震颤、失眠和心率加快、心排血量增加及收缩压升高等现象。

【临床应用】 主要用于甲状腺功能低下的替代补充治疗。

(1)呆小病 甲状腺功能减退始于胎儿或新生儿,诊治愈早,身体发育和智力改善的可能性愈大,但仍需终身治疗。若治疗过晚,则智力仍然低下。

(2)黏液性水肿 一般用甲状腺片,从小剂量开始,渐增加至足量。应终身服药。

(3)单纯性甲状腺肿 给予适量甲状腺激素,既可补充内源性的不足,又能抑制TSH的过度分泌,以缓解甲状腺组织代偿性增生肥大。由缺碘所致者应补碘。

【不良反应】 过量可引起甲状腺功能亢进的临床表现,如多汗、体重下降、急躁、失眠、神经过敏等,甚至出现震颤、发热等。老人和心脏病患者服用甲状腺激素可发生心绞痛和心肌梗死。一旦出现上述现象,应停药,并用β受体阻断药对抗。

二、抗甲状腺药

抗甲状腺药是治疗各种原因引起的甲状腺功能亢进的有效药物,目前常用的有硫脲类、碘和碘化物、放射性碘和β受体阻断药。

(一)硫脲类

目前常用的硫脲类(thioureas)可分为硫氧嘧啶类和咪唑类,前者包括甲硫氧嘧啶(methylthiouracil)、丙硫氧嘧啶(propylthiouracil);后者包括甲巯咪唑(他巴唑,thiamazole)和卡比马唑(甲亢平,carbimazole)。

【体内过程】 硫氧嘧啶类口服后吸收迅速,生物利用度为50% ~80%,血浆蛋白结合率约为75%,体内分布较广,以甲状腺浓集较多,易进入乳汁和通过胎盘。主要在肝脏代谢,$t_{1/2}$为2 h。

笔记

甲巯咪唑的血浆半衰期为6 h,但在甲状腺组织中药物浓度可维持16 ~24 h,其疗效与甲状腺内药物浓度有关,而后者的高低又与每日给药量呈正相关关系。卡比马唑为甲巯咪唑的衍生物,在体内转化为甲巯咪唑而发挥作用。

【药理作用与作用机制】

① 基本作用是抑制甲状腺过氧化物酶所介导的酪氨酸的碘化和偶联,使氧化碘不能结合到甲状腺球蛋白上,从而抑制甲状腺激素的生物合成。硫脲类药物对已合成的激素无效,须待已合成的甲状腺激素被消耗后才能完全生效。一般用药2~3周,甲状腺功能亢进症状开始减轻,1~3个月基础代谢率才恢复正常。长期用药后,由于T_3和T_4水平下降,可反馈性增加TSH的分泌而引起腺体代偿性增生,腺体肥大、充血,甚至产生压迫症状。

② 丙硫氧嘧啶还能抑制外周组织T_4转化为T_3,能迅速控制血清中生物活性较强的T_3水平,故在重症甲亢、甲亢危象时该药可作为首选。

③ 一般认为,甲亢的发病与自体免疫机制异常有关。硫脲类尚有免疫抑制作用,能轻度抑制免疫球蛋白的生成,使血循环中刺激甲状腺免疫球蛋白(thyroid stimulating immunoglobulin, TSI)降低。所以本类药物除控制甲状腺功能亢进症状外,对病因也有一定的治疗作用。

【临床应用】 主要用于甲状腺功能亢进。

(1)*内科药物治疗* 适用于轻症不需手术治疗或不适宜手术和放射性碘治疗者,如儿童、青少年及术后复发、中重度患者而年老体弱或兼有心、肝、肾、出血性疾病患者等。开始给大剂量以对抗甲状腺激素合成,产生最大抑制。经1~3个月后,当症状明显减轻、基础代谢率接近正常时,药量即可逐渐减少,直至维持量,继续使用1~2年。

(2)*手术前准备* 对需做甲状腺次全切除术的患者,为减少在麻醉和手术后的合并症,防止术后发生甲状腺危象,在手术前应服用硫脲类药物,使甲状腺功能控制到正常或接近正常水平。用硫脲类药物后甲状腺增生充血,不利于手术进行,故应在术前两周加服碘剂,减少出血。

(3)*甲状腺危象的治疗* 感染、手术、外伤等应激诱因可使大量甲状腺激素突然释放入血,导致甲状腺危象,表现为甲亢症状急剧恶化,高热、虚脱、心力衰竭、肺水肿、水和电解质紊乱等,严重时可致死亡。此时,除消除诱因、对症治疗外,主要给予大剂量碘剂以抑制甲状腺激素释放,并立即应用硫脲类(常选用丙硫氧嘧啶)阻止甲状腺激素的合成,并可迅速降低血液中T_3的水平。

【不良反应】 常见的不良反应有药疹、瘙痒等变态反应,停药后可恢复正常。严重不良反应有粒细胞缺乏症,一般发生在治疗后的2~3个月内,故应定期检查血象。因甲状腺功能亢进本身也可引起白细胞减少,故须加以鉴别。本类药物慎用于孕妇,禁用于哺乳期妇女,以免经胎盘和乳汁影响胎儿和婴儿。

(二)碘和碘化物

碘(iodine)和碘化物(iodide)是治疗甲状腺疾病最古老的药物,不同剂量的碘化物对甲状腺功能可产生不同的作用。

【药理作用与临床应用】 碘是合成甲状腺激素的原料,小剂量的碘可预防单纯性甲状腺肿。人体若长期摄碘不足,可使甲状腺激素合成不足,反馈性使TSH分泌增加,使甲状腺增生,产生单纯性甲状腺肿。在食盐中按1/100 000~1/10 000的比例加入碘化钾或碘化钠可有效预防发病。

大剂量碘有抗甲状腺作用,主要是抑制甲状腺激素的释放,可能是抑制了蛋白水解酶,使T_3和T_4不能与甲状腺球蛋白解离所致。大剂量碘还能拮抗TSH促进激素释放作用;此外大剂量碘还能抑制甲状腺激素的合成。大剂量碘作用快而强,用药后1~2日起效,10~15日达最大效应。此时甲亢症状和体征明显改善,甲状腺腺体减小变硬,血管减少,有利于手术切除。但当腺泡细胞内碘离子浓度高到一定程度后,细胞摄碘能力自动降低,因而失去上述效应,病情又可复发。因此,碘化物不能单独用于甲亢内科治疗。

大剂量碘应用限于以下情况:① 甲状腺功能亢进的手术前准备,一般术前2周使用复方碘

笔记

溶液(卢戈液,Lugol's solution)使腺体缩小变韧,血管减少,利于手术进行;② 甲状腺危象的治疗,可将碘化物加到10%葡萄糖溶液中静脉滴注,也可服用复方碘溶液,并在2周内逐渐停服,需同时配合服用硫脲类药物。

【不良反应】

(1) 急性反应　少数对碘过敏的人可于用药后立即或几小时后发生,主要表现为血管神经性水肿、上呼吸道水肿及严重喉头水肿。

(2) 慢性碘中毒　表现为口腔及咽部烧灼感、唾液分泌增多、眼刺激症状等。

(3) 诱发甲状腺功能紊乱　非缺碘人群长期服用碘化物可诱发甲亢。碘剂还可进入乳汁,通过胎盘,引起新生儿甲状腺肿,故孕妇及哺乳期妇女应慎用。

(三) 放射性碘

放射性碘(radioiodine)即^{131}I,有效 $t_{1/2}$ 为8天。

【药理作用】 利用甲状腺高度选择性摄碘的能力,^{131}I可被甲状腺摄取。^{131}I产生的β射线(占99%)在组织内的射程仅约2 mm,因此其辐射作用只限于甲状腺内,破坏甲状腺实质,而很少波及周围组织。^{131}I还产生γ射线(1%),可在体外测得,故可用于甲状腺功能检查。

【临床应用】

(1) 甲状腺功能亢进的治疗　^{131}I适用于不宜手术或手术后复发及硫脲类无效或过敏者。^{131}I能使腺泡上皮破坏、萎缩,减少分泌。

(2) 甲状腺功能检查　小量^{131}I可用于甲状腺功能检查。甲状腺功能亢进时,摄碘率高,摄碘高峰时间前移;反之,摄碘率低,摄碘高峰时间后延。

【不良反应】 易致甲状腺功能低下,故应严格掌握剂量和密切观察有无不良反应,一旦发生后一般可补充甲状腺激素对抗。年龄小于20岁、严重肝肾功能不全者,以及孕妇和哺乳期妇女禁用。

(四) β受体阻断药

β受体阻断药如普萘洛尔等也是甲亢及甲状腺危象时有价值的辅助治疗药物,主要通过阻断β受体的作用,迅速控制甲状腺功能亢进者的心动过速、心律失常、颤抖、激动等交感神经系统兴奋症状。此外还能抑制外周T_4脱碘转变为T_3。

β受体阻断药适用于不宜手术、不宜应用抗甲状腺药及^{131}I治疗的甲状腺功能亢进患者。但单用β受体阻断药控制症状的作用有限,若与硫脲类药物合用则疗效迅速而显著。

第五节　肾上腺内分泌

肾上腺包括中央部的髓质和周围部的皮质两个部分,两者在发生、结构与功能上均不相同,实际上是两种内分泌腺。

一、肾上腺皮质

肾上腺皮质分泌的皮质激素分为三类,即盐皮质激素、糖皮质激素和性激素。各类皮质激素是由肾上腺皮质不同层上皮细胞所分泌的,球状带细胞分泌盐皮质激素,主要是醛固酮(aldosterone);束状带细胞分泌糖皮质激素,主要是皮质醇(cortisol);网状带细胞主要分泌性激素,如脱氢表雄酮(dehydroepiandrosterone)和雌二醇(estradiol),也能分泌少量糖皮质激素。临床常用的皮质激素是糖皮质激素。

笔记

（一）肾上腺皮质激素的生理作用

1．糖皮质激素的生理作用

（1）对物质代谢的影响

① 糖代谢：糖皮质激素促进糖异生，升高血糖。此外，还有抗胰岛素作用，促进血糖升高，甚至出现糖尿。

② 蛋白质代谢：糖皮质激素促进肝外组织，特别是肌肉组织蛋白质分解，加速氨基酸转移至肝生成肝糖原。糖皮质激素分泌过多时，由于蛋白质分解增强，合成减少，将出现肌肉消瘦、骨质疏松、皮肤变薄、淋巴组织萎缩等。

③ 脂肪代谢：糖皮质激素促进脂肪分解，增强脂肪酸在肝内的氧化过程，有利于糖异生作用。肾上腺皮质功能亢进时，糖皮质激素对身体不同部位的脂肪作用不同，四肢脂肪组织分解增强，而腹、面、肩及背部脂肪合成有所增加，以致呈现面圆、背厚、躯干部发胖而四肢消瘦的特殊体形，称为“向心性肥胖”。

（2）对水盐代谢的影响　皮质醇有较弱的保钠排钾作用，还可增加肾小球滤过率，有利于水的排出。

（3）对血细胞的影响　糖皮质激素可使血中红细胞、血小板和中性粒细胞的数量增加，而使淋巴细胞和嗜酸性粒细胞减少。

（4）对循环系统的影响　糖皮质激素对血管没有直接的收缩效应，但它能提高血管平滑肌对儿茶酚胺的敏感性（允许作用），从而提高血管的张力，维持血压。另外，还可以降低毛细血管壁的通透性，从而有利于维持血容量。

（5）在应激反应中的作用　当机体受到各种有害刺激，如缺氧、创伤、手术、饥饿、疼痛、寒冷及精神紧张和焦虑不安等，血中 ACTH 浓度立即增加，糖皮质激素也相应增多，以增强机体对有害刺激的耐受能力，称为应激反应。在这一反应中，除垂体—肾上腺皮质系统参加外，交感—肾上腺髓质系统也参加。通过应激反应作用机制，临床上使用大剂量糖皮质激素及其类似物，起到抗炎、抗感染、抗过敏和抗休克的治疗作用。

2．盐皮质激素的生理作用

盐皮质激素主要为醛固酮，其主要生理作用及其分泌的调节在“尿液生成的调节”一节有详细论述。

（二）糖皮质激素分泌的调节

糖皮质激素的分泌可分为基础分泌和应激分泌两种形式，两者均由下丘脑—腺垂体—肾上腺皮质轴进行调控，包括下丘脑—腺垂体对肾上腺皮质的调节，以及糖皮质激素对下丘脑和腺垂体的反馈调节（图 10-5-1）。下丘脑促肾上腺皮质激素释放激素的释放呈日周期节律和脉冲式释放，一般在清晨 6—8 时分泌达高峰，午夜分泌最少。

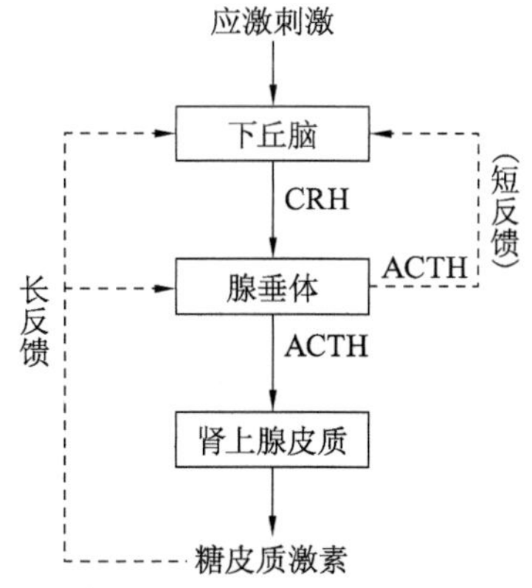

图 10-5-1　糖皮质激素分泌的调节示意图

二、肾上腺髓质

肾上腺髓质嗜铬细胞分泌肾上腺素（epinephrine，E）和去甲肾上腺素（norepinephrine，NE），它们都是儿茶酚胺类激素。血液中的去甲肾上腺素除由髓质分泌外，主要来自肾上腺素能神经纤维末梢，而肾上腺素则主要来自肾上腺髓质。

当机体内、外环境急剧变化时，如运动、创伤、失血、脱水、缺氧、恐惧、焦虑、剧痛、寒冷、高温

笔记

等，这一系统被立即激活，肾上腺素和去甲肾上腺素大量分泌，作用于中枢神经系统，提高其兴奋性，使机体处于警觉状态，反应灵敏，各系统和物质代谢都发生相应的变化。这种在紧急情况下，通过交感—肾上腺髓质系统发生的适应性反应，称为应急反应。需要指出的是，应急与应激是两个不同但相互关联的概念。引起应急反应的刺激，同样也引起应激反应，二者既有区别又相辅相成，使机体的适应能力更加完善。

肾上腺髓质激素分泌主要受交感神经的调节。

第六节　糖皮质激素

糖皮质激素（glucocorticoids, GCS）的作用广泛而复杂，且随剂量与患者状况的不同而变化。生理情况下所分泌的糖皮质激素主要影响正常物质代谢过程，超过生理浓度（药理剂量）时，糖皮质激素还有抗炎、免疫抑制和抗休克等广泛的药理作用。

【体内过程】 糖皮质激素类药物口服或注射都可吸收。口服可的松或氢化可的松后 1～2 h 血药浓度可达高峰，一次给药作用持续 8～12 h。氢化可的松入血后约 90% 与血浆蛋白可逆性结合，其中 80% 与皮质激素转运蛋白（corticosteroid binding globulin，CBG）特异性结合，10% 与白蛋白结合。CBG 主要在肝脏合成。肝病时 CBG 合成减少，肾脏疾病时则因蛋白质随尿排出，使 CBG 水平降低，游离型药物则增加。故肝、肾疾病时糖皮质激素的作用可增强，较易发生不良反应。

糖皮质激素类药物主要在肝脏内代谢，代谢物大部分随尿排出，故肝、肾功能不全时，$t_{1/2}$ 可延长。根据生物半衰期的长短，可将糖皮质激素类药物分为短效、中效和长效 3 类。

可的松和泼尼松需在肝内分布转化为氢化可的松和泼尼松龙才能产生生物效应，故严重肝功能不全患者只宜用氢化可的松或泼尼松龙。与肝药酶诱导剂合用时，需加大糖皮质激素的用量。常用糖皮质激素类药物的药动学和药效学比较见表 10-6-1。

表 10-6-1　常用糖皮质激素类药物的分类

类别	药物	水盐代谢（比值）	糖代谢（比值）	抗炎作用（比值）	等效剂量/mg	半衰期/min	半效期/min
短效	氢化可的松	1.0	1.0	1.0	20	90	8～12
	可的松	0.8	0.8	0.8	25	90	8～12
中效	泼尼松	0.6	3.5	3.5	5	>200	12～36
	泼尼松龙	0.6	4.0	4.0	5	>200	12～36
	甲泼尼龙	0.5	5.0	5.0	4	>200	12～36
	曲安西龙	0	5.0	5.0	4	>200	12～36
长效	地塞米松	0	30	30	0.75	>300	36～54
	倍他米松	0	30～35	25～35	0.60	>300	36～54
外用	氟氢可的松	125		12			
	氟轻松			40			

【药理作用与作用机制】

（1）非特异性抗炎作用　炎症是由物理、化学、生物、免疫等多种原因造成机体损害后所引起的防御反应。糖皮质激素类药物对各种原因引起的炎症和不同阶段的炎症都有强大的抑制作用。但是，炎症反应是机体的一种防御功能，炎症后期的反应更是组织修复的重要过程。因此，糖皮质激素在抑制炎症、减轻症状的同时，也可能降低机体的防御能力，导致感染扩散，阻碍创口愈合。

笔记

(2) 免疫抑制作用　糖皮质激素在治疗剂量时主要抑制细胞免疫,大剂量则能抑制抗体生成,干扰体液免疫。原因可能与其选择性地作用于 T 细胞亚群,特别与增强了 Ts 抑制 B 细胞的作用有关。

(3) 抗休克　大剂量糖皮质激素可用于各种严重休克,尤其是中毒性休克。

(4) 其他作用

① 血液与造血系统:糖皮质激素能刺激骨髓造血功能,使红细胞和血红蛋白含量增多,大剂量应用会使血小板及纤维蛋白原浓度升高。皮质激素还能增加中性粒细胞数目,但却抑制其游走、消化、吞噬等功能。此外,能使淋巴细胞减少、淋巴组织萎缩,嗜酸性粒细胞和嗜碱性粒细胞数目减少。

② 中枢神经系统:能提高中枢神经系统的兴奋性,出现欣快、失眠、激动等现象,甚至可诱发精神失常。大剂量有时可致儿童惊厥或癫痫样发作。

③ 退热作用:糖皮质激素类药物可能抑制体温中枢对致热原的反应,同时由于能稳定溶酶体膜,使内源性致热原的释放减少,从而使升高的体温下降。用于严重的中毒性感染。但在发热诊断未明前,不可滥用糖皮质激素,以免掩盖症状,贻误诊断。

④ 消化系统:糖皮质激素类药物可使胃酸和胃蛋白酶分泌增多,提高食欲,促进消化;但大剂量应用可诱发或加重溃疡病。

【临床应用】

① 替代疗法:用于治疗各种急性或慢性肾上腺皮质功能不全(包括肾上腺危象)、脑垂体前叶功能减退及肾上腺次全切除术后的补充。常需配合盐皮质激素。

② 严重感染或炎症。

③ 自身免疫性疾病和过敏性疾病:

a. 自身免疫性疾病:如风湿热、风湿性心肌炎、风湿性及类风湿性关节炎、系统性红斑狼疮、皮肌炎、自身免疫性溶血性贫血及肾病综合征等应用糖皮质激素后可缓解症状。一般采用综合疗法,不单独使用。

b. 过敏性疾病:如荨麻疹、花粉症、血清病、血管神经性水肿、过敏性鼻炎、严重输血反应和过敏性休克等,一般先以肾上腺素受体激动药和抗组胺药治疗,治疗无效或病情严重时可应用糖皮质激素。

c. 器官移植排斥反应:异体器官移植手术后产生的排异反应也可应用糖皮质激素,与环孢素等免疫抑制剂合用。

④ 抗休克。

⑤ 血液病。

⑥ 局部应用:对接触性皮炎、湿疹、肛门瘙痒、牛皮癣等都有疗效,宜用氢化可的松、泼尼松龙或氟轻松等外用制剂。对天疱疮及剥脱性皮炎等严重病例需全身用药。

【不良反应】

(1) 长期大量应用引起的不良反应

① 类肾上腺皮质功能亢进综合征:糖皮质激素可引起脂质代谢和水盐代谢紊乱,表现为满月脸、水牛背、向心性肥胖、皮肤及皮下组织变薄、痤疮、多毛、低血钾、高血压和糖尿等。一般停药后可自行消退,必要时可采取对症治疗。

② 诱发或加重感染:由于糖皮质激素抑制机体防御功能,长期应用可诱发感染或使体内潜在感染灶扩散,特别是原有疾病已使抵抗力降低者。

③ 消化系统并发症:糖皮质激素能使胃酸、胃蛋白酶分泌增加,抑制胃黏液分泌,降低胃黏膜抵抗力,从而诱发或加重胃、十二指肠溃疡,甚至导致消化道出血或穿孔。少数患者可诱发脂肪肝、胰腺炎。

笔记

④ 心血管系统并发症:长期用药可引起高血压和动脉粥样硬化。

⑤ 骨质疏松、肌肉萎缩、伤口愈合延迟:这与糖皮质激素促进蛋白质分解、抑制其合成及增加钙、磷排泄有关。骨质疏松多见于儿童、老人和绝经期妇女,严重者可致自发性骨折。对儿童因抑制生长激素分泌和造成负氮平衡,还可影响生长发育。

⑥ 其他:可致精神失常,有精神病或癫痫病史者禁用或慎用。

(2) 停药反应

① 医源性皮质萎缩和功能不全:长期服用糖皮质激素,通过负反馈抑制下丘脑—垂体前叶分泌促肾上腺皮质激素(ACTH),引起肾上腺皮质萎缩和功能不全。肾上腺皮质功能恢复的时间与剂量、用药期限和个体差异有关。停药后,垂体分泌 ACTH 的功能一般需 3 ~ 5 个月才能恢复,肾上腺皮质对 ACTH 的反应需 6 ~ 9 个月或更久才能恢复,故不可突然停药或减量过快。大多数患者在停药后通常并无明显表现,少数患者如遇感染、创伤、手术等应激情况,可发生肾上腺危象,表现乏力、恶心、呕吐、低血压,甚至休克等症状,需及时抢救。

② 反跳现象:其发生原因可能是患者对糖皮质激素产生了依赖性或病情尚未完全控制,突然停药或减量过快,可导致原有病症复发或加重,称为反跳现象。常需加大剂量再行治疗,待症状缓解后再逐渐减量、停药。

【禁忌证】 曾患或现患严重精神病和癫痫、活动性消化性溃疡、新近行胃肠吻合术、骨折、创伤修复期、角膜溃疡、肾上腺皮质功能亢进症、严重高血压、糖尿病、怀孕、抗菌药物不能控制的感染(如水痘、霉菌)等,都是皮质激素的禁忌证。当适应证与禁忌证同时并存时,应全面分析,权衡利弊,慎重决定。一般来说,病情危急的适应证,虽有禁忌证存在,仍不得不用。待危急情况过去后,尽早停药或减量。

第七节 胰岛内分泌

胰岛是散在分布于胰腺腺泡组织之间的细胞群,含有多种不同的内分泌细胞,其中 α(A)细胞分泌胰高血糖素,β(B)细胞分泌胰岛素,δ(D)细胞分泌生长抑素,PP 细胞数量很少,分泌胰多肽。本节只介绍胰岛素和胰高血糖素。

一、胰岛素

(一) 胰岛素的生理作用

胰岛素是机体调节血糖稳定、促进合成代谢的主要激素。

1. 对糖代谢的影响

胰岛素通过增加糖的去路与减少糖的来源,使血糖降低。胰岛素能促进全身组织摄取和利用葡萄糖,促进肝糖原和肌糖原合成,抑制糖异生,从而使血糖水平下降。当胰岛素分泌不足时,血糖浓度升高,尿中就可出现葡萄糖,引起糖尿病。

2. 对脂肪代谢的影响

胰岛素可促进脂肪合成,促进葡萄糖进入脂肪组织,合成脂肪酸和甘油三酯;还可抑制脂肪酶的活性,减少脂肪分解。胰岛素缺乏时,糖的利用受阻,脂肪分解增强,血脂升高,容易引起动脉硬化。同时,由于缺乏胰岛素,增多的脂肪酸在肝脏氧化生成大量酮体,可引起酮症酸中毒。

笔记

3. 对蛋白质代谢的影响

胰岛素使氨基酸进入细胞的过程加速,可促进 DNA,RNA 和蛋白质的合成,并抑制蛋白质的分解，故胰岛素对机体的生长发育有促进作用。

（二）胰岛素分泌的调节

1．血糖的作用

血糖浓度是调节胰岛素分泌的最重要因素，当血糖浓度升高时，胰岛素分泌明显增加，从而促进血糖降低；反之，当血糖浓度降低时，胰岛素的分泌减少，使血糖浓度回升。机体通过这种双向调节机制维持血糖浓度的相对稳定。

2．氨基酸和脂肪的作用

血液中许多氨基酸都有刺激胰岛素分泌的作用，氨基酸和血糖对刺激胰岛素分泌有协同作用，两者同时升高时，可使胰岛素分泌量成倍增长。如果机体长时间处于高血糖、高氨基酸和高血脂状态，可持续刺激胰岛素分泌，导致胰岛 B 细胞衰竭，引起糖尿病。

3．激素的作用

胃肠激素如胃泌素、促胰液素、胆囊收缩素、抑胃肽等可刺激胰岛素分泌，另外，生长激素、雌激素、孕酮、糖皮质激素、胰高血糖素均可刺激胰岛素分泌，肾上腺素则可抑制其分泌。

4．神经调节

胰岛受迷走神经和交感神经双重支配。迷走神经可直接刺激或通过促进胃肠激素的释放间接刺激胰岛素的分泌。交感神经则抑制胰岛素的分泌。

二、胰高血糖素

与胰岛素的促进合成代谢作用相反，胰高血糖素是一种促进分解代谢的激素。胰高血糖素有很强的促进糖原分解和糖异生的作用，使血糖明显升高；可通过激活脂肪酶，促进脂肪分解，同时又可加强脂肪酸氧化，使酮体生成增多；能增强蛋白质分解，减少蛋白质的合成。

胰高血糖素和胰岛素是相互拮抗又协同调节血糖水平的激素。血糖降低时，胰高血糖素分泌增加；血糖升高时，胰高血糖素分泌减少。

第八节　胰岛素及口服降血糖药

胰岛素及口服降血糖药是临床常用的治疗糖尿病的药物。糖尿病是因胰岛素绝对或相对不足引起糖代谢紊乱的一种慢性内分泌疾病。其特征是血糖过高、糖尿、糖耐量降低。临床上表现为多尿、多饮、多食和体重减轻，严重者导致酮症酸中毒，是继心脑血管意外、肿瘤之后，严重危害人类健康的第三大疾病。病程长者易出现心、脑、肾、神经、眼、皮肤、关节等多种合并症，已成为致死、致残的主要原因，预后极为严重。

糖尿病主要分Ⅰ型（胰岛素依赖型糖尿病，insulin-dependent diabetes mellitus，IDDM））、Ⅱ型（胰岛素非依赖型糖尿病，noninsulin-dependent diabetes mellitus，NIDDM）及其他（如营养不良性糖尿病、继发性糖尿病等）3 种类型。目前已发现，糖尿病有遗传倾向，与病毒、免疫、受体障碍有关。

糖尿病难以彻底治愈，但可以控制。一般采用“五架马车”综合措施，缺一不可。① 饮食疗法，要做到三定（定量、定成分、定时间）；② 运动治疗，坚持适当的运动；③ 药物治疗，胰岛素及口服降血糖药等药物疗法；④ 糖尿病教育；⑤ 血糖监测。

一、胰岛素

笔　记

胰岛素（insulin）是由胰腺 β 细胞合成和分泌的酸性蛋白质，由 51 个氨基酸残基排列成 A，B

两肽链,中间有二硫键连接组成。正常人每天分泌胰岛素约 2 mg。药用胰岛素一般从猪、牛胰腺提得,目前已可通过重组 DNA 技术利用大肠埃希菌合成胰岛素,还可将猪胰岛素 β 链第 30 位的丙氨酸用苏氨酸代替而获得人胰岛素。

【体内过程】 胰岛素因易在胃肠道被消化酶破坏,故口服无效,通常需注射给药。皮下注射吸收快,代谢快,$t_{1/2}$为 9 ~ 10 min。但作用可维持数小时,因其分布于组织后,与组织结合而在其中发挥作用。主要在肝、肾灭活,经谷胱甘肽转氨酶还原二硫键,再由蛋白水解酶水解成短肽或氨基酸,也可被肾胰岛素酶直接水解。严重肝肾功能不良能影响其灭活。为延长胰岛素的作用时间,可制成中效及长效制剂。用碱性蛋白质与之结合,使等电点提高到 7.3,接近体液 pH 值,再加入微量锌使之稳定,这类制剂经皮下及肌内注射后,在注射部位发生沉淀,再缓慢释放、吸收。中、长效制剂为混悬剂,不可静注(表 10-8-1)。有时临床上需要一个适当的起效和维持时间,可将短效的普通胰岛素与长效胰岛素按一定比例混合后使用。

表 10-8-1 胰岛素制剂及其作用时间

分类	药物	注射途径	作用时间/h			给药时间
			开始	高峰	维持	
短效	普通胰岛素 (regular insulin)	静脉 皮下	立即 0.5 ~ 1	0.5 2 ~ 3	2 6 ~ 8	急救 餐前 0.5 h,3 ~ 4 次/日
中效	低精蛋白锌胰岛素 (isophane insulin)	皮下	2 ~ 4	8 ~ 12	18 ~ 24	早餐或晚餐前 1 h,1 ~ 2 次/日
	珠蛋白锌胰岛素 (globin zinc insulin)	皮下	2 ~ 4	6 ~ 10	12 ~ 18	早餐或晚餐前 1 h,1 ~ 2 次/日
长效	精蛋白锌胰岛素 (protamine zinc insulin)	皮下	3 ~ 6	16 ~ 18	24 ~ 36	早餐或晚餐前 1 h,1 次/日

【药理作用】 胰岛素对糖、脂肪及蛋白质代谢过程具有广泛的影响。

(1) *糖代谢* 胰岛素可促进葡萄糖进入细胞,加速葡萄糖的氧化和酵解,促进糖原的合成和贮存,抑制糖原分解和异生;使血糖来源减少,去路增加,产生降血糖作用。

(2) *脂肪代谢* 胰岛素能增加脂肪酸转运,促进脂肪合成并抑制其分解,减少游离脂肪酸和酮体的生成。

(3) *蛋白质代谢* 胰岛素可促进组织细胞对氨基酸的主动转运和蛋白质的合成,抑制蛋白质的分解。

【临床应用】

(1) *治疗糖尿病* 胰岛素可用于治疗各型糖尿病,特别对 IDDM 是唯一有效药物。主要用于下列情况:① 重症糖尿病(IDDM,I 型);② 经饮食控制或用口服降血糖药未能控制 NIDDM;③ 发生各种急性或严重并发症(如酮症酸中毒及非酮症高渗高糖性昏迷)的糖尿病;④ 合并重度感染、消耗性疾病、高热、妊娠、创伤及手术的各型糖尿病。

(2) *治疗细胞内缺钾和高钾血症* 临床用胰岛素、葡萄糖和氯化钾制成极化液(GIK),以纠正细胞内缺钾,可防治心肌梗死等心脏病发作时的心律失常。和葡萄糖合用治疗高钾血症。

【不良反应】

(1) *过敏反应* 一般反应轻微而短暂,如荨麻疹、血管神经性水肿等,偶可引起过敏休克。轻者用抗组胺药,重者用糖皮质激素或更换制剂。

(2) *低血糖症* 一般为胰岛素注射过量、未按时进食或剧烈运动引起血糖过低所致。早期主要症状为饥饿感、出汗、心跳加快、乏力等症状。后期出现中枢神经症状:焦虑、震颤、定向失常、语无伦次,严重时出现昏迷、惊厥及休克,甚至脑损伤及死亡。长效胰岛素降血糖作用较慢,不出现上述症状,而以头痛和精神情绪、运动障碍为主要表现。为防止低血糖症的严重后果,应

笔记

教会患者熟知反应，以便及早发现和摄食，或饮用糖水等。严重者应立即静脉注射50%葡萄糖。必须在糖尿病患者中鉴别低血糖昏迷、酮症酸中毒性昏迷及非酮症性糖尿病昏迷。

（3）*胰岛素耐受性*　急性耐受多是由并发感染、创伤、手术、情绪激动等应激状态引起，此时血中抗胰岛素物质增多，或因酮症酸中毒时，血中大量游离脂肪酸和酮体妨碍了葡萄糖的摄取和利用。出现急性耐受时，应采取对因治疗，消除诱发病因，同时在短时间内增加胰岛素剂量。慢性耐受系指患者在无并发症等明显诱因的情况下，每日需用200 U以上的胰岛素，历时48 h以上。

（4）*局部反应*　皮下注射局部可出现红肿、硬结和皮下脂肪萎缩等。经常更换注射部位可避免发生。

二、口服降血糖药

常用的口服降血糖药包括磺酰脲类（sulfonylureas，SU）及双胍类（diguanides）。口服降血糖药作用慢而弱，适用于轻、中型糖尿病，不能完全取代胰岛素。

（一）磺酰脲类

本类药物具有磺酰脲结构。它们的作用及毒性相似，但作用强度、作用时间不同。常用的第一代磺酰脲类药物有甲苯磺丁脲（tolbutamide，D－860，甲磺丁脲，甲糖宁）、氯磺丙脲（chlorpropamide，P－607），第二代磺酰脲类药物有格列本脲（glibenclamide，glyburide，优降糖）、格列吡嗪（glipizide，吡磺环已脲，美吡达）、格列齐特（gliclazide，甲磺吡脲，达美康）、格列喹酮（gliquidone）等。

【体内过程】　磺酰脲类药物在胃肠道吸收迅速而完全，与血浆蛋白结合率很高。多数药物在肝内氧化成羟基化合物，并迅速随尿排出。第二代磺酰脲类药物的作用强度约为第一代的100倍，其$t_{1/2}$短，在12～24 h内作用显著。

甲苯磺丁脲作用弱、维持时间最短。而氯磺丙脲$t_{1/2}$最长，且排泄慢，每日只需给药一次，老人和肾功能不良者不宜使用。新型磺酰脲类药物作用较强，可维持24 h，每日只需给药1～2次。

【药理作用与作用机制】

（1）*降血糖作用*　主要通过刺激胰岛β细胞释放胰岛素所致。

（2）*防治微血管病变*　格列齐特还能减弱血小板黏附力，刺激纤溶酶原的合成，降低微血管对血管活性胺类的敏感性。这对预防或减轻糖尿病患者微血管并发症有一定的作用。

（3）*抗利尿作用*　氯磺丙脲能促进抗利尿激素的分泌，可用于尿崩症。

【临床应用】

（1）*治疗糖尿病*　用于胰岛功能尚存的非胰岛素依赖型糖尿病且单用饮食控制无效者，对胰岛素产生耐受的患者用后可刺激内源性胰岛素的分泌而减少胰岛素的用量。

（2）*治疗尿崩症*　氯磺丙脲能促进抗利尿激素的分泌。

【不良反应】　常见的不良反应为胃肠不适、恶心、腹痛、腹泻，大剂量氯磺丙脲还可引起中枢神经系统症状，如精神错乱、嗜睡、眩晕、共济失调。也可引起粒细胞减少和胆汁淤积性黄疸及肝损害，一般在服药后1～2个月内发生，因此需定期检查肝功能和血象。较严重的不良反应为持久性的低血糖症，常因药物过量所致，尤以氯磺丙脲为甚，老人及肝肾功能不良者较易发生，故老年糖尿病患者不宜用氯磺丙脲。新型磺酰脲类药物较少引起低血糖。

【药物相互作用】　由于磺酰脲类有较高的血浆蛋白结合率，因此在蛋白结合上能与其他药物（如保泰松、水杨酸钠、吲哚美辛、双香豆素等）发生竞争，使游离药物浓度上升而引起低血糖反应。此外，氯丙嗪、糖皮质激素、噻嗪类利尿药、口服避孕药均可降低磺酰脲类药物的降血糖作用。

笔记

（二）双胍类

常用的双胍类药物有甲福明（metformin，二甲双胍）、苯乙福明（phenformin，苯乙双胍，降糖灵）。

【药理作用与作用机制】 本类药物的降糖作用不依赖胰岛功能的完整性，对胰岛 β 细胞无刺激作用。对胰岛功能完全丧失的糖尿病仍然有效，但对正常人无降血糖作用。其作用机制可能是降低食物吸收及糖原异生，促进组织摄取葡萄糖，抑制胰高血糖素的释放，增强胰岛素的作用等。

【临床应用】 二甲双胍目前为各国指南推荐的一线首选药物：① 主要用于单纯饮食控制及体育锻炼治疗无效的Ⅱ型糖尿病，特别是肥胖的Ⅱ型糖尿病。② 与胰岛素合用，可减少胰岛素用量，防止低血糖发生。③ 可与磺酰脲类降血糖药合用，具协同作用。

【不良反应】 不良反应为食欲下降、恶心、腹部不适、腹泻等；危及生命的不良反应是无氧酵解过度导致的乳酸血症，尤以苯乙福明的发生率高，很多国家目前已停止应用。二甲双胍一般不引起乳酸血症，应用较广。肝肾功能不良者及酮症酸中毒、重度感染、急性传染病、手术、充血性心衰等患者禁用。

（三）α-葡萄糖苷酶抑制药

α-葡萄糖苷酶抑制剂是一类新型口服降血糖药，被称为第三代口服降血糖药，其中阿卡波糖（acarbose）已用于临床，其降血糖的机制是在小肠上皮刷状缘与糖类竞争水解糖类的酶，从而减慢水解及产生葡萄糖的速度，延缓葡萄糖的吸收，降低血糖峰值。主要不良反应为胃肠道反应。服药期间应增加碳水化合物摄入的比例，并限制单糖的摄入量，以提高药物的疗效。

（四）非磺酰脲类促胰岛素分泌药

瑞格列奈（repaglinide）与胰岛 β 细胞膜上的特异性受体结合，促进与受体偶联的 ATP 敏感性钾通道关闭，抑制 K^+ 从 β 细胞外流，细胞膜去极化，钙通道开放，钙离子内流，促进胰岛素分泌。其作用快于磺酰脲类，故餐后降血糖作用较快。瑞格列奈为第一个在进餐时服用的葡萄糖调节药物。其最大的优点是可以模仿胰岛素的生理性分泌，由此有效地控制餐后高血糖。因其对改善餐后高血糖非常有效，又被称为“餐时血糖调节剂”。临床用于饮食控制及运动锻炼不能有效控制血糖的Ⅱ型糖尿病（非胰岛素依赖型）患者，老年糖尿病患者也可服用，且适用于糖尿病肾病患者。与二甲双胍合用对控制血糖有协同作用。

（五）胰岛素增敏剂

胰岛素抵抗和胰岛 β 细胞功能缺陷是引起 NIDDM 的主要病理生理机制，因而胰岛素增敏剂（insulin action enhancers）作为一类新型糖尿病治疗药，对糖尿病的治疗具有重要意义。噻唑烷二酮类化合物（thiazolidinediones，TZD）是目前临床常用的胰岛素增敏剂，包括罗格列酮（rosiglitazone）、吡格列酮（pioglitazone）、曲格列酮（troglitazone）、环格列酮（ciglitazone）、恩格列酮（englitazone）等。

该类药物改善胰岛素抵抗及降血糖的机制与激活过氧化物酶增殖体受体 γ（peroxisomal proliferator activated receptor γ，PPARγ）、调节胰岛素反应性基因的转录有关，其增强内源性胰岛素作用而不刺激胰岛素分泌，降低血糖、血脂，抑制血小板聚集，改善胰岛 β 细胞功能。主要用于治疗其他降血糖药疗效不佳的Ⅱ型糖尿病患者，尤其是有胰岛素抵抗的糖尿病患者。副作用主要有嗜睡、肌肉和骨骼痛、头痛和消化道症状等。值得注意的是，该类药物中的曲格列酮对极少数高敏人群具有明显的肝毒性，可引起肝功能衰竭，甚至死亡，目前已被 FDA 限制使用。

第九节 生 殖

笔记

生物体生长发育到一定阶段后，能够产生与自己相似的子代个体，这种功能称为生殖

(reproduction)。

一、男性生殖

男性主要生殖器官为睾丸，此外还有附睾、输精管、精囊腺、前列腺、尿道球腺、阴茎等附属性器官。

(一) 睾丸的功能

1. 睾丸的生精作用

睾丸由生精小管与间质细胞组成。生精小管上皮又由生精细胞和支持细胞构成。原始的生精细胞为精原细胞，从青春期开始，精原细胞分阶段发育形成精子，其过程为精原细胞→初级精母细胞→次级精母细胞→精子细胞→精子。从精原细胞发育成为精子约需两个半月。

支持细胞为各级生殖细胞提供营养，并起着保护与支持作用。

新生的精子释放入曲细精管管腔内，靠小管外周肌样细胞的收缩和管腔液的移动运送至附睾内。在附睾内精子进一步成熟，并获得运动能力。射精时，贮存在附睾的精子与附睾、精囊腺、前列腺和尿道球腺的分泌物混合形成精液排出。

2. 睾丸的内分泌作用

(1) *雄激素* 睾丸间质细胞分泌雄激素，主要为睾酮(testosterone, T)。睾酮的生理作用有以下几方面：

① 维持生精作用。睾酮可直接或先转变为活性更强的双氢睾酮，与生精细胞的雄激素受体结合，促进精子的生成。

② 刺激生殖器官的生长发育，促进男性第二性征出现并维持其正常状态。

③ 维持正常的性欲。

④ 促进蛋白质合成，特别是肌肉和生殖器官的蛋白质合成，同时还能促进骨骼生长与钙磷沉积和红细胞生成等。

(2) *抑制素*(inhibin) 它是睾丸支持细胞分泌的糖蛋白激素。抑制素对腺垂体的 FSH 分泌有很强的抑制作用，而对 LH 的分泌却无明显影响。

(二) 睾丸功能的调节

睾丸生精小管的生精过程和间质细胞的睾酮分泌均受下丘脑—垂体的调节。下丘脑分泌的 GnRH 经垂体门脉到达腺垂体，促进腺垂体合成和分泌卵泡刺激素(follicle-stimulating hormone, FSH)和黄体生成素(luteinizing hormone, LH)。LH 主要作用于间质细胞，而 FSH 主要作用于生精细胞与支持细胞。当血中睾酮达到一定浓度后，便可作用于下丘脑和垂体，抑制 GnRH 分泌，进而抑制 LH 的分泌，产生负反馈调节作用，可使血中睾酮浓度稳定在一定的水平。

下丘脑、垂体、睾丸在功能上密切联系，互相影响，上下统一，称为下丘脑—垂体—睾丸轴(图 10-9-1)。

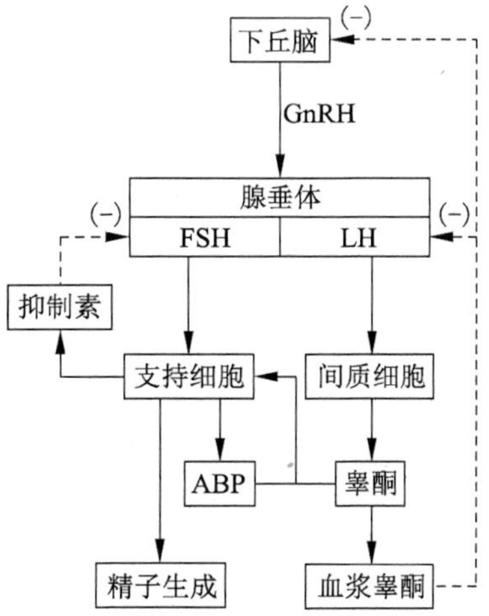

图 10-9-1 下丘脑—垂体—睾丸轴的功能联系示意图

注：实线箭头表示促进或分泌，虚线箭头表示抑制；ABP 表示雄激素结合蛋白。

二、女性生殖

女性的主要生殖器官是卵巢，附属性器官包括输卵

笔记

管、子宫、阴道、外生殖器等。卵巢具有双重功能，即产生并排放卵子的生卵功能和分泌雌激素、孕激素的内分泌功能。

（一）卵巢的功能

1. 生卵作用

（1）卵泡的发育过程　女性出生后，两侧卵巢中有30万~40万个原始卵泡，自青春期开始，一般每月有15~20个原始卵泡开始生长发育，但通常只有一个卵泡发育为优势卵泡并成熟，其余卵泡发育到一定阶段即退化为闭锁卵泡。偶尔也发生一个月中有两个卵泡发育成熟并排卵。卵泡发育至成熟的过程为原始卵泡→初级卵泡→次级卵泡→成熟卵泡。卵子的前身是原始卵泡中的卵原细胞，它是在卵泡中生长发育的，随着卵泡的发育成熟而成为成熟的卵细胞（图10-9-2）。

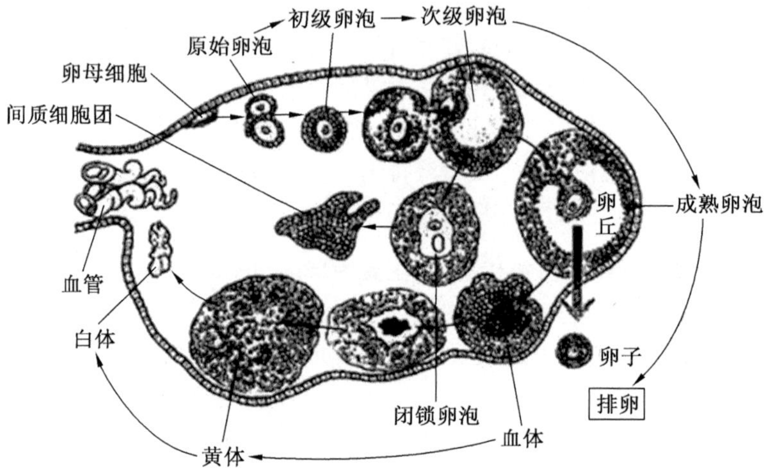

图10-9-2　卵巢生卵过程示意图

（2）排卵与黄体的形成和萎缩　卵泡成熟后发生破裂，卵细胞、透明带、放射冠随同卵泡液冲出卵泡，这个过程称为排卵。一般排卵时间为女性下次月经来潮前14天左右。排出的卵子进入输卵管，如与精子相遇，便可受精。排卵后，塌陷卵泡转变形成黄体。如果卵子未受精，黄体维持两周后即退化，最终形成白体。

2. 内分泌功能

卵巢能分泌多种激素，主要有雌激素和孕激素，还有少量雄激素。雌激素主要为雌二醇（E_2），孕激素主要为黄体酮（P）。雌激素和孕激素具有重要的生理作用。

（1）雌激素的生理作用

① 对生殖器官的作用：雌激素可作用于各个生殖器官。

a. 卵巢：雌激素可协同卵泡刺激素促进卵泡的生长发育，并可诱导排卵前黄体生成素高峰的出现而引发排卵。

b. 子宫：雌激素能使子宫内膜发生增生期变化，使子宫内膜增厚，血管与腺体增生，也使子宫平滑肌增生，兴奋性增高，对缩宫素的敏感性增强，还引起子宫颈分泌大量稀薄的黏液，以便精子穿行通过。

c. 输卵管：雌激素能促进输卵管上皮增生和分泌，促进输卵管运动，以利于精子与卵子的运行。

d. 阴道：雌激素可刺激阴道上皮细胞增生、角化，以及使细胞内糖原含量增加，阴道分泌物呈酸性（pH=4~5），可增强阴道抵抗力。

笔记

② 对女性第二性征和性欲的影响：雌激素可促进乳房的生长发育，刺激乳腺导管及结缔

组织增生，产生乳晕；青春期后，能刺激女性第二性征的出现，并维持其正常状态，如乳腺发育、全身脂肪和毛发分布具有女性特征、音调较高、骨盆宽大、臀部肥厚等；此外还能维持女性的性欲。

③ 对代谢的影响：雌激素对代谢的影响较为广泛。

a. 骨骼代谢：雌激素可促进骨盐沉积，加速长骨生长，还可使骨骺软骨愈合提前完成，因而性早熟的孩子一般身材较矮小，绝经后或卵巢切除的妇女可发生骨质疏松症，易发生骨折。

b. 水盐代谢：雌激素可使体液向组织间隙转移，致使循环血量减少而引起醛固酮分泌增多，结果导致水、钠潴留，这可能与经前期紧张综合征产生的水肿有关。

c. 脂肪和蛋白质代谢：雌激素能降低血浆胆固醇水平，加速蛋白质合成，促进生长发育。

（2）孕激素的生理作用

① 维持子宫妊娠环境：

a. 孕激素可使子宫内膜在增生期的基础上进一步增厚，并进入分泌期，使腺体和血管更加丰富，为胚泡着床准备适宜的环境。

b. 孕激素可降低子宫平滑肌兴奋性，降低子宫对缩宫素的敏感性，保证胚胎发育所需的安稳环境。

c. 孕激素可抑制母体对胚胎的免疫排斥反应，有利于维持妊娠，孕激素缺乏时，易出现流产（临床上应用黄体酮保胎正是基于这一原理）。

d. 孕激素可使子宫颈黏液变稠，阻滞精子的穿透，以防止再孕。

② 促进乳腺发育：在雌激素作用的基础上，孕激素能促进乳腺腺泡的发育与成熟，为分娩后泌乳打下基础。

③ 产热作用：女性基础体温在排卵前先出现短暂降低，排卵后升高 0.3～0.6℃，并在黄体期一直维持在较高水平。这一现象可能是由孕激素对下丘脑体温调节中枢的刺激而引起的。临床上常将这一基础体温的双相变化作为判断排卵的标志之一。

（二）月经周期

1. 月经周期及其分期

女性自青春期起，在卵巢分泌的雌激素和孕激素的作用下，子宫内膜呈周期性变化，最明显的外部表现是月经，这种现象称为月经周期。月经周期的长短因人而异，为 20～40 天，平均 28 天。脱落的子宫内膜随血液一起经阴道流出，即月经。女性一般成长到 12～14 岁开始出现第 1 次月经，称为初潮。到 45～50 岁时，月经周期开始不规则，随后绝经。根据子宫内膜的变化，月经周期可分为月经期、增殖期及分泌期（图 10-9-3）。

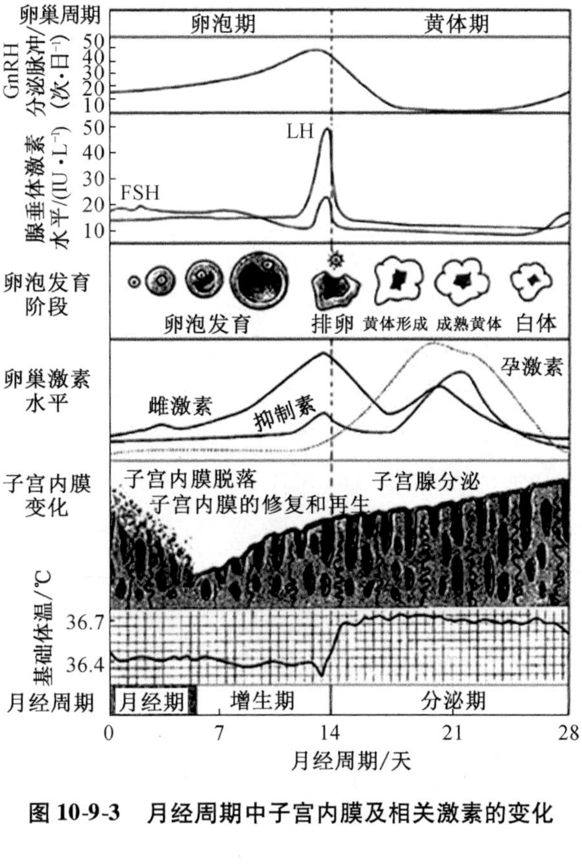

图 10-9-3　月经周期中子宫内膜及相关激素的变化

（1）月经期　从月经开始到月经停止日，即月经周期第 1～4 天，历时约 4 天。此期子宫内膜由于失去了雌激素、孕激素的支持作用，血管发生痉挛，导致内膜缺血、坏死、脱落和出血。月经血量一般为 100 mL 左右，此时，因子宫内膜脱落形成创面容易感染，因此要注意经

笔　记

期卫生。如果排出的卵子受精、着床，子宫内膜不再出现月经周期变化，即子宫内膜不再剥离出血，不出现月经，直到分娩以后。

（2）*增殖期* 增殖期从月经停止到排卵前一天，即月经周期第5～14天，历时约10天。此期的子宫内膜在雌激素的作用下，内膜增殖变厚，血管和腺体增生，但腺体不分泌。此期末，有1个卵泡发育成熟并排卵。

（3）*分泌期* 分泌期从排卵日起至下次月经开始以前，即月经周期第15～28天，历时13～14天。此期的子宫内膜因黄体分泌大量孕激素与雌激素而进一步增厚，血管扩张，腺体增生并开始分泌黏液。此时的子宫内膜变得松软并富含营养物质，为受精卵着床和发育做好准备。如果排出的卵子未受精，黄体则萎缩。而如果排出的卵子已受精，黄体则发育成妊娠黄体，继续分泌孕激素和雌激素，子宫内膜继续增厚，因此，妊娠期间不再来月经。

2．下丘脑—腺垂体—卵巢轴的调节

青春期前，分泌下丘脑促性腺激素释放激素的神经元尚未发育成熟，促性腺激素释放激素的分泌量很少，腺垂体分泌卵泡刺激素和黄体生成素且卵巢功能也相对处于低水平。进入青春期后，下丘脑促性腺激素释放激素神经元发育成熟，分泌的促性腺激素释放激素增加，腺垂体分泌卵泡刺激素和黄体生成素的水平也随之增高，卵巢功能开始活跃起来，卵泡开始生长发育成熟，发生排卵，进入黄体期。在雌激素和孕激素的周期性变化下，子宫内膜也发生周期性变化。以下按卵巢周期的两个时期，说明下丘脑—腺垂体—卵巢轴的内分泌与月经周期的关系（图10-9-3，图10-9-4）。

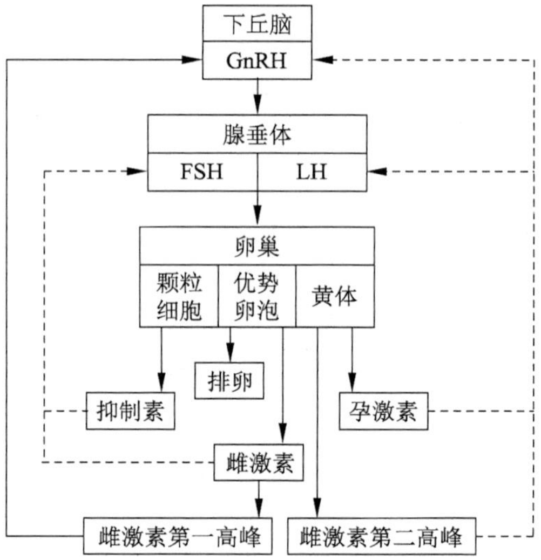

图10-9-4 下丘脑—腺垂体—卵巢轴对卵巢活动的调节

注：实线箭头表示促进或分泌；虚线箭头表示抑制。

（1）*增殖期形成* 增殖期开始时，血中雌激素和孕激素的浓度均处于低水平。它们对FSH及LH的负反馈抑制作用较弱，血中FSH逐渐增高，接着LH也稍有增高。在FSH和LH的作用下卵泡发育成熟，卵泡内雌激素合成增加并分泌入血，血中浓度明显上升，排卵前一天左右，雌激素分泌达到高峰（雌激素水平第1次高峰）。在雌激素的正反馈效应作用下，下丘脑分泌释放GnRH刺激腺垂体，使其分泌LH与FSH，其中以LH分泌增加最为明显，形成血中LH高峰，在大量LH的作用下，成熟卵泡排出卵子。

（2）*分泌期和月经期形成* 卵泡排出卵子后，残留的卵泡形成黄体，进入分泌期。在LH的作用下，黄体细胞分泌大量孕激素和雌激素，在这两种激素的作用下，子宫内膜出现分泌期变化。一般在排卵后5～10天血中出现雌激素水平第2次高峰和孕激素高峰，其结果通过负反馈抑制使下丘脑GnRH和腺垂体FSH与LH分泌均减少。此期若不受孕，黄体功能即停止，孕激素与雌激素在血中浓度明显下降，子宫内膜剥离出血，出现月经。随着孕激素和雌激素在血中浓度降低，对下丘脑和腺垂体的反馈抑制作用减弱或消除，使下丘脑GnRH和腺垂体分泌FSH与LH又开始增加，进入下一个周期。

三、妊娠

笔记

妊娠是新个体产生的过程，包括受精与着床、妊娠的维持、胎儿的生长及分娩。

（一）受精

受精是精子和卵子结合的过程。精子射出后通过阴道、宫颈、宫腔才能到达输卵管，与卵子在输卵管壶腹部相遇。精子穿入卵细胞中使两者互相融合，称受精。

（二）着床

着床是胚泡植入子宫内膜的过程，经过定位、黏着和穿透三个阶段。着床成功的关键在于胚泡与子宫内膜必须同步发育与相互配合。胚泡过早或过迟到达宫腔，都将使着床率明显下降，甚至着床失败。

（三）妊娠的维持及激素调节

妊娠的维持有赖于垂体、卵巢和胎盘分泌的各种激素的相互配合。胚泡植入后，其外层的一部分细胞发育为滋养层，其他大部分细胞则发育成为胎儿。滋养层细胞不久就形成绒毛膜，与此同时，子宫内膜也增生成蜕膜，母体的蜕膜和子体的绒毛膜相结合形成胎盘。胎盘不仅是母体与胎儿之间物质交换的场所，还可以起到屏障作用。另外，胎盘也是妊娠期重要的内分泌器官，能分泌大量蛋白质激素、肽类激素和类固醇激素，对维持妊娠和促进胎儿生长发育起重要作用。

1．人绒毛膜促性腺激素

人绒毛膜促性腺激素（hCG）是由胎盘绒毛组织的合体滋养层细胞分泌的一种糖蛋白激素。hCG 的结构和生理作用与 LH 基本相似。其生理作用是在早孕期，使黄体持续分泌孕激素和雌激素，以维持正常的妊娠。卵子受精后第六天左右，胚泡形成滋养层细胞，开始分泌 hCG，但其量甚少。妊娠早期形成绒毛后，由合体滋养层细胞分泌大量的 hCG，分泌量增长迅速，至妊娠 8～10 周，hCG 的分泌达高峰，随后逐渐减少。在妊娠过程中，尿中 hCG 含量的动态变化与血液相似，所以检测母体血中或尿中的 hCG，可作为诊断早孕的准确指标。

2．人绒毛膜生长激素

人绒毛膜生长激素（人胎盘催乳素）是由合体滋养层细胞分泌的单链多肽，其分子结构与 hCG 相同，其免疫特性和某些生物活性与生长激素基本相似，具有调节母体与胎儿的糖、脂肪与蛋白质代谢，促进胎儿生长的作用。

3．类固醇激素（孕激素和雌激素）

妊娠黄体的寿命约 10 周，在它退缩的同时则由胎盘分泌大量的孕激素和雌激素，接替妊娠黄体的功能，以继续维持妊娠及保证胎儿发育。胎盘分泌的雌激素主要是雌三醇，它是胎儿与胎盘共同参与合成的。检测母体血中雌三醇的含量，可用来判断胎儿是否存活。

（四）分娩

成熟的胎儿及其附属物从母体子宫娩出体外的过程，称为分娩。人类的妊娠约持续 280 天。子宫节律性收缩是将胎儿及其附属物从子宫内娩出的主要力量。分娩过程是一个正反馈过程，临产发动的机制尚不清楚。

第十节　应　激

一、概述

（一）应激的概念

任何躯体的或心理的刺激，只要达到一定的强度，除了引起与刺激直接相关的特异性变化

笔　记

外,还可以引起一组与刺激因素无直接关系的非特异性全身反应。机体在受到各种因素刺激时所出现的非特异性全身反应称为应激(stress)或应激反应(stress response)。

应激的生物学效应具有双重性。一方面,应激有利于提高机体适应与应对环境变化的能力;另一方面,过强或持续时间过长的应激可导致急性或慢性器官功能障碍和代谢紊乱。

(二)应激原和应激反应的分类

对于高等动物,各种躯体因素和社会心理因素的强烈刺激都可引起应激反应。凡是能引起应激反应的各种因素称为应激原(stressor)。应激原可粗略地分为环境因素、机体的内在因素及心理、社会因素三类。

应激的类型可分为躯体性和心理性应激、急性和慢性应激、生理性(良性)和病理性(劣性)应激。

二、应激反应的基本表现

(一)应激的神经内分泌反应

应激的主要神经内分泌反应表现为交感—肾上腺髓质系统和下丘脑—垂体—肾上腺皮质系统的强烈兴奋。

1. 交感—肾上腺髓质系统

(1)基本单元组成　由脑干(主要位于蓝斑)的去甲肾上腺素能神经元及交感—肾上腺髓质系统组成。蓝斑为中枢位点,上行至大脑边缘系统,与应激时情绪、认知、行为的变化有关;下行至脊髓侧角,调节交感神经系统和肾上腺髓质系统的功能。

(2)应激的基本效应

① 中枢效应:出现紧张、焦虑的情绪反应。

② 外周效应:出现血浆肾上腺素、去甲肾上腺素浓度迅速升高,介导一系列的代谢和心血管代偿机制以克服应激原对机体内环境的干扰。主要有心功能增强、血液重新分配、血糖升高等,以保证应激时组织的血液供应和能源供应。但过于强烈的交感—肾上腺髓质系统兴奋,可引起血管痉挛、能源物质消耗和组织分解增强、某些部位组织缺血、致死性心律失常等。

2. 下丘脑—垂体—肾上腺皮质系统

(1)基本单元组成　由下丘脑的室旁核、腺垂体和肾上腺皮质构成了所谓的“HPA 轴”。室旁核为中枢位点,上行神经纤维主要投射至杏仁体、海马,下行纤维主要通过分泌的促肾上腺皮质激素释放激素(CRH)调控腺垂体和肾上腺皮质的分泌功能。

(2)应激的基本效应

① 中枢效应:最核心的神经内分泌反应是 CRH 释放增加。CRH 的功能:a. 刺激 ACTH 的分泌,进而增加糖皮质激素(GC)的分泌,是 HPA 轴激活的关键环节;b. 调控应激时的情绪行为反应,适当的 CRH 增多可使机体兴奋或有愉快感,但过量或持续增加则造成适应机制障碍;c. 促进内啡肽释放;d. 与交感—肾上腺髓质系统形成交互联系。

② 外周效应:GC 增多是最重要的内分泌反应,对抵抗有害刺激起着极为重要的作用。其生理意义如下:a. 升高血糖:GC 促进蛋白质的糖异生,并对儿茶酚胺、胰高血糖素等的脂肪动员起允许作用;b. 维持循环系统对儿茶酚胺的反应性;c. 抗炎、抗过敏,GC 可抑制许多炎症介质、细胞因子生成、释放和激活,并稳定溶酶体膜,减少这些因子对细胞的损伤。

但慢性应激时,由于 GC 持续增多将会抑制免疫反应;抑制生长激素的分泌;抑制甲状腺轴、性腺轴;影响物质代谢,出现高血糖、高血脂、胰岛素抵抗等。

笔记

3. 其他激素

应激时,分泌增加的激素还有胰高血糖素、催乳激素、抗利尿激素、β-内啡肽;分泌减少的激素有胰岛素、促甲状腺激素释放激素、促甲状腺激素等。

(二) 应激时免疫系统的反应

免疫反应是应激反应的重要组成部分。这不仅是因为某些应激,如感染、急性损伤可直接导致免疫反应,还因为中枢免疫器官、外周免疫器官和免疫细胞都受神经和内分泌系统的支配。神经内分泌系统可通过神经纤维、神经递质和激素调节免疫系统的功能,在免疫细胞,如巨噬细胞和T淋巴细胞、B淋巴细胞中发现有包括肾上腺素受体和糖皮质激素受体(glucocorticoid receptor,GR)在内的多种神经内分泌激素受体的表达;反之,免疫系统也可通过产生的多种神经内分泌激素和细胞因子,改变神经—内分泌系统的活动。如干扰素可与阿片受体结合,产生阿片肽样镇痛作用。TNF可促使星形胶质细胞表达脑啡肽,并促进下丘脑分泌CRH,进而使ACTH和GC分泌增多。由于免疫细胞的游走性,它们分泌的激素和因子既可在局部产生较显著的生理或病理作用,亦可进入循环产生相应的内分泌激素样作用。

(三) 急性期反应和急性期蛋白

急性期反应(acute-phase response, APR)是感染、烧伤、大手术、创伤等应激原诱发机体产生的一种快速的防御反应。除了表现为体温升高、血糖升高、补体增多、外周血吞噬细胞数目增多和活性增强等非特异性免疫反应外,还表现为血浆中一些蛋白质浓度的迅速变化。这些蛋白被称为急性期反应蛋白(acute-phase protein,AP)。在急性期反应过程中有些AP可增加20～1 000倍。急性期反应时也有浓度减少的血浆蛋白,称为负性AP,如白蛋白、运铁蛋白等。AP的主要功能为抑制蛋白酶对组织细胞的损伤,参与凝血和纤溶平衡凝血系统,抗感染、抗损伤,清除氧自由基等。

(四) 细胞对应激原的反应

细胞的应激反应是一个高度复杂的有序过程,包括信号感知、转导和效应等环节。如细胞对应激原的感知;应激原诱发的细胞内信号转导和激活特定转录因子,导致基因表达的改变;诱导产生多种特异性和非特异性的对细胞具有保护作用的蛋白质,同时抑制细胞内一些正常基因的表达,以去除有害刺激,保护细胞以防止损伤,或修复已发生的损伤。若细胞的损伤比较严重,则可通过诱导细胞凋亡或导致细胞死亡来清除损伤细胞,以维护内环境的稳定。

三、应激时机体的功能代谢变化

(一) 能量和物质代谢

应激时由于儿茶酚胺、糖皮质激素、胰高血糖素等促进分解代谢的激素分泌增加,而胰岛素分泌相对不足和组织细胞对胰岛素抵抗,可出现糖、蛋白质和脂肪的分解代谢增强,代谢率增高,出现应激性高血糖、血中游离脂肪酸和酮体增多及负氮平衡。在严重应激时,代谢率显著升高。正常成人安静状态下每天约需能量8 368 kJ(2 000 kcal)。大面积烧伤的患者,每天所需能量可高达20 920 kJ(5 000 kcal),相当于重体力劳动时的代谢率。应激时高代谢的防御意义在于为机体应付"紧急情况"提供足够的能量。但是如果应激的持续时间过长,机体可很快出现消瘦、体重下降。由于负氮平衡、蛋白质缺乏,患者会发生贫血,创面愈合迟缓,抵抗力降低,因此对严重的、持续时间长的应激反应患者,要注意补充营养物质和胰岛素。

(二) 中枢神经系统

① 蓝斑区神经元兴奋,其投射区(杏仁体、海马、下丘脑)去甲肾上腺素增加,出现紧张、专

笔记

注的情绪反应。过度兴奋则产生焦虑、害怕或愤怒等。

② 室旁核神经元兴奋，CRH 分泌增多，使 HPA 轴兴奋，有助于维持良好的认知、学习能力和情绪。HPA 轴过度兴奋，可出现抑郁、厌食，甚至自杀倾向等。

（三）免疫系统

① 免疫系统受应激时神经内分泌的调控。急性应激时，外周血吞噬细胞数目增多、活性增强，补体、C 反应蛋白等含量升高。但持续、强烈的应激反应由于 GC 和儿茶酚胺的大量分泌，可导致免疫系统功能抑制，甚至功能障碍，诱发自身免疫病。

② 免疫系统在应激时调节神经—内分泌系统的功能。当免疫系统受到细菌、病毒、毒素、抗原等刺激后，一方面产生抗体、细胞因子等清除有害刺激，同时免疫细胞还可产生各种神经—内分泌激素和细胞因子，使神经—内分泌系统得以感知这些非识别刺激。这些激素可在局部或全身发挥作用，参与应激反应的调控。

（四）心血管系统

应激时交感—肾上腺髓质系统兴奋，可引起心率加快、心肌收缩力增强，使心输出量增加；冠状动脉血流量通常是增加的，但在精神心理应激时，可引起冠状动脉痉挛，导致心肌缺血坏死；交感—肾上腺髓质系统过度兴奋还能诱发心律失常等。

（五）消化系统

急性应激时由于交感—肾上腺髓质系统兴奋，可造成胃黏膜缺血，成为应激性溃疡的主要原因。此时，胃酸分泌可正常、增加或降低，但胃黏液蛋白分泌量常降低。慢性应激时，主要表现为食欲降低，严重时可发生神经性厌食，可能与 CRH 分泌增多有关。但也有人会出现食欲增加，可能与内啡肽及单胺类介质增加有关。

（六）血液系统

急性应激时非特异性抗感染功能增强，WBC、血小板数目增多，既有利于抗感染、抗出血等，也会促进血栓、DIC 发生。慢性应激时可出现低色素性贫血，与 RBC 寿命缩短及单核吞噬细胞系统对 RBC 的破坏增加有关。

（七）泌尿生殖系统

应激时，由于交感—肾上腺髓质系统兴奋，肾血流量减少，可引起肾小球滤过率降低、肾小管重吸收增强，使尿量减少、尿比重增高、尿钠浓度降低。精神心理应激时，可引起下丘脑促性腺激素释放激素减少或分泌紊乱，女性可出现闭经，哺乳期妇女可出现乳汁减少或泌乳停止。

四、应激损伤与应激相关疾病

（一）全身适应综合征

全身适应综合征分为三期：

（1）警觉期　应激原作用后的快速动员期，以交感—肾上腺髓质系统兴奋为主。

（2）抵抗期　警觉反应后机体进入适应阶段，出现糖皮质激素增多为主的适应反应。

（3）衰竭期　应激原过于强烈持久，将耗竭机体的抵抗能力，负效应出现，导致应激性或应激相关性疾病。

（二）应激性溃疡

1．概念

应激性溃疡指机体在遭受重伤、重病等应激情况下，出现的胃、十二指肠黏膜的急性病变。病理变化特点是黏膜糜烂、溃疡、渗血，甚至穿孔。

笔记

2．发生机制

① 胃黏膜缺血导致黏液—HCO_3^-屏障作用减弱是溃疡形成的基本条件。应激时，由于儿茶酚胺增多，使胃黏膜缺血，上皮细胞能量不足，使碳酸氢盐及黏液产生减少，胃黏膜屏障作用减弱，胃腔内 H^+ 反向扩散增多积聚，造成黏膜损伤。

② 胃黏膜屏障功能降低，使 H^+ 反向扩散量/黏膜血流量的值增大是溃疡形成的必要条件。正常情况下，黏膜内 pH 值下降的程度取决于胃腔内 H^+ 反向扩散的量与黏膜血流量之比。应激时，由于胃黏膜缺血，一方面使黏液—HCO_3^- 屏障作用减弱，H^+ 反向扩散增多；另一方面反向扩散至黏膜内的 H^+ 不能被血流及时带走，即使 H^+ 反向扩散量不大，也将使黏膜内 pH 值明显下降，造成黏膜损伤。

（三）应激与心血管疾病

心血管疾病中与情绪心理因素关系较为密切的为原发性高血压、冠心病和心律失常。

1．应激引起原发性高血压和冠心病的可能机制

① 精神心理应激：持续的负性心理状态与高血压关系密切。

② 应激引起交感—肾上腺髓质系统激活。

③ 应激引起 HPA 轴激活。

④ 应激引起易感性基因的激活。

2．应激引起心律失常的可能机制

① 交感—肾上腺髓质系统激活，通过 β 受体兴奋使心室致颤阈降低。

② 通过兴奋 α 受体引起冠状动脉痉挛。

③ 引起心肌肌电活动异常。

④ 应激引起血液黏度增高、凝固性增强等，促进病损血管处的血栓形成，引起急性心肌缺血、心肌梗死等。

⑤ 心理情绪应激是心律失常的“触发器”。

（四）应激与免疫功能障碍

（1）*自身免疫病*　多种自身免疫病有精神创伤史或明显的心理应激，如类风湿性关节炎、系统性红斑狼疮（SLE）、支气管哮喘等。

（2）*免疫抑制*　慢性应激时由于 HPA 轴持续兴奋，糖皮质激素增加，易于发生感染及对恶性肿瘤易感性增强。

（五）应激与内分泌功能障碍

（1）*生长*　慢性精神心理应激时，可引起儿童生长发育迟缓，并伴有行为异常，称心因性侏儒（心理社会呆小状态）。

（2）*应激与性腺轴*　中青年女性在精神心理应激时，由于 GnRH 紊乱，使 LH，FSH 分泌失常而引起闭经，称应激相关闭经；哺乳期妇女可出现断乳。

笔记

第十一章

抗菌药物

对所有病原体，包括病原微生物、寄生虫及肿瘤细胞所致疾病的药物治疗统称化学治疗(chemotherapy)。用于化学治疗的药物称化疗药物，包括抗病原微生物药、抗寄生虫药、抗恶性肿瘤药。理想的化疗药物对病原体应有较高的选择性，即对病原体的抑制或杀灭作用强，对宿主不良反应小。在化疗药物中占有重要地位的是抗微生物药，主要包括抗菌药(antibacterial drugs)、抗真菌药(antifungal drugs)和抗病毒药(antiviral drugs)，其对病原微生物具有抑制或杀灭作用，临床用于感染性疾病的治疗。

第一节　抗菌药物概述

一、常用术语

(1) 抗菌药　对细菌具有抑制或杀灭作用的药物，包括抗生素和人工合成抗菌药(喹诺酮类、磺胺类等)。

(2) 抗生素　某些微生物(细菌、真菌、放线菌等)产生的具有抗病原微生物作用和其他活性的一类物质。

(3) 抗菌谱　药物抑制或杀灭病原菌的范围，即对哪些细菌有杀灭或抑制作用。仅作用于单个菌种或某些菌属的称窄谱抗菌药，如异烟肼仅对结核杆菌有效；另一些抗菌药物的抗菌范围广泛，称广谱抗菌药，如第三代及第四代氟喹诺酮类、广谱青霉素类和头孢菌素类等药物对多种病原微生物有效。

(4) 抗菌活性　指抗菌药物抑制或杀灭病原菌的能力。可采用体外和体内两种方法测定，常用最低抑菌或杀菌浓度表示。

(5) 抑菌药　指仅有抑制病原菌生长繁殖而无杀灭作用的药物，如磺胺类药、四环素、氯霉素、红霉素、林可霉素等。

(6) 杀菌药　指不仅能抑制病原菌生长繁殖，还能杀灭病原菌的药物，如青霉素、头孢菌素、氨基糖苷类抗生素等。

(7) 最低抑菌与杀菌浓度　能抑制培养基内细菌生长的最低浓度称最低抑菌浓度(MIC)；能够杀灭培养基内细菌(即杀死99.9%供试微生物)的最低浓度称为最低杀菌浓度(MBC)。

(8) 化疗指数　评价化疗药物的安全性，通常用某药的半数致死量(LD_{50})与该药的半数有效量(ED_{50})的比值来表示，此比值称化疗指数。化疗指数越大，表示该药的疗效越好、毒性越小。但化疗指数高并不是绝对安全，如几乎无毒性的青霉素仍有可能引起过敏性休克。

(9) 抗菌后效应　抗菌药物与细菌短暂接触后，药物浓度逐渐下降，低于MIC后，仍然对细菌的生长繁殖有抑制作用，此种现象称为抗菌后效应(PAE)。一般而言，PAE时间越长，其抗菌

笔记

活性越强,故 PAE 是评价抗菌药物活性的重要指标之一。PAE 与药动学研究相结合,在保证疗效的前提下,延长给药间隔,减少给药次数,减少不良反应,以达到节约药品、方便患者的目的。

二、抗菌药的作用机制

抗菌药物主要是通过干扰细菌的生化代谢过程,影响其结构与功能而产生抗菌作用。

(一) 抑制细胞壁合成

与哺乳动物不同,细菌的外层有坚韧而厚的细胞壁,以维持细菌的正常形态和功能,抵抗菌体内强大的渗透压。革兰阳性细菌的细胞壁厚而坚韧,主要成分为肽聚糖(peptidoglycan,黏肽);而革兰阴性细菌的细胞壁较薄,肽聚糖仅占 1% ~10%。敏感细菌细胞壁肽聚糖合成受抑制后,细胞壁缺损,菌体内部高渗,水分不断进入,引起菌体膨胀、破裂而死亡。青霉素类、头孢菌素类、万古霉素、杆菌肽等,通过抑制细胞壁合成的不同环节而发挥抗菌作用。

(二) 影响细胞膜的通透性

细菌细胞膜位于细菌细胞壁的内侧,为一类脂质和蛋白质分子构成的半透膜,具有物质交换、渗透屏障及合成黏肽的功能。通过抑制细胞膜功能发挥抗菌作用的抗生素,主要包括两性霉素 B、多黏菌素和制霉菌素等。两性霉素 B 能与真菌胞质膜上的麦角固醇类物质结合。这些药物均可以使细胞膜通透性增加,导致菌体的氨基酸、蛋白质及离子等物质外漏而发挥抑制或杀灭作用。

(三) 抑制蛋白质合成

核糖体是蛋白质合成的主要场所,细菌核糖体为 70S,由 30S 和 50S 两个亚基组成,而人体细胞的核糖体为 80S,由 40S 和 60S 两个亚基组成。人体细胞的核糖体和细菌核糖体的生理、生化功能不同,抗菌药物对细菌核糖体有高度选择性,而不影响人体细胞的功能。氨基糖苷类、四环素类、氯霉素、红霉素等抗菌药,可选择性地影响细菌的核糖体,抑制细菌蛋白质的合成,发挥抗菌作用。

(四) 干扰核酸代谢

抑制核酸合成的药物主要有喹诺酮类和利福平等。喹诺酮类药物可抑制敏感细菌的 DNA 复制,从而导致细菌死亡;利福平可抑制以 DNA 为模板的 RNA 多聚酶,阻碍细菌 mRNA 的合成。

(五) 抗叶酸代谢

磺胺类药物可抑制二氢叶酸合成酶,阻碍二氢叶酸的合成;甲氧苄胺嘧啶(TMP)可抑制细菌的二氢叶酸还原酶,妨碍叶酸代谢,影响细菌核酸合成,抑制细菌的生长与繁殖。

三、细菌的耐药性

细菌的耐药性是指细菌与药物多次接触后,产生对药物不敏感的现象,致使药物对细菌的作用减弱,甚至无效。抗药菌株以金黄色葡萄球菌、淋球菌、痢疾杆菌、铜绿假单胞菌及结核杆菌最为严重。耐药性可分为两类,即固有耐药性或称天然(突变)耐药性和获得性耐药性。前者是由染色体基因决定的,是代代相传的天然耐药性,如肠道阴性杆菌对青霉素及铜绿假单胞菌对氨苄西林天然耐药;后者多由质粒介导,也可由染色体介导,当微生物接触抗微生物药物后,通过改变自身的代谢途径,从而避免被药物抑制或杀灭。

(一) 耐药性产生的机制

1. 产生灭活酶

耐药菌可产生多种多样的灭活酶。灭活酶主要有 2 类:一是水解酶,如金黄色葡萄球菌对

笔记

青霉素及头孢菌素耐药后，可产生β-内酰胺酶，使药物结构中的β-内酰胺环裂解而失活；二是钝化酶，如乙酰转移酶、核苷转移酶和磷酸转移酶等，使抗生素分子中某些活性必需基团被修饰，抗菌活性降低。

2．改变细菌外膜的通透性

耐药菌株通过各种途径使药物不易透过细菌细胞外膜进入菌体，而对抗菌药物有天然屏障作用。一些革兰阴性杆菌，如铜绿假单胞菌，胞壁外膜小孔很少，药物不易进入，此类细菌对大部分青霉素和头孢菌素耐药。其他革兰阴性杆菌细胞壁小孔或外膜非特异性通道功能可发生改变，对一些广谱青霉素类和头孢菌素类耐药。亚胺培南进入铜绿假单胞菌体内，需要通过一种特异的膜通道，若发生特异性的膜通道突变，或这一孔蛋白通道消失，则铜绿假单胞菌就会对亚胺培南产生耐药。

3．细菌体内药物靶部位结构改变

抗菌药物对细菌的原始作用靶点，称为靶部位。若此部位发生结构或位置改变，药物不能与靶部位结合，细菌即可产生耐药性。某些革兰阳性菌出现耐药多因青霉素结合蛋白（PBPs）改变，使青霉素或头孢菌素不易与之结合。基因突变菌株的核糖体靶位蛋白改变，影响药物与核糖体的结合，从而对氨基糖苷类抗生素耐药。

4．改变代谢途径

金黄色葡萄球菌与磺胺类药接触后，可使对氨基苯甲酸（PABA）的产量增加20～100倍，产生抗药性。

5．药物主动外排系统活性加强

药物的排出速度大于内流速度，降低了药物在菌体内的浓度。经外排引起耐药的抗菌药物有四环素、氟喹诺酮类、大环内酯类、氯霉素和β-内酰胺类等。

（二）避免细菌耐药性产生的措施

细菌对任何抗生素都可能产生耐药性，耐药性可迅速出现，也可经长期或反复用药后出现。细菌耐药性的产生，已成为临床治疗中常见的问题，也对临床合理应用抗菌药提出了更高的要求。为了避免耐药性的产生，临床使用抗生素要严格掌握适应证，限制或禁止抗生素对缺乏用药指征者的应用，防止滥用。合理用药，轮换用药，足量足疗程用药，严格控制局部用药，防止和杜绝耐药性传播和发展。

四、抗菌药物合理应用原则

（一）明确病因，针对性选药

确定感染部位、致病菌种类及其对抗菌药的敏感度为抗菌药合理应用的前提。对患者罹患细菌性感染，可在临床诊断的基础上预测最有可能的致病菌，并根据其对各种抗菌药物的敏感度与耐药的变迁，选择适当的药物进行经验治疗。最好进行体外药敏试验，从而有针对性地选用抗菌药物。

（二）依据药动学/药效学原理指导临床用药

药动学/药效学结合模型（pharmacokinetic and pharmacodynamic model，PK/PD model）是综合研究药物的药量与药物效应之间的转换过程，将体内药物动力学过程和药效量化指标进行了有机统一。大量研究表明，抗生素的抗菌作用与血药浓度或作用时间之间存在着相关性。

笔记

1．时间依赖性（或非浓度依赖性）抗菌药物

多数β-内酰胺类、林可霉素类、部分大环内酯类抗生素属于时间依赖性抗菌药物，即药物的

杀菌活性与药物浓度维持在 MIC 值以上时间的长短有关，而药物浓度继续增高时，其杀菌活性和速率并无明显改变，血液或组织内药物浓度低于 MIC 值时，细菌可重新生长繁殖，一般此类抗菌药物抗菌后效应较弱。

2. 浓度依赖性抗菌药物

氨基糖苷类、喹诺酮类、部分大环内酯类及两性霉素等，对其致病菌的杀菌作用取决于峰浓度，而与作用时间关系不密切，即药物浓度越高，杀菌作用越强。此类药物一般具有首剂效应，常用 C_{max}/MIC，AUC/MIC 评价浓度依赖性抗生素的杀菌作用，也是预测耐药性的 PK/PD 指标。此类药物一般在最小中毒剂量范围内通过提高药物的给药剂量提高临床疗效。

（三）根据患者的生理病理情况合理用药

患者的生理病理状况可影响药物的作用，生理与病理状况不同，抗菌药在其体内的吸收、分布、代谢与排泄过程也不同，使用抗菌药的品种、剂量、疗程也应有所不同。

新生儿、儿童、孕妇和哺乳期妇女用药要谨慎，一定要选用安全的抗菌药物。肾功能减退患者必须酌情减量的药物有氨基糖苷类、多黏菌素类、万古霉素等；肝功能减退时，避免使用主要经肝代谢对肝有损害的药物。

（四）严格控制抗菌药物的预防应用

预防性应用抗菌药物应有一定的适应证，随便应用并不能减少感染的发生，有时反有促进耐药菌株生长和导致二重感染的危险，甚至掩盖症状和延误诊断及治疗的时机。预防性应用抗菌药物的主要适应证：① 严重创伤、开放性骨折、火器伤、腹内空腔脏器破裂、有严重污染和软组织破坏的创伤等；② 大面积烧伤；③ 结肠手术前肠道准备；④ 急症手术患者的身体其他部位有化脓性感染；⑤ 营养不良、全身情况差或接受激素、抗癌药物等的患者需做手术治疗时；⑥ 进行人造物留置手术；⑦ 有心脏瓣膜病或已植有人工心脏瓣膜者，因病需做手术时。

（五）抗菌药的联合应用

联合用药的指征有：① 病原菌未明的严重感染；② 单一抗菌药物不能控制的严重混合感染，如肠穿孔后腹膜炎的致病菌常有多种需氧菌和厌氧菌等；③ 单一抗菌药物不能有效控制的感染性心内膜炎或败血症；④ 因长期用药细菌有可能产生耐药者，如结核、慢性尿路感染、慢性骨髓炎等；⑤ 用以减少药物毒性反应，如两性霉素 B 和氟胞嘧啶合用治疗深部真菌，前者用量可减少，从而减少毒性反应。

两种抗菌药联合应用在体外或动物实验中可获得无关、相加、协同（增强）和拮抗四种效果。抗菌药物依其作用性质可分为四大类：第一类（Ⅰ）为繁殖期杀菌，如青霉素类、头孢菌素类等；第二类（Ⅱ）为静止期杀菌，如氨基糖苷类、多黏菌素类等，它们对静止期、繁殖期细菌均有杀灭作用；第三类（Ⅲ）为速效抑菌，如四环素类、氯霉素类与大环内酯类抗生素等；第四类（Ⅳ）为慢效抑菌剂，如磺胺类等。Ⅰ＋Ⅱ常可获得协同（增强）作用；Ⅰ＋Ⅲ可能出现拮抗作用；Ⅲ＋Ⅳ可获得相加作用；Ⅰ＋Ⅳ可获得无关或相加作用。

应该指出，上述资料多来自体外与动物实验在特定条件下的观察，与临床实际不尽相同，仅供参考。联合用药产生的作用也可因不同菌种和菌株而异，药物剂量和给药顺序也会影响效果。

第二节　β－内酰胺类抗生素

β-内酰胺类抗生素（β-lactam antibiotics）是指化学结构中含有 β-内酰胺环的一类抗生素，包括青霉素类、头孢菌素类、非典型 β-内酰胺类和 β-内酰胺酶抑制剂等。该类抗生素抗菌谱

笔　记

广,抗菌活性强,疗效好,不良反应少,适应证广,品种多。

一、青霉素类抗生素

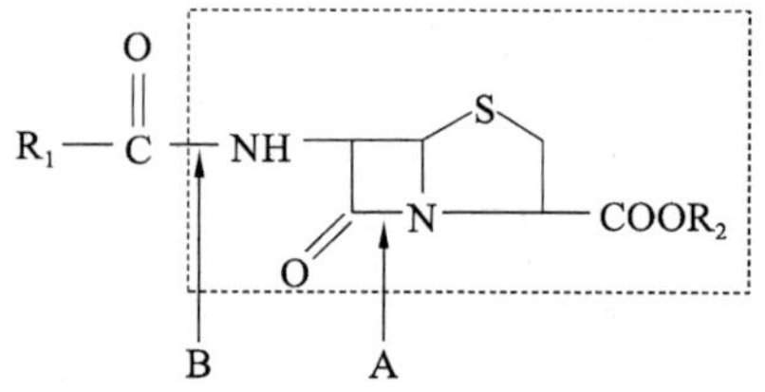

A - 青霉素酶作用点;B - 酰胺酶作用点

图 11-2-1 青霉素类抗生素的基本结构

本类抗生素包括天然青霉素和人工半合成的青霉素,其基本结构由母核6-氨基青霉烷酸(6-APA)和侧链组成(图11-2-1),其中β-内酰胺环对抗菌活性起重要作用。

青霉素

青霉素(penicillin G,苄青霉素,benzylpenicillin)是一种有机弱酸,常用钠盐或钾盐,易溶于水。干粉在室温下稳定,溶于水后极不稳定,易被酸、碱、金属离子及青霉素酶等分解而失效,且不耐热,在室温下抗菌活性迅速下降,甚至生成有抗原性的降解产物,应现配现用。本品剂量用国际单位U表示,理论效价为青霉素G钠1 670 U ≈ 1 mg,青霉素G钾1 598 U ≈ 1 mg。

【体内过程】 青霉素不耐酸,口服吸收差,一般采用肌注或静脉给药。青霉素肌注吸收完全,能分布到全身。肝、肾、肠、皮肤等组织内浓度较高,也可进入胆汁、浆膜腔、胎儿血液循环。骨骼、唾液、脓肿中的含量较低,房水和脑脊液中的含量也较低。但脑膜炎症时,血脑屏障的通透性增加,青霉素进入脑脊液的量可略提高,能达有效浓度。青霉素几乎全部以原形迅速随尿排出,丙磺舒、磺胺药、阿司匹林等可抑制青霉素自肾小管分泌,提高其血药浓度,延长$t_{1/2}$。

【抗菌作用】 青霉素对革兰阳性球菌和杆菌、革兰阴性球菌、嗜血杆菌属和各类致病螺旋体及放线菌有强大的杀菌作用。青霉素对病毒、支原体、立克次体、真菌无效,对大多数革兰阴性杆菌作用弱。

青霉素对革兰阳性球菌作用强,对革兰阴性菌作用弱;对繁殖期细菌有作用,对静止期细菌无作用;对敏感革兰阳性菌有杀灭作用,对人类细胞作用弱。

【临床应用】 青霉素肌内注射或静脉滴注为治疗敏感的革兰阳性球菌和杆菌、革兰阴性球菌及螺旋体所致感染的首选药,主要包括溶血性链球菌引起的咽炎、扁桃体炎、猩红热、蜂窝组织炎、化脓性关节炎、败血症等;肺炎链球菌引起的大叶肺炎、中耳炎等;草绿色链球菌引起的呼吸道感染、脑膜炎、心内膜炎、败血症等;脑膜炎奈瑟菌和其他敏感菌引起的脑膜炎。也可用于钩端螺旋体病、梅毒、回归热、放线菌病等。用青霉素治疗破伤风、白喉及炭疽时,因其对杆菌产生的外毒素无效,应同时加用相应的抗毒素。

【不良反应】 青霉素毒性很低,主要不良反应如下:

(1) 过敏反应 为青霉素最常见的不良反应,发生率在5% ~10%,常见的变态反应表现为药物热、皮疹、荨麻疹、血管神经性水肿、哮喘等,停药后可自行消失。严重的过敏性休克发生率约万分之一,其症状表现为喉头水肿、肺水肿、呼吸困难、循环衰竭、抽搐和昏迷等,如不及时抢救,可危及生命。偶尔可发生血清病样反应。发生过敏反应主要是青霉素溶液中的降解产物青霉噻唑酸和青霉烯酸等所致,前者可聚合成青霉噻唑酸聚合物,与多肽或蛋白质结合成青霉噻唑酸蛋白,是产生过敏反应最主要的原因;后者还可与体内半胱氨酸形成迟发性致敏原——青霉烯酸蛋白,与血清病样反应有关。为了防止各种过敏反应的发生,医师应详细询问病史,包括用药史、药物过敏史,并进行青霉素皮肤过敏试验。应用青霉素及皮试时应做好急救准备,如备好肾上腺素、氢化可的松等药物,一旦发生过敏性休克时能及时治疗。

(2) 赫氏反应(Herxheimer reaction) 在青霉素治疗梅毒或钩端螺旋体病时,可有症状加重现象,一般发生于青霉素治疗后6 ~8 h,于12 ~24 h消失,表现为全身不适、寒战、发热、咽痛、肌痛、心跳加快等,同时可有病变加重现象,对晚期患者可能危及生命,称赫氏反应。该反应可能

笔记

是由大量螺旋体被杀死后释放的物质所引起，应用肾上腺皮质激素可减轻此反应。

（3）其他反应　局部刺激，肌注常引起局部疼痛、红肿、硬结。

半合成青霉素

青霉素具有杀菌作用强、毒性低，但抗菌谱窄、不耐酸的特点，可引起金黄色葡萄球菌耐药和过敏性休克。为了克服这些缺点，在青霉素的母核上引入了不同的侧链，得到了一系列半合成的青霉素。

1．耐酸青霉素

本类药物为苯氧青霉素类，包括青霉素Ⅴ、非奈西林（phenethicillin），抗菌谱与青霉素相同，抗菌活性不及青霉素，耐酸，口服吸收好，但不耐酶，不宜用于严重感染。

2．耐酶青霉素

本类药物通过侧链的空间位置障碍作用保护了β-内酰胺环，使其不易被青霉素酶所水解。抗菌谱同青霉素，但抗菌活性低，不耐酸。临床用于耐青霉素的金黄色葡萄球菌感染的治疗，供注射和口服的有苯唑西林（oxacillin）、萘夫西林（nafcillin）、氯唑西林（cloxacillin）和双氯西林（dicloxacillin）等。主要以原形从肾脏排泄，但排泄速度较青霉素慢，有效血药浓度维持时间长，不良反应较少。

3．广谱青霉素

本类药物的共同特点是耐酸，可口服，对革兰阳性和革兰阴性细菌都有杀菌作用，疗效与青霉素相当，但因不耐酶而对耐药金黄色葡萄球菌无效。

氨苄西林（ampicillin，氨苄青霉素）　可口服，但吸收不完全，体内分布广，尤以肝肾浓度最高。临床主要用于治疗敏感菌导致的呼吸道感染、伤寒、副伤寒、尿路感染、胃肠道感染、软组织感染等。本品可与青霉素有交叉过敏反应，少数患者可发生血清转氨酶升高和二重感染。

阿莫西林（amoxicillin，羟氨苄青霉素）　口服后血药浓度为口服同等量氨苄西林的2.5倍，抗菌谱和抗菌活性与氨苄西林相似，但对肠球菌和沙门菌属的作用比氨苄西林强2倍。主要用于呼吸道、尿道、胆道感染及伤寒，也可用于慢性活动性胃炎和消化性溃疡的治疗。不良反应以恶心、呕吐等消化道反应和皮疹为主。

4．抗铜绿假单胞菌的广谱青霉素

这类抗生素的特点是对铜绿假单胞菌、变形杆菌的抗菌活性强，对厌氧菌有一定的作用。

羧苄西林（carbenicillin）　不耐酸，不能口服，需注射给药。抗菌谱与氨苄西林相似，对铜绿假单胞菌及变形杆菌感染有效，临床主要用于治疗全身绿脓杆菌感染。单独使用易产生耐药性，还可引起神经系统毒性、出血等，现被哌拉西林和替卡西林取代。

替卡西林（ticarcillin）　口服不吸收，肌内注射0.5～2 h达血药峰浓度，体内分布广，胆汁浓度高。抗菌谱与羧苄西林相似，但抗铜绿假单胞菌活性要强2～4倍，对其他革兰阳性杆菌作用更强（2～10倍）。临床主要用于治疗铜绿假单胞菌感染，对呼吸道、泌尿道感染疗效也佳。

哌拉西林（piperacillin）　肌内注射吸收完全，血浆蛋白结合率低，$t_{1/2}$约1 h，毒性小，抗菌谱广，抗菌作用强。本品对各种革兰阳性球菌、厌氧菌、包括铜绿假单胞菌的大多数革兰阴性菌均有作用，主要用于治疗铜绿假单胞菌、大肠埃希菌、变形杆菌、流感杆菌、伤寒杆菌所致的呼吸道、泌尿道、胆道等感染及败血症，烧伤后感染、耐青霉素和氨苄西林的耐药菌等引起的感染，与氨基糖苷类抗生素联合应用对铜绿假单胞菌有协同作用。但对β-内酰胺酶不稳定，可与β-内酰胺酶抑制剂他唑巴坦（tazobactam）合用，可使产酶的耐药菌转为敏感。不良反应少。

5．主要作用于革兰阴性菌的青霉素

本类药物为窄谱抗生素，对革兰阴性菌抗菌谱广、作用强。

美西林（mecillinam）　口服吸收差，需要注射给药。组织及体液中分布广，在肾脏、肝脏、胆

笔记

汁、肺脏中浓度高，$t_{1/2}$约为1.2 h。主要用于革兰阴性菌，而对革兰阳性菌作用差，对大肠埃希菌、克雷伯菌、沙门菌、痢疾杆菌、志贺菌等均有良好的作用，甚至超过氨苄西林；对流感杆菌作用一般，而对铜绿假单胞菌、厌氧菌无效。临床上主要用于大肠埃希菌和某些敏感菌所致的尿路感染和伤寒的治疗，单独使用治疗革兰阴性杆菌所致败血症时效果不佳，常与其他抗生素联合使用。不良反应少，偶见过敏等。

二、头孢菌素类抗生素

头孢菌素（cephalosporins）是一类半合成的β-内酰胺类抗生素，在母核7-氨基头孢烯酸（7-ACA）的侧链上引入不同功能基团后得到。头孢菌素具有抗菌谱广、杀菌力强、过敏反应少、对β-内酰胺酶稳定等优点，但与青霉素有部分交叉过敏性和交叉耐药现象。根据抗菌谱、对β-内酰胺酶的稳定性和对革兰阴性杆菌活性的不同，可将其分为四代。

（一）第一代头孢菌素

本类药物包括头孢唑林（cefazolin）、头孢羟氨苄（cefadroxil）、头孢氨苄（cephalexin）、头孢噻吩（cephalothin）、头孢拉定（cephradine）、头孢硫脒（cefathiamidine）等。

【抗菌作用】 对革兰阳性球菌，如肺炎球菌、链球菌、葡萄球菌等作用强，但对耐甲氧西林的金黄色葡萄球菌（MRSA）作用弱。第一代头孢菌素对革兰阳性菌作用比第二、三代强，但对革兰阴性杆菌作用弱；第一代头孢菌素虽对青霉素酶稳定，但对革兰阴性菌产生的β-内酰胺酶的稳定性比第二、三代差；一些品种对肾脏有一定的毒性，对铜绿假单胞菌、厌氧菌、耐药肠杆菌等无效。

【临床应用】 临床用于肺炎链球菌、化脓性链球菌、产青霉素酶金黄色葡萄球菌（MRSA除外）及敏感的革兰阳性菌、革兰阴性菌引起的轻度、中度感染及尿路感染的治疗，对肠球菌感染和脑膜炎不宜选用。

【不良反应】 与青霉素有交叉过敏反应；大剂量使用，或与强利尿药、氨基糖苷类抗生素联合用药，可造成肾功能损害，尤以头孢唑林、头孢噻吩严重。

（二）第二代头孢菌素

本类药物包括头孢克洛（cefaclor）、头孢呋辛（cefuroxime）、头孢丙烯（cefprozil）、头孢孟多（cefamandole）、头孢尼西（cefonicid）等。

【抗菌作用】 对革兰阳性菌的抗菌活性较第一代略差或者相仿，对革兰阴性菌如大肠埃希菌、克雷伯菌、痢疾菌属、阴沟肠杆菌等的抗菌活性较第一代强。对某些肠杆菌科细菌和铜绿假单胞菌作用较差；对多种β-内酰胺酶较稳定；肾脏毒性较第一代小。

【临床应用】 临床主要用于革兰阳性球菌、流感嗜血杆菌、大肠埃希菌、奇异变形杆菌等所致的呼吸道、尿路、皮肤软组织、骨关节感染和腹腔、盆腔感染。第二代头孢菌素可用于与第一代相同的轻、中度感染，但肠球菌感染不宜选用。

【不良反应】 消化道反应，凝血酶原减少或血小板减少，与氨基糖苷类、多肽糖类抗生素合用可增加肾毒性；可发生变态反应。

（三）第三代头孢菌素

本类药物包括头孢他啶（ceftazidime）、头孢噻肟（cefotaxime）、头孢哌酮（cefoperazone）、头孢曲松（ceftriaxone）、头孢克肟（cefixime）。

【抗菌作用】 对革兰阳性菌虽有一定的抗菌活性，但较第一、二代弱；对革兰阴性杆菌包括肠杆菌、铜绿假单胞菌及厌氧菌如脆弱拟杆菌，均有较强的抗菌作用；对流感杆菌、淋球菌具有良好的抗菌活性；对β-内酰胺酶高度稳定；血浆半衰期长，体内分布广，组织穿透力强，有一定量

笔记

渗入炎症脑脊液中；对肾脏基本无毒性。

【临床应用】　主要用于治疗重症耐药菌引起的感染，或用于敏感肠杆菌等革兰阴性杆菌，兼有厌氧菌和阳性菌的混合感染。用于呼吸道、泌尿道、胃肠道、胆道、胸腔、盆腔、皮肤软组织等重症感染的治疗。

【不良反应】　出现不耐乙醇（双硫仑样反应）现象；二重感染：耐药菌株如白念珠菌和肠球菌感染。

（四）第四代头孢菌素

本类药物包括头孢匹罗（cefpirome）、头孢吡肟（cefepime）。

【抗菌作用】　对耐药金黄色葡萄球菌等革兰阳性球菌的活性强；与第三代相比，抗革兰阳性菌的活性更强，特别对链球菌、肺炎球菌也有很强的活性，对多数厌氧菌有抗菌活性。对耐第三代头孢菌素的革兰阴性杆菌仍有效，对β-内酰胺酶高度稳定，部分品种对铜绿假单胞菌作用较头孢他啶强，对肠杆菌属的作用优于头孢他啶等第三代头孢菌素。

【临床应用】　用于第三代头孢菌素耐药的革兰阴性杆菌引起的重症感染，可作为第三代头孢菌素的替代药；并可用于中性粒细胞缺乏伴发热者的经验治疗。

【不良反应】　常见消化道反应、皮疹和药物热。

三、其他β-内酰胺类抗生素

（一）单环β-内酰胺类

氨曲南（aztreonam）是第一个成功用于临床的单环β-内酰胺类抗生素，其抗菌活力不同于其他β-内酰胺类，只对需氧革兰阴性菌有较强的抗菌作用，对革兰阳性细菌和厌氧菌作用差。抗菌谱类似氨基糖苷类，在革兰阴性需氧菌中，对肠杆菌科细菌、流感杆菌及淋病奈瑟菌作用佳，副作用少，对β-内酰胺酶稳定。与青霉素和头孢菌素无交叉过敏，常作为氨基糖苷类和第三代头孢菌素的替代品，与氨基糖苷类合用可加强对铜绿假单胞菌和肠杆菌属的作用。临床用于革兰阴性杆菌所致的下呼吸道、尿路、腹腔、盆腔、软组织感染及败血症的治疗，对青霉素、头孢菌素过敏患者宜选用。不良反应少，主要有胃肠道反应、皮疹、注射局部疼痛及静脉炎等。

（二）头霉素类（cephamycins）

本类药物包括头孢西丁（cefoxitin）、头孢替坦（cefotetan）、头孢美唑（cefmetazole）及头孢米诺（cefminox）等。对革兰阴性菌作用强，对部分厌氧菌也有作用，对β-内酰胺酶稳定。目前广泛使用的是头孢西丁，其抗菌谱、抗菌活性与第二代头孢菌素相同，对厌氧菌包括脆弱杆菌有良好的作用，此作用比所有第三代头孢菌素都强。临床可用于盆腔、腹腔和妇科的需氧和厌氧菌的混合感染。不良反应常见皮疹、注射部位疼痛、静脉炎。头孢西丁使用后少数患者出现蛋白尿。

（三）碳头孢烯类

本类药物包括亚胺培南（imipenem）、美洛培南（meropenem）等，具有广谱、强效、耐酶、抑酶等特点，对革兰阳性、阴性菌和需氧、厌氧菌都具有良好的抗菌作用，临床用于治疗需氧菌和厌氧菌导致的严重感染。亚胺培南在体内易被肾脏去氢肽酶水解失活，可与去氢肽酶抑制剂西司他丁（cilastatin）按 1∶1 的比例合用，而美洛培南则不受该酶影响。

（四）β-内酰胺酶抑制剂

本类药物本身抗菌活性很弱，但能抑制β-内酰胺酶，与其他β-内酰胺类抗生素合用，可发挥抑酶增效作用。

克拉维酸（clavulanic acid）为广谱β-内酰胺酶不可逆的竞争型抑制剂，与β-内酰胺酶发生牢固的结合并使其失活，常与其他β-内酰胺类抗生素合用，可明显降低头孢菌素最低抑菌浓度，

笔记

增效几倍至几十倍。常用制剂包括奥格门汀(augmentin),为克拉维酸钾与阿莫西林的配伍制剂(比例为1∶2,125 mg∶250 mg);替门汀(timentin),为替卡西林钠及克拉维酸钾的配伍制剂。临床用于呼吸道、五官科、乳腺、皮下软组织、尿路、盆腔等感染或需氧、厌氧菌混合感染。

舒巴坦(sulbactam)为不可逆的竞争性β-内酰胺酶抑制剂,对革兰阳性及阴性菌(除铜绿假单胞菌外)所产生的β-内酰胺酶均有抑制作用。在消化道吸收很少,注射后很快分布到各组织中,在血液、肾、心、肺、脾、肝中的浓度均较高,主要经肾排泄。临床上可与氨苄西林或头孢哌酮配伍成复方制剂,对革兰阳性球菌(包括耐酶金黄色葡萄球菌)和革兰阴性杆菌(除铜绿假单胞菌外)均有良好的作用。

第三节　大环内酯类、林可霉素类及多肽类抗生素

一、大环内酯类抗生素

大环内酯类(macrolides)是一类含有14,15和16元大环内酯环的具有抗菌作用的抗生素。1952年发现的红霉素是首个应用广泛的大环内酯类药物,可用于呼吸道、皮肤、软组织等感染,成为β-内酰胺类抗生素过敏患者的替代药。然而其抗菌谱相对较窄,易产生耐药性,生物利用度低,不良反应较多,限制了临床应用。20世纪70年代又发展了16元环大环内酯类的吉他霉素、麦迪霉素、交沙霉素及乙酰螺旋霉素,虽对红霉素耐药菌有抗菌作用,但肝毒性依旧明显。20世纪90年代第二代克拉霉素、罗红霉素、阿奇霉素等相继上市,不仅具有红霉素的作用特点,还增强了抗菌活性,扩大了抗菌谱,口服易吸收,对酸稳定、半衰期延长、不良反应减少,具有良好的PAE,成为治疗呼吸系统感染的主要药物。

红霉素

红霉素(erythromycin)是从链霉菌培养液中提取获得,在中性水溶液中稳定,在酸性水溶液中不稳定。口服经肠道吸收,但易被胃酸破坏,临床一般采用其肠溶或酯化物制剂,包括琥乙红霉素、依托红霉素和乳糖酸红霉素等。广泛分布于各组织及体液中,不易透过血脑屏障,主要在肝脏代谢,血浆$t_{1/2}$约为1.6 h。

红霉素是治疗军团菌病、百日咳、空肠弯曲菌肠炎和支原体肺炎的首选药。也常用于治疗厌氧菌引起的口腔感染和肺炎支原体、肺炎衣原体、溶脲脲原体等非典型病原体所致的呼吸及泌尿生殖系统感染。红霉素可在妊娠期间作为一线药物治疗泌尿生殖系统衣原体感染,也被用于四环素类禁忌证如婴儿期衣原体肺炎和新生儿眼炎。主要的不良反应是胃肠道反应,少数患者可出现肝损害,个别患者可有过敏反应、耳鸣等。

罗红霉素

罗红霉素(roxithromycin)口服吸收好,血药浓度高,分布广,在扁桃体、鼻窦、中耳、肺、痰、前列腺及其他泌尿生殖道组织中的药物浓度均可达有效治疗浓度。抗菌谱与抗菌作用与红霉素相仿,对革兰阳性菌(G^+菌)的作用较红霉素略差,对嗜肺军团菌的作用较红霉素强。对肺炎衣原体、肺炎支原体、溶脲脲原体的抗微生物作用与红霉素相仿或略强。主要不良反应为胃肠道反应,但发生率明显低于红霉素。偶见皮疹、皮肤瘙痒、头昏、头痛、肝功能异常、外周血细胞下降等。

克拉霉素

笔记

克拉霉素(clarithromycin)对酸稳定。口服经胃肠道吸收迅速,但首过消除明显,生物利用度仅有55%。体内分布广泛,鼻黏膜、扁桃体及肺组织中的药物浓度比血浓度高,$t_{1/2}$长,约6 h。克

拉霉素抗菌活性为大环内酯类抗生素中最强者，对金黄色葡萄球菌和化脓性链球菌的 PAE 比红霉素长 3 倍，而且其代谢产物 14-羟基克拉霉素与克拉霉素具有协同抗菌活性。常见的不良反应有胃肠道反应、头痛、血清氨基转移酶短暂升高。也可发生变态反应，偶见肝毒性、艰难梭菌引起的伪膜性肠炎。

阿奇霉素

阿奇霉素（azithromycin）对酸稳定，对胃肠道刺激小；体内分布广泛，血浆蛋白结合率低，组织内浓度可达同期血浓度的 10～100 倍，$t_{1/2}$长达 68 h，每日给药 1 次，并经常采用服 3 天停 4 天、一周为一个疗程的序贯用法，防治过度蓄积。阿奇霉素抗嗜肺军团菌、流感嗜血杆菌、支原体、衣原体活性高于红霉素；对革兰阴性菌（G^-菌）具有更高的抗菌活性，对某些螺旋体作用较红霉素强，对肺炎支原体的作用为大环内酯类中最强者。不良反应轻，发生率明显较红霉素低，轻、中度肝肾功能不良者可以应用。

二、林可霉素类抗生素

林可霉素类抗生素包括林可霉素（lincomycin）和克林霉素（clindamycin）。二者抗菌谱相同，但克林霉素抗菌作用更强，口服吸收好且毒性小。临床常用克林霉素。

【体内过程】　林可霉素口服吸收差；克林霉素口服吸收迅速而完全，体内分布广泛，骨组织可达更高浓度，是治疗金黄色葡萄球菌所致骨髓炎的首选药物。可透过胎盘屏障进入胎儿血内，乳汁的浓度与血浆浓度相当。两药均不能透过血脑屏障，但用于治疗弓形体脑炎时，可在脑组织达到有效治疗浓度。两药主要在肝脏代谢，部分代谢产物有抗菌活性，随尿排出。

【药理作用】　林可霉素类的抗菌谱与大环内酯类相似，一般为抑菌剂，高浓度对敏感细菌也有杀菌作用。克林霉素的抗菌活性比林可霉素强 4～8 倍。最主要的特点是对各类厌氧菌有强大的抗菌作用。对需氧 G^+菌有显著活性，对部分需氧 G^-球菌、人型支原体和沙眼衣原体也有抑制作用，但肠球菌、G^-杆菌、耐甲氧西林金黄色葡萄球菌（MRSA）、肺炎支原体对本类药物不敏感。作用机制与大环内酯类相同，由于它们在细菌核糖体 50S 亚基上的结合点与红霉素和氯霉素相同或相近，不宜同时使用。

林可霉素和克林霉素与大环内酯类耐药机制相同；林可霉素和克林霉素与大环内酯类存在交叉耐药性；大多数细菌对林可霉素和克林霉素存在完全交叉耐药性。

【临床应用】

（1）需氧革兰阳性球菌感染　林可霉素类尤其是克林霉素，治疗 G^+球菌引起的呼吸道、骨及软组织、胆道感染及败血症、心内膜炎等。对金黄色葡萄球菌引起的骨髓炎为首选药。

（2）厌氧菌感染　该类药物对治疗敏感厌氧菌引起口腔感染、盆腔炎和细菌性阴道炎等严重感染特别有效，尤其对脆弱类杆菌所致的感染；但对消化球菌和除产气荚膜杆菌以外梭状芽孢杆菌属的厌氧菌感染无效，林可霉素类对吸入性肺炎、阻塞性肺炎和肺脓肿的治疗效果优于青霉素。

（3）其他　静脉注射林可霉素类与口服乙胺嘧啶合用可有效治疗鼠弓形体在艾滋病患者体内引起的脑炎；也可与伯氨喹共同静注治疗艾滋病患者中、轻度卡氏肺囊虫性肺炎。局部应用或口服可有效治疗普通粉刺和细菌性阴道炎。

【不良反应】

（1）消化道反应　常见恶心、呕吐、腹痛和腹泻等，口服多见。林可霉素不良反应的发生率高于克林霉素的。严重者有腹绞痛、水样或血样便；偶见伪膜性肠炎，口服甲硝唑或万古霉素通常可有效地控制此反应。

（2）变态反应　偶见皮疹、瘙痒、荨麻疹、多形性红斑、剥脱性皮炎或药物热。也可出现一

笔记

过性中性粒细胞减少和血小板减少。

（3）肝毒性　少数患者用药后可出现肝功能异常，如转氨酶升高、黄疸等。

三、多肽类抗生素

（一）万古霉素类

万古霉素类属糖肽类抗生素，主要代表药有万古霉素（vancomycin）、去甲万古霉素（norvancomycin）和替考拉宁（teicoplanin）等。

【体内过程】　万古霉素口服难吸收，肌内注射可引起局部疼痛和组织坏死，多采用静脉滴注。广泛分布到组织、体腔和体液及脑膜炎时的脑脊液中，能达有效浓度。口服绝大部分随粪便排出，可用于治疗难辨梭状芽孢杆菌引起的消化道感染。

【药理作用】　万古霉素对耐甲氧西林葡萄球菌、肠球菌、草绿色链球菌等革兰阳性球菌有强大的杀菌作用。去甲万古霉素和替考拉宁对大多数金黄色葡萄球菌的作用强于万古霉素，对表皮葡萄球菌的作用与万古霉素相似；去甲万古霉素抗脆弱拟杆菌作用最强。对肺炎链球菌、草绿色链球菌和化脓性链球菌高度敏感，对棒状杆菌和梭形杆菌也有一定的抗菌活性，但对放线菌的敏感性较差。对所有革兰阴性杆菌、真菌和分枝杆菌耐药。万古霉素类与氨基糖苷类合用可产生协同作用，杀灭肠球菌。

【临床应用】　适用于耐青霉素和头孢菌素的革兰阳性菌所致严重感染，尤其对 MRSA 和 MRSE 感染、耐青霉素肺炎球菌感染效果好，是治疗 MRSA 感染的首选药；用于治疗对青霉素类和头孢菌素类过敏患者的严重葡萄球菌感染，但万古霉素类的杀菌速度慢于β-内酰胺类抗生素；也可用于青霉素联合氨基糖苷类抗生素耐药或治疗失败的肠球菌、链球菌心内膜炎的治疗，若与庆大霉素合用可增强疗效；口服给药用于治疗艰难梭菌性伪膜性肠炎和消化道感染，替考拉宁的疗效更好。

【不良反应】　万古霉素可引起斑块皮疹和过敏性休克，也可出现寒战、皮疹及高热。快速静脉输注万古霉素时，后颈部、上肢及上身出现极度皮肤潮红、红斑、荨麻疹、心动过速和低血压等特征性症状，称为“红人综合征”或“红颈综合征”。这可能与静脉注射万古霉素速度过快引起的组胺释放有关，可用抗组胺药和肾上腺皮质激素治疗。

服用常规剂量很少发生耳毒性，但肾功能不全患者或服药剂量过大可致听力减退，甚至耳聋，及早停药可恢复正常。通常是在血药浓度超过 60 μg/mL 时发生，应避免与氨基糖苷类抗生素、呋塞米或依他尼酸等具有耳毒性的药物同服。

万古霉素致肾毒性发生率为 14.3%，主要表现为肾小管损伤，轻者为蛋白尿和管型尿，重者则出现少尿、血尿，甚至肾功能衰竭。应避免与氨基糖苷类等其他有肾毒性的药物合用。

口服可引起恶心、呕吐和眩晕，静脉注射时偶发注射部位血栓性静脉炎和疼痛。

（二）多黏菌素类

多黏菌素类（polymyxins）常用的有多黏菌素 B（polymyxin B）和多黏菌素 E（polymyxin E），二者具有相似的药理作用。由于静脉给药可致严重肾毒性，现临床已少用，多被新型β-内酰胺类、氨基糖苷类或氟喹诺酮类药物取代。

第四节　氨基糖苷类抗生素

笔记

氨基糖苷类（aminoglycosides）抗生素因其化学结构中含有氨基醇环和氨基糖分子，并由配糖键连接成苷而得名。其包括两大类:一类来源于天然,由链霉菌和小单孢菌产生,包括链霉素、卡那霉素、妥布霉素、巴龙霉素、大观霉素、核糖霉素、新霉素、庆大霉素、小诺霉素、西索米星、阿司米星等;另一类为人工半合成品,包括奈替米星、依替米星、异帕米星、卡那霉素B、阿米卡星、地贝卡星、阿贝卡星等。氨基糖苷类抗生素主要抑制细菌蛋白质的合成,用于敏感需氧革兰阴性杆菌所致的全身感染。

一、氨基糖苷类抗生素的共性

氨基糖苷类抗生素具有抗菌谱广、杀菌完全、与β-内酰胺类抗生素有很好的协同作用(但不能与β-内酰胺类混合于同一容器,否则容易使氨基糖苷类失活)、对许多致病菌有抗生素后效应(PAE)等特点。虽然因耐药菌株的出现,耳、肾毒性及β-内酰胺类抗生素的广泛使用限制了氨基糖苷类抗生素的大量使用,但仍然是治疗危及生命的革兰阴性菌严重感染的一类重要药物,也是治疗结核病不可缺少的药物。

【体内过程】 氨基糖苷类极性大,脂溶性小,口服难吸收,仅用于胃肠道感染。肠道外给药才能达到适当血药浓度。一般多采用肌内注射,吸收迅速而完全。

氨基糖苷类的血浆蛋白结合率均较低,主要分布在组织外液,可透过胎盘屏障并聚积在胎儿血浆和羊水,在肾皮层和内耳内、外淋巴液有高浓度聚积,且在内耳外淋巴液中浓度下降很慢,因而其肾毒性、耳毒性明显。不能透过血脑屏障,甚至脑膜炎时,在脑脊液也难以达到有效浓度。

在体内不代谢,主要以原形经肾小球滤过,除奈替米星外,均不在肾小管重吸收,可迅速排泄到尿中,$t_{1/2}$为2~3 h,肾脏衰竭患者可延长20 ~30倍而致药物蓄积,应减小剂量或延长服药间隔时间。

【抗菌作用与作用机制】 氨基糖苷类抗生素为快速杀菌剂,对静止期细菌也有较强的作用。其特点如下:① 抗菌谱广,对各种需氧革兰阴性菌(大肠埃希菌、假单胞菌、变形杆菌属、克雷伯菌属、肠杆菌属、志贺菌属和枸橼酸杆菌属等)具有强大抗菌活性;对甲氧西林敏感的葡萄球菌(包括金黄色葡萄球菌和表皮葡萄球菌)也有较好的抗菌活性,对沙雷菌属、沙门菌属、产碱杆菌属、不动杆菌属和嗜血杆菌属也有一定的抗菌作用;但对淋病奈瑟菌、脑膜炎奈瑟菌等革兰阴性球菌作用较差;对链球菌作用微弱,对肠球菌和厌氧菌则无效。氨基糖苷类与β-内酰胺类抗生素合用,对肠球菌属、李斯特菌属、草绿色链球菌和铜绿假单胞菌可获协同作用。本类药物的抗菌谱相似,链霉素和卡那霉素还对结核杆菌有作用。② 杀菌速率和杀菌持续时间与浓度呈正相关。③ 具有较长的PAE,且PAE持续时间与浓度呈正相关关系。该特性可说明氨基糖苷类一天一次给药与每天分次给药同样有效。④ 具有初次接触效应(first exposure effect,FEE),即指细菌首次接触氨基糖苷类抗生素时,能被迅速杀死,当未被杀死的细菌再次或多次接触同种抗生素时,其杀菌作用明显降低。⑤ 在碱性环境中抗菌活性增强。

【临床应用】 氨基糖苷类目前仍作为治疗需氧革兰阴性杆菌所致的严重感染的一类重要抗生素,如呼吸道感染、泌尿道感染、皮肤软组织感染、胃肠道感染、烧伤或创伤感染及骨关节感染等。不同氨基糖苷类药物之间的疗效并无显著差别。对败血症、肺炎、脑膜炎等革兰阴性杆菌引起的严重感染,需联合应用其他抗革兰阴性杆菌的抗菌药,如广谱半合成青霉素、第三代头孢菌素及氟喹诺酮类等,单用可能失败。

联合用药治疗革兰阳性菌的感染,主要用于肠球菌属或草绿色链球菌所致心内膜炎,金黄色葡萄球菌与表皮葡萄球菌所致败血病、心内膜炎等。常与耐酶青霉素、利福平或万古霉素合用。

笔 记

用于结核杆菌和非典型分枝杆菌感染,结核病可选用链霉素,非典型分枝杆菌感染主要选用阿米卡星。

【不良反应】 氨基糖苷类抗生素的毒性与服药剂量和疗程有关，也随药物不同而异，甚至在停药以后，也可出现不可逆的毒性反应。对儿童和老人更易引起。

（1）耳毒性 所有氨基糖苷类抗生素均有耳毒性。由于药物在内耳蓄积，可使感觉毛细胞发生退行性和永久性改变。耳毒性包括前庭神经和耳蜗神经的损害。前庭神经的损害，主要表现为眩晕、恶心、呕吐、眼球震颤和共济失调等，各药的发生率依次为新霉素（已少用）>卡那霉素>链霉素>西索米星>阿米卡星≥庆大霉素≥妥布霉素>奈替米星>依替米星。耳蜗神经的损害，表现为听力减退或耳聋。各药的发生率依次为新霉素>卡那霉素>阿米卡星>西索米星>庆大霉素>妥布霉素>奈替米星>链霉素>依替米星。氨基糖苷类抗生素的耳毒性与药物在内耳淋巴液中的浓度较高有关，药物可引起细胞膜上 Na^+-K^+-ATP 酶功能障碍，损害内耳柯蒂器内、外毛细胞能量的产生及利用，造成毛细胞损伤。临床上应避免与呋塞米、依他尼酸、布美他尼或顺铂等其他耳毒性药物同服。

（2）肾毒性 氨基糖苷类是诱发药源性肾衰竭的常见因素。氨基糖苷类在尿中浓度高，可通过细胞膜吞饮作用使药物大量聚积在肾皮质和髓质肾小管上皮细胞溶酶体内，溶酶体肿胀破裂，大量溶酶体酶和聚积药物释放，造成线粒体损害而减少能量产生，或与 Ca^{2+} 络合干扰钙调节转运过程。轻则引起肾小管肿胀，重则产生急性坏死，但一般不损伤肾小球。临床表现为蛋白尿、管型尿、血尿等，严重时可产生氮质血症和导致肾功能降低。各种氨基糖苷类对肾损伤的严重程度取决于其在肾皮质的聚积量，各药的发生率依次为新霉素>卡那霉素>庆大霉素>妥布霉素>阿米卡星>奈替米星>链霉素>依替米星。为防止和减少肾毒性的发生，临床用药时应定期检查肾功能，避免合用能增加肾毒性的药物（头孢菌素类、右旋糖酐、环丝氨酸、万古霉素、多黏菌素、杆菌肽、两性霉素 B 等），并注意给药剂量，监测血药浓度。

（3）神经肌肉阻断 与给药剂量和给药途径有关，常见于大剂量腹膜内或胸膜内应用后，出现心肌抑制、血压下降、肢体瘫痪和呼吸衰竭，也偶见于肌内或静脉注射后。其原因可能是药物与 Ca^{2+} 络合或竞争，抑制节前神经末梢乙酰胆碱的释放并降低突触后膜对乙酰胆碱的敏感性，造成神经肌肉接头处传递阻断，引起呼吸衰竭，进而循环衰竭导致死亡。各药引起神经肌肉麻痹的严重程度为新霉素>链霉素>卡那霉素>奈替米星>阿米卡星>庆大霉素>妥布霉素>依替米星。肾功能减退、血钙过低及重症肌无力患者易发生，抢救时应立即静脉注射葡萄糖酸钙和新斯的明。临床用药时避免合用肌肉松弛药、全麻药等。

（4）变态反应 可表现为皮疹、发热、血管神经性水肿、口周发麻等。接触性皮炎是局部应用新霉素常见的反应。也可引起过敏性休克，尤其是链霉素，发生率仅次于青霉素，但死亡率高。一旦发生，应静脉注射肾上腺素及钙剂进行抢救。

二、常用氨基糖苷类抗生素

链霉素

链霉素（streptomycin）是第一个氨基糖苷类抗生素，也是第一个用于治疗结核病的药物。链霉素口服吸收极少，肌内注射吸收快。容易渗入胸腔、腹腔、结核性脓腔和干酪化脓腔，并达有效浓度。

链霉素对铜绿假单胞菌和其他革兰阴性杆菌的抗菌活性最低，对土拉菌病和鼠疫有特效，常为首选，特别是与四环素联合用药已成为目前治疗鼠疫的最有效手段。也用于治疗多重耐药的结核病。与青霉素合用可治疗溶血性链球菌、草绿色链球菌及肠球菌等引起的心内膜炎。

笔记

链霉素治疗时常可出现前庭功能损害，少数患者可出现迟发性或进行性听神经损害、听力下降，甚至永久性耳聋。还可发生过敏性休克，通常于注射后 10 min 内突然出现，发生率虽较青霉素低，但死亡率很高。因此，注射前应做皮试，阴性者才能用药。

庆大霉素

庆大霉素（gentamicin）口服吸收很少，肌内注射吸收迅速而完全。在肾皮质中积聚的药物可比血浆浓度高出数倍，停药20天后仍能在尿中检测到本品。本药是治疗各种革兰阴性杆菌感染的主要抗菌药，尤其对沙雷菌属作用更强，为氨基糖苷类中的首选药。可与青霉素或其他抗生素合用，协同治疗严重的肺炎球菌、铜绿假单胞菌、肠球菌、葡萄球菌或草绿色链球菌感染。亦可用于术前预防和术后感染。还可局部用于皮肤、黏膜表面感染和眼、耳、鼻部感染，但因可致光敏感反应，大面积应用易致吸收毒性，故少做局部应用。口服可用于肠道感染或肠道术前准备。不良反应主要有耳毒性、肾毒性和神经肌肉阻滞，偶可发生过敏反应。由于庆大霉素耐药和不良反应较大，现选用阿米卡星或依替米星代替。

阿米卡星

阿米卡星（amikacin，丁胺卡那霉素）是卡那霉素的半合成衍生物。肌内注射，主要分布于细胞外液，不易透过血脑屏障，是抗菌谱最广的氨基糖苷类抗生素。其突出优点是对肠道革兰阴性杆菌和铜绿假单胞菌所产生的多种氨基糖苷类灭活酶稳定，故对耐药菌感染仍能有效控制，常作为首选药。本品的另一个优点是与β-内酰胺类联合可获协同作用，当粒细胞缺乏或其他免疫缺陷患者合并严重革兰阴性杆菌感染时，联合用药比阿米卡星单独使用效果更好。

依替米星

依替米星（etimicin）为一种新的半合成水溶性氨基糖苷类抗生素。本品抗菌谱广、抗菌活性强、毒性低。对大部分革兰阳性及革兰阴性菌有良好的抗菌作用，尤其对大肠埃希菌、克雷伯肺炎杆菌、沙雷菌属、奇异变形杆菌、沙门菌属、嗜血流感杆菌及葡萄菌属等有较高的抗菌活性，对部分耐庆大霉素、小诺霉素和头孢唑林耐药的金黄色葡萄球菌、大肠埃希菌和克雷伯肺炎杆菌，其体外最小抑菌浓度（MIC）仍在本品治疗剂量的血药浓度范围内。对产生青霉素酶的部分葡萄球菌和部分低水平甲氧西林耐药的葡萄球菌（MRSA）亦有一定的抗菌活性。本品发生耳毒性、肾毒性和神经肌肉麻痹的程度均较奈替米星、阿米卡星轻，是目前本类药物中发生率最低者。

第五节　人工合成抗菌药

一、喹诺酮类抗菌药

喹诺酮类（quinolones）药物是指人工合成的含有4-喹酮母核的一类抗菌药物，其抗菌谱广，抗菌作用强，口服吸收好，组织浓度高，与其他抗菌药物无交叉耐药性，不良反应少，已成为治疗各种感染的常用药物。20世纪70年代末至20世纪90年代中期研制的氟喹诺酮类为第三代喹诺酮类，包括诺氟沙星（norfloxacin，氟哌酸）、环丙沙星（ciprofloxacin）、氧氟沙星（ofloxacin）、左氧氟沙星（levofloxacin）、洛美沙星（lomefloxacin）、氟罗沙星（fleroxacin）、司帕沙星（sparfloxacin）等。20世纪90年代后期至今新研制的氟喹诺酮类为第四代，已用于临床的有莫西沙星（moxifloxacin）、加替沙星（gatifloxacin）、吉米沙星（gemifloxacin）和加雷沙星（garenoxacin）等。其保持了第三代抗菌谱广、抗菌活性强、组织渗透性好等优点外，抗菌谱还进一步扩大到衣原体、支原体等，且对革兰阳性菌和厌氧菌的活性作用显著强于第三代。第四代还有个特殊的名称为“呼吸道喹诺酮类药物”，是由于其对目前耐药性最严重的肺炎链球菌有非常好的疗效。

（一）喹诺酮类药物的共性

【体内过程】　大部分氟喹诺酮类药物口服吸收迅速而完全，广泛分布于各组织和体液中，在

笔记

肺、肝、肾、膀胱、前列腺、卵巢、输卵管和子宫内膜的浓度高于血药浓度。大多数主要是以原形经肾小管分泌或肾小球滤过由肾脏排出。氧氟沙星和环丙沙星在胆汁中的浓度可远远超过血药浓度。

【药理作用】 喹诺酮类药物为杀菌剂,杀菌浓度与抑菌浓度相同或为抑菌浓度的 2 ~4 倍。第三代喹诺酮类药物具有强大的抗革兰阴性菌活性,环丙沙星抗革兰阴性菌,特别是抗铜绿假单胞菌的活性最强。对金黄色葡萄球菌、肺炎链球菌、溶血性链球菌、肠球菌等革兰阳性球菌,衣原体,支原体,军团菌及结核杆菌也有效,但抗菌活性较对肠杆菌科为弱;第四代喹诺酮类,对铜绿假单胞菌和革兰阳性菌,特别是对肺炎链球菌和葡萄球菌的抗菌活性明显增强;也能有效对抗引起非典型肺炎的衣原体和支原体,以及军团杆菌属和某些支原体等细胞内病原体。

【作用机制】 喹诺酮类药物的抗菌机制主要是抑制细菌 DNA 拓扑异构酶。细菌 DNA 拓扑异构酶分为两大类:① 拓扑异构酶Ⅰ和Ⅲ,主要参与 DNA 的松解,对喹诺酮类药物不敏感;② 拓扑异构酶Ⅱ(DNA 回旋酶)和Ⅳ,是喹诺酮类药物的主要作用靶位,在革兰阳性菌中主要为拓扑异构酶Ⅳ,在革兰阴性菌中主要为 DNA 回旋酶。DNA 回旋酶和拓扑异构酶Ⅳ参与 DNA 超螺旋的形成,拓扑异构酶Ⅳ则参与细菌子代染色质分配到子代细菌中。喹诺酮类抗菌药对于 2 个靶位的作用强度,在革兰阳性球菌与革兰阴性杆菌之间有所不同,在老品种与新品种之间亦不同。对于大肠埃希菌等革兰阴性杆菌,环丙沙星等的主要作用靶位为 DNA 回旋酶,次要靶位为拓扑异构酶Ⅳ;对于链球菌属、葡萄球菌属等革兰阳性球菌,环丙沙星等的主要作用靶位为拓扑异构酶Ⅳ,次要靶位为 DNA 回旋酶。莫西沙星、加替沙星等则可均衡作用于 DNA 回旋酶和拓扑异构酶Ⅳ。

【临床应用】 目前,临床主要应用抗菌活性强、毒性低的第三、四代喹诺酮类产品。它们具有下列共同特点:① 抗菌谱广,对需氧革兰阳性球菌和革兰阴性杆菌均具有良好的抗菌作用,尤其对革兰阴性杆菌具有强大的抗菌活性;② 体内分布广,在多数组织和体液中的药物浓度高于血药浓度,可达有效抑菌或杀菌水平;③ $t_{1/2}$较长;④ 多数品种有口服及注射剂型,口服剂型生物利用度高,对于重症或不能口服用药的患者可先予静脉给药,病情好转后改为口服进行序贯治疗;⑤ 不良反应大多较轻,患者易耐受。

(1) 泌尿生殖道感染 环丙沙星、氧氟沙星与β-内酰胺类同为首选药,用于治疗单纯性淋病奈瑟菌性尿道炎或宫颈炎,但对非特异性尿道炎或宫颈炎疗效差。环丙沙星是铜绿假单胞菌性尿道炎的首选药。氟喹诺酮类对敏感菌所致的急、慢性前列腺炎及复杂性前列腺炎,均有较好的效果。

(2) 肠道感染 首选用于治疗志贺菌引起的急、慢性菌痢和中毒性菌痢,以及鼠伤寒沙门菌、猪霍乱沙门菌、肠炎沙门菌引起的胃肠炎(食物中毒)。对沙门菌引起的伤寒或副伤寒,应首选氟喹诺酮类或头孢曲松。本类药物也可用于旅行性腹泻。

(3) 呼吸道感染 常用于肺炎球菌、流感嗜血杆菌或卡他莫拉菌引起的支气管炎和鼻窦炎,革兰阴性杆菌(大肠埃希菌、铜绿假单胞菌等)和金黄色葡萄球菌所致的肺炎和支气管感染。环丙沙星和左氧氟沙星可有效治疗结核病和非典型分枝杆菌感染;左氧氟沙星、加替沙星和莫西沙星对由衣原体、支原体和军团菌引起的上、下呼吸道感染有效。加替沙星、莫西沙星对链球菌属的抗菌活性增强,并可覆盖支原体属、衣原体属等非典型病原体,已成为社区获得性下呼吸道感染的主要治疗药物之一。万古霉素与左氧氟沙星或莫西沙星联合用药是治疗青霉素高度耐药肺炎链球菌感染的首选药。

(4) 其他 除诺氟沙星外的其他喹诺酮类均可用于骨骼系统感染(包括革兰阴性杆菌骨髓炎和骨关节感染)、皮肤软组织感染(包括革兰阴性杆菌所致五官科感染和伤口感染)、化脓性脑膜炎和由克雷伯菌属、肠杆菌属、沙雷菌属所致的败血症。

笔记

【不良反应】

(1) 胃肠道反应 是最常见的不良反应,以培氟沙星和环丙沙星为多见,多数表现为食欲减退、消化不良、恶心等，少数患者也可表现为呕吐、腹泻、味觉异常，发生率为 2% ~20%，大多程度较轻，只有少数患者需因此停药。氧氟沙星可致伪膜性肠炎。

（2）神经系统反应　发生率仅次于胃肠道，表现为失眠、头晕、头痛，停药后可缓解，较为严重的表现有幻觉、烦躁、焦虑、抽搐、癫痫样发作、神志改变、短暂性视力损害，可出现复视、色觉分辨力改变。诺氟沙星、氧氟沙星、环丙沙星、依诺沙星和培氟沙星等药物可抑制脑内抑制性神经递质 γ-氨基丁酸与受体结合而使中枢神经兴奋增高，可导致痉挛和癫痫的发作，特别是当氟喹诺酮与茶碱或非甾体抗炎药联用时常见。

（3）变态反应　可出现血管神经性水肿、皮肤瘙痒和皮疹等过敏症状。

（4）皮肤反应　主要是光过敏反应和光毒性反应，以后者较为多见。临床表现为皮肤轻度红斑直至广泛严重的疱疹，直接或间接暴露于阳光或紫外线下均可引起。一般在治疗开始数日内发生，给予大剂量药物和暴露于大剂量紫外线下的患者，首次用药后即可出现，部分患者可在停药 3 周时发生。光毒性反应的发生率从高到低依次为洛美沙星 > 氟罗沙星 > 司氟沙星 > 依诺沙星 > 培氟沙星 > 环丙沙星 > 诺氟沙星 > 氧氟沙星 > 左氧氟沙星。

（5）心脏毒性　莫西沙星、加替沙星、左氧氟沙星和司帕沙星等可引起心脏病患者的 Q-T 间期延长，应避免与能使 Q-T 间期延长的药物合用。

（6）对肌肉、骨骼系统的影响　喹诺酮类抗菌药可发生肌肉、骨骼系统不良反应，患者可有关节病变、肌腱炎或肌腱断裂等。动物实验中发现，应用喹诺酮类抗菌药可引起幼龄动物关节软骨的损伤，故本类药物不推荐用于儿童及骨骼生长期的患儿。

（7）肝、肾损害　应用喹诺酮类抗菌药最常见的肝损害是转氨酶和碱性磷酸酶升高，程度大多轻微，停药后可缓解。喹诺酮类药物引起肾毒性少见，偶有血尿、间质性肾炎、急性肾功能不全的报道。

（二）常用氟喹诺酮类抗菌药

诺氟沙星

诺氟沙星（norfloxacin，氟哌酸）是第三代中第一个使用的氟喹诺酮类药物，也是依诺沙星、培氟沙星和环丙沙星的原形。

诺氟沙星对大多数革兰阴性杆菌的抗菌活性与氧氟沙星相似，对金黄色葡萄球菌、肺炎链球菌、溶血性链球菌、肠球菌属等革兰阳性菌及厌氧菌不如氧氟沙星和环丙沙星。适用于敏感菌所致的尿路感染、淋病、前列腺炎、肠道感染和伤寒及其他沙门菌感染。

常见的不良反应为胃肠道反应，可表现为腹部不适或疼痛、腹泻、恶心或呕吐；可有头昏、头痛、嗜睡或失眠等中枢神经系统反应；可发生过敏反应如皮疹、皮肤瘙痒，偶可发生渗出性多形红斑及血管神经性水肿；少数患者有光敏反应。

环丙沙星

环丙沙星（ciprofloxacin，环丙氟哌酸）对革兰阴性杆菌的体外抗菌活性是目前临床应用的氟喹诺酮类中最高者，对铜绿假单胞菌、肠球菌、肺炎球菌、葡萄球菌、链球菌、军团菌、淋病奈瑟菌及流感嗜血杆菌的抗菌活性亦优于其他同类药物，甚至对某些耐氨基糖苷类及第三代头孢菌素类的耐药菌株仍有抗菌活性。临床主要用环丙沙星治疗敏感菌引起的泌尿道、胃肠道、呼吸道、骨关节、腹腔及皮肤软组织等感染，可用于治疗流行性脑脊髓膜炎、化脓性脑膜炎、前列腺炎。

不良反应常见消化道反应，也出现神经系统症状，偶见变态反应、关节痛或一过性转氨酶升高，静滴时血管局部有刺激反应。

左氧氟沙星

左氧氟沙星（levofloxacin，可乐必妥）为氧氟沙星的左旋光学异构体，左氧氟沙星的抗菌活性为氧氟沙星的 2 倍，临床用量为氧氟沙星的 1/2。左氧氟沙星的水溶性是氧氟沙星的 8 倍，更易制成注射剂。在体内组织中分布广泛。主要以原形药随尿排出。肾功能减退的患者左氧氟沙

笔记

星清除率下降，$t_{1/2}$延长，为避免药物蓄积，应进行剂量调整。

左氧氟沙星具有抗菌谱广、抗菌作用强的特点，其抗菌活性是氧氟沙星的2倍，对葡萄球菌和链球菌的活性是环丙沙星的2～4倍，对厌氧菌的抗菌活性为环丙沙星的4倍，对肠杆菌科的活性与环丙沙星相当。

左氧氟沙星的不良反应远低于氧氟沙星，是目前已上市氟喹诺酮类药物中最小者，主要不良反应是胃肠道反应。偶见血中尿素氮升高、倦怠、发热、心悸、味觉异常等。

洛美沙星

洛美沙星（lomefloxacin）口服吸收完全，生物利用度为90%～98%，体内分布广，组织穿透性好，在皮肤、痰液、扁桃体、前列腺、胆囊、泪液、唾液和齿龈等组织药物浓度均达到或高于血药浓度，$t_{1/2}$为6～7 h。主要通过肾脏以原形随尿液排出，尿中药物浓度可达70%～86%，在48 h内70%～80%排出。

洛美沙星对繁殖期和抑制期细菌均有迅速杀菌作用，并具有明显的PAE。体内抗菌活性较诺氟沙星、氧氟沙星和左氧氟沙星为高，但不如氟罗沙星。对革兰阴性菌的作用与诺氟沙星和氧氟沙星相近；对多数厌氧菌的作用弱于氧氟沙星，而对耐甲氧西林的金黄色葡萄球菌、耐氨苄青霉素的流感杆菌及耐吡哌酸的大肠埃希菌及对其他药物耐药的细菌抗菌效力优良。临床主要用于治疗敏感菌引起的呼吸道、泌尿道、消化道、皮肤、软组织和骨组织感染。

不良反应发生率约3.5%，主要表现为胃肠道反应、神经系统症状、变态反应等。特别需要注意的是光敏反应，其在所有氟喹诺酮类中最易发生，而且其发生率随用药时间延长而增高，如3日疗程者为4%，7日疗程者为10%。

氟罗沙星

氟罗沙星（fleroxacin）口服吸收完全，绝对生物利用度为100%。血和尿中原形药物浓度高而持久，$t_{1/2}$为13 h，曲线下面积在同类药物中为最高。在多数组织中的浓度接近或高于同时期血中浓度，在中枢神经系统中浓度很低。60%～70%药物以原形及代谢物经肾脏排泄；少部分由胆汁排泄，随粪便排出量仅占3%。

氟罗沙星对革兰阴性和革兰阳性菌、分枝杆菌、厌氧菌、支原体、衣原体均具有强大的抗菌活性。在体外抗菌活性与诺氟沙星或氧氟沙星相当，弱于环丙沙星，但氟罗沙星在体内的抗菌活性却均远远超过它们。如氟罗沙星对感染肺炎杆菌的小鼠保护作用比环丙沙星强3倍，比诺氟沙星强11倍。临床主要用于治疗敏感菌所致的呼吸系统、泌尿生殖系统、胃肠道及皮肤软组织感染，有效率和细菌清除率均可达到75%～100%。

不良反应发生率可高达20%，其中胃肠道反应为11%，神经系统反应为9%，但均不严重，患者可耐受。个别患者出现光敏反应。

二、磺胺类抗菌药

磺胺类药（sulfonamides）是1932年发现的人工合成的能有效防治全身性细菌性感染的第一类化疗药物。70年代中期，磺胺类与甲氧苄啶的协同作用被发现，以及磺胺甲噁唑（SMZ）与甲氧苄啶（TMP）复方制剂的面世，使得磺胺类药物又在临床重新受到重视。目前，磺胺类药物在临床上已大部分被抗生素及喹诺酮类药取代，但由于磺胺类药物对某些感染性疾病（如流脑、鼠疫）具有疗效良好、使用方便、性质稳定、价格低廉等优点，故在抗感染的药物中仍占一定的地位。

（一）磺胺类药物的共性

笔记

【药理作用】 磺胺类药物属于广谱抑菌药。抗菌范围包括脑膜炎奈瑟菌、溶血性链球菌、肺炎链球菌、金黄色葡萄球菌、大肠埃希菌、变形杆菌、流感嗜血杆菌、沙眼衣原体、放线菌、奴卡菌、疟原虫等。但磺胺类药物对立克次体不仅不能抑制，反而刺激其生长。

四氢叶酸（FH_4）作为一碳基团载体的辅酶，参与细胞DNA前体物质——嘌呤和嘧啶的合成，因而FH_4是细胞分裂增殖所必需的辅酶。哺乳动物细胞可将食物中现成的叶酸还原成所需的FH_4，但许多细菌则不能利用现成的叶酸，必须依赖自身二氢蝶酸合成酶催化蝶啶、对氨基苯甲酸（PABA）和谷氨酸生成二氢叶酸（FH_2），并在二氢叶酸还原酶作用下转变成FH_4。磺胺类药物与PABA的结构相似，可与PABA竞争二氢蝶酸合成酶，阻止细菌FH_2的合成，从而抑制细菌的生长繁殖（图11-5-1）。

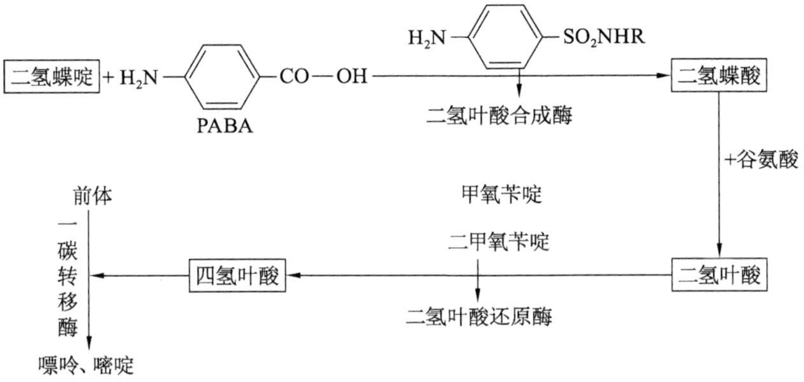

图11-5-1 磺胺类药物及甲氧苄啶的抗菌作用机制示意图

【临床应用】

（1）全身性感染 可选用口服易吸收磺胺类药物，用于脑膜炎奈瑟菌所致的脑膜炎、流感杆菌所致的中耳炎、葡萄球菌和大肠埃希菌所致的单纯性泌尿道感染，也用于包涵体结膜炎、沙眼、奴卡菌病、弓形体病等的治疗。也可代替青霉素用于青霉素过敏患者的链球菌感染和风湿热复发。与TMP合用治疗复杂性泌尿道感染、呼吸道感染、肠道感染和伤寒等。

（2）肠道感染 可选用口服不吸收的柳氮磺吡啶，其对结缔组织有特殊的亲和力。适用于治疗慢性炎症性肠道疾病，如节段性回肠炎或溃疡性结肠炎。

（3）局部应用 磺胺醋酰钠眼药水或眼药膏可有效治疗细菌性结膜炎和沙眼。磺胺米隆或磺胺嘧啶银乳膏可局部应用以烧创伤感染，能有效地减轻烧伤脓毒症，但可引起耐药菌和真菌的二次感染。醋酸甲磺灭脓可从烧创伤部位吸收进入血循环，其原形药物和代谢产物也可抑制碳酸酐酶并可引起代谢性酸中毒。磺胺嘧啶银在预防烧伤感染时的毒性比甲磺灭脓低得多。

【不良反应】

（1）肾脏损害 有些磺胺类药物及其乙酰化代谢产物可在尿中，特别是在中性或酸性pH下沉淀而引起结晶尿、血尿或尿路阻塞，导致肾脏损害。适当增加饮水量和碱化尿液，能通过降低药物浓度和促进药物的离子化而预防结晶尿。也可引起多种肾病及变应性肾炎。

（2）过敏反应 常见发热、皮疹、剥脱性皮炎、荨麻疹、血管神经性水肿等。所有磺胺类及其衍生物之间存在交叉过敏反应。

（3）血液系统反应 磺胺类药物可引起溶血性贫血或再生障碍性贫血、粒细胞减少、血小板减少或白血病样反应。应用于葡萄糖-6-磷酸脱氢酶缺乏的患者易引起溶血性贫血。

（4）核黄疸 主要发生在新生儿，其原因是磺胺类药物在血浆蛋白结合点上取代胆红素，使游离的胆红素进入中枢神经系统而导致核黄疸。妊娠末期服药有增加新生儿核黄疸的危险。故磺胺类药物不宜用于新生儿、两岁以下婴儿及临产前孕妇。

（5）肝损害 可出现黄疸、肝功能减退，严重者可发生急性肝坏死。肝功能损害者应避免使用。

笔记

（二）常用磺胺类药物

1．全身应用磺胺类药物

此类药物的抗菌谱和抗菌活性基本相同，主要差别在于它们的药动学性质不同，根据 $t_{1/2}$ 可分为三个类型：① 短效磺胺类，如磺胺异噁唑和磺胺二甲嘧啶；② 中效磺胺类，如磺胺嘧啶和磺胺甲噁唑；③ 长效磺胺类，如磺胺间甲氧嘧啶和磺胺多辛。

磺胺嘧啶

磺胺嘧啶（sulfadiazine，SD，磺胺哒嗪）口服易吸收，但吸收较缓慢，血药浓度达峰时间为 3～6 h，$t_{1/2}$ 为 17 h，是磺胺类中血浆蛋白结合率最低（38%～48%）和血脑屏障透过率最高的药物。脑膜无炎症时，脑脊液中药物浓度约为血药浓度的 50%，脑膜有炎症时，脑脊液中药物浓度可达血药浓度的 50%～80%，药物在尿中溶解度低，易发生结晶尿。本药为防治流行性脑膜炎的首选药，也可用于奴卡菌病的治疗或与乙胺嘧啶合用于急性弓形体病的治疗。可在尿中形成结晶析出，故应同服等量碳酸氢钠碱化尿液，并多饮水，以减少结晶尿对肾脏的损伤。

磺胺甲噁唑

磺胺甲噁唑（sulfamethoxazole，SMZ，新诺明）口服吸收与排泄均较慢，血药浓度达峰时间为 2～4 h，广泛分布至痰液、中耳液、阴道分泌物等全身组织和体液中，并可进入血脑屏障、胎盘屏障、乳汁中。$t_{1/2}$ 为 10～12 h，一次给药后有效浓度可维持 10～24 h，其脑脊液浓度低于 SD。主要自肾小球滤过和肾小管分泌，尿药浓度明显高于血药浓度。肾功能减退者，$t_{1/2}$ 延长，需调整剂量。用于治疗流行性脑膜炎，其尿中浓度与 SD 相似，故也适用于泌尿道感染，尤其是大肠埃希菌所致的单纯性尿道炎。也用于治疗中耳炎、呼吸道感染、支原体感染和伤寒等，主要与甲氧苄啶合用，产生协同抗菌作用。

过敏反应较为常见，可表现为药疹，严重者可发生渗出性多形红斑、剥脱性皮炎和大疱表皮松解萎缩性皮炎等；也有表现为光敏反应、药物热、关节及肌肉疼痛、发热等血清病样反应；较少引起肾损伤；偶见过敏性休克。

2．局部应用磺胺类药物

柳氮磺吡啶

柳氮磺吡啶（sulfasalazine，水杨酸偶氮磺胺吡啶）口服后少部分在胃肠道吸收，通过胆汁可重新进入肠道（肠—肝循环）。柳氮磺吡啶本身无抗菌活性，在肠道分解释放出有活性的磺胺吡啶和 5-氨基水杨酸，具有抗菌、抗炎和抑制免疫作用。适用于治疗节段性回肠炎、溃疡性结肠炎和肠道手术前预防感染。过敏反应较为常见，可表现为药疹，严重者可发生渗出性多形红斑、剥脱性皮炎和大疱表皮松解萎缩性皮炎等；也有表现为光敏反应、药物热、关节及肌肉疼痛、发热等血清病样反应。

三、其他合成抗菌药

甲硝唑

甲硝唑（metronidazole，灭滴灵）具有强大的杀灭滴虫作用，但不影响阴道正常菌群的生长，为治疗阴道滴虫病的首选药物；对组织内及肠腔内阿米巴滋养体有杀灭作用；对革兰阴性和阳性厌氧菌均有抑制作用，对需氧菌无效。抗菌机制是甲硝唑的硝基可被厌氧菌还原产生细胞毒物质，抑制了敏感菌的 DNA 合成，使细菌死亡。临床上主要用于治疗厌氧菌感染包括由厌氧菌引起的产后盆腔感染、肺脓肿、胸膜感染、败血症、骨髓炎、脓毒性关节炎、气性坏疽等，还可用于防治阑尾炎、结肠炎、妇产科手术感染。15%～30% 出现不良反应，以消化道反应最为常见，神经系统症状有头痛、眩晕，偶有感觉异常、肢体麻木、共济失调、多发性神经炎等，大剂量可致抽

笔记

搐。少数病例发生荨麻疹、潮红、瘙痒、膀胱炎、排尿困难、口中金属味及白细胞减少等，均属可逆性，停药后自行恢复。

第六节　抗真菌药与抗病毒药

一、抗真菌药

真菌感染一般分为两类，即浅部真菌感染和深部真菌感染。浅部真菌感染常由各种癣菌引起，主要侵犯皮肤、毛发、指(趾)甲、口腔或阴道黏膜等。后者多由白色念珠菌和新型隐球菌引起，主要侵犯内脏器官和深部组织。近年来，深部真菌感染的发病率增高，其原因主要与不合理应用广谱抗菌药物、免疫抑制剂、肾上腺皮质激素等药物有关。

抗真菌药物(antifungal agents)指能抑制真菌生长繁殖或杀灭真菌的药物，可分为抗浅部真菌感染药和抗深部真菌感染药。前者包括灰黄霉素、制霉菌素、酮康唑、咪康唑、克霉唑、特比萘芬等；后者包括两性霉素B、氟胞嘧啶、氟康唑、伊曲康唑等。根据化学结构可分为：抗生素类，如灰黄霉素；唑类，如酮康唑；丙烯胺类，如特比萘芬；嘧啶类，如氟胞嘧啶。

两性霉素B

两性霉素B是从链丝菌培养液中分离获得，属多烯类抗生素。

【药理作用】　两性霉素B抗菌谱广，对几乎所有的真菌均有抗菌作用，包括白色念珠菌、新型隐球菌、皮炎芽生菌、组织胞浆菌、球孢子菌属、孢子丝菌属等。两性霉素B能与真菌细胞膜上的重要成分麦角固醇相结合，使细胞膜的屏障作用被破坏，细胞内的重要物质(如钾离子、核苷酸和氨基酸等)外漏，使真菌的生命力下降，甚至死亡。人体内的肾小管细胞膜和红细胞膜上有类固醇，故本药易引起肾损伤和红细胞膜损伤。

【临床应用】　本药是目前治疗深部真菌感染的首选药，静脉滴注给药用于真菌性肺炎、心内膜炎、尿路感染等；小剂量鞘内注射用于真菌性脑膜炎；口服可用于肠道真菌感染。局部可用于治疗指甲、皮肤黏膜等浅部真菌感染。由于静脉用药毒性较大，在临床上本药也常用作导入疗法。

【不良反应】　本药不良反应较多，可分为急性和慢性反应两类。急性不良反应包括：注射可出现寒战、呕吐、体温升高及静脉炎等；静脉注射过快可致惊厥、心律失常；鞘内注射可引起惊厥和化学性蛛网膜炎。缓慢出现的不良反应包括：① 肾脏损伤，表现为氮质血症，可伴有肾小管酸中毒及钾离子和镁离子排出增多。氮质血症的发生与肾脏血液灌注量降低和肾小管损伤有关。肾小管损伤常发生在用药时间长、累积剂量超过4 g时。② 贫血，可能与肾小管损伤，使红细胞生成素减少及红细胞膜损伤有关。应定期进行血尿常规、肝肾功能和心电图等检查，以便及时调整剂量。

酮康唑

酮康唑(ketoconazole)为咪唑类广谱抗真菌药，对多种浅部和深部真菌均有抗菌作用。临床用于多种浅部和深部真菌感染，如皮肤真菌感染、指甲癣、阴道白色念珠菌病、胃肠霉菌感染等，以及白色念珠菌、粪孢子菌、组织胞浆菌等引起的全身感染。口服后，酸性环境有利于药物吸收，吸收后分布广泛，84%的药物与血浆蛋白结合，脑脊液中药物浓度低。主要在肝脏代谢，大部分由胆汁排泄，血浆$t_{1/2}$为6.5～9 h。口服酮康唑的不良反应较多，常见反应有厌食、恶心、呕吐等胃肠道反应，以及皮疹、头晕、嗜睡等，偶见肝毒性。极少数人发生内分泌异常，表现为月经紊乱，男性乳房增大、性欲减退，可能与本品抑制睾丸素和肾上腺皮质激素合成有关。

笔记

氟康唑

氟康唑是广谱抗真菌药，体内抗真菌活性比酮康唑强5～20倍，是治疗艾滋病患者隐球菌性脑膜炎的首选药，与氟胞嘧啶合用可增强疗效。口服吸收好，生物利用度为95%。血浆蛋白结合率为11%。可分布到各组织和体液中，对正常和炎症脑膜均有强大穿透力，脑脊液中药物浓度可达血药浓度的50%～60%。在肝脏中代谢极少，尿中原形排泄量可达给药量的80%以上，$t_{1/2}$为35 h。不良反应发生率低，常见恶心、腹痛、腹泻、肝功能异常等。

伊曲康唑

伊曲康唑(itraconazole)抗真菌谱较酮康唑广，体内外抗真菌活性比酮康唑强5～100倍，可有效治疗深部、皮下和浅表真菌感染，是治疗罕见真菌如组织胞浆菌感染和芽生菌感染的首选药物。口服吸收良好，生物利用度为55%。不良反应率低，主要为胃肠道反应、头痛、头晕、低血钾、高血压等。肝毒性明显低于酮康唑；不抑制雄激素合成，可避免酮康唑所导致的内分泌异常。

特比萘芬

【药理作用】 特比萘芬(terbinafine)对浅部真菌如皮肤真菌、曲霉菌、皮炎芽生菌、荚膜组织胞浆菌有杀菌作用，但对酵母菌和白色念珠菌无效。体外抗皮肤真菌活性比酮康唑强20～30倍，比伊曲康唑强10倍。抗菌机制是通过抑制真菌合成麦角固醇的关键酶——角鲨烯环氧酶。由于角鲨烯环氧酶被抑制，麦角固醇合成受阻，从而破坏了真菌细胞膜的屏障功能；由于角鲨烯环氧酶受抑，使甾醇角鲨烯在真菌细胞内浓集，这也对真菌产生一定的毒性作用。

【临床应用】 可外用也可口服，对甲癣、体癣、手癣、足癣疗效较好。用本药治疗指甲真菌病12周，治愈率可达90%。

【不良反应】 不良反应发生率低，5%～10%，且较轻微。主要有胃肠道反应，可出现皮肤瘙痒、皮疹等，很少引起肝损伤。

氟胞嘧啶

氟胞嘧啶(flucytosine)是人工合成的广谱抗真菌药，通过真菌的胞嘧啶通透性酶进入真菌细胞内，在胞嘧啶脱氨酶作用下脱去氨基形成抗代谢物5-氟尿嘧啶。5-氟尿嘧啶可抑制胸腺嘧啶核苷合成酶，影响DNA的合成。哺乳动物细胞内缺乏胞嘧啶脱氨酶，5-氟胞嘧啶不能转变为5-氟尿嘧啶，故人体组织细胞代谢不受影响。

口服吸收迅速完全，血浆蛋白结合率低，在体内分布广泛，易穿透血脑屏障。80%～90%以原形随尿排出，$t_{1/2}$为3～6 h。

本药抗菌谱较两性霉素B窄，主要用于念珠菌、隐球菌和其他敏感真菌所引起的肺部感染、尿路感染、败血症、心内膜炎等的治疗。疗效不如两性霉素B，临床上常将两药合用治疗深部真菌感染。

不良反应为：① 可引起皮疹及胃肠道反应；② 可引起骨髓抑制，表现为白细胞减少、血小板减少、贫血等；③ 可引起肝损伤，使血清转氨酶升高，也可引起肾脏损伤等；④ 动物实验表明本药有致畸作用，孕妇及哺乳期妇女不宜使用。

二、抗病毒药

抗病毒药物的研制起步较晚，直到20世纪60年代，碘苷作为第一个抗病毒药物才用于治疗疱疹病毒角膜炎；70年代来，阿昔洛韦问世，由此开始了抗疱疹病毒药物研制；80年代，艾滋病的出现，对抗病毒药物的研制产生了重大的影响；90年代初，抗人类免疫缺陷病毒药齐多夫定上市，从而极大地推动了抗病毒药物的发展。但就目前而言，多数病毒所致的疾病无特殊治疗药物，又无有效的疫苗，因此，病毒依然对人类健康的危害极大。

笔记

病毒是微生物中最小的生命实体，为非细胞生物。大部分病毒仅有核心，即由一种核酸(DNA 或 RNA)和外面的蛋白外壳组成，有些病毒具有脂蛋白包膜。病毒没有独立代谢系统，必须在活细胞中才能增殖。病毒通过注射式侵入、细胞内吞、膜融合等方式进入宿主细胞；病毒脱壳后感染核酸，并利用宿主细胞的代谢系统，按照病毒的遗传信息进行病毒核酸和蛋白质的生物合成，在细胞核内或细胞质内，病毒颗粒装配成熟；最后从宿主细胞释放出，再感染新的细胞。抗病毒药物可通过阻止上述任何一个环节而达到抑制病毒增殖的目的。病毒基因组小，复制周期短，因而病毒在复制过程中的变异率高，生存力强。病毒发病率高(80% 的传染病为病毒引起)、流行广、传播快、致病性强。

抗病毒药物在临床上主要用于病毒感染的治疗，根据其抗病毒谱的不同可分为抗疱疹病毒药、抗人免疫缺陷病毒药、抗流感病毒药、抗肝炎病毒药等。

(一) 抗疱疹病毒药

阿昔洛韦

阿昔洛韦(aciclovir)又名无环鸟苷，为人工合成的嘌呤核苷类衍生物。

【药理作用】 本品在疱疹病毒感染的细胞内转化为三磷酸无环鸟苷，对病毒 DNA 聚合酶产生抑制作用，阻止病毒 DNA 的复制过程。本品对疱疹病毒的选择性高，具有广谱的抗疱疹病毒活性，对单纯疱疹、带状疱疹病毒有很强的作用。

【临床应用】 本品是单纯疱疹病毒感染的临床首选药物，主要用于单纯疱疹性角膜炎，皮肤、黏膜疱疹，生殖器疱疹和带状疱疹；也用于治疗 EB 病毒感染及艾滋病患者并发水痘、带状疱疹等。

【不良反应】 本品不良反应少，耐受性良好。局部用药有轻度刺激症状，静滴药液外渗时可引起局部炎症和静脉炎，还可有厌食、恶心、头痛、皮疹等。肝肾功能不全、脑水肿患者及哺乳期妇女慎用，孕妇禁用。

伐昔洛韦和更昔洛韦

伐昔洛韦(valaciclovir)为阿昔洛韦的前体药，口服后在体内水解为阿昔洛韦，其吸收较阿昔洛韦好，提高了生物利用度(约 5 倍)，减少给药次数。抗病毒活性、作用机制、耐药性与阿昔洛韦相同。

更昔洛韦(ganciclovir)为阿昔洛韦的同系药，作用相似，但对巨细胞病毒抑制作用强，约强百倍。临床只用于巨细胞病毒感染性肺炎、肠炎及视网膜炎。

碘苷

碘苷(idoxuridine)又名疱疹净，为人工合成的脱氧尿嘧啶核苷类抗病毒药。

本品在体内磷酸化后，竞争性抑制胸腺嘧啶核苷酸合成酶，阻碍病毒的 DNA 合成，还以假性底物取代胸腺嘧啶核苷酸进入病毒 DNA，导致翻译错误，干扰病毒的复制，降低感染力。对于单纯疱疹病毒及牛痘病毒等 DNA 病毒均有效，但对流感病毒、副流感病毒、埃可(ECHO)病毒等 RNA 型病毒无效。临床仅限局部用于治疗眼部或皮肤疱疹病毒和牛痘病毒感染，对急性上皮型疱疹性角膜炎疗效显著，对疱疹性角膜虹膜炎无效。不良反应主要有刺激、疼痛、眼睑过敏、角膜损伤等。局部应用不宜超过 3～4 日，以免引起接触性皮炎。此外，本药还可抑制骨髓，有致畸和致突变作用等，孕妇忌用。

(二) 抗人免疫缺陷病毒药

人免疫缺陷病毒(human immunodeficiency virus，HIV)是一种逆转录病毒，主要有 1 型和 2 型两种。一旦 HIV 进入 $CD4^+$ 细胞，病毒 RNA 即成为模板，在逆转录酶催化下产生互补 DNA，进入宿主细胞核，在 HIV 整合酶催化下掺入宿主基因组。最后，病毒 DNA 被转录和翻译成多聚蛋白，再经 HIV 蛋白酶裂解成小分子功能蛋白。

笔记

当前抗 HIV 药主要通过抑制逆转录酶或 HIV 蛋白酶发挥作用，包括核苷类逆转录酶抑制药、非核苷类逆转录酶抑制药和蛋白酶抑制药三类。

1．**核苷类逆转录酶抑制药**(nucleotide reverse transcriptase inhibitors，NRTIs)

核苷类逆转录酶抑制药临床用于 HIV 阳性患者的治疗，主要有嘧啶衍生物和嘌呤衍生物，均为天然核苷酸人工合成药。

齐多夫定

齐多夫定(zidovudine)为脱氧胸苷衍生物，是美国 FDA 第一个被批准用于治疗 HIV 病毒感染的药物。

【药理作用】 本品在 HIV 病毒感染的细胞内在胸苷激酶和胸苷酸激酶的作用下转化为活性三磷酸体，以假底物形式竞争 HIV 逆转录酶，并掺入正在合成的单链 DNA 中，抑制 DNA 链的增长，阻碍病毒的复制和繁殖。本品对 HIV-1 和 HIV-2 均有抑制作用，在活化细胞内的抗 HIV 作用强于静止细胞。对人体细胞 DNA 聚合酶的影响小，因而不抑制人体细胞增殖。

【临床应用】 本品是治疗 HIV 感染的首选药，可降低 HIV 感染患者的发病率，延缓疾病的进程，延长患者的存活期。可单用，也可与拉米夫定等其他抗 HIV 药物合用。

【不良反应】 常见的不良反应包括头痛、恶心、呕吐、肌痛，还可诱发骨髓抑制，主要表现为巨细胞贫血和粒细胞减少，多发生于用药后 4 周内。用药期间应定期检查血常规，肝功能不全者易引起毒性反应。剂量过大可引起焦虑、精神错乱和震颤。

拉米夫定

拉米夫定(lamivudine)为胞嘧啶衍生物，具有抗 HIV 和 HRV 感染的作用，临床上常与齐多夫定合用治疗 HIV 感染；对 HBV 感染也有较好的疗效，是目前治疗慢性乙型肝炎最有效的药物之一。本药可被动扩散进入细胞内，在细胞内转化为有活性的拉米夫定三磷酸盐，竞争性抑制 HIV 逆转录酶，或掺入病毒 DNA 中使 DNA 链延长终止。口服吸收好，其活性代谢物在 HIV-1 感染的细胞内，$t_{1/2}$可达 10～19 h。本品原形经肾排泄，不良反应为头痛、失眠、疲劳及胃肠不适。

2．**非核苷类逆转录酶抑制药**(non-nucleotide reverse transcriptase inhibitors，NNRTIs)

非核苷类逆转录酶抑制剂有地拉韦定(delavirdine)、奈韦拉平(nevirapine)、依法韦仑(efavirenz)等，是一类用化学方法合成的化合物，其共同作用机制是在宿主细胞中可直接结合到逆转录酶活性中心区域，改变酶的空间构象，从而抑制酶活性、干扰病毒复制。这类药物仅对 HIV-1 有效，对 HIV-2 无效。单用易产生耐药性，一般与 NRTIs 或蛋白酶抑制药合用，能有效预防 HIV 的母婴传播。本类药物经细胞色素 P450 酶代谢，对肝药酶有抑制作用，易引起药物相互作用。常见的不良反应为皮疹，轻者可继续服药，重者应立即停药。其他还有药物热、恶心、腹泻、头痛、疲劳和嗜睡，注意监视肝功能。

3．**蛋白酶抑制药**(protease inhibitors，PIs)

蛋白酶抑制药包括沙奎那韦(saquinavir)、利托那韦(ritonavir)、奈非那韦(nelfinavir)、莫地那韦(modinavir)和安普那韦(amprenavir)等。这类药物主要作用于 HIV 复制的晚期，以及 HIV 前体蛋白裂解阶段。HIV 的 P55 前体蛋白有 *Gag* 基因编码，经 HIV 蛋白酶裂解成为成熟的结构蛋白，使蛋白具有感染性。PIs 是人工合成的 P55 结构类似物，可抑制 HIV 蛋白酶活性，使未成熟的非感染性病毒颗粒堆积，产生抗 HIV 的作用。对 HIV-1 病毒复制有很强的抑制作用，但对人类细胞蛋白酶的亲和力很弱；与 NRTIs 合用有协同作用；虽易产生耐药，但较 NRTIs 慢。本类药物的不良反应有恶心、呕吐、腹泻、感觉异常，可致脂肪重新分布、胰岛素抵抗等。

(三) 抗流感病毒药

笔记

利巴韦林

利巴韦林(ribavirin，病毒唑)是人工合成的鸟嘌呤核苷类似物，抗病毒谱广，对甲型和乙型流感病毒、呼吸道合胞病毒、甲型肝炎病毒、丙型肝炎病毒、麻疹病毒、乙型脑炎病毒、腺病毒等多种病毒均有抑制作用。可通过多环节抑制病毒核酸的合成：药物在机体经磷酸转移酶磷酸化后，单磷酸产物可抑制肌苷单磷酸脱氢酶，干扰三磷酸鸟苷的合成；三磷酸型产物竞争性抑制病毒 RNA 聚合酶，阻碍 mRNA 的转录。本药可采用多种途径给药：口服用于甲肝、麻疹、单纯疱疹病毒感染；气雾吸入可用于儿童严重呼吸道合胞病毒感染性肺炎和支气管炎；静脉滴注可用于大多数病毒性疾病治疗；也可制成滴剂和膏剂局部使用。不良反应主要有腹泻、头痛、乏力、白细胞减少、可逆性贫血等。孕妇禁用。

金刚烷胺和金刚乙胺

金刚烷胺和金刚乙胺是饱和三环癸烷的氨基衍生物，属窄谱抗病毒药物，主要用于亚洲甲型流感病毒的预防和治疗，金刚乙胺的作用比金刚烷胺强 8 倍。两者可作用于病毒复制的早期，干扰病毒的脱壳和穿入，也可通过影响血凝素而干扰病毒组装。口服易吸收，体内分布广泛，大部分以原形随尿排出，血浆 $t_{1/2}$ 为 16～36 h。不良反应包括轻微胃肠症状和中枢神经毒性症状（失眠、注意力不集中、头昏等）。孕妇禁用。

奥司他韦

磷酸奥司他韦是奥司他韦（oseltamivir）活性代谢产物的药物前体，奥司他韦活性代谢产物是选择性流感病毒神经氨酸酶抑制剂。对 A 型和 B 型流感病毒的神经氨酸酶具有明显的抑制作用，体外在很低浓度下即有抑制作用，体内也能观察到其抑制流感病毒的复制和致病性。通过抑制病毒从被感染的细胞中释放，减少乙型流感病毒的传播。可用于治疗流行性感冒，并可减少并发症的发生和抗生素的使用，是目前治疗流感的最常用药物之一，也是公认的治疗禽流感、甲型 H1N1 流感病毒最有效的药物之一。最常见的不良反应是恶心和呕吐，呈一过性，常在首次服药时发生，其他不良反应包括腹泻、头晕、疲劳、鼻塞、咽痛和咳嗽，大多可耐受。

（四）抗肝炎病毒药

病毒性肝炎是一种世界性常见病，西方国家以丙型肝炎最多见，我国主要流行乙型肝炎。目前，对病毒性肝炎的治疗还未有特效药。急性肝炎一般无须使用抗病毒药物，尤其是甲型和戊型肝炎，二者都不会转为慢性，只需对症治疗即可。抗病毒治疗的主要对象为慢性病毒性肝炎和急性丙型肝炎。目前，抗病毒药物只能抑制病毒，绝大多数无根治作用，临床上多以干扰素和利巴韦林合用治疗慢性病毒性肝炎和急性丙型肝炎。

干扰素

干扰素（interferon，IFN）是机体细胞在病毒感染，受其刺激后在体内产生的一种糖蛋白，可分为 α（白细胞）型、β（成纤维细胞）型，γ（淋巴细胞）型三类。临床上常用的是通过基因重组技术生产的 IFN-α。IFN-α 抗病毒谱广，可用于多种急、慢性病毒感染疾病，如病毒性心肌炎、慢性乙型和丙型肝炎、疱疹性角膜炎、巨细胞病毒感染等。其作用机制是通过激活宿主细胞的某些酶降解病毒的 mRNA，抑制蛋白质合成，在病毒感染的各个阶段发挥作用，防止再感染。不良反应有流感样综合征，如一过性发热、寒战、头痛、乏力、恶心、呕吐等，可发生骨髓暂时抑制、皮疹及肝功能障碍，停药后消退。

第七节　抗寄生虫药

寄生虫病严重危害着人类的身体健康，临床上能选择性地杀灭、抑制或排出寄生虫，用于预防和治疗寄生虫病的药物统称为抗寄生虫药。早在 2000 年前我国第一部药物学著作《神农本草经》就收录了 30 多种驱虫药；17 世纪 30 年代，西班牙人在秘鲁发现金鸡纳树皮（cinchona）能治疗疟疾，开创了现代抗寄生虫的先河。经过近百年的发展，抗寄生虫药不断发展完善，已形成

笔记

完整体系。总体来看,抗寄生虫药的主要作用机制为:① 抑制关键酶活力使得虫体代谢障碍;② 干扰虫体微管蛋白合成;③ 作用于虫体神经肌肉系统;④ 干扰虫体离子平衡。

本节主要介绍抗疟药、抗血吸虫和丝虫药与抗蠕虫药。

一、抗疟药

疟疾(malaria)是由疟原虫(plasmodium)经按蚊叮咬传播的一种寄生虫传染性疾病,其临床表现为周期性定时性发作的寒战、高热、出汗退热,以及贫血和脾大。感染人体的疟原虫主要有间日疟原虫(P. lasmodium)、三日疟原虫(P. malarial)、恶性疟原虫(P. falciparum)三种,分别引发间日疟、三日疟和恶性疟,前两者合称良性疟,症状较轻,恶性疟症状较重,可有生命危险。

抗疟药(antimalarial drugs)是防治疟疾的重要手段。目前尚无一种抗疟药能对各阶段的疟原虫都有杀灭作用。因此,了解疟原虫生活史,以及各类抗疟药对疟原虫不同的作用环节是正确使用抗疟药的关键。

(一)疟原虫的生活史和药物的作用环节

完整的疟原虫生活史可分为雌蚊体内进行的有性生殖和人体内进行的无性生殖两个阶段(图 11-7-1)。

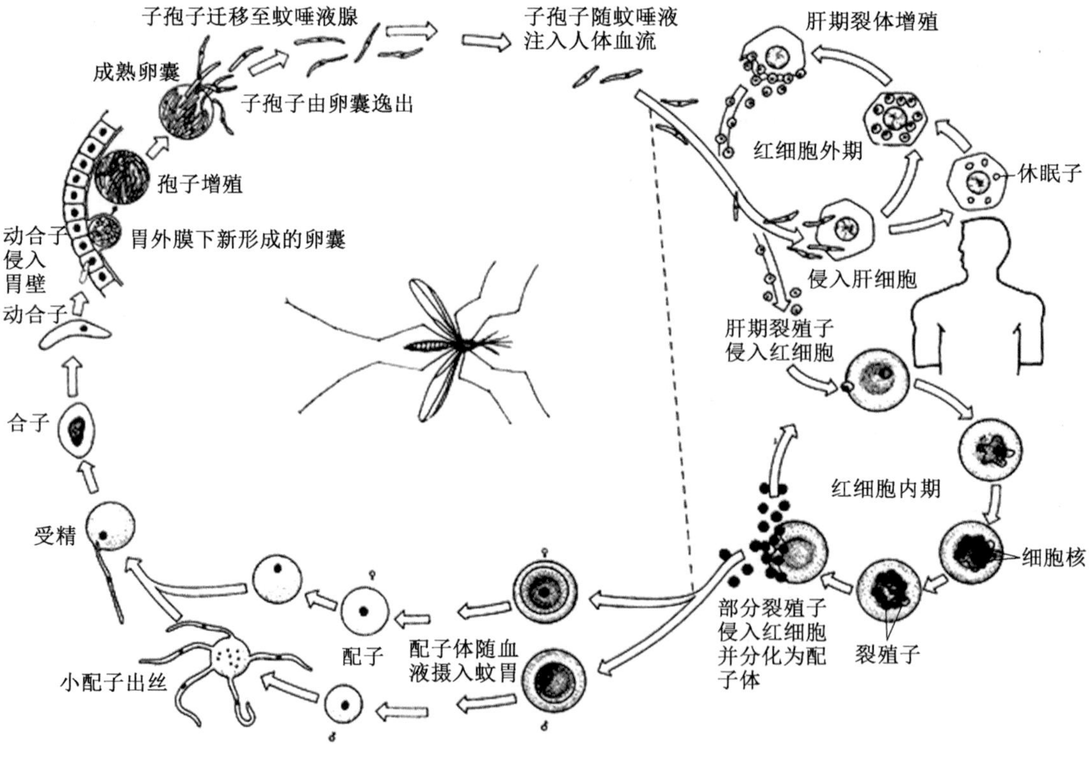

图 11-7-1 疟原虫生活史

1. 疟原虫在蚊体内的发育

雌性按蚊叮咬疟疾患者后,雌、雄配子体进入蚊胃内,二者结合发育成合子,进而发育成动合子,它穿过胃壁发育成囊合子,在囊内核和胞质进行孢子增殖。成熟的孢子囊内含上万个子孢子,此按蚊叮咬人体时子孢子随唾液进入人体引发感染。

2. 疟原虫在人体内的发育增殖

笔记

(1) 红细胞外期(exoerythrocytic stage) 雌蚊叮咬人体后,疟原虫子孢子进入人体并侵入肝细胞进行发育繁殖,此时无症状,为疟疾的潜伏期,也称为原发性红细胞外期。经过 5~40 天的发育成熟后，胀破肝细胞进入血液并入侵红细胞，进入红细胞内期。

（2）红细胞内期（erythrocytic stage）　侵入红细胞的裂殖子，发育成滋养体、裂殖体，最后红细胞被胀破裂解，释放出大量的裂殖子及其代谢物，此时疟原虫产生的代谢产物和红细胞碎片刺激机体，引起寒战、高热、出汗等疟疾的临床症状。红细胞释放的裂殖子一部分被巨噬细胞吞噬杀灭，一部分再侵入其他红细胞，反复循环，从而引发疟疾临床症状的反复发作。

根据对作用疟原虫生活史的不同阶段可以将抗疟药分为以下三类：

① 主要用于控制症状的抗疟药（主要作用于红细胞内期）：如氯喹、奎宁、甲氟喹、青蒿素。

② 主要用于控制疟疾复发和传播的抗疟药（主要作用于红细胞外期）：如伯氨喹。

③ 主要用于病因性预防的抗疟药（主要作用于疟原虫在蚊体内发育期）：如乙胺嘧啶。

（二）常用抗疟药

1．主要用于控制症状的抗疟药

氯喹

氯喹（chloroquine）是人工合成的4-氨基喹啉类衍生物。

【药理作用】

（1）抗疟作用

① 氯喹能杀灭红细胞内期的间日疟、三日疟及敏感的恶性疟原虫，迅速控制疟疾症状的发作，对恶性疟有根治作用，是控制疟疾症状的首选药物。其特点是起效快、疗效高、作用持久。一般患者服药1～2日内寒战、发热等症状消退，2～3日后血中疟原虫消失。由于药物作用持久，故能推迟良性疟症状的复发。

② 氯喹对红细胞外期无效，不能用作病因性预防和良性疟的根治。

③ 由于Ca^{2+}和钙调素对疟原虫生长发育和侵入红细胞有重要作用，故钙拮抗剂能增强氯喹的抗疟作用。

（2）抗肠外阿米巴作用　氯喹在肝中浓度很高，能杀灭肠外阿米巴原虫，是治疗阿米巴肝炎和肝脓肿的主要药物，但对阿米巴痢疾无效。

（3）免疫抑制作用　可用于治疗自身免疫性疾病，如类风湿性关节炎、蝶形红斑狼疮、肾病综合征等。

【临床作用】

① 用于控制疟疾的急性发作和根治恶性疟。起效快，作用强，维持时间长，是临床治疗疟疾的首选药物。但随着耐氯喹的疟原虫逐渐增加，氯喹的重要性在下降。

② 治疗肠外阿米巴病。口服后肝中浓度非常高，可用于甲硝唑治疗无效或禁忌的阿米巴肝炎或肝脓肿。

③ 大剂量可用于治疗类风湿性关节炎、系统性红斑狼疮等。由于用量大，易引起毒性反应。

【不良反应】　氯喹用于治疗疟疾时，剂量小，不良反应少，常见的不良反应为轻度的头晕、头痛、胃肠不适、皮疹等，停药后迅速消失。长期大剂量使用可引起蓄积中毒，出现眼、耳毒性，心血管反应，白细胞减少及肝脏、肾脏损害。偶见心肌损害，导致心律失常、休克，严重时发生阿-斯综合征。本品有致畸作用，孕妇禁用。

青蒿素

青蒿素（artemisinin）是从菊科植物黄花蒿及其变种大头黄花蒿中提取的一种新型的倍半萜内酯过氧化物，是根据中医“青蒿截疟”的记载而发掘出的具有我国自主知识产权的新型抗疟药。由于对耐氯喹虫株感染有效，青蒿素受到全世界关注，为世界卫生组织抗疟推荐药物。

【药理作用】　青蒿素对红细胞内期裂殖体有强大而快速的杀灭作用，能迅速控制间日疟和恶性疟的临床症状，具有高效、速效、低毒的特点，对耐氯喹虫株均有强大而快速的杀灭作用，但

笔记

对红细胞外期疟原虫无效。因而主要用于控制症状，控制率可达 100 %。青蒿素极易透过血脑屏障，对凶险的脑型疟疾有很好的抢救效果。

【临床应用】 临床上主要用于控制间日疟和恶性疟的症状及耐氯喹虫株的治疗，也用于治疗凶险型恶性疟如脑型疟和黄疸型疟疾。该药可以单用，但应用后复发率较高，与伯氨喹等合用可降低复发率。疟原虫可对青蒿素产生耐药性，通过连续用药 5 ~ 7 日，或合用周效磺胺和乙胺嘧啶可抑制耐药性的发生。

【不良反应】 本品在常规治疗剂量下安全性高，不良反应少。有消化道反应，偶见四肢麻木感、心动过速和血清门冬氨酸氨基转移酶增高。动物实验中发现有神经毒性、骨髓抑制、肝损害及胚胎毒性作用。

对青蒿素化学结构进行改造后，形成蒿甲醚、蒿乙醚、青蒿琥酯、双氢青蒿素等，均用于抗疟疾治疗。其疗效、不良反应等均与青蒿素相似。

2．主要用于控制疟疾复发和传播的抗疟药

伯氨喹

伯氨喹(primaquine)是人工合成的 8-氨基喹啉类衍生物。

【药理作用与临床应用】 主要对红细胞外期及各型疟原虫的配子体有较强的杀灭作用，是有效阻止复发、中断传播的药物。其对红细胞内期作用较弱，对恶性疟红细胞内期无效，因此不能控制疟疾症状的发作。临床作为控制复发和阻止疟疾传播的首选药，疟原虫对此药很少产生耐药性。

【不良反应】 本药毒性较高，不宜长期使用。治疗量可以引起疲倦、头晕、恶心、呕吐、腹痛等，某些患者可出现药物热、粒细胞缺乏症，停药后可恢复。少数葡萄糖-6-磷酸脱氢酶缺乏的患者可发生急性溶血性贫血和高铁血红蛋白血症。有蚕豆病及粒细胞缺乏倾向的患者禁用。正常人在中毒剂量下也可能发生这种溶血反应。

3．主要用于病因性预防的抗疟药

乙胺嘧啶

乙胺嘧啶(pyrimethamine)是人工合成的非喹啉类抗疟药，目前作为病因性预防的首选药。

【药理作用与临床应用】 乙胺嘧啶对原发性红细胞外期疟原虫有抑制作用，是较好的病因性预防药。对红细胞内期未成熟的裂殖体也有抑制作用。含药的血液被蚊子吸入后，能阻止疟原虫在蚊虫体内进行增殖，从而起到阻止传播的作用。本药半衰期长，作用持久，临床用于疟疾的病因性预防。但疟原虫很易对乙胺嘧啶产生耐药性。

【作用机制】 乙胺嘧啶抑制疟原虫的二氢叶酸还原酶，影响疟原虫叶酸代谢过程，阻碍疟原虫的核酸合成，导致疟原虫的生长繁殖受到抑制。与磺胺类或砜类药物合用，可在叶酸代谢的两个环节上起阻断作用，增强疗效，减少耐药性的产生。

【不良反应】 常用剂量基本无不良反应。长期大剂量使用，可因二氢叶酸还原酶受到抑制出现叶酸缺乏症，引起巨幼红细胞贫血、白细胞减少及消化道症状等。出现严重的不良反应时应停药，必要时可给予甲酰四氢叶酸钙治疗。

二、抗血吸虫和抗丝虫药

(一) 抗血吸虫药

血吸虫也称裂体吸虫(schistosoma)。寄生人体的主要有日本血吸虫(S. japonicum)、曼氏血吸虫(S. mansoni)和埃及血吸虫(S. haematobium)三种。在我国主要是日本血吸虫，流行于长江以南流域，人接触被血吸虫尾蚴污染的水源后，可被感染。感染后，血吸虫在人体内生长发育，

笔记

引起肝、脾肿大，门静脉高压，腹水等多种临床症状。血吸虫感染现已基本得到控制，但局部仍有流行和蔓延，因此对血吸虫病的防治仍然重要。

吡喹酮

吡喹酮(praziquantel)是吡嗪异喹啉衍生物，是广谱的抗蠕虫药物，尤其对血吸虫具有很强的杀灭作用，是目前治疗血吸虫病的首选药物。

【药理作用】 吡喹酮对多种血吸虫具有杀灭作用，对成虫作用强、幼虫作用弱。对华支睾吸虫、姜片虫有效，对绦虫及其幼虫引起的囊虫病、包虫病都有不同程度的疗效，是目前广泛应用的一种高效、低毒的广谱抗血吸虫药物。

【临床应用】

(1) *抗血吸虫病* 吡喹酮是血吸虫病治疗的首选药，对急、慢性及晚期血吸虫病均有效。可迅速退热和改善全身症状，对有心、肝等并发症的晚期血吸虫病患者，多数也能顺利完成疗程。

(2) *治疗绦虫病* 吡喹酮是治疗绦虫病的首选药，转阴率高，疗效良好。

(3) *其他抗虫作用* 吡喹酮还可用于姜片虫病、华支睾吸虫病、肺吸虫病和肝吸虫病的治疗。对牛肉绦虫病、猪肉绦虫病、裂头绦虫病和短膜壳绦虫病也有良好的疗效。

【不良反应】 吡喹酮的不良反应轻微，主要为头晕、头痛、恶心、乏力、肌肉震颤、食欲减退等。少数患者可出现心脏损害，引起T波降低、心律失常等。有严重心、肝、肾病患者慎用。

(二) 抗丝虫药

丝虫病(filariasis)是由丝虫寄生于人体淋巴系统所引发的疾病，蚊子是其最重要的传播媒介。其早期以淋巴结炎症为主，晚期则以淋巴回流障碍为主，出现淋巴管扩张和象皮肿等症状。

乙胺嗪

乙胺嗪(diethylcarbamazine)的枸橼酸盐称为海群生(hetrazan)。

【药理作用与临床应用】 用于治疗班氏丝虫、马来丝虫和罗阿丝虫感染，也用于盘尾丝虫病。对前三者一次或多次治疗后可根治，但对盘尾丝虫病，因本品不能杀死成虫，故不能根治。亦可用于热带嗜酸红细胞增多症患者。对蛔虫感染也有效，但已被其他更安全、有效、新的抗蠕虫药所取代。

【不良反应】 乙胺嗪本身毒性较低而短暂，可引起厌食、恶心、呕吐、头痛、无力等。但因丝虫成虫和蚴虫死亡释出大量异体蛋白引起的过敏反应则较明显，表现为皮疹、淋巴结肿大、血管神经性水肿、畏寒、发热、哮喘，以及心率加快、胃肠功能紊乱等，一般于给药之日开始，持续3～7天。

三、抗蠕虫药

寄生在人肠道内的蠕虫很多，主要为绦虫、蛔虫、钩虫、蛲虫、鞭虫和姜片虫等。抗肠道蠕虫药主要通过干扰蠕虫生理活动，驱除或杀灭蠕虫。近年来，不断有广谱、高效、低毒的驱肠虫药问世，对多种肠道寄生虫有效，对肠道寄生虫感染的治疗起到重要作用。

(一) 广谱驱肠虫药

阿苯达唑

阿苯达唑(albendazole)是甲苯达唑的同类药，又名肠虫清，具有广谱、高效、低毒的特点。

【药理作用与临床应用】 其抗虫作用及机制与甲苯达唑相似，也是一种高效、广谱、低毒的抗虫药，对蛔虫、蛲虫、钩虫、鞭虫、绦虫和粪类圆线虫感染均有驱虫作用。近年，该药也与乙胺嗪或伊维菌素合用治疗丝虫病。

笔记

【不良反应】 本品不良反应较轻，主要为消化道症状及头晕、嗜睡、乏力等，多在数小时内自行缓解。本品也有致畸和胚胎毒作用，孕妇及2岁以下儿童禁用。严重肝、肾、心功能不全患者慎用。此外，应用本药治疗囊虫病脑型病例时应及时注意颅内压的变化，预防脑疝的发生。

噻嘧啶

噻嘧啶(pyrantel)枸橼酸盐称为驱虫灵，为一广谱抗虫药，具有高效、广谱、不良反应少的特点，对蛔虫、钩虫、蛲虫感染均有较好疗效。其既是去极化神经肌肉阻断剂，也是胆碱酯酶抑制剂，能使虫体肌肉痉挛、麻痹，失去附着能力而随粪便排出体外。临床上主要用于治疗蛔虫、钩虫、蛲虫感染及蛔虫、钩虫混合感染。本品不良反应轻且短暂，偶见恶心、呕吐、腹痛、腹泻等。孕妇及婴儿禁用，肝、肾功能不良者慎用或不用。

恩波维铵

恩波维铵(pyrvinium embonate，扑蛲灵，pamoate)为一青铵染料，口服后不易吸收，在肠道有较高浓度，对蛲虫有强大驱杀作用，对钩虫、鞭虫作用弱，对蛔虫疗效差，是临床上治疗蛲虫的首选药。其作用机制为干扰蛲虫呼吸酶系统，抑制有氧呼吸，阻碍肠虫对葡萄糖的吸收和利用，影响虫体生长和繁殖。本药毒性低，使用后少数患者可出现恶心、呕吐、腹痛、腹泻、眩晕等症状。偶有感光过敏和肌肉痉挛，可染红粪便及衣服，应事先告诉患者。

（二）驱绦虫药

氯硝柳胺

氯硝柳胺(niclosamide，灭绦灵)原为杀钉螺药，对血吸虫有杀灭作用，可用于血吸虫病预防。后发现其口服不吸收，肠道内浓度较高，对绦虫感染具有良好的治疗作用，尤其对牛肉绦虫的杀灭作用最强。其作用机制主要为抑制绦虫线粒体内ADP的无氧磷酸化和抑制葡萄糖摄取，从而杀死其头节，但不能杀死其片节中的虫卵。通过药物作用后，绦虫头节和邻近节片发生变质，虫体从肠壁脱落，随粪便排出体外。因猪肉绦虫死亡节片被消化后，释放虫卵可因呕吐而逆流入胃和十二指肠，侵入胃壁引起囊虫病，故应在服药前2 h服用镇吐药，之后再用硫酸镁导泻。由于本品口服不易吸收，所以不良反应较轻，偶有消化道症状和轻度乏力、头晕、胸闷等症状。

笔记